Buch

»So, ´s wackelt mal kurz, ´s passiert aber nix«, sagte ich, wie so viele Rettungsdienstkollegen vor und nach mir, als ich die Trage mit dem Patienten lautstark auf das Tragenuntergestell des Krankenwagens schob …

20 Jahre Krankentransport und Rettungsdienst. 20 Jahre Entwicklung in der Notfallmedizin und bei mir – vom Rettungssanitäter zum Rettungsassistenten und schließlich zum Notarzt. Provozierte Herzstillstände, das Zugunglück in Brühl, Bordellbesuche, die erste eigene Blaulichtfahrt, die Behandlung dubioser Gestalten, der Big-Brother-Container, explosive Weihnachten …

60 Geschichten aus diesen mich prägenden drei Lebensabschnitten erzähle ich in diesem Buch. Geschichten von Einsätzen, Schicksalen, Erlebnissen und Begegnungen mit Menschen, die das Mit- und Gegeneinander in der Notfallmedizin illustrieren.

60 Geschichten und damit auch meine eigene, verbunden mit dem Schicksal, das meine Familie und mich traf und unser Leben nachhaltig veränderte.

Autor

Dr. Oliver Matt, geboren 1980, begann 1999 als Rettungssanitäter im Krankentransport und Rettungsdienst einer Kleinstadt im Rheinland. Es folgten die Weiterbildung zum Rettungsassistenten und ein Wechsel in den Rettungsdienst des Rhein-Main-Gebiets. Nach dem Medizinstudium und der Tätigkeit in verschiedenen Kliniken arbeitet er nun als Facharzt für Orthopädie und Unfallchirurgie, Schmerztherapeut und Notarzt. Er lebt in Mainz, ist verheiratet und hat zwei Töchter.

Wackelt mal kurz, passiert aber nix

Oliver Matt

Deutsche Erstveröffentlichung bei
Amazon Kindle Direct Publishing

2., überarbeitete Auflage

Umschlaggestaltung: Daniela Handschel, Handschel Design
(www.handschel-design.com)
unter Verwendung eines Fotos von ©Wiesbaden112
(www.wiesbaden112.de)

Korrektorat/Lektorat: Katja Julius, Konstanz

ISBN: 979-85-924615-0-7

Die Namen aller Patienten und beteiligter Dritter wurden verändert, ebenso die Adressen oder sonstige Hinweise, die Rückschlüsse auf die Identitäten der beteiligten Personen zulassen würden. Sollten sich hierbei Konstellationen ergeben haben, die dennoch auf bestimmte Personen schließen lassen, so ist dies reiner Zufall und war nicht beabsichtigt.

Aus Gründen der besseren und flüssigeren Lesbarkeit wird mitunter im Text verallgemeinernd das generische Maskulinum verwendet. Diese Formulierungen umfassen gleichermaßen weibliche und männliche Personen sowie Personen jeglicher Genderidentität. Alle Menschen sind damit selbstverständlich gleichberechtigt angesprochen.

Dieses Taschenbuch ist auch als eBook erhältlich.

Für Katharina…
…und alle anderen, denen ich
nicht helfen konnte.

Inhalt

Vorwort 9
Die Geschichte des Rettungsdienstes 14
Ablauf eines Einsatzes 17

Teil 1 - Sanitäter

Die Ampulle 25
Blaulicht 30
Mein erstes Mal 35
Keine Lust mehr 40
Crazy Doc 44
Die Toten 48
Zuhause 53
Big Brother 58
Bitte dreimal klingeln 62
Hubschrauber 69
Eine explosive Weihnachtsgeschichte 75
Hausnotruf 85
MRS…was? 89
Die Kniescheibe 92
Mirko 96
Klamme Betten 103
Intensivstation 108
Treppensturz 117
Brühl. 06.02.2000 128
Der Pater 140

Teil 2 - Assistent

Zitadelle 155
Schönen Gruß 162
Rippenfrakturen 170
Der rauchende Dr. Todtmacher und sein Patient 177
Die blinde Frau beim Friseur 184
Wenn die Mutter mit dem Kinde 191
Anekdoten 201
Höhepunkte 209

Blutdruck 213
Fleischwurst am Tubus 225
Der Zugriff 233
Adrenalin 239
Ein bitterer Nachgeschmack 248
Seven Hearts 255
Hände weg vom Patienten 261
Hühnerhaut 270
Flüge 275
Mimics 282
670 Gramm Mensch 288
Zu weit weg 296

Teil 3 - Notarzt

Bewacher 307
Luchten und die alte Frau im Hausflur 312
Jagdfreunde 320
Zeitbombe 328
Asystolien und andere Späße 337
Luchten und der Weg ins Krankenhaus 345
Sergeant-at-Arms 355
Bordsteinkante 364
Red Flags 373
Drehleitern 381
Hyung-Soon 388
Ich bring´ euch alle um 402
CO 410
Unfall 419
Die unerwähnte Badewanne 428
Der, der bei Mutti wohnt 437
Nur ein Krampfanfall 446
Die hüftkranke Hubschraubernotärztin 459
P hängt 467
Die fabelhafte Amelie und ihr Zeh 474

Nachwort und Danksagung 484
Anhang - Frau Kremers Apfelkuchen-Rezept 488

Vorwort

»Lass dir den Termin schriftlich bestätigen«, sagte meine Mutter. »Und auch das mit dieser Probefahrt.« Ich sah sie verwundert an, nachdem ich aufgelegt hatte.

»Ach, Mensch, Mama!«, dachte ich nur.

Nach meinem Abitur Ende der 1990er Jahre war ich auf der Suche nach einer Zivildienststelle. Mein Wunsch, Medizin zu studieren war der ausschlaggebende Grund dafür, eine entsprechende Beschäftigung im medizinischen Bereich zu suchen. Eine wirkliche Vorstellung hatte ich zwar nicht, doch wusste ich, dass es irgendwas mit »Krankenwagenfahren« sein sollte. Ein Stück weit wollte ich damit auch in die Fußstapfen meines Vaters treten, der in den 1970er Jahren »Krankenwagenfahrer« war. So rief ich wahllos beim Roten Kreuz, bei den Johannitern, beim Arbeiter-Samariter-Bund und bei den Maltesern an. Letztere teilten mir mit, dass sie zum Herbst noch eine offene Zivildienststelle hätten und es dabei hauptsächlich um Krankentransport und Rettungsdienst ginge. Krankenwagenfahren.

»Wenn du willst, kommst du vorbei und schaust dir das hier mal an«, sagte die freundliche Stimme am Telefon. Als meine Mutter mich daraufhin anwies, mir diese Aussage schriftlich bestätigen zu lassen, kam mir der Gedanke, dass das den Dienststellenleiter bestimmt nerven würde. Und tatsächlich sprach ich meinen Dienststellenleiter einige Monate später darauf an. Er schaute überrascht und sagte: »Du warst also der Vollpfosten, dem ich eine Bestätigung schreiben musste?!« Es hatte ihn total genervt.

Die Probefahrt fand wenige Wochen später statt. Ich wurde morgens um 7 Uhr auf der Wache empfangen und von den Kollegen mehr oder weniger direkt mit in den Krankenwagen genommen. Da ich nicht wusste, ob ich eingekleidet werden würde, hatte ich mir ein weißes T-Shirt angezogen. So fand ich mich auf einmal in brauner Cordhose und besagter Oberbekleidung im Patientenraum eines Krankenwagens wieder und starrte voller Faszination auf so banale Dinge wie die Trage, ein Pulsoxymeter und den orangen Kunststoffkoffer, auf dem »Medikamente« stand.

Der Raum war erfüllt von einem speziellen Geruch, den ich zunächst nicht zuordnen konnte. Als einer der beiden Zivis an den Desinfektionsmittelspender griff und sich eine blaue Flüssigkeit über die Hände laufen ließ, wusste ich es. Ein euphorisches Kribbeln erfüllte meinen Bauch, und mein Herz schlug schneller, als ich zum ersten Mal in meinem Leben auf einen solchen Spender drückte und die kalte und stechend-alkoholisch riechende Flüssigkeit meine Haut benetzte. Mit fast schon kindlicher Freude verteilte ich das Desinfektionsmittel und fühlte mich plötzlich wie mein Kindheitsidol Professor Brinkmann aus der Schwarzwaldklinik. Der Wunsch, etwas »Ärztliches« zu tun war derart übermächtig, dass ich mir im Lauf des Tages unzählige Male die Hände desinfizierte. Ich tat es nicht, weil es nötig war, sondern nur, weil ich mich damit meinem Berufstraum näher fühlte. Meine erste Fahrt, mein erster Einsatz damals als Praktikant war der Transport einer älteren, nicht gehfähigen Dame von ihrer Wohnung zur Dialyse. Völlig unspektakulär, jedoch für mich der Beginn eines langen Wegs.

Die Neugier trieb mich und ließ mich in einem unbeobachteten Moment den im Fahrzeug angebrachten Medikamentenkoffer öffnen. Eine der darin befindlichen, ungesicherten Ampullen fiel heraus und zerbrach auf dem Boden des Krankenwagens. Mein Magen krampfte sich zusammen, denn nun musste ich bei den beiden jungen Männern, die nicht viel älter waren als ich, Abbitte leisten. Ich sah meine Chancen auf die Zivildienststelle bei den Maltesern drastisch schwinden. Voll von dem Gefühl, etwas Unrechtes getan zu haben, gab ich meinen Fehler zu. Einer der beiden zuckte nur mit den Schultern, und der andere sagte mir, dass die

Medikamente sowieso nie eingesetzt würden und wahrscheinlich auch abgelaufen seien. Ich war erleichtert.

Ich war das fünfte Rad am (Kranken-)Wagen und dennoch ein gern gesehener Gast an Bord des 7/85-1 (sprich: Sieben Fünfundachtzig Eins), denn die beiden Kollegen, die mich damals mitnahmen, saßen vorne und überließen die Patienten meiner Obhut – ein heute völlig undenkbarer Zustand. Heute ebenfalls undenkbar ist es, einen Praktikanten in seiner eigenen Kleidung mitfahren zu lassen und nicht mit einer entsprechenden Hose, Sicherheitsschuhen und einer Jacke, auf der »Praktikant« steht. Aber das war der Rettungsdienst der späten 1990er Jahre. Ich jedenfalls hatte damals das Gefühl wichtig zu sein. Unwissend, aber wichtig.

Am Ende des Tages unterschrieb ich ein paar Zettel und war nun perspektivisch im Besitz einer Zivildienststelle. Man sagt immer, dass es die kleinen Dinge sind, die kaum wahrnehmbaren Entscheidungen und Momente, die ein Leben prägen. Mein Anruf bei den Maltesern war ein solcher Moment. Das Wählen einiger Zahlen, ein Gespräch – und auf einmal war ich im Rettungsdienst tätig. Diese Situation sollte mein ganzes weiteres Leben bestimmen und meine Liebe zur Notfallmedizin begründen.

Regelmäßig überkommen mich Flashbacks dieser Anfangszeit. Heutzutage sagt man auch »Throwback«. Throwback Monday. Throwback Tuesday. Throwback Rettungsdienst. Was bleibt aus nunmehr 20 Jahren? Was ist Inhalt dieser Throwbacks? Bilder von Menschen und ihren Schicksalen. Seien es Kollegen oder Patienten. Das klingt sehr theatralisch und klischeebehaftet, doch das ist es, wovon dieses Buch handelt: von Menschen und ihren Schicksalen. Positiven und negativen. Lustige, aber auch traurige Ereignisse und Erlebnisse, die nicht nur das Leben der Betroffenen mitunter für immer prägten, sondern auch die Leben der Beteiligten. Das besonders Spannende dabei ist, dass man zu Beginn des Einsatzes niemals gedacht hätte, dass dieses Ereignis so einschneidend sein würde.

Und genau darin liegt für mich die Schönheit des Rettungsdiensts, seine Spannung. Man weiß nicht, was einen erwartet, wenn man zum Dienst geht. In den meisten Berufszweigen ist klar, was den Tag über passieren wird. In der Produktion weiß man, was produziert wird. In der Mehrzahl der Büros birgt die anstehende Arbeit des Tages keine großen Überraschungen. Im Rettungsdienst jedoch ist zwischen Dienstbeginn und -ende alles möglich: von Nullschicht und Banalitäten über wirklich lebensrettende Einsätze, humorvolle Ereignisse und emotional stark belastende Situationen bis hin dazu, dass man sein Gesicht am nächsten Tag in den Nachrichten wiederfindet.

Vom 1. Oktober 1999 bis zum Erhalt meiner Approbation im Mai 2011 komme ich auf etwa 10.000 Stunden Tätigkeit als Rettungssanitäter bzw. -assistent mit geschätzten 3.500 Einsätzen im Krankentransport und Rettungsdienst. Vom Erhalt meiner Approbation bis zum Erwerb der Zusatzbezeichnung »Notfallmedizin« und dem Beginn meiner Tätigkeit als Notarzt gab es notgedrungen eine juristisch bedingte Rettungsdienstpause – »überqualifiziert« für die nichtärztlichen Tätigkeiten und nicht ausreichend qualifiziert für die Arbeit als Notarzt, erlebte ich letztlich eine Zeit der Entbehrung. Diese Pause läutete ich allerdings früher ein als eigentlich notwendig. Die Gründe dafür erläutere ich später.

»Rettungsdienstfasten« tat mir jedoch in der Rückschau nicht gut, sodass ich in der genannten Zeit versuchte rettungsdienstnahe Tätigkeiten zu übernehmen. Ich wurde zuständiger Arzt meiner Malteser Rettungswache, Schularzt einer Rettungsdienstschule der Malteser und hielt mich so irgendwie mit »Ersatzprodukten« über Wasser. Es kam auch eine insgesamt nicht unerhebliche Anzahl an ehrenamtlichen Stunden für die Malteser zusammen.

Man kennt das: Wenn man sein eigentliches Hobby nicht ausüben kann, blättert man in Katalogen und kauft ein.

Als ich dann Mitte 2014 endlich die Zusatzbezeichnung »Notfallmedizin« erhielt und damit Notarzt war, endeten diese entbehrungsreichen drei Jahre, und ich war wieder im Spiel. Seitdem sind noch einmal etwa 3.000 Stunden als Notarzt mit mehr als 700 dokumentierten Einsätzen hinzugekommen.

Die Geschichte des Rettungsdiensts

Der Rettungsdienst entstand aus der problematischen Situation heraus, dass Notfälle zumeist im häuslichen Umfeld oder auf der Straße auftraten (und immer noch auftreten), dort jedoch keine medizinische Versorgung erfolgen konnte. Diese Lücke galt es zu schließen. Von einem professionellen Rettungsdienst waren die Ursprünge weit entfernt. Am Ende des 19. Jahrhunderts nutzten Feuerwehren, Samaritervereine, Sanitätskolonnen und andere zivile karitative Vereine zunehmend Rädertragen, Kutschen oder andere Transportgefährte, um Kranke oder Verletzte in Hospitäler oder zu einem Arzt zu bringen.

Die Aufgabe damals war lediglich der Transport. Von einer medizinischen Versorgung vor Ort konnte nicht die Rede sein.

Erst im Jahr 1908 wurde erstmals formuliert, dass alle Krankentransporte arztbegleitet sein sollten. Bis in die 1960er Jahre änderte sich nichts an der Vorstellung, dass der Verletzte oder Erkrankte auf schnellstem Weg zu einem Arzt zu transportieren sei. Obwohl bereits 1938 eine ärztliche Versorgung vor Ort gefordert wurde, wurde erst Ende der 1960er Jahre mit dem »Klinomobil«, einem fahrbaren Operationssaal, eine erste Form der präklinischen Versorgung etabliert. Auch mit dem Kölner »Notfallarztwagen« stand jedoch die Versorgung vor Ort bis in die 1970er Jahre hinein im Hintergrund. Bis dahin war die Aufgabe der damaligen Kollegen eine reine Transporttätigkeit. Erst spät erkannte man die Notwendigkeit einer medizinischen Behandlung am Ort des Geschehens.

Standen in den ersten Jahren der rettungsdienstlichen Tätigkeit hauptsächlich Unfälle und Verletzungen im Fokus der Behandlung, wandelten sich die Notfallbilder über die Jahrzehnte. Aktuell spielen die chirurgischen Notfälle, also Unfälle oder Verletzungen, nur noch bei einem kleineren Teil der Einsätze eine Rolle. Etwa 70% der Einsätze machen heute deutschlandweit medizinische Notfälle wie Herzinfarkt, Schlaganfall, akute Atemnot oder Ähnliches aus.

Hilfsorganisationen wie das Rote Kreuz bildeten die Fahrer ihrer Krankenwagen nicht nach einheitlichen Standards aus. Mein Vater besetzte Anfang der 1970er Jahre einen Krankenwagen und hatte hierfür »ein paar Wochenenden« (O-Ton: mein Vater) beim Roten Kreuz Erste Hilfe gelernt. Man erkannte jedoch zunehmend die Notwendigkeit einer Professionalisierung der Tätigkeit im Rettungsdienst. Nach jahrelangem Ringen wurde 1977 das »520-Stunden-Rettungssanitäter-Programm« als Mindestanforderung für das nicht-ärztliche Rettungsfachpersonal gesetzlich vorgeschrieben.

Der erste Rettungsdienstberuf war geboren: der Rettungssanitäter. Nach 520 Stunden Ausbildung war man Rettungsdienstfachpersonal. Erst Ende der 1980er Jahre erkannte man, dass die Standards dieser Ausbildung nicht mehr ausreichten, um den Anforderungen und der medizinischen Entwicklung des Rettungsdiensts gerecht zu werden. Zu viele Änderungen hatten sich über die Jahre ergeben, zu viele medizinische Inhalte waren hinzugekommen, zu viele Maßnahmen wurden vor Ort getroffen.

Daher wurde eine Erweiterung des bisherigen Berufsbilds gefordert und der Beruf des Rettungsassistenten geschaffen. Eine zweijährige Ausbildung sollte nun die Grundlagen für eine adäquate nicht-ärztliche Tätigkeit vor Ort garantieren. Das Gesetz hatte jedoch eine Lücke: Da nun für alle Rettungswagen ein Rettungsassistent vorgeschrieben war, stand man vor dem Problem, dass es aktuell keine gab. Man hätte zwei Jahre warten müssen. Also löste man das Problem mit einem ganz besonderen Kniff: Alle Rettungssanitäter konnten gemäß dem Rettungsassistentengesetz einen Gleichwertigkeitsantrag stellen. Wurde diesem stattgegeben, was in den meisten Fällen ohne weitere Prüfung geschah, war man »geadelt«, wie man in Rettungsdienstkreisen sagt. Man hatte plötzlich die Kompetenz eines Kollegen mit einer zweijährigen Ausbildung – zumindest auf dem Papier.

Das Rettungsassistentengesetz sollte eine Übergangslösung sein, um einen Ausweg für das genannte Problem zu schaffen. Es dauerte dann auch nur noch gut 25 Jahre, bis im Jahr 2014 das Notfallsanitätergesetz ins Leben gerufen wurde. Dieses schrieb nun eine dreijährige Ausbildung vor – wie in nahezu allen anderen Ausbildungsberufen auch. Wie weit die weitere Professionalisierung noch gehen wird und ob es irgendwann einen Studiengang Notfallmedizin geben wird, bleibt abzuwarten.

Parallel zur Entwicklung des nicht-ärztlichen Personals im Rettungsdienst änderten sich auch die Vorgaben für die ärztliche Seite. Konnte bis zum Jahr 1984 jeder Arzt, teilweise auch Kollegen, die damals noch Arzt im Praktikum waren, auf einem Notarztwagen eingesetzt werden, wurde in besagtem Jahr der »Fachkundenachweis Rettungsdienst« auf Länderebene eingeführt.

Im Jahr 1997 forderte dann die Bundesärztekammer eine Zusatzbezeichnung »Notfallmedizin« mit einem erweiterten Inhalt der Ausbildung.

Ablauf eines Einsatzes

Die primäre Aufgabe des Rettungsdiensts ist es, einen akut erkrankten oder verletzten Menschen zeitnah aufzusuchen, ihm vor Ort akute Beschwerden zu nehmen bzw. zumindest zu lindern und unter Sicherung der lebensnotwendigen Körperfunktionen (»Vitalfunktionen«) wie Atmung, Kreislauf und Bewusstsein den Transport in ein Krankenhaus durchzuführen. Dies geschieht teilweise mit, teilweise aber auch ohne Notarzt.

Anhand eines fiktiven Beispiels möchte ich Ihnen einen mehr oder weniger typischen Einsatzablauf schildern:

Herr Müller verspürt in seiner Wohnung einen plötzlich einsetzenden Druck im Brustbereich. Dies kann er sich allenfalls über seine bekannte Herzerkrankung erklären und wählt den Notruf. Am anderen Ende der Leitung meldet sich Frau Maier, eine Leitstellendisponentin, die in einem größeren Büro mit einer Batterie von Monitoren vor sich sitzt. Frau Maier ist Rettungsassistentin und hat einen entsprechenden Leitstellen-Lehrgang absolviert. Sie hat das Telefonat, das sie mittels Headset führt, mit einem Klick ihrer Maus auf dem Telefonmodul eines der Bildschirme angenommen und hört nun Herrn Müller zu. Sie weiß die Angaben von Herrn Müller sehr gut einzuschätzen und hat den Verdacht auf eine lebensbedrohliche Situation. Sie fragt Herrn Müller nach seiner Adresse. Diese gibt sie in den Computer ein, und noch während Herr Müller weitere Informationen zu seinem Zustand mitteilt, alarmiert Frau Maier über wenige Mausklicks bereits den Rettungswagen (RTW) sowie das Notarzteinsatzfahrzeug (NEF).

In der Rettungswache piepst ein Melder. Auf dem Display des kleinen Geräts finden die Kollegen die wichtigsten Infos: »Hauptstraße 5, 1. OG, Herr Müller, Brustschmerz.« Die Kollegen gehen (nicht rennen) unmittelbar zum Rettungswagen und drücken auf dem Funkhörer die Taste 3. Bis dahin war das Fahrzeug im Status 2: »Einsatzbereit auf der Wache«. Die gedrückte 3 wird an die Leitstelle übermittelt, sodass nun auch Frau Maier weiß, dass der Einsatz übernommen ist und man sich auf dem Weg zum Patienten befindet. Frau Maier schickt die Daten des Einsatzes auf einen kleinen Computer im Rettungswagen. Bei den modernen Varianten dieses Computers wird die Adresse direkt mit einem Navigationsgerät verknüpft, sodass sich die Kollegen, sofern die Adresse nicht direkt im Kopf präsent ist, lotsen lassen können. In den meisten Rettungsdienstbereichen ist eine Ausrückzeit, also die Zeit zwischen dem Melderpiepsen und dem Losfahren des Rettungswagens, von maximal einer Minute erlaubt. Überschreitungen müssen im Nachhinein begründet werden und können nicht selten mit menschlichen Bedürfnissen erklärt werden. Ich selbst kann die Anzahl von Einsätzen, bei denen ich »von der Toilette weg« alarmiert wurde, kaum zählen.

Nun geht es mit Blaulicht und Martinshorn zu Herrn Müller. Nachdem Frau Maier alle für sie und die Einsatzdisposition wichtigen Informationen einholen konnte, hat sie das Gespräch mit den Worten »Hilfe ist unterwegs« beendet. Sie muss nun keinen antiquierten Funkhörer mehr in die Hand nehmen, sondern klickt auf eine Maustaste und hält diese, wonach sie die Kollegen vom Rettungswagen über Funk anspricht.

»Eins-dreiundachzig-eins von Leitstelle?«

»Kommen Sie, Leitstelle.«

»Für Sie einmal in die Hauptstraße 5 im 1. OG auf den Namen Müller. Männlicher Patient mit akuten Brustschmerzen.«

»Hauptstraße 5, 1. OG auf den Namen Müller. Brustschmerzen. Verstanden.«

»Korrekt. Ende.«

Die Kommunikation mit den Wiederholungen dient der Sicherstellung, dass sowohl Leitstelle als auch Rettungswagen wirklich verstanden haben, worum und wohin es geht. Sobald der Rettungswagen am Einsatzort angekommen ist, drücken die Kollegen die Taste 4 auf dem Funkgerät. Das signalisiert der Leitstelle, dass man »am Einsatzort angekommen« ist. Gleichzeitig ist klar, dass die Kollegen nicht mehr im Fahrzeug und daher über Funk nicht zu erreichen sind. Herr Müller wird nun in seiner Wohnung aufgesucht, es erfolgt eine Anamnese sowie eine Untersuchung. Es wird der Patientenmonitor angeschlossen und Daten bzw. Werte erhoben. Der Monitor entspricht inhaltlich einem EKG-Gerät mit deutlich erweiterten Möglichkeiten.

Das Gerät, das bei Herrn Müller eingesetzt wird, verfügt neben verschiedenen EKG-Ableitungen (3-Kanal, 6-Kanal, 12-Kanal) auch über die Möglichkeit der Messung der Sauerstoffkonzentration im Blut mittels Pulsoxymetrie sowie über eine Defibrillations-, Kardioversions- und Schrittmacherfunktion. Optional könnte man bei Herrn Müller weitere Werte wie Atemgase (CO_2-Gehalt der Ausatemluft (»Kapnometrie bzw. -graphie«)), Blutparameter (CO, Hb) und verschiedene Drücke (Hirn-, Blutdruck) über invasive Verfahren messen.

Wegen der potenziellen Lebensbedrohung hat die Leitstellendisponentin Frau Maier den Notarzt direkt mit alarmiert. Dieser trifft wenige Minuten später in einem separaten Fahrzeug ein und versorgt gemeinsam mit den Kollegen des Rettungswagens Herrn Müller. Nachdem dieser soweit stabil und transportfähig ist, entscheidet der Notarzt, ob er den Transport begleiten will. Tut er dies nicht, ist er wieder »frei« und kann zu einem anderen Notfall alarmiert werden.

Als der Transport (ohne Notarzt) von Herrn Müller in die Klinik beginnt, drücken die Kollegen die Taste 7. Frau Maier weiß nun, dass die Kollegen wieder im Auto und auf dem Weg in die Klinik sind. In einem kurzen Funkgespräch teilt man mit, in welche Klinik es geht, wenn das nicht bereits schon vorher per Handy mit der Leitstelle geklärt wurde.

Nach dem Eintreffen in der Klinik drückt man Taste8 – »am Zielort angekommen». Der Status 8 bleibt dann oft für längere Zeit, denn auch das wieder »Einsatzklar-Machen« von Fahrzeug und Material erfolgt in dieser Phase. Herr Müller wurde an das Krankenhaus übergeben, und nun werden zunächst Rucksäcke und Taschen wieder mit den Dingen aufgefüllt, die man in der Wohnung des Patienten verbraucht hat. Im Rettungswagen selbst sind hierfür genügend Reserven vorhanden. Sobald alles wieder einsatzbereit ist, drücken die Kollegen die Taste 1. Das signalisiert der Leitstelle, dass das Fahrzeug »einsatzbereit auf Funk« ist, also Einsätze übernehmen kann, jedoch nicht auf der Wache steht. Sobald es dort wieder angekommen ist, wird Status 2 gedrückt.

Gelegentlich werden bei einem neuen Einsatz auch die in Status 1 befindlichen Fahrzeuge angesprochen und gefragt, wo sie sich gerade befinden. Es könnte ja sein, dass ein Fahrzeug, das aktuell in der Stadt »einsatzbereit auf Funk« ist, deutlich näher zum Ereignisort steht als alle anderen Fahrzeuge und somit wesentlich schneller Hilfe leisten kann.

Es fehlen noch vier Zahlen: 0, 5 und 6 sowie die 9.

0 bedeutet »eigener Notfall«. Drückt man auf seinem Funk die 0, so wird das Gerät »freigeschaltet«, das Mikrofon ist also offen, ohne dass man eine Taste drücken muss. Alle anderen Funkgespräche werden unterdrückt, sodass der gesamte Funkbereich nur dieses Fahrzeug hört. Gelegentlich passiert dies aus Ungeschicklichkeit, hat seinen Sinn aber zum Beispiel dann, wenn man überfallen oder bedroht wird und anders nicht nach Hilfe rufen kann. Auch bei Unfällen, bei denen man lediglich nur noch an das Ziffernfeld kommt, macht das Drücken der 0 Sinn. Allerdings gilt es dabei zu bedenken, dass für einen definierten Zeitraum von bis zu einer Minute keine anderen Funkgespräche möglich sind.

Mit Status 5 vermeldet man einen Sprechwunsch. Hierbei sieht die Leitstelle, dass das Fahrzeug mit ihr kommunizieren will, ohne direkt den Funkverkehr mit einem Gespräch zu blockieren. Status 6 bedeutet »nicht einsatzbereit«. Hierunter fallen defekte Fahrzeuge, Fahrzeuge, die aktuell personell nicht besetzt sind und auch solche, die nach einem Infektionstransport desinfiziert werden müssen oder nach einem Einsatz so verschmutzt oder auch leer sind, dass ein weiterer Einsatz nicht übernommen werden kann. Letztlich fehlt noch Status 9, die sogenannte »Quittung«. Wenn man der Leitstelle mitteilen will, dass man sie verstanden hat, kann man dies über ein gesprochenes »Verstanden« tun oder eben den Status 9 mitteilen.

Teil 1
Sanitäter

Die Ampulle

Die rettungsdienstliche Ausbildung basiert im Idealfall auf einem großen Anteil Praxis. Um diese Praxis im Rahmen einer sicheren Umgebung zu erwerben, werden in den Rettungsdienstschulen »Fallbeispiele« präsentiert, in denen den Auszubildenden ein fiktives Szenario geschildert wird und dieses dann »wie im wahren Leben« abgearbeitet werden soll. Die anderen Teilnehmer mimen dabei die Patienten. Allgemeine Abläufe, häufige, aber auch seltene Einsätze und Situationen können so trainiert werden. Je realistischer die Darstellung, desto lebensnaher nimmt man die Trainingssituation wahr. Eine entsprechend geschminkte Person, die laut schreiend einen schwerstverbrannten Patienten schauspielert, kann ein Team mächtig unter Stress setzen. Fallbeispiele dienen aber auch dem Üben der Fähigkeit, mit Patienten, mit Menschen, in Kontakt zu treten.

Die Malteser-Rettungsdienstschule in Aachen hat einen tollen Standort. Wenn der Wind günstig steht, wabert ein verführerischer Geruch der Zentis-Werke an der Schule vorbei und lässt einen Schluss darauf zu, welche Obstsorte gerade zu Marmelade verkocht wird.

Mit dem zarten Duft von Erdbeeren wurde ich Mitte Oktober des Jahres 1999 dort empfangen und begann meine Ausbildung zum Rettungssanitäter. Es war ein bunt zusammengewürfelter Haufen von jungen Männern, die eigentlich alle Zivildienstleistende waren und unter der Woche auch in der Malteser-Schule schliefen. Es waren meine ersten Wochen, die ich fernab der Familie und nicht mit Schulkameraden verbrachte. Irgendwie war man jetzt weiter. Man war erwachsen. Man war reif. Man fühlte sich jedenfalls so.

Die Grundlage der Ausbildung ist ein Erste-Hilfe-Kurs. Die abgeschwächte Form »Lebensrettende Sofortmaßnahmen am Unfallort« hatte ich bereits Mitte 1997 für den Führerschein hinter mich gebracht und im Rahmen dieses Tages voller Neugier alle Inhalte in mich aufgesogen und den Ausbilder seinerzeit mit Fragen gelöchert. Ich war damals der Typ, der in der ersten Reihe sitzt und eine Frage nach der anderen stellt.

Die ersten zwei Tage des Rettungssanitäterkurses waren also geprägt von Erster Hilfe. Danach fühlte ich mich schon ziemlich wissend und hatte das Gefühl, dass man mich auf die Menschheit loslassen sollte. Schließlich hatte ich das Kursbuch bereits am ersten Abend komplett durchgelesen. Den Abschluss des Erste-Hilfe-Kurses bildete ein kleines Fallbeispiel, bei dem zwei Freiwillige des Kurses zeigen durften, was sie können. Ich meldete mich freiwillig. Ich naiver Idiot.

Als mein Kamerad und ich mit Notfallkoffer, Beatmungstasche und einem schweren alten EKG-Gerät (das ich bewusst nicht Monitor nenne, da es tatsächlich nicht mehr konnte als ein EKG abzuleiten) den Schulungsraum betraten, saß auf einem Stuhl einer der jungen Kollegen und hielt sich eine Hand an die Brust. Er atmete schwer. Mit einem Blick taxierte ich die Situation, sah das Päckchen Zigaretten, das in seiner Hemdtasche steckte und war mir meiner Sache sehr sicher. Meine Arbeitsdiagnose stand innerhalb von Sekundenbruchteilen fest, sodass ich meinen Kollegen, der die ersten Fragen stellen wollte, überholte und mich nach vorn schob. Die Zeit drängte, denn mit einer Nikotinvergiftung ist nicht zu spaßen.

Die Scheuklappen, die man manchmal auch als erfahrener Mensch (ganz unabhängig vom Beruf) trägt, waren bei mir eng gestellt. Den die Medizin ausmachenden Satz »Was häufig ist, ist häufig, was selten ist, ist selten« hatte ich bis dahin nicht gehört. Die offenkundigen Zeichen eines Herzinfarkts sah ich nicht. Ich wollte sie auch gar nicht sehen. Nicht einmal mein Teampartner konnte mich umstimmen, sodass all meine Bestrebungen, den Patienten zu behandeln, ins Leere liefen und er letztlich bewusstlos wurde. Der lapidare Satz des Ausbilders: »Wechselt jetzt bitte an die Puppe« wurde mit einer drastischen Erhöhung meiner Pulsfrequenz quittiert.

Die »Puppe« ist das in der medizinischen Notfallausbildung genutzte Hilfsmittel, mit dem die Reanimation geübt wird. Dies gilt sowohl für die Erste Hilfe als auch für die Ausbildung professioneller Helfer. Jeder, dessen Erste-Hilfe-Kurs nicht mehr als 50 Jahre zurückliegt, sollte die Puppe kennen.

Wir wechselten an besagte Puppe, die für die Ausbildung professioneller Helfer teilweise wesentlich mehr Funktionen aufweist als nur Drücken und Beatmen, und begannen die Reanimation. Es war ein völliges Chaos, getragen von einem nicht funktionierenden Team, von Stress, dem Gefühl, auf ganzer Linie versagt und sich der Lächerlichkeit preisgegeben zu haben sowie einem Ausbilder, der sagte, dass wir allein zurechtkommen müssten. Der Notarzt wäre zwar alarmiert, benötige aber noch mindestens 15 Minuten. Diese 15 Minuten ließ uns der Ausbilder schmoren. Es waren bereits hämische Kommentare aus den Reihen der Kameraden zu hören, wenngleich die Stimmung allgemein angespannt wirkte.

Als der »Notarzt« eintraf, sank meine Herzfrequenz von 180 auf 120 Schläge pro Minute, denn ich wusste: Ab jetzt wird alles gut! Die Worte des Ausbilders, der den Notarzt mimte, dass es ja ein völliges Chaos sei, wurden von mir mit einem verschämten Kopfnicken bestätigt. Gleichzeitig reagierte ich nur noch auf seine Anordnungen. Der Mensch ist in Stresssituationen letztlich doch froh und innerlich entspannter, wenn er Verantwortung abgeben darf und geführt wird.

Die Schule in Aachen konnte auf ein großes Arsenal an Übungsmaterial zurückgreifen. In jedem Fallbeispiel sollten wir (wie im wahren Leben) Verpackungen aufreißen und das

Material auch benutzen. Zumeist war es abgelaufenes Material, welches nicht mehr am Patienten genutzt werden durfte. Das Aufbrechen der echten Ampulle Adrenalin, deren MHD längst überschritten war, gestaltete sich auf Anhieb schwierig, sodass ich es mit zitternden Händen und viel Gewalt versuchte. Letztlich erinnerte ich mich an einen Satz: »Wenn es nicht mit Gewalt geht, dann nutze mehr Gewalt!«

Die Ampulle zerplatzte in meinen Fingern gleich der Kartoffel in den Händen des Seewolfs Raimund Harmstorf. Ich verstand nicht, warum unser Ausbilder das Fallbeispiel pausierte und mich erwartungsvoll ansah. Nur weil mein Daumen ein wenig blutete? Als wenige Augenblicke später die Spur des Adrenalins, das in die Wunde eingedrungen war, meinem Herzen anflutete und ich mich aufgrund meiner schlagartig steigenden Herzfrequenz und des Herzstolperns setzen musste, wusste ich es. Das MHD war zwar überschritten, seine Wirkung hatte das Adrenalin jedoch nicht verloren.

Das Fallbeispiel endete letztlich mit einem verstorbenen Patienten, einer chaotischen Einsatzstelle, einem Verband am Finger, der Erkenntnis, dass Adrenalin nicht so ohne ist, hämisch grinsenden Ausbildungskameraden und dem Gefühl, völlig versagt zu haben. Manche Menschen werden von solchen Erlebnissen geerdet.

Wie man dieser ersten Geschichte und auch dem Vorwort entnehmen kann, stand das Verhältnis Glasampulle vs. Oli von Anfang an auf dünnen Beinen. Um ehrlich zu sein, das Verhältnis ist zerrüttet. Wo die meisten Kollegen lockerlässig die Ampullen fast mit einer Hand aufbrechen, habe ich heute noch – als gestandener Mann, Vater und Notarzt – Angst, mich in die Finger zu schneiden. Auch wenn es regelhaft belächelt wird, nutze ich seit dem ersten Tag meiner Rettungsdiensttätigkeit ausnahmslos einen kleinen Tupfer oder Ähnliches, um Ampullen aufzubrechen.

Belächelt mich. Mir ist es egal.

Fazit des Tages:
Überschätze dich nicht und sei vorsichtig im Umgang mit Glasampullen!

Blaulicht

Der Rettungsdienst fährt oft mit Blaulicht und Martinshorn zur Einsatzstelle. §35 Abs. 5a der Straßenverkehrsordnung (StVO) besagt, dass Fahrzeuge des Rettungsdiensts von den Vorschriften der StVO befreit sind, wenn höchste Eile geboten ist, um Menschenleben zu retten oder schwere gesundheitliche Schäden abzuwenden. Da man auf der Fahrt zum Patienten nicht weiß, ob diese Sachverhalte vorliegen, ergibt sich die »höchste Eile« aus den Mutmaßungen des Leitstellendisponenten, der den Notruf entgegengenommen hat. Beim Transport eines Patienten entscheidet der »ranghöchste« Kollege, ob die Dringlichkeit des Transports ins Krankenhaus so groß ist, dass eine Fahrt mit Sonder- und Wegerechten geboten ist.

Der Hartgummi fühlte sich abgegriffen und vertraut an. Viele vor mir hatten ihn bereits in der Hand. Von Mal zu Mal wuchsen Erfahrung und Können. Aus Anfängern wurden Profis. Der Tischfußball stand bereits einige Jahre im Dachgeschoss der Wache und versüßte die ruhigen Zeiten zwischen den Krankentransporten.

»Das ist Mädchen-Kicker«, maßregelte man mich, als ich die ersten Male unbeholfen an den Griffen drehte. Ich sah zu, wie meine Kollegen mit geschickten Bewegungen den Ball mit einer solchen Wucht ins kleine Tor droschen, dass es einen lauten Knall gab. Es galt die Regel, dass derjenige, der die Stange beim Spiel einfach nur schnell und nicht zielgerichtet drehte, den Kicker und die Bälle reinigen musste. Die erste Woche reinigte ich Kicker und Bälle.

Gerade einmal zwei Tage war ich aus meinem vierwöchigen Rettungswachenpraktikum bei der Feuerwehr zurück und betrachtete meine eigenen Kollegen, die bislang nur im Krankentransport tätig waren, von oben herab. Ich hatte echte Notfälle gesehen. Hatte reanimiert. Hatte Tote gesehen. Als der kleine Melder an meinem Gürtel piepste, war ich von der Spielunterbrechung genervt und gleichzeitig aufgeregt. Aus der Erfahrung von vier Wochen Rettungswache wusste ich, dass jeder Alarm ein Notfall sein konnte. Menschenleben retten! Seit ich wieder auf meiner eigenen Wache war, wusste ich jedoch auch, dass es kein Notfall sein würde. Krankentransporte. »Tüten schleppen«, wie Peter, der wegen seiner Körpergröße nur »Parkuhr« genannt wurde, immer sagte. Er war erfahren. Er war bereits viele Jahre im Rettungsdienst, war früher Rettungswagen gefahren.

Mein Blick wandte sich zum Melder, wo ich auf dem Display ein paar kryptische Zeichen sah: »INT2«. Ich fragte in die Runde, was das bedeuten könne. Mein Kollege, Sven, ebenfalls noch nicht lange dabei, zuckte nur die Schultern. Sven hatte sich bereits in den ersten Tagen auf der Wache einen Namen gemacht. Er war an seinem zweiten Tag mit einem Kollegen unterwegs und erkundigte sich bei einem Patienten, den sie ins Krankenhaus bringen sollten, auf besonders einfühlsame Art nach seinen Beschwerden. Statt offen und weniger fachlich auf den Patienten einzugehen und zu fragen, ob dieser ein Druckgefühl in der Brust habe, fragte Sven:

»Verspüren sie einen retrosternalen Vernichtungsschmerz?«

Der Patient hörte in erster Linie »Vernichtung«, sah den Kollegen von Sven an und fragte nur: »Muss ich dann sterben?« Soviel zu Sven.

Michael, der im hinteren Eck saß und in einer Rettungsdienst-Zeitschrift blätterte, rief nur, dass es sich bei der von mir genannten Meldung um einen Notfall handeln würde. »INT« bedeutete »Internistischer Notfall«, die »2«, dass es sich um einen Einsatz mit Notarzt handeln würde. Diese Alarmierungen waren eigentlich ausschließlich den von der Feuerwehr besetzten Rettungswagen vorbehalten. Ich schaute nur blöd in die Runde. Michael rief mir zu, ich solle meinen Arsch bewegen, es sei ein Notfall.

»Mach´s Blaulicht an und gib Gas«, hörte ich seine Stimme. Es sei wahrscheinlich kein Rettungswagen frei, sodass wir zunächst als »First Responder« hinfahren würden. Dies legte einen Schalter in meinem Kopf um.

Den Sturz auf der Treppe, als ich überhastet aus dem Dachgeschoss die zwei Etagen hinunterrannte, konnte ich gerade noch so verhindern. In meinem Rücken hörte ich Christian, den Dienststellenleiter, brüllen, dass wir das Auto nicht kaputt fahren sollen. Das war mir egal. Es ging um einen Notfall. Um Leben und Tod. Was interessierte mich da das Auto?!

Ich hatte Glück, denn ich war an diesem Tag als Fahrer eingeteilt. Ich sprang in den VW T4 und hatte Blaulicht und Martinshorn bereits eingeschaltet, da war das Fahrzeug noch nicht mal gestartet. Als ich mit durchdrehenden Reifen vom Hof fuhr, fielen mir zwei Dinge auf: erstens mein Dienststellenleiter, der wild gestikulierend am Fenster seines Büros stand, und zweitens, dass ich gar nicht wusste, wo wir hinfahren mussten. Doch Sven, mein Kollege, sagte mir, dass es in den »Allkauf«, einen großen Supermarkt im ortsansässigen Einkaufszentrum, ginge. Den Weg kannte ich und realisierte sehr zu meinem Bedauern, dass die Fahrtstrecke allenfalls 1,5 km lang war.

Die Grundsätze des Fahrens mit Blaulicht ließ ich genauso außer Acht wie alle Verkehrsregeln. Ich war jung, ich war der beste Fahrer der Welt, ich kannte (mittlerweile) den Weg, ich war heiß auf Notfälle und zirkelte das mehr als zwei Tonnen schwere Geschoss durch den Straßenverkehr einer Kleinstadt, wie die Schumacher-Brüder seinerzeit ihre Karts über die Rennstrecke.

Als wir ankamen, schaltete ich die Zündung aus, ließ das Blaulicht weiterlaufen, sprang aus dem Fahrzeug und rief Sven noch schnell zu, dass ich schon mal reinginge und er nachkommen solle. So rannte ich durch einen Teil der Einkaufspassage und rief den Damen am Infostand des Eingangs fragend zu:

»Wohin?«

»Fleischtheke« war die schnelle Antwort. Als ich dort eintraf, mit der Vorstellung, nun endlich mit all meinem Wissen (Material hatte ich ja nicht dabei) den Patienten zu retten, sah ich eine ältere Dame auf dem Boden sitzen. Sie lachte. Daneben nahm ich den Notarzt und den Fahrer des Notarzteinsatzfahrzeugs wahr, die beide mit der Dame scherzten. Der Notarzt sah mich an und zog die Augenbrauen hoch.

»Ruhig, mein Kleiner. War nur ein Kollaps. Ihr könnt direkt den Stuhl holen.« Nach einer kurzen Pause fragte er: »Wo ist eigentlich dein Kollege?«

Auf dem Weg zurück zum Krankenwagen traf ich Sven. Vollbepackt mit einem Notfallkoffer und einer kleinen Sauerstofftasche, sah er mich wütend und außer Atem an. Wir drehten um und gingen zurück zum Fahrzeug, um den Patientenstuhl zu holen. Er sagte zu mir, dass man ja eigentlich immer als Team reingehen würde und er deshalb etwas verwundert gewesen wäre, dass ich allein losgerannt sei. Auch habe er sich gefragt, warum ich das Blaulicht nicht ausgeschaltet hätte. Das würde sehr viel Strom verbrauchen und dafür sorgen, dass die Autobatterie innerhalb weniger Minuten leer wäre. Ohne Batterie ließe sich das Auto dann auch nicht mehr starten. Das wisse man doch schließlich.

Wir fuhren die Patientin ins Krankenhaus. Sie war von einem Notfall weit entfernt. An diesem Tag hatte sie zu wenig getrunken und war deshalb vor der Fleischtheke kurz zusammengesackt. Sie war jedoch zu keinem Zeitpunkt bewusstlos oder anderweitig lebensbedrohlich erkrankt. Noch im Krankenwagen scherzte sie mit Sven über meinen panischen Blick, den sie wahrgenommen hatte, als ich auf sie zugelaufen war.

Die aus dem Büro meines Dienststellenleiters gerufenen Worte hallten durchs Treppenhaus und alle anderen Räume.

Nachdem wir wieder auf der Wache angekommen waren, forderte Christian mich unmissverständlich auf, in sein Büro zu kommen. Es endete nicht mit einer Abmahnung. Aber es war auch nicht mehr weit davon entfernt. Gefahrenansprache sozusagen. Sven saß bereits im Aufenthaltsraum und hatte gepetzt. Der Spott der Kollegen war mir gewiss, und man amüsierte sich köstlich. Im Rettungsdienst nennt man das »nassgeschwitzt«: ohne Sinn und Verstand in Aktionismus verfallen und sich gleichzeitig als Spitze der Nahrungskette fühlen.

Fazit des Tages:
Nicht jeder Notfall ist ein Notfall!

Mein erstes Mal

Die endotracheale Intubation ist der sogenannte »Goldstandard« der Atemwegssicherung. Wenn ein Mensch nicht mehr richtig atmet, insbesondere wenn die eigene Fähigkeit zu atmen nicht mehr ausreicht, um den Körper zur versorgen, muss man den Körper bei der Atmung unterstützen. Die erste und einfachste Form des Rettungsdiensts ist eine Beutel-Masken-Beatmung. Hierbei wird die Luft jedoch unkontrolliert in den Körper gepresst, so auch in den Magen. Nach einer gewissen Zeit kann sich diese Luftblase entleeren und Mageninhalt vor sich hertreiben, der dann nicht selten in die Lunge läuft und eine schwere Lungenentzündung nach sich zieht. Man kann dies umgehen, indem man die Luft gezielt nur in die Lunge bläst. Dafür hat es sich etabliert, einen Schlauch in die Luftröhre einzuführen und der Lunge darüber gezielt Atemluft zuzuführen. Es gibt weitere Hilfsmittel, die alternativ zu einer solchen endotrachealen Intubation eingesetzt werden können. Im Rahmen einer Reanimation soll laut den aktuellen Leitlinien von 2020 die Atemwegssicherung zeitnah mit den besten zur Verfügung stehenden Möglichkeiten erfolgen. Die endotracheale Intubation soll jedoch nur von einem professionellen Helfer durchgeführt werden, der in dieser Technik gut ausgebildet und in ihrer Anwendung erfahren ist.

»Vielleicht eine hübsche Zwanzigjährige, die beim Baden umgekippt ist?«, fragte ich die beiden Feuerwehrmänner durch das kleine Fensterchen zwischen Fahrerbereich und dem Patientenraum. Wir befanden uns auf der Anfahrt zu einem »Kollaps im Bad«. Mit diesem Gedanken betrat ich das Haus und wurde von einer sehr aufgeregten Frau in Empfang genommen. Man hatte entschieden, dass ich vorangehen sollte, um den Einsatz abzuarbeiten. Schließlich war es ein Praktikum und kein Theoretikum.

Wir wurden von Frau Schmitz in die erste Etage und dort ins kleine Badezimmer geführt. Mein erster Blick fiel auf einen massigen Körper, der zwischen Badewanne und WC eingekeilt war und dessen Kopf unterhalb des Waschbeckens lag. Ich ging zwei weitere Schritte ins Bad und versuchte mich zu orientieren, als einer der beiden Feuerwehrmänner, Hans, bereits laut »Reanimation« rief und sich an mir vorbei ins Bad drängelte. Meine Pulsfrequenz stieg. Mein erstes Mal. Meine erste richtige Reanimation.

Wir versuchten zunächst einen Raum zu schaffen, in dem wir arbeiten konnten. Hans schob sich unter das Waschbecken und verlangte von Matthias, dem anderen Kollegen, einen Beatmungsbeutel, während ich mich so vor das WC kniete, dass meine Unterschenkel links und rechts davon zu liegen kamen. Ich legte meine Hände auf den Brustkorb des Mannes und begann zu drücken.

Das EKG-Gerät wurde irgendwie am Fuß des Patienten platziert, und nachdem wir die Elektroden geklebt hatten, zeigte sich eine Nulllinie, eine Asystolie. Potenziell ein eher schlechtes prognostisches Zeichen. Matthias bereitete bereits die Intubation vor. Hans, der die vergangenen Wochen ein Praktikum in der Anästhesie eines Krankenhauses abgeleistet hatte und dort viele Patienten hatte intubieren dürfen, war unaufgeregt. Er hatte nicht die größte Erfahrung, aber er war – sagen wir – »im Thema«. Als Matthias meldete, dass alles bereit sei, betrat in der gleichen Sekunde ein fremder Mann die Szene und gab sich als Nachbar aus. Er sei Arzt und würde helfen wollen. Wir schauten uns kurz an, und Hans gab mehr oder weniger unfreiwillig seine Position am Kopf des Patienten auf. Seine einzige Chance war in der Badewanne Platz zu nehmen.

Der Arzt ließ sich das Laryngoskop geben und forderte mich auf, die Thoraxkompressionen einzustellen. Als er das Instrument stark hebelte und ich sah, wie der Druck auf die oberen Schneidezähne von Herrn Schmitz stieg, wurde mir komisch, und ich musste wegschauen. Der Arzt forderte einen Tubus, und als er einen 7,5er Tubus in die Hand gedrückt bekam, erschrak er.

»So dick?«, fragte er, was uns stutzig machte. Die Größe war für einen ausgewachsenen Mann nicht untypisch, fast schon klein dimensioniert. Die Intubation misslang, und als ich nach ungefähr zwei Minuten fragte, ob ich noch mal weiterdrücken solle, erntete ich einen bösen Blick und eine barsche Ansprache:

»Das ist hier alles nicht so einfach. Ich brauche jetzt mal Ruhe!«

Es folgten weitere zwei Minuten, in denen keinerlei Thoraxkompressionen durchgeführt wurden. Der Blutfluss stand für vier Minuten erneut komplett still. In dieser Zeit schaffte es Hans, einen Venenzugang zu legen, und der Patient erhielt Adrenalin auf Anweisung des Arztes, der sich bislang nur als Nachbar vorgestellt hatte. Die Frequenz, in der wir aufgefordert wurden, Herrn Schmitz jeweils ein Milligramm Adrenalin zu spritzen lag deutlich über der seinerzeit empfohlenen Gabe alle drei bis fünf Minuten. Wenige Sekunden nachdem die Intubation schlussendlich gelang und die Atemwege gesichert waren, trat ein Notarzt durch die Tür. Er sah sich kurz um, verengte die Augen, als er die Folgen der Intubation sah und murmelte nur etwas von »Der Zahnarzt wird's schon richten.«

»Ich bin ein Kollege und Nachbar. Eigentlich Kinderarzt. Ich bin direkt zur Stelle gewesen und habe die Reanimation geleitet. Die Intubation war schwierig, aber letztlich doch erfolgreich.« Er machte eine kurze Pause.

»Aus dem Notfallgeschäft ist man ja doch schon einige Jahre raus, nicht wahr.« Er schloss seine Rede mit einem kollegialen Lachen. Der Notarzt sagte nur, dass er mal mit der Ehefrau reden würde.

Als er wiederkam und sah, wie wir im Wechsel die Thoraxkompressionen durchführten, sagte er, dass wir die Reanimation einstellen sollten. Er habe ausführlich mit der Ehefrau gesprochen. Diese hatte das Haus für einen kurzen Einkauf verlassen und dabei ihren Mann verabschiedet, der quasi gleichzeitig sagte, dass ihm nicht so gut sei und er ins Bad ginge. Sie vermutete eine Unpässlichkeit und verabschiedete sich dennoch. Sie kam etwa 20 Minuten später zurück und fand ihren Mann leblos im Bad. Durch Schrecksekunden und die zeitliche Verzögerung von Alarmierung und Anfahrt des Rettungsdiensts verlor Herr Schmitz weitere 12 Minuten.

Als wir die Reanimation begannen, hatte Herr Schmitz bereits keine Chance mehr. Sein Gehirn war mindestens eine Viertelstunde, eher eine Dreiviertelstunde nicht mit Sauerstoff versorgt worden. Bereits zehn Minuten ohne Sauerstoff hatten für einen Untergang der relevanten Zentren des Gehirns gesorgt. Hätten wir richtig geschaut, hätten wir vermutlich auch schon Totenflecke gesehen und die Reanimation gar nicht erst begonnen.

Die »no-flow-time«, also die Zeit, in der kein Blutfluss im menschlichen Körper stattfindet und damit auch keine Sauerstoffversorgung gewährleistet ist, soll möglichst kurzgehalten werden. Dies ist Konsens aller an den Reanimationsleitlinien beteiligter Fachdisziplinen. Ein Unterbrechen der Thoraxkompressionen ist allenfalls für wenige Sekunden bei der Rhythmusanalyse sowie beim Abgeben eines Defibrillationsschocks zulässig. Wir hatten die ohnehin schon viel zu spät begonnenen Thoraxkompressionen für gute vier Minuten unterbrochen.

Während der Notarzt genervt seine Dokumentation schrieb, setzte sich der Nachbar mit der Ehefrau an den Couchtisch und bejahte, als sie fragte, ob er einen Kaffee haben wolle. Wir zogen uns ins Bad zurück, räumten die Szenerie auf, zogen den Venenzugang und entfernten den Beatmungstubus. Die Schneidezähne wurden von Hans gerichtet, und gemeinsam lagerten wir Herrn Schmitz auf ein Tragetuch um. Nachdem wir bei Frau Schmitz die Erlaubnis eingeholt hatten, brachten wir den leblosen Körper ins Schlafzimmer, legten ihn auf seine seit vielen Jahrzehnten genutzte Bettseite, falteten seine Hände und deckten ihn zu.

Wir schlugen den angebotenen Kaffee von Frau Schmitz ebenso aus wie eine von dem ärztlichen Nachbarn angebotene Nachbesprechung. Als wir das Haus in betretenem Schweigen verließen, fragte ich mich, ob jede Reanimation so lief. Im Kurs hatten wir gelernt, dass von Anfang an möglichst viel Ordnung und Struktur geschaffen und aufrechterhalten werden sollten, dass die Realität aber oft anders aussähe.

Die Realität meiner ersten Reanimation sah für mich so aus, dass man sich unterhalb eines Waschbeckens und zwischen WC und Badewanne in einem vielleicht sechs Quadratmeter großen Bad mit einem Patienten und vier Helfern organisieren musste. Ein Wechsel der Positionen war nur mittels Durchsteigen der Badewanne zu realisieren, und man musste sich scheinbar von Menschen leiten lassen, die der Meinung waren, kraft ihrer Approbation zu wissen und zu dürfen. Ich dachte: *»Wenn man so einen tollen Beruf hat, dann sollte man umso mehr wissen, wo die eigenen Grenzen liegen.«*

In keinem Fall hätten wir Herrn Schmitz gerettet. Weder wir noch sonst jemand hätte das. Hätte man uns aber arbeiten lassen, diejenigen arbeiten lassen, die diese Arbeit regelmäßig üben und machen, wäre das Ergebnis vielleicht kein anderes gewesen, aber der Weg hätte schöner ausgesehen. Ob das letztlich eine Konsequenz hat, soll jeder für sich selbst entscheiden.

Fazit des Tages:
Glaube an deine Fähigkeiten und setze dich durch!

Keine Lust mehr

Dem Karpaltunnelsyndrom zugrunde liegt eine Kompression des Mittelhandnervs (Nervus medianus) im Handgelenkstunnel (Karpaltunnel), einer anatomischen Engstelle für Nerven und Sehnen. Typischerweise schläft der vom Medianusnerv versorgte Teil der betroffenen Handinnenfläche (der Großteil des Daumens, der Zeige- und Mittelfinger sowie der Handballen) nachts ein. Durch das Herabhängenlassen der Hand, Schütteln oder Reiben bilden sich die Beschwerden kurzfristig zurück. Eine definitive Behandlung der Beschwerden lässt sich oftmals nur durch eine operative Erweiterung des Karpaltunnels durch einen kleinen Schnitt realisieren.

Frau Dr. Grausmann war eine in höchstem Maße höfliche Person. Für ihren Namen, der nicht selten zu »Dr. Grausam« abgewandelt wurde, konnte sie nichts. Auch hatte sie oftmals keine Alternative als Menschen gegen ihren Willen in ein Krankenhaus einzuweisen. Schließlich war sie Fachärztin für Psychiatrie. Sie war aber auch Neurologin, ein Umstand, der dafür sorgte, dass neben psychisch kranken Menschen auch Patienten in ihrem Wartezimmer saßen, die ein rein somatisches, ein körperliches Problem hatten.

Als wir Herrn Schulze aus ihrer Praxis abholten, stand nicht nur ein Mitte 30-jähriger, schlanker, sensibel dreinblickender Mann vor uns, sondern auch ein Herr vom Ordnungsamt sowie zwei Polizisten. Als wir fragten, was los sei, sagte Frau Dr. Grausmann nur das alles beschreibende Wort: »Zwangseinweisung«. Damals war in Nordrhein-Westfalen dafür neben einem Arzt, der die medizinische Notwendigkeit attestierte, auch ein Mitarbeiter des Ordnungsamts nötig, der die Anordnung der »Entmündigung« umsetzte und ggf. die Polizei, die den Zwang ausübte. Judikative und Exekutive waren also vor Ort.

Herr Schulze ging in Anbetracht der Polizei und der drohenden Konsequenzen des Worts »Zwang« freiwillig mit. Er ging natürlich nicht freiwillig mit (er wurde ja gegen seinen Willen eingewiesen), widersetzte sich jedoch nicht und stieg bereitwillig in den Krankenwagen. Aus reiner Neugierde fragte ich Herrn Schulze, ob er wisse, wo wir hinfahren würden und warum. Die erste Frage konnte er beantworten: in die geschlossene Abteilung der Psychiatrie nach Zülpich. Bei der zweiten Frage stutzte er kurz, fing dann aber an zu erzählen.

Seit einiger Zeit, insbesondere nachts, schlief Herrn Schulze die rechte Hand, genauer der Daumen, der Zeige- und der Mittelfinger ein. Sein Hausarzt äußerte den Verdacht auf ein Karpaltunnelsyndrom. Frau Dr. Grausmann erhielt den Auftrag, als Neurologin die Diagnose zu bestätigen und eine entsprechende Empfehlung auszusprechen.

Herrn Schulze zum Verhängnis wurde eine Verkettung unglücklicher Umstände. Sein Arbeitgeber teilte ihm einige Wochen zuvor mit, dass die aktuelle Auftragssituation sehr schlecht aussehe und er damit rechnen müsse, betriebsbedingt gekündigt zu werden. Dies wolle man ihm früh genug mitteilen, damit er sich um eine neue Stelle bemühen könne. Unglücklicherweise fuhr auch die private Situation von Herrn Schulze aktuell nicht in ruhigem Fahrwasser. Sandra, die Freundin von Herrn Schulze, die er sehr liebte, offenbarte ihm eine Woche vor dem Termin bei Frau Dr. Grausmann, dass sie sich von ihm trennen werde, um mit ihrer Affäre Juan zusammenzuziehen. Juan war ein gutaussehender Spanier Anfang 20, den Sandra bei einem Salsakurs kennengelernt hatte. Hätte Herr Schulze das gewusst, hätte er seine Abneigung dagegen, Salsa zu tanzen, überdacht.

Es war eine banale Frage, die Frau Dr. Grausmann, die die Zeichen in Herrn Schulzes Gesicht zu deuten wusste, stellte. Wie es ihm denn aktuell »sonst so« ginge, wollte sie wissen. Mit den Worten: »Ich habe ihr nur gesagt, dass ich zurzeit kaum Land sehe, keine Lust mehr habe und mich manchmal frage, ob das alles noch Sinn macht«, endete die Erzählung von Herrn Schulze, der mir im Krankenwagen gegenübersaß. Die Ärztin habe nur kurz verständnisvoll genickt und das Untersuchungszimmer verlassen. Als sie nach 15 Minuten wiedergekommen sei, sei sie in Begleitung der Polizei gewesen und habe gesagt, man würde nun auf den Ordnungsamtsbeamten sowie den Krankenwagen warten. Sie sehe eine akute Suizidalität und habe gar keine andere Möglichkeit, als Herrn Schulze in die Psychiatrie einzuweisen. Sie gehe bereits davon aus, dass er dieser Aufforderung nicht freiwillig nachkommen würde, und außerdem sei auch sie bei akuter Suizidalität in Zugzwang.

Wir brachten Herrn Schulze auf die entsprechende geschlossene Aufnahmestation des Krankenhauses und verabschiedeten uns höflich. Ich deutete an, dass es unter den gegebenen Umständen vielleicht nicht lange dauern würde, bis er das Krankenhaus wieder verlassen dürfe.

Krankentransporte nach Zülpich waren aus zwei Gründen beliebt: Erstens war es eine sogenannte »Verpissertour«, und zweitens gab es in Zülpich eine – wie man im Rheinland sagt – Frittenbude, die hervorragende selbstgemachte Frikadellen anbot. Als wir unsere kurze Frikadellen-Mittagspause beendet hatten und auf dem Rückweg wieder am Krankenhaus vorbeifuhren, sahen wir Herrn Schulze vor dem Eingang stehen. Wir hielten an und fragten verwundert, was los sei. Herr Schulze berichtete, dass er kurz mit dem aufnehmenden Arzt gesprochen und ihm die Situation erklärt habe. Dieser habe seine Notizen nach wenigen Minuten zerrissen und in aller Deutlichkeit seinen Unmut über diese völlig unnötige Zwangseinweisung kundgetan. Er empfahl Herrn Schulze sich einen Anwalt für Arbeitsrecht zu nehmen und bei anhaltend trauriger Stimmung wegen der erst kurz zurückliegenden Trennung mit völlig legitimer und »normaler« Trauerreaktion einen Psychotherapeuten aufzusuchen. Herr

Schulze fühlte sich von dem aufnehmenden Arzt sehr verstanden und war dankbar für die Informationen.

Herrn Schulzes Bitte, ihn wieder mit zurückzunehmen, konnten wir leider nicht nachkommen. Zum einen waren wir bereits für einen Folgetransport alarmiert und hätten für Herrn Schulze einen nicht zu rechtfertigenden Umweg fahren müssen. Zum anderen wäre er auf dieser Fahrt auch nicht versichert gewesen, denn es bestand keinen Grund ihn mitzunehmen. Wo eine Zwangseinweisung nach damaligem Gesetz einen Krankentransport (auch abrechnungstechnisch vor der Krankenkasse) rechtfertigte, war eine bloße Heimfahrt eines offenkundig nicht kranken, gehfähigen Menschen nicht indiziert. Herrn Schulze blieb nichts anderes übrig als seine Mutter anzurufen und sie zu bitten ihn abzuholen. Er verabschiedete uns mit den Worten: »War schön mit euch, Jungs. Das nächste Mal gehen wir besser einen trinken!«

Fazit des Tages:
Pass auf, was du sagst und vor wem du es sagst!

Crazy Doc

Die Geburt ist eines der großen Ambivalenzthemen im Rettungsdienst. Man findet Kollegen, die regelrecht Angst davor haben und andere, die bereits, wie ich just von einem Kollegen erfuhr, zwölf Kinder in zehn Jahren Rettungsdienst auf die Welt gebracht haben. Für mich gilt nach wie vor (29.11.2020, 18:20 Uhr), dass ich all meine kreißenden Patientinnen noch mit Kind im Bauch in die Klinik gebracht habe. Die Abschätzung, wie viel Zeit man noch hat, ist von Frau zu Frau und vor allem von Schwangerschaft zu Schwangerschaft unterschiedlich. Man sagt, dass die Kinder je einfacher kommen, desto mehr Geburten eine Frau hinter sich hat. Ein Wehenabstand von drei Minuten ist bei einer Erstgebärenden mitunter eine lange Dauer, wohingegen es bei einer Viertgebärenden bereits die unmittelbar bevorstehende Niederkunft bedeuten kann. Das Lagern auf die linke Seite ist wichtig, um nicht das »Vena-cava-Kompressionssyndrom« auszulösen, eine Kompression der unteren Hohlvene durch das Kind, die zu einem verminderten Blutrückstrom zum Herzen und damit zu Kreislaufproblemen führt.

Ali Alimani hieß er. Doktor Ali Alimani. Eigentlich hieß er bei uns nur »Crazy Doc«. Zwischen Sonnenaufgang und der Dämmerung hatte Crazy Doc immer eine Sonnenbrille auf – auch wenn es regnete. Er hatte ohne Zweifel Ahnung von dem, was er tat, daher konnte er sich eine gewisse Überheblichkeit erlauben.

»Wer lange Haare hat, kann sie lang tragen«, sagte einst eine Freundin.

Mit Dr. Ali waren schwerwiegende Notfälle auf einmal ganz einfach. Er sprach und ordnete an, wir führten aus, und auf einmal war alles gut. Man war froh, wenn man einen Notarzt nachalarmierte und Crazy Doc zur Tür hereinkam. Denn egal, warum oder zu welchem Notfall man ihn gerufen, egal, welche absurden Ideen man sich zusammengereimt hatte, der Crazy Doc war nie böse oder vorwurfsvoll. Man spürte jedoch sehr schnell, ob die Nachforderung notwendig gewesen war oder eben nicht.

Erstmalig spürte ich das, als ich gegen 2 Uhr morgens einen Notarzt zu einer Schwangeren nachforderte. Der Einsatz begann knapp 20 Minuten früher mit der Aufforderung der Leitstelle, zu einer Erstgebärenden zu fahren, die laut ihres Gynäkologen nicht mehr laufen durfte und bei der nun die Wehen eingesetzt hätten. Als wir vor Ort eintrafen, lag im dritten Obergeschoss (natürlich ohne Aufzug) eine junge, türkischstämmige Frau auf einer Couch und war offenkundig hochschwanger. Der schnelle Blick in den Mutterpass sagte mir, dass alles in Ordnung sei. 80% der Einträge des Mutterpasses verstand ich nicht. Aber ich ging davon aus, dass, wenn dort nicht fett, kursiv und unterstrichen etwas wie »ACHTUNG!« stehen würde, alles okay sei.

In grenzenloser Ruhe und Erfahrung wiesen wir den Mann an, ein paar Sachen für seine Frau zusammenzupacken (ein Koffer stand bereits gepackt im Wohnungsflur), die Unterlagen zusammenzusuchen (lagen auf dem Koffer) und Ruhe zu bewahren (der Ehemann war die Ruhe selbst). Wir halfen der Patientin sich auf unseren Tragestuhl zu setzen und klärten sie über den Weg nach unten auf. Hierbei fiel der im Rettungsdienst so häufig gesprochene Satz: »Bitte auf keinen Fall am Geländer festhalten, denn sonst fallen wir alle!« Mit dem Ende der Erläuterungen beklagte die Patientin Wehentätigkeit. Das beunruhigte mich. Die Patientin weniger. Von meiner eigenen Unruhe getrieben, forderte ich die Frau auf ruhig zu bleiben. Sie war ruhig.

Als wir im Auto waren und die Patientin auf die Trage umgelagert hatten, stöhnte sie erneut schmerzgeplagt. Ein Blick auf die Uhr verriet mir: acht Minuten. Der Wehenabstand lag bei acht Minuten, und ich hatte gelernt, dass Wehen im Abstand von unter zehn Minuten eine unmittelbare Geburt ankündigten. Mit meiner Ausstrahlung erzeugte ich eine ruhige, professionelle und kompetente Atmosphäre, während ich hektisch nach dem Funkhörer griff und nach einem Notarzt flehte.

Der Patientin stellte ich gerade ein paar beruhigende Fragen (Wird es ein Junge oder ein Mädchen? Wie soll das Kind denn heißen?), als wir durch die Scheiben Blaulicht wahrnahmen und wenige Augenblicke später gegen die Tür unseres Krankenwagens geklopft wurde. Doktor Ali. Der Crazy Doc. Es gibt einen Gott, und er hat uns gehört. Wir sind gerettet! Seine verschlafenen Augen wurden in den Tiefen der Nacht nicht von der üblichen Sonnenbrille verdeckt, sodass mir sein vorwurfsvoller Blick nicht entging. Ich schilderte die Situation und wies mehrfach deutlich drauf hin, dass der Wehenabstand unter zehn Minuten liege. Crazy Doc hörte sich alles entspannt an, wandte sich dann zur Mutter und sagte:

»Erwarten Sie nicht, dass das Kind vor dem Morgengrauen kommt. Wenn das ihr erstes Kind ist und der Wehenabstand bei mehr als fünf Minuten liegt, kann es noch Stunden dauern.« Er lächelte. »Die Jungs bringen Sie jetzt ins Krankenhaus. Ich wünsche Ihnen alles Gute!« Er klopfte mir auf die Schulter, während er den Krankenwagen verließ.

»Ihr schafft das auch ohne mich«, sagte er zum Abschied.

Der Crazy Doc hinterließ in mir ein Gefühl der Zufriedenheit, und auch wenn er mir sehr deutlich mitgeteilt hatte, dass die Nachforderung unendlicher Quatsch gewesen war, fühlte ich mich dennoch nicht schlecht, sondern dachte: *»Was bin ich doch für ein cooler Typ!«* Spannend, wenn Menschen es schaffen, ein solches Gefühl in einem zu erzeugen.

Für den Rest meines Lebens habe ich mir von Dr. Ali – weiß der Himmel, wo auch immer er heute lebt und arbeitet – eine Sache gemerkt: »Würg the Gürk!« Hintergrund dessen war ein Patient, den wir mit einem akuten Harnverhalt in die Klinik brachten. Was die Ursache dafür war, dass er seinem Harndrang nicht nachgeben konnte, war und blieb unklar. Unvergessen jedoch war die entlastende Anlage eines Blasenkatheters. Grundsätzlich muss man dabei wissen, dass vor dem Einführen des Katheters und nach der Desinfektion ein Gleitmittel in die Harnröhre eingebracht wird, das gleichzeitig eine lokale Betäubung bewirkt.

»Für den Fall, dass du das irgendwann mal selbst machst, merk' dir eins«, sagte Dr. Ali sehr leise und nur zu mir, während er mit einer Hand den Penis des Mannes direkt unterhalb der Eichel gegriffen hatte und mit der anderen Hand im sterilen Handschuh den Ausgang der Harnröhre desinfizierte.

»Wenn du das Gleitgel reingedrückt hast (was er im gleichen Moment tat) dann: Würg the Gürk!« Er verengte den Durchlass, der ringförmig aus Daumen und Zeigefinger gebildet wurde und drückte somit die Harnröhre fest zusammen. Es sah aus, als würde er den Penis würgen.

»Wenn du das nicht machst, dann läuft alles direkt wieder heraus, und es wirkt nicht!« Die Erklärung war sehr plausibel. Auch wenn es despektierlich erscheint, dieser Trick sorgt tatsächlich dafür, dass die Harnröhre wirklich betäubt und das Einführen des Katheters weniger unangenehm ist.

Fazit des Tages:
Dinge, die einen komischen Namen haben, vergisst man sein ganzes Leben nicht mehr!

Die Toten

In deutschen Krimis, sowohl in der Literatur als auch im TV, wird immer wieder der Begriff des Pathologen benutzt. Zumeist falsch. Wenn auch bereits viele Kollegen versucht haben, diesen Umstand zu ändern, so will ich (als Unfallchirurg) ebenfalls nichts unversucht lassen, Licht ins Dunkel zu bringen.
Der Rechtsmediziner beschäftigt sich mit dem Grenzbereich zwischen Medizin und Kriminalistik. Seine Aufgabe ist es, Gutachten für die Justiz zu erstellen, in denen Gewaltverbrechen (auch an Lebenden!) gerichtsfest dokumentiert werden. Wenn ein Mensch eines nichtnatürlichen Todes stirbt und die Polizei, vielmehr die Staatsanwaltschaft, wissen möchte, ob nachgeholfen wurde, beschäftigt sich der Rechtsmediziner damit.
Die Pathologie als eigenes Fach der Medizin hingegen will Herkunft, Entstehungsweise, Verlauf und die Auswirkung von Krankheiten auf den Menschen herausfinden. Der Pathologe kümmert sich jedenfalls nicht um Getötete, wenngleich, wie oben erwähnt, in Krimis immer ein solcher gerufen wird. Auch der Pathologe führt Obduktionen durch, jedoch immer unter dem Aspekt, dass der Mensch aufgrund einer Krankheit und nicht durch »fremde Hand« ums Leben kam.

Als junger Mensch kommt man für gewöhnlich nicht mit dem Tod in Berührung. In meiner Kindheit nahm mein Großvater mich mit auf eine Beerdigung. Damit konnte ich damals wenig anfangen, und eigentlich war es für mich nur eine Gruppe von Menschen, die traurig auf einem Friedhof umherstanden. Tote hatte ich nur im Fernsehen gesehen. Auch in meinen ersten Wochen im Rettungsdienst hatte ich keinerlei Berührung mit dem Tod.

Als die Kollegen der Wache auf eine Fortbildung zum Thema »Rechtsmedizin« nach Düsseldorf fahren wollten, war ich sehr interessiert und schloss mich an. Meine Hoffnung war, dort in einer Art »geschütztem Raum« erstmalig einen Toten zu sehen. Der Dozent sprach über die Leichenschau, natürliche und nicht-natürliche Todesarten, Todesursachen und Fallstricke beim Auffinden von Toten. Einen Großteil seines Vortrags nahm der Bericht über seinen wenige Monate zurückliegenden Einsatz im Kosovo ein, bei dem er über viele Wochen hinweg Massengräber untersucht und versucht hatte, die Toten darin zu identifizieren und Hinweise auf Kriegsverbrechen des Kosovokriegs zu finden.

Es folgten viele Fragen sachlicher Natur. An eine weniger sachliche und mehr emotionale Frage erinnere ich mich besonders, denn aus den Reihen der überwiegend aus dem Rettungsdienst stammenden Zuhörer wurde gefragt, ob der Dozent nicht ein mulmiges Gefühl bei den Toten habe. Er begann professionell und schilderte seinen Umgang mit dem Thema Tod und den vielen Obduktionen. Er beendete die Beantwortung der Frage etwas überraschend:

»Aber eines sage ich ihnen: Abends oder im Dunkeln, vor allem wenn ich allein im Haus bin, gehe ich nicht runter in den Sektionssaal und schon gar nicht in die Kühlkammer. Irgendwie habe ich da Schiss.« Das machte ihn sehr menschlich.

Er schloss seinen Vortrag mit dem Hinweis, dass wir nach einer kurzen Pause eine Etage tiefer gehen würden, um dort den Sektionssaal und die Kühlkammer zu sehen. Auch wollte er das Thema »Leichenschau« praktisch demonstrieren. In mir entstand eine kribbelige Aufregung bei der Vorstellung, dass ich gleich zum ersten Mal einen toten Menschen sehen würde. Meinen Kollegen ging es ähnlich, doch äußerte man diesbezüglich natürlich keinerlei Gefühle. Der Rettungsdienst um die Jahrtausendwende war hart, männlich und wenig gefühlsbetont.

Als der mit einem Tuch zugedeckte Körper auf einem rollbaren, metallenen Tisch aus der Kühlkammer in den Sektionssaal gefahren wurde und an mir vorbeizog, empfand ich ein nicht näher beschreibbares Gefühl, das sich deutlich verstärkte, als das Tuch zur Seite gezogen wurde und ein nackter, schlanker und sehr alter Mann vor uns lag. Die Augen waren geschlossen und eingefallen, die Haut wirkte irgendwie glänzend, ohne feucht oder fettig zu sein. Er war glattrasiert, der Adamsapfel stand prominent vor, denn sein Kopf war weit in den Nacken überstreckt. An seinem Hals fanden sich blau-violette Striemen. Der Rechtsmediziner wies uns darauf hin und sprach von sogenannten Strangmarken. Der alte Mann hatte sich erhängt. Damit war es eine nicht-natürliche Todesart, und die Kriminalpolizei und die Staatsanwaltschaft wollten wissen, ob die Person ihr Leben selbst beendet oder jemand nachgeholfen hatte.

Einen Menschen vor sich liegen zu haben, der offenkundig ein Mensch ist, und gleichzeitig zu merken, dass dieser sich nicht bewegt, nicht mit einem interagiert, ist auch heute noch ein seltsamer Moment für mich. Damals starrte ich über Minuten auf den Brustkorb und versuchte eine Regung zu sehen. Mein Blick wechselte ins Gesicht des Toten, um eine Bewegung, vielleicht ein winziges Zucken eines Augenlids oder des Mundwinkels, zu sehen. Auch mit viel Einbildung bemerkte ich nichts. In meinem Kopf ließen sich damals und lassen sich auch heute noch diese beiden Bilder der leeren Hülle und des lebenden Menschen nur schwierig in Einklang bringen. Das Thema »Tod« löst in vielen wohl deshalb eine gewisse Faszination aus, weil es so schwierig zu verstehen ist. Ich verließ die Fortbildung in einer ambivalenten Stimmung. Einerseits hatte mit den Eindrücken der Fortbildung ein kleines Puzzleteil mein Gesamtbild komplettiert, andererseits war mir unwohl, und irgendetwas fühlte sich nicht richtig an.

Wenige Wochen nach diesem ersten Kontakt ergab sich die Situation abermals, diesmal erstmalig im Rettungsdienst. Als Praktikant auf der Feuerwache einer Nachbarstadt fuhren meine Kollegen und ich zu einer Türöffnung bei einer vermutlich leblosen Person. Es war eine surreale Situation, denn wir betraten ein kleines Grundstück, das etwas abgesetzt von der Straße lag. Man könnte auch sagen, eine Art Hinterhaus. Das Haus selbst war jedoch mehr eine Gartenhütte. Es bestand aus Holz, und selbst der Begriff Gartenhütte war geschönt. Es handelte sich eher um eine Baracke. Die Tür war bereits offen, als wir mit dem Rettungswagen eintrafen, denn ein Rüstfahrzeug der Feuerwehr war schneller gewesen. Der Kollege, der die Tür geöffnet hatte, sagte im Nachhinein, dass er quasi nur einmal fest aufgestampft habe und die Tür in sich zusammengefallen sei.

Das Halbdunkel der muffig riechenden Behausung betretend, fiel mir sofort die Unordnung auf. In den ersten Geruch mischte sich der olfaktorische Eindruck von abgestandenem Bier, einem unfassbar starken Zigarettengestank und etwas Menschlichem. Innerhalb weniger Augenblicke hatte ich die ganze Hütte erfasst, und mein Blick fiel auf die ausgezehrte Gestalt, die leblos auf der Couch lag. Dort lag ein Mann mittleren Alters, bekleidet mit einem Jogginganzug aus Kunstfaser. Er lag ausgestreckt, die Totenstarre war komplett ausgebildet. Totenflecken fanden sich – wie die Rechtsmediziner sagen – in lagetypischer Verteilung. Es wirkte alles so, als wäre der Mann auf der Couch gestorben. Die Barackentür war vor dem Eintreffen der Feuerwehr nicht aufgebrochen, aber auch nicht verschlossen gewesen. Auf dem kleinen, abgewetzten Fliesentisch standen einige zumeist leere Flaschen Bier sowie drei Flaschen Schnaps, Wodka und Whisky. Ein einzelnes Glas stand ebenfalls dort, dem auf dem Glasboden und auf der Innenseite eine weiße, pulverartige Substanz anhaftete. Es war ein guter Grund die Polizei zu informieren.

Die Vorstellung, dass dieser Mann seinem Leben selbst ein Ende bereitet hatte, missfiel mir. Ich war in einem Alter, in dem ich noch nicht nachvollziehen konnte, warum ein Mensch sein Leben beenden wollte. Doch als ich mich umsah und mir überlegte, dass diese kleine Baracke vielleicht die ganze Welt desjenigen gewesen war, der ausgestreckt auf der Couch sein Leben verloren hatte, bekamen meine Gedanken eine ganz andere Farbe.

Fazit des Tages:
Die Toten beeinflussen uns manchmal mehr als die Lebenden!

Zuhause

Die Medizin weiß seit Tausenden von Jahren, was gut ist für die Patienten. Der Patient weiß es nicht, so die mehr oder weniger übliche Meinung vieler Kollegen. Dies betrifft vor allem einen zentralen Punkt im Leben – den Endpunkt. Das Sterben. Wie will ich sterben? Wo will ich sterben? Was soll getan werden, damit ich nicht sterbe? Und was soll vielleicht unterlassen werden, damit ich sterben darf? Zentrale Fragen, mit denen sich jeder Mensch beschäftigen und seinen Willen dazu in Schriftform in einer Patientenverfügung niederlegen sollte. Spätestens seit der Stärkung der Patientenrechte im Jahr 2013 hat eine solche Patientenverfügung auch juristisch eine Verbindlichkeit, an die man sich zu halten hat – als Arzt und auch als sonstig medizinisch Tätiger.

Gertrud Hillmann hatte ein bewegtes Leben. Sie wurde 1913 in einem Haus in einer Vorstadt von Köln geboren, erlebte den Ersten Weltkrieg als kleines Kind, verliebte sich in einen jungen, gutaussehenden, liebevollen Mann und heiratete ihn bereits nach kurzer Zeit. Die Ehe war von Liebe und Respekt geprägt.

Am Abend der Machtübernahme durch Adolf Hitler gebar sie in eben jenem Haus ihr erstes Kind, eine Tochter. Es folgten insgesamt vier weitere Schwangerschaften. Die nächste brachte ihr abermals Mädchen, ein Zwillingspaar, das den ersten Lebenstag jedoch nicht überlebte. Auch ihr erster Sohn starb innerhalb des ersten Lebensjahrs an einer Infektion. Zwei weitere gesunde Kinder, ein Sohn und eine weitere Tochter, wurden ihr geschenkt.

Im Zweiten Weltkrieg erlebte sie wie die meisten Menschen dieser Zeit viele und herbe Verluste. Ihre Schwester starb bereits zu Beginn des Kriegs durch einen Tieffliegerangriff, bei dem der Zug, in dem sie saß, von Kugeln durchsiebt wurde. Wenige Monate später kamen ihre Eltern bei einem Bombenangriff auf Köln ums Leben. Sie verlor schließlich in den letzten Wochen des Krieges ihren Mann, der seit 1940 sämtliche Kampfhandlungen unverletzt überstanden hatte und noch im April 1945 an der russischen Front sinnlos verheizt wurde. Ihre Trauer und ihr Schmerz waren unbeschreiblich, doch musste sie mit drei Kindern funktionieren. Und Gertrud Hillmann funktionierte. Was ihr bei all den Verlusten geblieben war, war ihr Haus. Das hatte den Krieg nahezu unversehrt überstanden.

Nach dem Krieg fand sie einen neuen Mann, ein später Kriegsheimkehrer, der einige Zeit in russischer Kriegsgefangenschaft interniert gewesen war. Der Wunsch von Gertrud Hillmann, diesen Mann zu heiraten, basierte auf zwei Säulen. Eine dünne Säule, genannt Zuneigung, und eine dicke Säule, genannt Notwendigkeit. Die Notwendigkeit der Versorgung einer Frau mit drei Kindern, die ohne Mann dastand. Die Liebe blieb auf der Strecke, denn obwohl Frau Hillmann sich hatte öffnen wollen, war ihr Mann durch die Kriegserlebnisse und die spätere Gefangenschaft tief traumatisiert. Zu Liebe und Zuneigung war er nicht fähig, er konnte seine Gefühle nur in Form von Gewalt ausdrücken.

Gertrud Hillmann ertrug seine Ausbrüche, die vor allem im Alkoholrausch auf sie niederregneten. Da er regelmäßig trank, sobald er zu Hause war, erlebte Frau Hillmann nicht selten Gewalt. Verlassen wollte und konnte sie ihn nicht. Diesen Gefallen tat er ihr, als er nach einigen Jahren Ehe schwer betrunken aus einer Kneipe direkt vor ein Auto stolperte. Gertrud Hillmann war mittlerweile 41 Jahre alt, hatte drei Kinder und ihr Haus.

Ab den späten 1950er Jahren lief es besser für Frau Hillmann, denn ein verwitweter Polizist verliebte sich in sie, und endlich, nach vielen Jahren der Entbehrung, schien ihr persönliches Glück zu reifen. Er zog aus seiner Mietwohnung aus und in ihr Haus ein. Sie heirateten und führten eine glückliche und erfüllte Ehe. Frau Hillmann wollte auf einmal mehr und besuchte die Abendschule. Einen Schulabschluss hatte sie bis dahin nicht. Ihr Mann unterstützte sie voller Liebe und Stolz. Sie legte das Abitur als Klassenbeste ab. Die Kinder von Frau Hillmann bekamen wiederum Kinder, und die Enkel erfreuten ihr Herz und trösteten über so manchen Schicksalsschlag der Vergangenheit hinweg. Gertrud Hillmann ging es gut, bis ihr Mann im Jahr 1982 überraschend an einem Herzinfarkt starb. Daran zerbrach sie fast. Die Kinder waren ausgezogen, und als sie in ihrem Haus ihren 70. Geburtstag feierte, war sie von Einsamkeit erfüllt.

Frau Hillmann ergab sich jedoch weder ihrer Trauer noch ihrer Einsamkeit, und so schrieb sie sich Mitte der 1980er Jahre an der Universität zu Köln für Geschichte, Philosophie und Germanistik ein. Sie schloss ihr Studium erfolgreich ab und begann in ihrer Nachbarschaft Seniorentreffs zu organisieren. Sie führte ihren Haushalt selbstständig und ohne Hilfe, und als Ende der 1980er Jahre die Mauer fiel, erfreute sie sich an ihrem ersten Urenkel, den sie regelmäßig bei sich zu Hause betreute. Dessen Eltern waren beruflich stark eingespannt, sodass sich für beide Seiten Vorteile ergaben. Frau Hillmann hatte wieder junges Leben um sich, und die Eltern des Kindes konnten sich auf die Arbeit konzentrieren.

Dieser Umstand ließ sie dann auch kämpfen, als sie im Jahr 1994 die Diagnose Brustkrebs erhielt. Sie ließ sich mit 81 Jahren noch operieren, überstand die Chemo- und Strahlentherapie und beschwerte sich nie – im Gegenteil. Sie motivierte die Patienten ihrer Station zu kämpfen und nicht aufzugeben.

Frau Hillmann hatte ein sehr bewegtes Leben. Sie erzählte mir davon am 22.12.1999, kurz vor Weihnachten, auf der Fahrt von ihrem Haus ins Krankenhaus. Es war eine einfache Einweisung einer Patientin, die zu schwach zum Gehen war, sodass ein Krankenwagen gerufen wurde. Als ich sie mit meinem Kollegen sanft auf die Trage umhob, weinte sie zum ersten Mal. Schmerzen verneinte sie. Als sie im Auto abermals zu weinen anfing, fragte ich sie, was los sei. Sie begann mit leisen, sanften Worten zu erzählen:

»Wissen Sie, junger Mann, ich wurde 1913 in diesem Haus geboren …« Dann erzählte sie mir ihre Geschichte. Sie schloss ihre Ausführungen, als wir in die Wagenhalle des Krankenhauses rollten.

»Ich weiß, dass der Krebs wiedergekommen ist, und ich weiß, dass ich bald sterben werde. Meine Familie will, dass ich ins Krankenhaus gehe, damit ich wieder gesund werde.« Sie machte eine kurze Pause und sah mich dann mit ihren leuchtend blauen Augen direkt an. »Ich werde nicht wieder gesund, und mein einziger Wunsch ist es, in dem Haus zu sterben, in dem ich geboren wurde und fast ein Jahrhundert gelebt habe.« Ihr Blick senkte sich, und abermals rollten Tränen über ihr faltiges, vom Leben gezeichnetes Gesicht.

Da lag sie nun. Gertrud Hillmann. 86 Jahre alt. Ein Vorsprung von mehr als 65 Jahren Lebenserfahrung auf mich. Zwei Weltkriege durch- und überlebt, drei Kinder großgezogen. Viele geliebte Menschen verloren. Gekämpft, gekämpft und wieder gekämpft.

Daneben saß ich. Oliver Matt. 19 Jahre alt. Beeindruckt von ihrer Geschichte und ergriffen von ihrem letzten Wunsch. Ich hatte in den letzten Wochen die Notfallmedizin erlernt und war bereit für Notfälle. Gertrud Hillmann brachte mich mit ihrer Lebensgeschichte aus der Bahn und mein notfallmedizinisches Weltbild ins Wanken. Ich war sprachlos und wusste nicht, wie ich mit meinen Gefühlen umgehen sollte. Ich wollte so etwas sagen wie »Das wird schon wieder« oder »Vielleicht kann man ja im Krankenhaus doch noch etwas tun.« Doch hatte ich das Gefühl, dass ein solcher Satz einem Schlag ins Gesicht der Frau gleichkommen würde.

Ich fragte sie nach kurzem Überlegen, ob sie ihren Wunsch auch ihren Kindern mitgeteilt habe. Sie verneinte. Sie würden es nicht verstehen, sagte sie. Ich ließ ihre Worte wenige Sekunden sacken, dann erwiderte ich voller jugendlicher Naivität:

»Vielleicht versuchen Sie es einmal? Was haben Sie zu verlieren?« Sie blickte mir abermals tief in die Augen. Ein unergründbares Blau.

Gertrud Hillmann sprach mit ihren Kindern und den Ärzten im Krankenhaus. Sie wurde drei Stunden später von meinen Kollegen wieder nach Hause gebracht. Sie verbrachte die Weihnachtstage im Kreis ihrer Familie und starb am 03.01.2000 friedlich in dem Zimmer, in dem sie geboren wurde. Sie hatte sogar noch den Wechsel des Jahrtausends miterlebt. Gertrud Hillmann.

Fazit des Tages:
Habe Ehrfurcht vor dem Leben und vor dem Sterben!

Big Brother

Umkippen ist nicht gleich umkippen. In der Medizin unterscheidet man zwischen Kollaps und Synkope. Der Kollaps ist gekennzeichnet durch einen plötzlichen Blutdruckverlust mit unzureichender Blut- und somit Sauerstoffversorgung des Gehirns. Hierbei wird den Patienten »schwummerig«, schwarz vor Augen, sie berichten über ein »flaues Gefühl«, sehen Lichtblitze oder Sterne und sinken oftmals zu Boden. Ein wichtiges Kriterium des Kollapses ist das Fehlen einer Bewusstlosigkeit. Die Patienten können sich in der Regel an das Geschehen erinnern, ein »Filmriss« fehlt. Ursache des Kollapses ist oftmals eine zu geringe Flüssigkeitsaufnahme oder zu starke -abgabe (Schwitzen, Durchfall, Erbrechen etc.).
Bei der Synkope, einer kurzzeitigen Bewusstlosigkeit mit Tonusverlust der Muskulatur, ist das anders. Die Synkope ist eine echte Bewusstlosigkeit, verursacht durch eine akute, reversible Minderdurchblutung des Gehirns und muss abgeklärt werden, da auch schwerwiegendere Krankheitsbilder wie Herzrhythmusstörungen, akut-neurologische Erkrankungen und andere Ursachen dahinterstecken können.
Der Satz »Der Patient ist synkopal kollabiert« klingt total gut, ist aber folglich völliger Quatsch.

»7/85-1 von Florian Erft.«

»Kommen Sie.«

»Fahren Sie mal in die Raunheimer Straße in den Bereich der Nummer 65. Dort wohl kollabierte Person.«

»Verstanden.«

»Nochmal 7/85-1 von Florian Erft.«

»Kommen Sie.«

»Fahren Sie mal mit Sondersignal weiter und geben Sie eine Rückmeldung, was da los ist. Da kommen gerade ein paar Anrufe rein. Die Polizei ist auch alarmiert. Achten Sie auf Eigenschutz!«

Als wir kurz in die Straßenkarte blickten, fiel uns auf, dass es sich um ein Wohngebiet handelte, das in ein Industrieareal überging. Wir erwarteten alles, doch was wir sahen, als wir ankamen, überraschte uns dennoch. Die als ruhig bekannte Straße wimmelte von Menschen. Autos parkten fast den gesamten Weg zu. Als wir der Adresse näherkamen, sahen wir einen großen blauen Bauzaun und etliche Menschen. Dies meldeten wir auch der Leitstelle zurück, ohne dass wir eine Erklärung dafür durchgeben konnten.

Noch während wir die Einsatzstelle an diesem Spätnachmittag Anfang April 2000 erreichten, stürzten bereits Leute auf uns zu und schoben uns, getragen von vielen Händen, eine jüngere und stark übergewichtige Frau zu, die uns aus halbgeöffneten Augen anblickte. Wir legten sie auf die Trage, untersuchten sie schnell und konnten keine schwerwiegende, lebensbedrohliche Störung herausfinden. Nachdem uns ihre Begleiter sagten, dass Corinna den ganzen Tag über fast nichts getrunken habe, war uns klar, dass sie am ehesten dehydriert war. Wir fuhren sie ins Krankenhaus. Auf dem Weg dorthin kamen uns die beiden Rettungswagen der Feuerwehr sowie ein Teil des Löschzugs mit Sondersignal entgegen.

Getriggert vom Blaulicht und dem plötzlich hektischen Funkverkehr, schaltete mein Kollege, der das Auto fuhr, ebenfalls die Sondersignalanlage ein und fuhr schneller zum Krankenhaus. Noch in der Notaufnahme, in der wir Corinna abgaben, klingelte unser Melder. Auf dem Display stand lediglich: »Gleiche Einsatzstelle wie eben. Nächster Patient.« Natürlich fuhren wir erneut mit Blaulicht.

Als wir den Einsatzort erneut erreichten, waren wir rettungskräftetechnisch nicht mehr allein. Die Feuerwehr hatte sich breit aufgestellt, die Polizei bereits einen Teil der Straße abgesperrt. Das Rote Kreuz war dabei ein Zelt zu errichten. Man schob uns direkt die nächste Patientin zu. Sabrina war noch keine 18 und ebenfalls mit einer nur mäßig guten

Kreislaufsituation ausgestattet. Als sie auf der Trage lag und angeschnallt war, fragte ich einen der Rot-Kreuz-Kollegen, was eigentlich los sei. Er sah mich mit verständnislosen Augen an und zuckte mit den Schultern: »Big Brother.«

In den Wochen zuvor wurde in Deutschland heiß diskutiert, ob man eine Gruppe von Menschen in einen Container sperren und rund um die Uhr bei nahezu allen Verrichtungen des täglichen Lebens filmen und das alles im Fernsehen zeigen durfte. Die Wahl der Produktionsfirma fiel auf ein Areal am Rande unserer Kleinstadt. Dort wurden Container aufgestellt, und ein hoher Bauzaun wurde errichtet, sodass man von außen das Gelände nicht einsehen konnte. In den ersten Tagen gab es immer wieder ein paar Menschen, die sich das Container-Ensemble ansahen, doch wirklich viel bekam man ringsherum nicht mit. Bis zu jenem Tag Anfang April. Es war der 41. Tag der Sendung und ein gewisser »Zlatko« musste »Big Brother« verlassen.

Die Produktionsfirma, die Anwohner und vor allem die Behörden waren nicht darauf vorbereitet, dass etliche Hundert, wenn nicht gar Tausend Menschen am Auszug vor Ort teilhaben wollten. Die kleine Freifläche vor dem Container wurde ebenso überrannt wie die Vorgärten der Menschen, die dort wohnten. Es wurden nicht nur liebevoll gestaltete Beete zertrampelt, sie wurden in Ermangelung von Toiletten auch reichlich gedüngt.

Nachdem das Rote Kreuz einen Behandlungsplatz errichtet hatte, wurde es ruhiger. Wir fuhren an jenem Nachmittag und Abend insgesamt fünf Patienten von der Örtlichkeit ins Krankenhaus, bis die Kollegen vor Ort eine ausreichende Versorgung sicherstellen konnten. Die Menschen, die nach langem Stehen keine Kraft mehr hatten, ruhten sich im Zelt des Roten Kreuzes aus und konnten dann wieder nach Hause.

Die Nachwehen dieses Abends beschäftigten nicht nur Funk und Fernsehen (denn nun nahm das Projekt »Big Brother« erst so richtig Fahrt auf), sondern auch die örtlichen Behörden, die eine ganze Reihe von Verfügungen auf die Produktionsfirma niederprasseln ließ. Als zwei Wochen später die nächste Person aus dem Container ausziehen musste, wurden die Besucherströme geführt, und die Feuerwehr und das Rote Kreuz waren mit ausreichend Kräften vor Ort. Die Anwohner hatten jedoch abermals mit Falschparkern und Wildpinklern zu kämpfen.

Wir jedenfalls saßen mit doppelter Besetzung auf der Wache und erwarteten einen Transport nach dem anderen. Als bis zum späten Abend diesbezüglich nichts passierte, öffneten die Kollegen, die zusätzlich da waren, ein Bier, drückten das Fahrzeug in Status 6 und gingen irgendwann nach Hause. Seit dieser ersten großen Welle sollten die Malteser nie wieder etwas von dem Thema »Big Brother« mitbekommen. Jedenfalls nicht in rettungsdienstlicher Hinsicht.

Fazit des Tages:
Sei vorbereitet!

Bitte dreimal klingeln

Medizinische Maßnahmen bewegen sich oftmals im Bereich des Strafrechts. Die gefährliche Körperverletzung, die man begeht, wenn man eine Nadel in eine Vene und somit in den Arm eines Menschen steckt, um etwa Blut abzunehmen, ist nur dann nicht strafbar, wenn man einen rechtfertigenden oder entschuldigenden Grund hat. Rechtfertigungsgründe sind neben dem allgemeinen Notstand (§ 34 StGB) die ausdrückliche Einwilligung des Patienten (§ 228 StGB).
Auch fixierende und somit freiheitsentziehende Maßnahmen verstoßen gegen das Gesetz. Sie geschehen in der Regel gegen den Willen des Menschen und daher nur in einem sehr engen rechtlichen Rahmen. Bei einer akuten Fremd- oder Eigengefährdung darf auf ärztliche Anordnung hin maximal für 24 Stunden eine Fixierung erfolgen. Danach ist ein Richter beim Betreuungs- bzw. Vormundschaftsgericht anzurufen, um eine etwaige Verlängerung zu beantragen.
Entgegen den Vorstellungen der meisten Menschen werden diese Anträge auf Freiheitsentziehung sehr streng geprüft und nicht selten abgelehnt. Freiheitsentziehende Maßnahmen werden schneller ergriffen als man denkt, zum Beispiel im Krankenhaus, wenn man dem alten, vielleicht verwirrten Patienten Bettgitter als Sturzsicherung am Bett anbringt. Dies schränkt die Freiheit des Patienten (ja, auch die Freiheit zu stürzen!) ein und bedarf somit einer Einwilligung oder dem Schutz eines höheren Rechtsguts wie der Gesundheit.

Das etwa 30x20 cm große Blechschild an der Wohnungstür sprach eine klare Sprache:

»Nach bestätigtem Antrag auf einen Besuch haben alle Besucher dreimal in Folge zu klingeln und abzuwarten, bis die Tür geöffnet wird. Ein Öffnen der Tür ist – auch mit bestätigtem Antrag – nicht garantiert!«

Als wir wenige Minuten zuvor an der gemeldeten Adresse eintrafen, sorgte die Anwesenheit eines Polizeifahrzeugs sowie eines Klein-Pkw der Stadt für dieses ambivalente Gefühl aus Unbehagen ob der unklaren Lage und der gleichzeitigen Vorfreude auf eine vielleicht stattfindende »Verpisser-tour«, ggf. sogar in Kombination mit einer »Zülpich-Frikadelle«.

Frau Halbdorf hatte sich in der Nachbarschaft einen Namen gemacht. Sie war eine Dame mittleren Alters und belästigte die Menschen ihrer Umgebung mit religiösen Wahnvorstellungen. Sie selbst behauptete von sich, eine Zeugin Jehovas zu sein. Ob das stimmte, wurde nicht überprüft. Jedenfalls versuchte sie jeden, dessen sie habhaft werden konnte, zum Glauben zu bekehren. Dabei sprach sie Nachbarn im Hausflur an oder läutete an Türen. Gern auch mitten in der Nacht.

In den letzten Wochen jedoch verließ sie ihre Wohnung nicht mehr und verkündete ihre Botschaft immer häufiger in Form von Predigten aus ihrem Schlafzimmerfenster heraus. Das stand nach Aussagen von Nachbarn eigentlich Tag und Nacht offen. Man hätte Frau Halbdorf einfach als »nervig und seltsam« abgetan, wenn nicht in der Wohnung direkt unter der von Frau Halbdorf Wasserflecken an der Decke entstanden wären. Ein Besuch der Hausverwaltung führte ins Leere, schließlich hatte man keine Bestätigung dabei, ja nicht einmal einen Antrag auf einen Besuch gestellt. Sämtliche Versuche der Kontaktaufnahme waren gescheitert, und eine Räumungsklage stand ins Haus. Der Fehler von Frau Halbdorf, auf bösartige Kommentare aus der Nachbarschaft hin lauthals »Ich bringe euch alle um!« aus dem Fenster zu rufen, verkürzte das Verfahren deutlich. Die herbeigerufene Polizei empfand diesen Umstand als Grund für eine Infragestellung des geistigen Zustands von Frau Halbdorf. Frau Dr. Grausmann brauchte nicht viele Informationen, um per Telefon eine Zwangseinweisung zu initiieren.

So standen wir nun vor der Wohnungstür von Frau Halbdorf, wissend, dass sie sich in ihrer Wohnung befand. Den Trubel im Treppenhaus bekamen die Nachbarn mit, und wohlgemeinte Hinweise wurden uns gegeben. Insbesondere der Hinweis auf die in der Wohnung lebenden Hunde wurde von der Polizei ernstgenommen. Ob man wisse, welche Rasse. Es wurde von Terriern gesprochen. Die Polizisten fragten detaillierter nach, und als klar war, dass es sich am ehesten um Yorkshire- oder Mini-Yorkshire- statt um Staffordshire-Terrier handeln würde, sah man der Situation entspannt entgegen.

Es wurde geklingelt, woraufhin man Hundegebell vernahm, jedoch sonst kein Laut aus der Wohnung drang. Ich erlaubte mir den Spaß und sagte in die versammelte Runde aus zwei Polizisten und dem Ordnungsbeamten, dass man nicht erwarten dürfe, dass geöffnet würde. Man habe ja schließlich nur einmal geklingelt. Ich kassierte einen bösen Blick von dem Polizisten, der auf die Türklingel gedrückt hatte und ein Grinsen von dem, der im Hintergrund stand und sich bereits seine schweren Lederhandschuhe anzog.

Wie zum Hohn erschallte aus der Wohnung ein »Was wollen sie?«, nachdem der mich mit seinem Blick fixierende Polizist in kurzen Abständen dreimal geläutet hatte. Ich konnte mir ein Grinsen nicht verkneifen. Dieses wurde zu einem Lachen, als Frau Halbdorf auf die Aufforderung des Polizisten: »Hier ist die Polizei, machen Sie sofort die Tür auf!«, antwortete, dass sie keinen Antrag auf Besuch vorliegen habe und wir gehen sollten.

Der Mensch reagiert in solchen Situationen mitunter kopflos, so auch der Kollege der Polizei, der wortlos Anlauf nahm und mit voller Wucht gegen die Türe rannte. Die wohlgemeinten Worte seines Kollegen: »Stefan, nicht …« verhallten in den Tiefen des Treppenhauses. In das Echo der Worte mischte sich das Geräusch eines dumpfen Aufschlags sowie das mit schmerzverzerrtem Gesicht geäußerte Fäkalwort »Scheiße«. Der Polizist rieb sich seine Schulter, auf der sich, versteckt unter dem Diensthemd, im Lauf der nächsten halben Stunde ein handtellergroßes Hämatom bilden sollte.

Als der eilig herbeigerufene Mann vom Schlüsseldienst 20 Minuten später eintraf, zog dieser die Augenbrauen hoch und sagte in wundervollstem Berliner Dialekt zu den Anwesenden:

»Gloobt nich, dass dit hier ´ne schnelle Numma wird, wa? Ick seh‘ schon von außen, wat da drin verbaut is. Jeht am besten mal jemütlich ´nen Kaffe trinken! Ick rechne locker mit ´ner Stunde!«

Wir machten es uns auf den Treppenstufen gemütlich, und ich rief die Leitstelle an, dass es wohl länger dauern würde. Wir fühlten uns komisch, als nach weiteren 40 Minuten eine Nachbarin mit einem Tablett hochkam und uns Kaffee sowie Kekse anbot. Wir lehnten dankend ab. Hätten wir gewusst, dass es noch mehr als 70 weitere Minuten dauern sollte, hätten wir nicht abgelehnt.

Der Mann vom Schlüsseldienst benötigte allein eine Stunde, um das Schloss des Sicherheitsbalkens, der hinter der Türe verbaut war, zu knacken. Hierbei brachen nicht nur sämtliche Spezialbohrer ab, sodass sein Lehrling neue im Baumarkt holen musste, auch sämtliche Spezialwerkzeuge, die man als Otto Normalverbraucher so nie zu Gesicht bekommt, versagten ihren Dienst. Als der Balken beiseitegeschoben wirkte, die Tür jedoch immer noch nicht aufging und ein halbherziger Tritt des Polizisten nur für einen Fußabdruck auf der hellen Tür sorgte, zündete sich der Schlüsselmann eine Zigarette an und machte sich an das reguläre Türschloss. Auch dieses widerstand nahezu allen Versuchen.

Als Schloss und Tür endlich nachgaben, stürmten beide Polizisten in die Wohnung. Den Gesichtsausdruck des Schlüsseldienstmanns werde ich nie vergessen, als er, den Sturm der Polizisten nicht wahrnehmend, neben der Tür saß und in tiefer Ehrfurcht vor beiden Schlössern meditierte. Als ich mich an ihm vorbei in die Wohnung schob, vernahm ich seine mantraartig gemurmelten Worte.

»… noch nie sowat jeseh´n … wird meen neuer Favorit … muss ick allen empfehlen...«

In der Wohnung herrschte Chaos. Nicht dieses völlige Messie-Chaos, das man aus Dokumentationen kennt. Man konnte alle Räume betreten, dennoch wanderte man über eine geschlossene Decke aus Unrat und Müll. Zwei Dinge fielen auf: Es stank kolossal nach Abfällen und Hundeexkrementen, und es war eiskalt. Immerhin war es Mitte Februar, und es wurde ja bereits berichtet, dass zumindest ein Fenster ständig offenstand. Der Grund für die Feuchtigkeit in der Wohnung darunter fand sich auch schnell, denn durch den einfallenden Regen war der Boden direkt unterhalb des Fensters nicht nur durchnässt, sondern auch schimmeldurchsetzt. Verständlich war der Umstand des offenen Fensters allerdings schon, denn der Gestank durch die Exkremente der Hunde, die nicht mehr auf die Straße geführt wurden, wäre sonst nicht auszuhalten gewesen.

Als wir das Wohnzimmer betraten, lag Frau Halbdorf bereits auf dem Boden. Frau Halbdorf schrie, als würde sie abgestochen. Als ihre Hände mit Handschellen auf dem Rücken fixiert waren und man ihr aufhalf, wurde sie ruhiger. Es folgten die üblichen Belehrungen des Ordnungsbeamten, wonach sie in unseren Krankenwagen geführt wurde. Die Polizei sagte, eine zweite Streife wäre in wenigen Minuten da und würde den Transport begleiten. Man wolle sich um die Sicherung der Wohnung und den Transport der Hunde ins Tierheim kümmern.

Frau Halbdorf saß mir im Krankenwagen gegenüber. Nachdem sie angeschnallt war, fragte mich der Polizist der neuen Streife, ob es okay sei, wenn er mit seinem Partner im Auto hinterherfahren würde. Offenkundig machten mir schlechte Gerüche weniger aus als ihm. Auch hätte es keine Möglichkeit gegeben, ihn im Patientenraum adäquat anzuschnallen – allenfalls liegend auf der Trage. Das fanden wir beide komisch.

Seitdem Frau Halbdorf im Fahrzeug saß, fixierte mich ihr Blick. Als wir losfuhren, fragte sie mich, wie ich hieße. Ich sagte ihr, sie solle mich Simon nennen. Sie fragte nach meinem Nachnamen. Ich äußerte, dass ich ihr diesen nicht nennen wolle. Sie entgegnete, dass ich dann wohl etwas zu verbergen hätte. Ich stimmte zu.

»Ja, meinen Nachnamen!« Sie schwieg eine Weile. Dann fragte sie mich, ob ich an Gott glauben würde. Ich verneinte. Meine religiösen Ansichten zu diesem Zeitpunkt zu diskutieren lag mir fern. Frau Halbdorf holte tief Luft und ich sah bereits eine Litanei auf mich herabregnen. Doch sie atmete nur langsam aus, blickte mich an.

»Ich werde jetzt singen«, teilte sie mit. Ich entgegnete, dass sie das gern tun dürfe. Sie schwieg. Sie schwieg die nächsten gut 25 Minuten, bis wir in die Wagenhalle der Psychiatrie in Zülpich fuhren und fragte abschließend nur mit leiser Stimme: »Sind wir da?«

Die geschlossene Abteilung einer Psychiatrie besteht nicht aus »Gummizellen«, wie man das aus Filmen kennt. Es ist eine normale Station eines Krankenhauses mit einem normalen PVC-Fußboden, gestrichenen Wänden aus Beton, hellem Licht und normalen Krankenzimmern. In diesen Zimmern stehen normale Betten. Dennoch finden sich ein paar Unterschiede: Den Patienten werden alle Gegenstände abgenommen, mit denen sie sich verletzen könnten. Dazu gehören Schuhe mit Schnürsenkeln, Gürtel, Messer, Feuerzeuge oder ähnliche Gegenstände.

Als Mitarbeiter von Rettungsdienst und Krankentransport fand ich mich nicht selten auf der geschlossenen Abteilung wieder und wartete dort mitunter längere Zeit (mein persönlicher Rekord: knapp zwei Stunden) auf den diensthabenden Arzt. An diesen hatte regelhaft eine Übergabe zu erfolgen, und wenn der Mediziner zum Beispiel in einem längeren Patientengespräch festhing, verbrachte man die Wartezeit eben auf der geschlossenen Abteilung der Psychiatrie. Langweilig wurde es dort eigentlich nie, denn die entsprechende Station hatte neben einer Tischtennisplatte auch einen Kicker. So konnten wir zeigen, was wir gelernt hatten. Nicht nur einmal musste ich ein spannendes Kickermatch gegen Patienten unterbrechen, als der Arzt sich endlich zur Übergabe bequemte.

Als wir mit Frau Halbdorf den Aufnahmeraum der geschlossenen Abteilung betraten und die schwere Tür der Station ins Schloss fiel, entspannten sich merklich alle Beteiligten – bis auf Frau Halbdorf. Man begann sie systematisch nach gefährlichen Gegenständen zu durchsuchen. Hierfür wurde sie Schicht um Schicht ausgezogen. Unter drei langen Mänteln wurden zwei Pullover (ein Sweatshirt und ein gestrickter Pullover) hervorgeholt. Weitere Schichten aus dünnen Lagen Stoff in Form von T-Shirts und Unterhemden fanden sich. Frau Halbdorf trug über ihrem BH insgesamt neun Schichten Kleidung. Aus einer äußerlich kräftigen Person wurde eine hagere, fast ausgemergelte Frau, die trotz des gut geheizten Raumes sofort fror. Man legte Frau Halbdorf ins Bett und zwei Decken über sie.

Der aufnehmende Arzt ließ sich die Situation von uns schildern, denn der Ordnungsbeamte war nicht mitgekommen, und die begleitenden Kollegen der Polizei waren nicht vor Ort gewesen. Er machte sich einige Notizen. Wenngleich für die Beteiligten an diesem Einsatz die eben durchstandende Situation zu einem einprägsamen Ereignis wurde, schienen ihn unsere Erlebnisse der letzten Stunden nicht nennenswert zu beeindrucken.

Fazit des Tages:
Wenn es unangenehm riecht, lüfte. Ist es dann zu kalt, zieh' dich wärmer an!

Hubschrauber

Die Reanimation ist eines der eindrucksvollsten Ereignisse im Rettungsdienst. Es geht ausnahmsweise wirklich einmal um Leben und Tod. Für Rettungsdienstler ist es eine Art Schlüsselreiz: Herz-Kreislauf-Stillstand führt zur Herz-Lungen-Wiederbelebung. Doch sollten wir versuchen, wirklich alle Menschen den Klauen des Todes zu entreißen? Die ethischen Aspekte der Reanimation rücken in den Jahren, in denen ich die Entwicklung überblicke, zunehmend in den Fokus. Was ist mit den hochbetagten Menschen, für die die Zeit einfach gekommen ist? Was ist, wenn in einem solchen Fall, in genau diesem Moment, der Rettungsdienst in der Nähe ist und aus dem genannten Reflex heraus anfängt zu reanimieren? Welche Gültigkeit hat eine Patientenverfügung? Es ist unbestritten so, dass jeder Mensch, der einen Herz-Kreislauf-Stillstand erleidet, ein Recht darauf hat, reanimiert zu werden. Doch will das jeder Mensch? Wollen wir Retter das? Wollen wir als Menschen das?

»Gehen mir voll auf die Nerven, die Touren nach Köln rein«, murmelte Dominik, als wir die Patientin auf der Station des Krankenhauses unserer Heimatstadt übernahmen und erfuhren, dass der Rücktransport in ein Altenwohnheim der großen Stadt gehen würde. Noch bevor ich an der Trage richtig anpacken konnte, hatte Dominik, der Hüne, Trage und Patientin bereits nach oben gewuchtet. Dominik war insgesamt ein wenig grob. Im Grunde seines Herzens war er jedoch ein lieber und sensibler Kerl, auch wenn er das nicht immer so zeigen konnte.

Die Fahrt in das wenig schöne Altenwohnheim im Kölner Nordwesten verlief unspektakulär, und wir brachten die ehrlich dankbare ältere Dame bis in ihr Zimmer. Nachdem wir sie von unserer Trage in ihr Bett umgelagert hatten und uns verabschiedeten, gingen wir gemächlichen Schritts wieder in Richtung Ausgang. Am Ende des Gangs schob eine Pflegekraft des Wohnheims zügig, aber nicht hektisch eine

Person, die mehr in einem Rollstuhl hing denn saß, in ein Zimmer. Mir fiel auf, dass ihr Kopf leicht nach hinten und zur Seite geneigt war. Ihre Augen waren nur halb geschlossen.

Wir marschierten den Gang herunter. Als wir an dem Zimmer vorbeigingen, in das die Frau im Rollstuhl geschoben worden war, warf ich einen kurzen Blick hinein und sah die Pflegekraft, die die Frau ins Bett hieven wollte. Mir fiel auf, dass die alte Dame so gar keine Körperspannung mehr hatte. Für einen kurzen Moment dachte ich, dass so doch jemand aussieht, der tief bewusstlos ist. Zunächst ging ich weiter.

»Warte mal«, sagte ich zu Dominik, ging wenige Schritte zurück und betrat das Zimmer. Dort lag auf dem Bett die alte Dame, die Pflegekraft stand daneben.

»Dominik«, rief ich zurück in den Flur.

»Ja?«

»Hol´ mal den Koffer«, wies ich ihn an.

»Wieso das? Wir sind Krankentransport heute!« Ich verdrehte die Augen und rief fordernder.

»Hol´ ihn einfach. Das wird hier ´ne Reanimation!« Dominiks schwere Füße donnerten in meine Richtung. Er steckte kurz seinen Kopf ins Zimmer, nahm die Situation auf, drehte sich auf dem Absatz um und rannte raus zum Auto. Dieses stand quasi direkt vor dem Fenster des Bewohnerzimmers, in dem wir uns befanden, und ich sah, wie er hektisch den Notfallkoffer aus der Halterung riss und wieder in Richtung Gebäude lief.

Währenddessen konnte ich allein nicht viel machen. Die Leitlinien sahen damals noch nicht vor, so schnell wie möglich und unter allen Umständen mit den Thoraxkompressionen zu beginnen. Damals sortierte man sich erst und begann mit der Beatmung. Die alte Dame lag auf dem Rücken, hatte die Augen halb geschlossen und vollführte zaghafte Bewegungen mit dem Mund. *»Schnappatmung«*, dachte ich. *»Sterbe-*

prozess«. Noch bevor ich weiterdenken konnte, war Dominik wieder im Raum und drängte an mir vorbei.

»Los, pack an!«, forderte er mich auf. Er selbst griff den Oberkörper. Das Verhältnis von Dominik zu alter Dame war so, dass er den Körper der Frau allein aus dem Bett und auf den Boden hätte heben können.

Dominik kniete sich an die Seite der Frau und sah mich erwartungsvoll an. Ich tastete den Puls. Kein tastbarer Puls. Ich griff mir den Beatmungsbeutel aus dem Notfallkoffer und begann die Beatmung. Da die Leitlinien des Jahres 2000 zu diesem Zeitpunkt noch keine Gültigkeit hatten, war klar, dass wir in der Zweihelfermethode mit einem Verhältnis von 5:1 zu reanimieren hatten. Dominik begann mit den Thoraxkompressionen. Die Rippen der, wie wir mittlerweile erfuhren, 94-jährigen Frau Hansen knackten. Dominik sah mich entschuldigend an.

Die Beatmung war schwierig, sodass ich einen Guedel-Tubus einlegte, was die Beatmung deutlich erleichterte. Ich rief der Pflegekraft zu, dass sie bitte bei der Leitstelle anrufen und mitteilen solle, dass wir einen Notarzt brauchen würden, da wir zufälligerweise in eine Reanimation verwickelt seien. Die Pflegekraft verschwand, und wir reanimierten Frau Hansen. Unsere Ausbildung hatte uns gelehrt, dass eine Intubation zwar nicht unbedingt schwierig, aber dennoch Arztsache war. Auch das Legen eines venösen Zugangs galt in diesen Zeiten als mutige, fast schon heroische Tat, die, wenn der falsche Notarzt zur Einsatzstelle kam, auch schnell mal eine Abmahnung nach sich ziehen konnte.

Dominik und ich hielten also die Füße still und reanimierten im Verhältnis von 5:1 motiviert weiter. Einen »Automatischen Externen Defibrillator!«, einen AED, gab es nicht, und ein EKG hatten wir nicht im Auto. Nach kurzer Zeit hörten wir das Geräusch eines Hubschraubers. Dominik schaute mich mit großen Augen an.

»Da kommt doch wohl nicht der Christoph 3?«, fragte er in den Raum hinein.

»Hubschrauber?!«, fragte ich mit zusammengezogenen Augenbrauen. »Im Leben nicht.«

Das Geräusch wurde leiser. Wir reanimierten weiter. Mittlerweile etwa 15 Minuten. Es dauerte weitere 15 Minuten, bis ein Polizeifahrzeug mit Blaulicht auf dem Vorplatz des Altenwohnheims vorfuhr. Es parkte direkt neben unserem Krankenwagen, den wir durch das Fenster gut sahen. Neben zwei Polizisten stiegen zwei Männer in orangen Overalls aus und holten verschiedene Gerätschaften aus dem Kofferraum. Als sie den Raum betraten und sich der großgewachsene, schlanke Mann mit kurzem Bart als »Dr. Heinzberger« vorstellte, war mir klar, dass dies tatsächlich die Besatzung eines Rettungshubschraubers war.

Er erfasste die Situation mit einem Blick.

»Macht noch mal zwei Minuten weiter, Jungs«, forderte er uns auf. Er fragte die Pflegekraft, was sie beobachtet habe.

»Frau Hansen saß beim Mittagessen, als sie plötzlich so komisch den Arm hob. Dann kippte ihr Kopf zur Seite und nach hinten. Ich habe sie dann angesprochen, aber sie hat nicht reagiert und nur so komisch mit dem Mund gezuckt. Ich habe sie dann in ihr Zimmer gebracht, da waren die beiden Männer hier schon bei uns«, erklärte Schwester Monika.

»Gibt es eine Patientenverfügung?«, fragte Dr. Heinzberger.

»Nein«, antwortete Schwester Monika. »Nicht schriftlich. Aber Frau Hansen ist 94 und hat immer gesagt, dass sie einfach nur in Ruhe sterben möchte.« Die Schwester blickte etwas betreten auf den Boden, wo Frau Hansen zwischen zwei Rettern lag, die sie mit Luft aufpumpten und auf ihrem entblößten Brustkorb herumdrückten.

»Dann wollen wir ihren Wunsch mal respektieren«, sagte der Notarzt entspannt und wandte sich an uns. »Ihr könnt aufhören, Jungs. Frau Hansen hat entschieden, dass heute der Tag ist, an dem sie ihrem Schöpfer gegenübertreten will. Das wollen wir ihr nicht verwehren. Nicht mit 94 Jahren!« Mit diesen Worten verließ er das Zimmer.

Es hinterlässt bei mir auch heute noch ein komisches Gefühl, wenn man einen Menschen mit vollem Körpereinsatz reanimiert hat und dann auf einmal aufhören soll. Beendet man den Zyklus mit den Kompressionen? Hört man einfach auf? Beatmet man noch ein einziges Mal, als würde man ein letztes Mal die Angel auswerfen, in der Hoffnung, dass nach vielen erfolglosen Stunden doch noch ein Fisch anbeißt? Heute weiß ich nicht mehr genau, was wir damals taten.

Jedenfalls hielten wir einen Moment inne. Wir entfernten den Guedel-Tubus aus Frau Hansens Mund und räumten unsere Sachen aus dem Weg. Wir hoben die tote Frau wieder zurück in ihr Bett und ordneten ihre Kleidung. Ich war überrascht, als Dominik, der »Heldenretter«, wie wir ihn nannten, der etwas prollige Riese, der in jüngeren Jahren keiner Schlägerei aus dem Weg gegangen war, die Hände von Frau Hansen ineinanderlegte und ein leises Gebet für sie sprach.

Als wir den Raum verließen, saß der nachgeforderte Notarzt an einem kleinen Tisch im Schwesternzimmer und füllte ein Rettungsdienstprotokoll aus. Er hielt dabei einen Stift in der Hand, den ich noch nie gesehen hatte. Als ich ihn drauf ansprach, sagte er, dass das ein Kugelschreiber sei, der gleichzeitig das Geschriebene elektronisch erfasse. So würde seine Handschrift am Ende des Tages in einem elektronischen Protokoll niedergelegt. Hubschraubernotarzt. Ich war beeindruckt.

»Und Sie sind jetzt mit dem Hubschrauber hergekommen?«, fragte Dominik ungeniert.

Dr. Heinzberger sah ihn belustigt an.

»Na ja, nicht direkt. Wir waren der letzte freie Notarzt im ganzen Kölner Raum. Also wurden wir alarmiert. Da hier in der Gegend keine Möglichkeit bestand zu landen, sind wir auf einem Feld etwas außerhalb runtergegangen. Die Polizei war dann so nett und hat uns abgeholt.« Er zwinkerte uns zu und sprach dann in ernstem Ton weiter.

»Ich weiß, dass ihr nicht anders könnt und anfangen müsst, aber diese Frau hätte man nicht mehr reanimieren müssen!«

Sein Satz warf in meinem Kopf zum ersten Mal die Frage nach den »Ethischen und moralischen Aspekte der kardiopulmonalen Reanimation« auf. Ich beschäftigte mich im Nachhinein sehr viel mit dem Thema und sah mich in einem Konflikt, dass ich zum einen als Rettungssanitäter und später auch als Rettungsassistent tatsächlich nicht anders konnte als zunächst alle Maßnahmen zu ergreifen um Leben zu retten und zum anderen das Bedürfnis hatte, die (potenziellen) Wünsche der Menschen zu respektieren.

Man braucht ein breites Kreuz, um zu entscheiden eine Reanimation abzubrechen oder eben erst gar nicht zu beginnen. Dieses Kreuz wurde durch meine Approbation und meine Tätigkeit als Notarzt und vor allem durch die Festschreibung der Gültigkeit der Patientenverfügung im BGB im Jahr 2009 und das »Patientenrechtegesetz« im Jahr 2013 wesentlich breiter.

Fazit des Tages:
Nur weil man etwas kann, bedeutet das nicht, dass man es auch tun sollte!

Eine explosive Weihnachtsgeschichte

Die chemische Stoffgruppe der Peroxide beinhaltet das Peroxidanion O_2^{2-} *bzw. eine Peroxidgruppe (–O–O–). Als Mediziner versetzt mich diese Information sowohl in Erstaunen als auch in einen Zustand der völligen Ratlosigkeit. Wichtig zu wissen ist, dass die. –O–O- - Bindung der Peroxide labil ist und zur homolytischen Spaltung unter Bildung reaktiver Radikale neigt. In der freien Natur sind Peroxide aufgrund ihrer Reaktionsfreudigkeit daher nur selten anzutreffen und werden normalerweise, auch aufgrund ihrer Gefährlichkeit, vor Ort hergestellt und direkt umgesetzt.*
Peroxide sind für ihre Bleichwirkung gegenüber organischen Substanzen bekannt und werden in Wasch- sowie insbesondere in Haarfärbemitteln eingesetzt. Das bekannteste Peroxid ist mit einer jährlichen Produktionsmenge von über 2 Millionen Tonnen Wasserstoffperoxid.
Peroxide zeigen vor allem in höherer Konzentration und bei erhöhten Temperaturen oftmals ein explosives Verhalten, so dass sie auch als Initialsprengstoffe Verwendung finden.

Bis zum Jahr 1999 war das Weihnachtsfest für mich eigentlich immer gleich. Ich genoss den Luxus, Weihnachten und den Jahreswechsel mit meinen Eltern und meiner Schwester in Tirol im Skiurlaub zu erleben. Weihnachten war regelhaft »weiß«, der Blick beim Abendessen war auf in Dunkelheit und oftmals Schneefall gehüllte Berge gerichtet. Es gab zumeist Pute, die von einem Bauernhof im Geburtsdorf meiner Mutter wenige Wochen zuvor geholt wurde. Mein Vater pflegte zum Ende des Abendessens zu sagen: »Dieses Tier ist nicht umsonst gestorben.« Es folgte ein Spaziergang durchs winterliche Örtchen, der Gang zu »Oskar«, einer an der frischen Luft gelegenen Bar mitten im Ort, und letztlich natürlich die Bescherung unter dem Baum, den wir traditionell bei einem Bauern im Dorf holten und nicht – wie viele andere – von zu Hause mitbrachten und auf dem Dachgepäckträger 800 km durch die Lande fuhren. Es war damals ein offenes Geheimnis, dass Franz, besagter

Bauer, einen deutlich geringeren Preis für den Baum nahm, wenn er betrunken war. Man ging also eher am späteren Abend zu ihm. Im Dunkeln konnte man dann zwar nicht mehr genau sehen, wie dicht die Konifere war, doch war Franz meist dicht genug, dass der Preis selten über 100 Schilling lag. Damals waren das umgerechnet knapp 15 D-Mark, also etwa 7,30 €.

Es kam für mich jedoch im besagten Jahr 1999 anders. Im Oktober begann ich meinen Zivildienst, und damit fiel auch mein Name in den Lostopf der Kollegen, unter denen die unbeliebten Weihnachts- und Silvester-Dienste verteilt wurden. Mein Name wurde für den 24-Stunden-Dienst am 24.12. gezogen. Es fiel mir tatsächlich nicht leicht zu verkraften, dass meine Schwester und meine Eltern nunmehr seit zehn Jahren das erste Mal ohne mich in die Tiroler Berge fahren würden. Wie würde Weihnachten sein? Meine damalige Freundin hatte sich für den Zweiten Weihnachtsfeiertag und bis über Silvester angekündigt, sodass ich nicht allein war, dennoch umfing mich ein mulmiges Gefühl. Doch war ich natürlich auch am Heiligabend-Dienst nicht einsam. Noah war mein Kollege in dieser Schicht. Dies stimmte mich zumindest insoweit froh, als dass ich mit ihm sehr gut klarkam. Nicht auszumalen, wenn man diesen Abend auch noch mit einem Kollegen verbracht hätte, den man so gar nicht hätte leiden können. Noah studierte Chemie und war an seiner Uni bereits berühmt. Grund hierfür war sein beherztes und kompetentes Handeln im Rahmen einer Explosion in einem Labor, bei der er zufälligerweise zugegen war.

Der Morgen begann mit einigen Transporten. Man hatte das Gefühl, dass sich die Altenwohnheime, Familien und Krankenhäuser eine Schlacht lieferten, wer seine Patienten oder Angehörigen möglichst clever in eine der anderen Einrichtungen »los« würde. Das Krankenhaus entließ an diesem Morgen überdurchschnittlich viele Patienten nach Hause bzw. ins Altenheim. Von dort gab es Transporte zurück ins

Krankenhaus mit ominösen Diagnosen. Aber auch ein paar Privathaushalte nutzten den Rettungs- und Krankentransportdienst sowie das Krankenhaus, um die teilweise stark pflegebedürftigen Angehörigen für die Weihnachtstage gut untergebracht zu wissen. So blieb mir eine ältere Dame im Kopf, die uns mit leiser, dennoch vehementer Stimme versuchte klarzumachen, dass es ihr gut ginge, ihre Tochter jedoch – ebenso vehement – darauf bestand, dass »Mutti besser in die Klinik« gehöre, um dort anständig versorgt zu werden. Tatsächlich standen im Hintergrund der Wohnung gepackte Koffer, und es herrschte eine gewisse Aufbruchsstimmung.

Typischerweise wird es im Rettungsdienst und in Notaufnahmen im Laufe des Nachmittags solcher Feiertage ruhig. Auch in den vielen Jahren danach, seit 20 Jahren also, beobachte ich, dass die medizinischen Einrichtungen deutlich weniger frequentiert werden, wenn wichtige Feste zu feiern sind. Dazu zählen auch besondere Fußballspiele, z.B. die der Fußballnationalmannschaft. Die Menschen sind zu Hause bei ihren Lieben, und es muss einem schon wirklich schlecht gehen, wenn man den Rettungsdienst ruft.

Frau Kremer ging es schlecht. Als uns die Tür geöffnet wurde und wir von vielen Mitgliedern einer großen Familie in die Küche geführt wurden, breitete sich in mir das Gefühl aus, das ich als Notarzt auch heute noch nicht ablegen kann. Man betritt den intimen Bereich der Privatsphäre einer fremden Wohnung. Nicht viele Menschen dringen so überraschend dort ein. Wir werden zwar gerufen, sind aber dennoch irgendwie »unerwünscht« (Wer freut sich denn schon, dass der Rettungsdienst kommt, weil es einem schlecht geht?). Auf einen Handwerker-Termin kann man sich in der Regel vorbereiten – auf uns nicht.

So traten wir auf Frau Kremer zu, die auf dem Boden der Küche lag und deren linker Fuß unnatürlich weit nach außen zeigte. Frau Kremer berichtete, dass sie auf den heruntergefallenen Streuseln des Apfelkuchens ausgerutscht war, den sie gerade noch in den Backofen hatte schieben können. Unmittelbar nach dem Schließen der Backofentür war sie weggerutscht, gestürzt und auf die linke Hüfte geprallt. Noah und ich schauten uns kurz an, und bereits vor der Untersuchung, die unseren Verdacht bestätigte, war klar, dass Frau Kremer sich eine hüftgelenknahe Oberschenkelfraktur zugezogen hatte. Das Bein lag in typisch verkürzt-außenrotierter Fehlstellung, und sie beklagte einen Druckschmerz über dem von außen tastbaren Teil des Oberschenkels, dem *Trochanter major*. Es war klar, dass Frau Kremer ins Krankenhaus transportiert werden musste, was sowohl sie als auch den Rest der Familie in eine traurig-sorgenvolle Stimmung versetzte. Insbesondere die Sorge vor einer Operation schwebte im Raum und war fast physisch greifbar.

Während wir Frau Kremer so sorgsam und schonend wie möglich mittels der Schaufeltrage auf die Vakuummatratze lagerten und sie transportfähig machten, breitete sich im Haus ein wundervoller Duft nach Apfelkuchen aus. Tief getroffen blickte uns Frau Kremer an, als wir mit der Trage in Richtung Haustür rollten, denn im gleichen Augenblick piepste der Timer, der anzeigte, dass der Kuchen fertig war. Im Auto und auf der Fahrt in die Klinik überraschte uns Frau Kremer in doppelter Hinsicht, denn zum einen teilte sie uns auswendig ihr Rezept für den Apfelkuchen (s. Anhang) mit und sagte auf die Frage, wann sie geboren sei: »Am 14.02.1896.«

»Dann sind sie ja ...«, begann ich, konnte jedoch meine Rede nicht zu Ende führen, denn Frau Kremer fiel mir plötzlich mit stolzer Stimme ins Wort:

»... hundertdrei und werde bald hundertvier!«

Gänzlich überrascht und sprachlos war ich, als sie ergänzte:

»Hab´ mich ganz gut gehalten, was?«

Ich schaute Frau Kremer damals nur mit großen Augen an und nickte anerkennend.

»Coole Frau, was?«, fragte mich Noah, als wir sie im Krankenhaus übergeben hatten.

»Ja, krass, oder? Hundertdrei Jahre! Warte mal, wenn ich so alt werde, dann schreiben wir das Jahr 2083. Mann, das ist irgendwie unvorstellbar.« Noah nickte zustimmend.

»Hast du eigentlich eine Idee, was es zum Abendessen geben soll?«

»Nein, ehrlicherweise wollte ich mir nachher noch schnell etwas holen. Was hast du denn für Ideen?«, fragte ich zurück.

»Dann hol´ dir mal nichts. Wenn es okay für dich ist, fahren wir nachher zu meinen Eltern und sammeln die Reste des Abendessens ein. Meine Mutter hat eben eine SMS geschrieben und gesagt, dass bestimmt viel übrig bleiben wird.«

Etwas überrumpelt stimmte ich zunächst zu, war mir aber nicht sicher, wie ich es finden sollte, an einem so privaten Fest wie Weihnachten bei der Familie des Kollegen einzufallen und sich dort durchzufuttern.

Mir wurde die Situation tatsächlich unangenehm, als wir gegen 20 Uhr dann bei Noahs Eltern eintrafen und die feierliche Stimmung mit unseren schweren Stiefeln, mit denen wir durch die Wohnung marschierten, durchbrachen. Noahs Schwester begrüßte uns fröhlich, und noch bevor ich nachdenken konnte, wurde mir ein großer Klappkorb in die Hände gedrückt, in dem sich mit Alufolie abgedeckte Schüsseln und Gefäße befanden. Es duftete verführerisch, doch konnte ich nicht direkt ausmachen, was unser Abendessen alles umfassen sollte. Als wir auf der Wache ankamen und auspackten, türmte sich ein wirkliches Festmahl auf unserem Tisch: Gänsekeule, Klöße, Rot- und Rosenkohl, dazu eine wunderbar duftende Sauce, frisches Brot, Kräuterbutter und knackiger Salat mit einer noch separat verpackten Kartoffel-Vinaigrette. Lediglich auf eine Steinpilzrahmsuppe hatten wir verzichtet. Die »Reste« reichten nicht nur für Noah und mich, sie hätten zwei weitere Personen satt gemacht.

Das den Abend illustrierende Fernsehprogramm bot uns eine Auswahl zwischen »Santa Clause – Eine schöne Bescherung«, »Weihnachten mit Marianne und Michael«, »Tequila Sunrise« und anderen Filmen. Wir entschieden uns für »Der Untergang des römischen Reiches« mit Alec Guinness und Omar Sharif. Als der Film vorbei war, stellte ich Noah die Frage, die mich bereits seit einiger Zeit umtrieb:

»Sag mal, was ist eigentlich damals in der Uni passiert? Die Kollegen haben mir gesagt, dass du Ersthelfer bei einer Explosion warst.«

Noah sah mich an und begann ohne zu zögern zu erzählen.

»Es ist an einem Dienstag im Juli 1997 in der Abteilung für Organische Chemie passiert. Ich war damals Student im 5. Fachsemester und stand im Labor an einem der Abzüge. Auf einmal gab es einen riesigen Knall. Ich habe gerade eine Laborflasche verschlossen, als ich die Detonation gehört und die Druckwelle gespürt habe. Ich fühlte die Hitze und sah einen gewaltigen Feuerball rechts von mir.« Er blickte kurz auf seine Füße und wackelte mit den Zehen, dann sprach er weiter.

»Es war eine Peroxid-Explosion bei einer fraktionierten Destillation. Die Peroxide vom vorherigen Reaktionsschritt waren nicht vollständig abreagiert. Dagmar, eine Doktorandin und ein Kommilitone von mir, Rolf, standen eben noch direkt vor der Apparatur, und auf einmal sehe ich die beiden in der Feuerwolke der Verpuffung. Eigentlich habe ich nur einen Feuerball mit vier Beinen gesehen.« Er machte eine kurze Pause, atmete tief durch und fuhr dann fort:

»Rolf war so schnell durch die Tür, dass ich ihn nicht fassen konnte. Die Doktorandin stand neben dem Abzug und hat geschrien. Sie hatte die Augen zu und wollte sich ins Gesicht fassen, hatte aber noch ihre dicken Schutzhandschuhe an. Ich habe die schweren Verbrennungen in ihrem Gesicht gesehen. Die Arme waren total verbrannt, auch ein

Teil ihres Oberkörpers. Der Laborkittel, den sie anhatte, hatte fast nichts von der Hitze abhalten können. Ich bin dann schnell zu ihr. Das Erste, was mir auffiel, war ein Glitzern auf ihrer Schutzbrille. Die Wucht der Explosion war so stark gewesen, dass Glassplitter in das Glas der Schutzbrille eingeschlagen waren und dort feststeckten. Sie hatte auch Splitter im Auge. Die waren irgendwie an den Schutzgläsern vorbei durch die offenen Spalten bis in ihre Augen geflogen.« Abermals atmete Noah tief durch.

»Ich habe sie dann gegriffen und unter den Wasserhahn des Spülbeckens nebendran gezerrt. Gleichzeitig kam Professor Söttgen, der Arbeitsgruppenleiter, direkt aus seinem benachbarten Büro. Er hatte den Notruf schon gewählt und wollte sich ein schnelles Bild der Lage verschaffen, um der Leitstelle zu sagen, was wir brauchen würden. Ich habe ihm dann zugerufen, welche Fahrzeuge sie schicken sollten: zwei Rettungswagen und zwei Notärzte. Ich rief ihm auch noch zu, dass die Leitstelle schon mal zwei Verbrennungsbetten organisieren sollte. Professor Söttgen hat sich dann einfach auf dem Absatz umgedreht und meine fast schon gebellten Befehle ausgeführt.« Noah sah mir plötzlich direkt in die Augen, nachdem er bislang die meiste Zeit auf seine Füße geblickt hatte. Er sah mich an und lachte.

»Kannst du dir das vorstellen? Der Student im 5. Semester brüllt seinem Professor entgegen, was er zu tun hat.« Er lachte abermals. »Tragikomische Situation.«

»Andere Mitarbeiter aus den Nachbarlaboren kamen plötzlich herbeigelaufen, haben das Chaos und die ganze Situation gesehen und erst mal den Brand im Abzug gelöscht. Zwei Mitarbeiter des Instituts, die Rolf in seiner Panikreaktion haben weglaufen sehen, rannten ihm hinterher und holten ihn zurück. Er war zu den Toiletten im Flur gelaufen, um sich dort unters Wasser zu hängen. Dagmar stand im Moment der Explosion halb vor ihm und hat seine rechte Seite irgendwie abgedeckt. Dadurch war nur seine linke Gesichtshälfte betroffen.« Er griff nach der Flasche Cola, die auf dem Tisch stand und trank einen Schluck.

»Der erste Rettungswagen brauchte keine fünf Minuten, bis er da war. Der zweite RTW und die beiden Notärzte kamen kurz danach. Auch der Löschzug der Feuerwehr war innerhalb weniger Minuten da. Dagmar und Rolf hatten wir bereits in Schocklage auf den Boden gelegt und nasse Handtücher auf Augen und die sichtbaren Verbrennungen gelegt. Meiner ersten Einschätzung nach waren es zweit- und drittgradige Verbrennungen an Gesicht, Unterarmen und Oberkörper. Die Kollegen übernahmen dann die Versorgung und brachten Dagmar und Rolf ins Schwerbrandverletztenzentrum.«

»Krass« war das Einzige, das ich hervorbringen konnte. Die Geschichte an sich war schon heftig. Dass jedoch Noah, der Kollege, mit dem ich schon einige Dienste gefahren war, das alles live erlebt und als Ersthelfer abseits der rettungsdienstlichen Tätigkeit miterlebt hatte, bewegte mich. Beeindruckt war ich von seinem professionellen Handeln, das ich ihm ohne jeden Zweifel abnahm.

»Ich war die ganze Zeit voll im Rettungsmodus, nach außen ziemlich ruhig und organisiert.« Er sprach sehr leise. »Aber als ich danach nach Hause gefahren bin ...« Er sprach nicht weiter, sondern straffte seinen Körper und streckte seine Beine und Arme. »Nachdem sich Dagmar von ihren Verletzungen erholt hatte, hat sie noch ca. ein dreiviertel Jahr weitergemacht und dann auch mit der Promotion abgeschlossen. Rolf hat zwar noch mit mir und einem weiteren Kommilitonen fürs Diplom gelernt, dann aber doch im letzten Moment hingeschmissen. Er hat das alles nicht gut verkraftet.«

»Was ist überhaupt passiert? Weiß man das?«, fragte ich Noah neugierig. Er hatte bis dahin noch gar nicht genau erzählt, wie es überhaupt zu der Explosion gekommen war.

»Wie ich schon sagte, es war eine Peroxid-Explosion. Dagmar hatte eine fraktionierte, also schrittweise Destillation laufen. In einem der vorherigen Arbeitsschritte sind Peroxide entstanden, die sie eigentlich hätte komplett entfernen müssen. Es waren aber wohl noch welche da. Als sie dann die nächste Destillation gestartet hatte, reagierten zunächst die Peroxide. Das waren damals vielleicht noch 10 Milliliter Reaktionsgemisch, doch hat diese kleinere Explosion etwa drei Liter hochentzündliches Lösungsmittelgemisch aus Ether und Hexan entzündet. Das war in einer benachbarten Apparatur eingebracht. Man hat von den zwei Einzelexplosionen nichts gemerkt, es gab nur eine einzige große Verpuffung. Die war aber extrem heftig. Mehrere Klemmen aus Stahl waren miteinander verschmolzen, und eine Magnetrührplatte, auch aus Metall, war durchschlagen.«

Wir schwiegen eine kleine Weile. Dann traute ich mich und fragte ihn:

»Wie ging es dir, als du dann nach Hause gefahren bist? Du hast nicht zu Ende gesprochen.«

»Als ich nach Hause gefahren bin, fiel plötzlich alles von mir ab, und meine Beine fingen an zu zittern. Die Bilder haben mich eine Zeitlang verfolgt.« Ich sah ihn an und hatte das Gefühl, dass seine Augen feucht waren. Er sprach nicht weiter, und ich ließ es dabei bewenden.

»Wenn wir doch jetzt ein Stück von dem Kremerschen Apfelkuchen als Nachtisch hätten …« sagte ich kurze Zeit später, um die unangenehme Stille, die eingetreten war, zu durchbrechen. Ich war pappsatt, denn wir hatten uns die Bäuche wirklich vollgeschlagen, und ein Nachtisch passte eigentlich nicht mehr hinein. Doch lag mir der süße Duft nach warmen Äpfeln und Streuseln in der Nase.

»Och, glaub‘ mir, der Nachtisch meiner Mutter ist auch nicht zu verachten«, sagte Noah grinsend, stand auf, ging zum Kühlschrank und zog eine Schüssel hervor, die ich bislang nicht wahrgenommen hatte.

So ging ein familienferner und dennoch spannender, kulinarisch umwerfender und gewichtserhöhender Heiligabend vorbei. Am 11. Januar 2000 wurde Frau Kremer von einem anderen Kollegen und mir in eine Reha-Klinik gebracht. Die Operation an Heiligabend hatte sie trotz ihres hohen, fast biblischen Alters gut überstanden, und ihre Mobilität war dank der Hilfe der Physiotherapeuten bereits ein gutes Stück zurückgekehrt. Sie ging an zwei Unterarmgehstützen zum Krankenwagen und hatte uns mit einem Augenzwinkern verboten, sie auf der Trage durchs Krankenhaus zu schieben. Sie sei schließlich nicht gebrechlich, sagte sie damals. Sie wirkte glücklich und voller Hoffnung.

Fazit des Tages:
Auch Profis sind manchmal Ersthelfer!

Hausnotruf

Die Möglichkeit des Hausnotrufs ist eine gute und sinnvolle Erfindung. Für einen gewissen Betrag pro Jahr installiert eine Hilfsorganisation wie die Malteser ein Gerät, das mit dem Haustelefon verbunden wird. Der Kunde erhält einen Funkadapter, den er wie eine Uhr am Handgelenk oder wie eine Kette um den Hals tragen kann. Für den Fall eines Sturzes, eines sonstigen Notfalls oder einer jedweden Situation, in der man Hilfe benötigt, kann man den Notfallknopf drücken, und eine Verbindung zu einer Hausnotruf-Leitstelle wird aufgebaut. Das vor Ort befindliche Gerät verfügt über eine Freisprecheinrichtung, sodass man kommunizieren kann, ohne einen Hörer in die Hand zu nehmen. Reagiert der Patient nach gedrücktem Notfallknopf auf die telefonische Ansprache des Disponenten der Leitstelle nicht, geht dieser von einem Notfall aus und macht eine Meldung an die Rettungsleitstelle. Kann man mit dem Betroffenen kommunizieren, fragt man, worum es geht und handelt situativ.

Auf unserer Wache gab es einen Zivildienstleistenden, dessen Aufgabe es war, den Hausnotrufdienst zu betreuen: Aufträge annehmen, Geräte anschließen, Wartungen durchführen und die Abrechnung vornehmen. Die meisten Hausnotrufteilnehmer hinterlegten zusätzlich auf unserer Wache einen Haus- oder Wohnungsschlüssel. Die Schlüssel wurden bei uns in einem Schlüsseltresor aufbewahrt, versehen mit einer eigenen Nummer. Diese Nummer konnte durch uns keinem Wohnort zugeordnet werden. Die Schlüsselnummer wurde uns telefonisch durch die Hausnotrufzentrale bei Alarmierung mitgeteilt.

Wenn ein Teilnehmer den Notrufknopf drückte, fragte die Zentrale zunächst über den Lautsprecher am Gerät ab, worum es ging. Empfand der Leitstellenmitarbeiter die Situation als potenziellen Notfall, wurden wir angerufen und erhielten neben dem Namen und der Adresse auch eine Zahl. Mit dieser konnten wir den Haus- oder Wohnungsschlüssel identifizieren. Alles in allem ein recht sicheres und zuverlässiges System.

Als Peter und ich kurz nach Mitternacht die Meldung erhielten, war unser Ziel schnell klar. Das Haus war vollkommen unbeleuchtet, und wir hielten in der kleinen Einfahrt. Peter nahm die große Stabtaschenlampe aus der Ladehalterung, zückte den Haustürschlüssel und ging mutigen Schritts voran. Er drückte für einige Sekunden auf die Türglocke, deren Klingeln man aus dem Inneren des Hauses hörte. Peter zuckte mit den Schultern, sah mich an und sagte nur, dass es sich ja um einen Notfall handeln würde. Er schloss die Haustür auf. Statt nach Lichtschaltern zu suchen schaltete er die Taschenlampe an und ließ den Flur in hellem Licht erstrahlen. Es war totenstill.

Wir gingen zunächst gerade durch den Flur und betraten das Wohnzimmer. Hier war alles ruhig und dunkel. Als wir die Taschenlampe durch den Raum schweifen ließen, konnten wir keinen Menschen, lebendig oder tot, entdecken. Da Peter vorgegangen war, drehte ich mich zuerst um und ging wieder in Richtung Flur.

»Lass uns hochgehen«, sagte ich, wandte mich nach links und begann die Treppe hochzusteigen. Peter folgte mir und strahlte mit der Taschenlampe in Richtung des oberen Treppenabsatzes.

Mein Blick, der eher auf die dunklen Stufen gerichtet war, ging am Ende der Treppe nach oben, und so sah ich auf einmal eine weiße Gestalt vor mir. Die wenigen Bruchteile dieses Augenblicks zogen sich wie in einer Zeitlupenaufnahme in die Länge. Der Schwung meines Gangs ließ sich nicht so schnell bremsen, sodass ich fast in die Gestalt hineinrauschte, die da am oberen Ende der Treppe stand. Ich erschrak in einer Weise, die mir auch heute noch die Haare zu Berge stehen lässt.

Frau Meier war eine hagere, kleine und sehr alte Person. Sie trug ihre weißen Haare lang und in jener Nacht offen. Sie reichten ihr bis über die Schulterblätter und hingen neben ihrem Gesicht herab. Das weiße Nachthemd, das mit seinem Saum fast den Boden berührte, und ihre nackten Füße komplettierten das Bild. Panik und nackte Angst waren ebenso in ihren Augen zu lesen wie in meinen, als wir uns gegenseitig anblickten. Ich fasste mich binnen weniger Augenblicke und wurde mir bewusst, dass es sich nicht um ein Gespenst handelte, sondern um unsere Hausnotrufteilnehmerin.

Diese erkannte in uns jedoch nicht die hilfsbereiten Malteser, die ihrem »Notruf«, der abgesetzt wurde, als sie sich im Schlaf herumdrehte und versehentlich den Knopf drückte, Folge leisteten. Das Gerät stand unglücklicherweise nicht im Schlafzimmer, denn allein die penetranten Wählgeräusche hätten Frau Meier geweckt. Man hatte das Hausnotrufgerät im Wohnzimmer platziert, sodass Frau Meier durch drei geschlossene Türen hindurch nicht nur die Wählgeräusche nicht hörte, sondern auch auf die Fragen des Leitstellenmitarbeiters nicht antworten konnte. Ein aktiver Notruf über Drücken der Notfalltaste ohne eine adäquate Rückmeldung bedeutete eben in vielen Fällen einen wirklichen Notfall. Frau Meier bekam davon nichts mit, sodass sie davon ausging, dass zwei Männer mit Taschenlampe, die plötzlich in ihrem Haus standen, nichts Gutes im Schilde führten. Sie erkannte uns auch nicht als Malteser, denn zum einen hatte die stark kurzsichtige Frau Meier ihre Brille nicht auf, und selbst wenn, hätte sie im blendenden Gegenlicht der Taschenlampe gar nichts sehen können.

Nachdem ich meine eigenen Panikgefühle wieder einigermaßen unter Kontrolle hatte, sprach ich Frau Meier an und sagte, dass wir von den Maltesern kämen und ihrem Hausnotruf gefolgt seien. Ich hatte nicht die Chance, meine Erklärungen zu Ende zu führen, denn Frau Meier schlug unvermittelt zu. Der erste, zugegeben nicht sonderlich harte

Schlag traf mich seitlich am Kopf und ließ mich fast rückwärts die Treppe herunterfallen. Ich nahm schützend meine Arme nach oben, als Peter von unten hochrief, dass sie damit aufhören solle, dass wir ihr helfen wollten und von den Maltesern kämen. Erst als Peter die Taschenlampe auf sich richtete und ich nach Frau Meiers Armen griff, um weitere Angriffe zu unterbinden, kam sie zur Ruhe.

Als wir wenige Minuten später gemeinsam in ihrem Wohnzimmer saßen, Frau Meier mittlerweile mit einem Morgenmantel bekleidet und das Licht im Haus eingeschaltet, entspannte sich die Situation. Frau Meier war sogar zu Scherzen aufgelegt. Als sie sagte, dass ich ja einigermaßen gruselig ausgesehen hätte, enthielt ich mich eines Kommentars über ihre eigene gespensterhafte Erscheinung. Wir verließen Frau Meier mit guten Wünschen. Wir empfahlen ihr trotz des Malheurs beim Umdrehen im Schlaf, den Hausnotrufknopf nicht, wie sie vorschlug, auf den Nachttisch zu legen. Der nächtliche Gang auf die Toilette, der nicht selten zu Sturzereignissen führt, wäre damit ungesichert gewesen.

Fazit des Tages:
Mache dich bemerkbar!

MRS … was?

Ohne Bakterien würde es den Menschen wahrscheinlich nicht geben. Der gängigen Evolutionstheorie folgend sind Einzeller (zu denen auch die Bakterien zählen) unsere Vorfahren. Bakterien leben auf und im Menschen und gehen oft mit ihm eine Symbiose ein. Unsere Verdauung würde ohne Bakterien nicht funktionieren. Unsere Hautabwehr ebenfalls nicht. Nun kann man nicht sagen, dass es »gute« und »schlechte« Bakterien gibt, denn auch die krankmachenden Bakterien können uns Gutes tun, und gleichzeitig können uns die eigenen, zwingend notwendigen Bakterien krank machen. Staphylococcus aureus zum Beispiel ist ein üblicherweise auf der menschlichen Haut lebendes Bakterium, was unter anderem für einen Teil des Säureschutzmantels der Haut verantwortlich ist. Solange es auf der Haut lebt, ist es unser Freund. Dringt es in die Haut oder in eine »Pore« ein und vermehrt sich dort, wird es unser Feind, denn es erzeugt eine Infektion, einen Abszess.

Bakterien können oftmals mit Antibiotika bekämpft werden, jedoch haben einige Bakterien über die letzten Jahrzehnte gelernt, wie man sich gegen Antibiotika zur Wehr setzen kann. Eines davon ist MRSA, der ehemals »Methicillin-resistente Staphylococcus aureus«, mittlerweile gängiger als »Multi-resistenter Staphylococcus aureus« bezeichnet. Von diesem handelt die folgende Geschichte.

Alle großen Dinge beginnen irgendwann. Vielmehr: Irgendwann lernt man die großen Dinge kennen.

»Da gibt's so eine Internetseite, auf der man ein Profil erstellt und sich mit anderen verbinden kann. Facebook oder so ähnlich heißt das …«

»Apple hat da so ein Gerät gebaut, was PDA (wer kennt es noch?) und Telefon verbindet …«

»In China sind ein paar Leute an so einem komischen Virus erkrankt … irgendwas mit Corona …«

An viele »erste Kontakte« erinnere ich mich nicht mehr. An MRSA dafür ganz genau. Es war an einem Tag im April, nun ziemlich genau 20 Jahre her, da war es unser Auftrag, eine Patientin von ihrer Wohnung ins Krankenhaus zu fahren. Frau Hieg war von ihrer Hausärztin eingewiesen worden. Die Leitstelle teilte uns lediglich mit, dass es eine »I-Fahrt«, also ein Transport mit einem infektiösen Patienten sein würde. Details erhielten wir keine. Wir sollten »mal schauen gehen«. Es gäbe ja eine ärztliche Einweisung.

Wie immer gingen wir erst mal zur Patientin und fragten nach eben jener Einweisung. Im Feld Diagnose stand »MRSA«. Darauf konnte ich mir damals keinen Reim machen, also rief ich die Leitstelle an. Smartphones mit Internetanbindung, mit denen man schnell hätte herausfinden können, worum es sich handelte, gab es damals noch nicht. Der Leitstellendisponent konnte spontan mit der Diagnose auch nichts anfangen und bat uns, vor Ort zu bleiben, die Wohnung der Patientin jedoch wieder zu verlassen und auf seinen Rückruf zu warten.

Als er wenige Minuten später anrief, teilte er uns mit, dass er keine brauchbaren Informationen habe sammeln können. Es wäre möglicherweise ein spezieller, vielleicht auch gefährlicher Keim. Er habe das Gesundheitsamt informiert, das sich melden würde. Wir warteten weiter. Nach einer halben Stunde erhielten wir den Anruf von der Leitstelle, dass nach Rücksprache mit dem Gesundheitsamt die Patientin durch uns transportiert werden könne. Hierbei hätten wir Schutzkleidung zu tragen. Bislang hatte ich bei den Checks des Fahrzeugs das Infektionsschutzset immer wieder gesichtet, mir jedoch nie wirklich Gedanken dazu gemacht. Eingesetzt hatte ich es bis dato jedenfalls nicht.

Wir zogen die unbequemen Tyvek-Ganzkörperanzüge an, Latexhandschuhe, eine FFP-3-Schutzmaske (gab es damals in rauen Mengen), eine Schutzbrille und Überzieher über unsere Schuhe. Als wir die Wohnung von Frau Hieg betraten, erschrak sie. Wir erklärten ihr die Situation, soweit uns dies möglich war, und führten sie zum Auto. Dabei war es nicht zu vermeiden, dass einige Nachbarn uns sahen.

Von Frau Hieg hörten wir nie wieder, wir waren uns aber sicher, dass sie Schwierigkeiten haben würde, in der nachbarschaftlichen Gemeinschaft wieder Fuß zu fassen, nachdem sie von zwei Männern in Vollschutzanzügen abgeholt worden war.

Fazit des Tages:
MRSA? Das wird sich bestimmt nicht durchsetzen … wie auch dieses »Internet«!

Die Kniescheibe

Repositionen sind eine tolle Sache. Als Unfallchirurg weiß ich das zum einen zu beurteilen und zum anderen auch zu schätzen. Es hat etwas sehr Befriedigendes, ein nicht mehr anatomisch zueinanderstehendes Gelenk zu reponieren und es damit wieder in seine natürliche Stellung zu bringen. Ein Gelenk luxiert (»renkt aus«), wenn die auf das Gelenk einwirkenden Kräfte größer sind als die Haltefähigkeit der muskulären oder bandartigen Führung. Der Klassiker ist die Schulterluxation. Aber auch ein Ellenbogen, Finger- und Sprunggelenke können luxieren. Luxierte Hüftgelenke hat man schon seltener, und meistens wurde hier zuvor eine Hüftprothese implantiert. In meiner bisherigen Zeit in der Unfallchirurgie habe ich alle der oben genannten Luxationen selbstständig reponiert. Zumeist macht man es sich und dem Patienten leichter, wenn man ein Schmerzmittel gibt. Manchmal ist sogar eine kleine Narkose nötig, denn die durch die falsche Gelenkstellung unter Spannung stehende Muskulatur spannt umso mehr an, und man schafft es kaum, den Muskelzug zu überwinden.
Eine Reposition fehlt mir jedoch noch. Die einer luxierten Patella, der Kniescheibe. Eine Patellaluxation habe ich bislang nur zweimal gesehen, durfte jedoch aufgrund meiner mangelnden Erfahrung nicht selbst Hand anlegen.

Moreno kniete neben den Mülleimern auf der Rückseite des Hotels, in dem er als Koch arbeitete und sah uns mit schmerzverzerrtem Gesicht an. Moreno war Italiener. Seit einigen Jahren in Deutschland, hatte er letztlich die Anstellung als Koch eines größeren, wenngleich eher durchschnittlichen Hotelrestaurants in der Nähe von Köln bekommen. Er machte seine Sache gut, war fleißig, überwiegend fröhlich und zu Späßen aufgelegt. Er brachte ein Stück südländisches Temperament in die ansonsten eher spröde Küche, die unter einem dominanten Chefkoch litt, der seine besten Zeiten (die an sich schon nicht sonderlich gut waren) hinter sich hatte.

Dominik und ich, die wir damals den Krankenwagen besetzten, waren zum Hotel alarmiert worden. Auf dem Melder stand: »Chirurgisch«. Wir wussten nicht, was wir erwarten durften, also näherten wir uns Moreno zunächst mit vorsichtigen Schritten und fragten ihn, was passiert sei. Er teilte uns mit, dass sein Knie stark schmerzen würde. Er hatte Müll rausgebracht und mit einer eleganten Drehung angeben wollen, nachdem ihn drei junge Frauen, die ganz in der Nähe über den Gehweg gegangen waren, beobachtet hatten. Dabei hatte er plötzlich einen starken und stechenden Schmerz im Knie gefühlt und gleichzeitig Kraft und Gleichgewicht verloren. Er sei nicht richtig hingestürzt, sagte er, eher zusammengesackt. Seither müsse er das linke Knie in einer gebeugten Position halten.

Als wir sein linkes Knie genau betrachteten, sahen wir die deutliche Ausbeulung der dünnen Kochhose zur »Außenseite« hin. Damals war mir noch nicht so geläufig, dass das »lateral« heißt. Jedenfalls zeigte sich dort eine ziemliche Beule, und wenn man Moreno dorthin fasste, dann schrie er.

»Das tut so weh, ja?«, fragte Dominik in seiner unnachahmlichen Empathie.

»Wenn ich es doch sage!«, äußerte Moreno seinen Unmut und blickte mich hilfesuchend an.

»Patellaluxation?«, flüsterte ich Dominik fragend zu.

»Mir egal, den packen wir auf die Trage und fahren ihn ins Krankenhaus!«

Ich erinnerte mich. Es war damals ebenfalls das linke Knie. Es musste etwa sechs oder sieben Jahre zurückliegen, als ein Klassenkamerad stürzte und sich dabei die linke Kniescheibe luxierte. Ich erinnerte mich an die Bilder des damals für mich grotesk aussehenden Knies und des Jungen, der sich lauthals beschwerte, dass man ihm doch helfen möge. Damals sah ich zum Ende der Pause noch den Malteser-Krankenwagen auf den Schulhof rollen. Damals war ich beeindruckt. Heute fuhr ich ihn selbst. Ein Lächeln stahl sich in mein Gesicht, als Moreno meine Gedanken unterbrach.

»Ist das irgendwie lustig, oder was?«, fragte er.

»Ähm, nein, entschuldigen Sie bitte, ich habe nur an etwas gedacht«, versuchte ich mich herauszureden.

Wir stellten die Trage neben Moreno und lagerten ihn um. Er konnte nicht anders als sein Knie in einer ungefähr 60° gebeugten Position zu halten. Ich besprach mit Dominik kurz die Möglichkeit einer Notarztnachforderung zur Schmerztherapie.

»Bist du wahnsinnig?« fragte er mich. »Wenn wir uns einen Notarzt zur Schmerztherapie rufen, dann schicken die doch direkt einen Rettungswagen mit. Dann sind wir unseren Patienten los. Vor allem fahren wir dann auch in Zukunft gar nichts mehr an richtigen Einsätzen. Dann fahren wir nur noch Krankentransporte.« Er machte eine kurze Pause. »Du weißt doch, wie die Leitstelle drauf ist. Wenn wir da jetzt auffallen, weil wir es nicht hinkriegen, schleppen wir die nächsten Wochen nur noch Tüten!«

Seine Argumentation leuchtete mir damals direkt ein, wenngleich ich sie heute kaum noch nachvollziehen kann. Aber man handelt immer von seinem aktuellen Standpunkt aus.

»So, ´s wackelt mal kurz, ´s passiert aber nix«, sagte ich, als ich gemeinsam mit Dominik die Trage mit Moreno lautstark auf das Tragenuntergestell des Krankenwagens schob. Nachdem wir Moreno im Auto hatten und sein Knie, so gut es ging, unterpolsterten, fuhren wir in Richtung chirurgische Notaufnahme. Ich hatte keine Vorstellung, was mit Moreno passieren würde, umso weniger war ich auf das vorbereitet, was geschehen sollte. Wir schoben ihn in einen Behandlungsraum und wollten ihn gerade auf die Untersuchungsliege umlagern, als der Unfallchirurg hereinkam. Er ließ sich kurz erzählen, was passiert war und näherte sich dann Moreno, der immer noch auf der Trage lag. Dieser sah zuerst den Arzt, dann mich mit leicht ängstlichem Blick an.

»Ich schaue mir eben mal das Knie an, ja?!«, sagte der Chirurg und nahm mit seiner linken Hand das Bein. Moreno protestierte, konnte jedoch vor Schmerzen nicht richtig agieren. Es blieb dabei, dass er auf der Trage liegenblieb und »Bitte nicht« sagte.

»Ich schaue mir nur kurz die Kniescheibe an«, sagte der aufnehmende Arzt dann und versuchte Morenos linkes Bein mehr und mehr zu strecken. Moreno tat mir leid, denn offenkundig war das Strecken im Kniegelenk keine angenehme Sache.

Plötzlich und unvermittelt griff der Unfallchirurg mit der rechten Hand gegen das Knie. Noch bevor Moreno überhaupt merkte, was geschah, drückte der Arzt die nach »außen« (lateral) verschobene Kniescheibe mit viel Kraft nach innen. Morenos Gesichtszüge entgleisten, als der Schmerz in seiner Großhirnrinde verarbeitet wurde. Man hörte einen dumpfen Ton, wenige Millisekunden bevor Moreno schrie.

Die Kniescheibe saß wieder an Ort und Stelle, und der Arzt versuchte die Wogen zu glätten.

»Es tut mir leid, aber das ist die einzige Möglichkeit. Da braucht man vorher kein Röntgenbild und nichts anderes. Man muss die Kniescheibe nur wieder hineinschieben. Der Schmerz wird gleich besser. Dann machen wir ein Röntgenbild und schauen mal, ob es irgendwelche knöchernen Schäden gibt. Eine Kernspintomographie muss man vielleicht auch noch machen, um nach Knorpelschäden zu schauen«, erläuterte der Unfallchirurg sein Vorgehen. Moreno lag mit schweißnasser Stirn auf der Trage. Patellaluxation. Fiese Sache.

Fazit des Tages:
Gar nicht so spannend, aber doch sehr eindrucksvoll!

Mirko

Studien haben gezeigt, dass die Folgen emotionaler Vernachlässigung noch schwerwiegender sein können als die körperlicher Misshandlungen. Eine Vielzahl von Auffälligkeiten, nahezu alle Bereiche des Lebens betreffend, können sich langfristig zeigen, darunter vermehrte Reizbarkeit, Angst- und Zwangsstörungen, Impulsivität, emotionale Instabilität, Substanzmissbrauch (Alkohol, Drogen), Selbstverletzungen und viele weitere Symptome.

Mirko war das Ergebnis einer wenige Tage andauernden Affäre seiner Mutter mit einem Mann, von dem sie lediglich den Vornamen wusste. Mirko wurde von seiner Mutter aus der Situation heraus ausgetragen und geboren, da sie schlicht und ergreifend die ersten Signale ihres Körpers missachtete und für einen Schwangerschaftsabbruch letztlich zu spät dran war. Mirko war ein ungewolltes Kind. Seine Mutter verstand die Notwendigkeit einer körperlichen Versorgung und gab ihm alles, was er zum körperlichen Reifen benötigte. Er bekam zu essen und zu trinken. Er wurde in den Kindergarten gebracht und später auch in die Schule. Was Mirko seit dem frühen Kindesalter jedoch fehlte, war die liebevolle Zuwendung seiner Mutter.

Irene Kosslick sah in Mirko lediglich ein Objekt, das ihr Lebenskonzept durcheinandergebracht hatte. Die Konsequenz war, dass Mirko wenig mütterliche Liebe zuteilwurde und dadurch eine Mutter-Kind-Bindung nicht entstand. Mirko war bereits im Kindergarten auffällig als extrem anhänglicher und nähebedürftiger Junge. Er kuschelte so oft er nur konnte mit den Erzieherinnen und anderen Kindern. Zu Hause erhielt er diese Zuwendung nicht, wenngleich er sie regelmäßig einforderte. Seine Mutter hingegen wollte keine körperliche Nähe zu ihm. In der Grundschule hatte er nur wenige Freunde. Alle fanden ihn sonderbar. Aber Mirko war clever. Er ging aufs Gymnasium.

Mirko hatte viele Eigenarten, die im Sozialgefüge einer Gruppe von Kindern und Jugendlichen in der Schule nicht akzeptiert wurden. Die Folge war, dass Mirko entweder völlig ignoriert oder verdroschen wurde. Freude fand er lediglich zu Hause, wenn er allein in seinem Zimmer saß und mit seinen He-Man-Figuren spielen konnte. Dabei fühlte er sich wahrgenommen und integriert, denn in seiner Fantasie war er Teil der Gruppe und bestritt große Abenteuer. Dass er zunehmend mit sich selbst sprach, registrierte seine Mutter, schob es jedoch auf die pubertäre Persönlichkeitsentwicklung. Als Mirko nach bestandenem Abitur eine Ausbildung als Bauzeichner begann, fühlte er sich trotz der Widrigkeiten seiner Kindheit und Jugend irgendwie angekommen. Er wohnte zwar weiterhin bei seiner Mutter, lebte aber sein eigenes Leben.

Eines Nachts erwachte er von einem leisen Wispern. Er durchsuchte das Zimmer und Teile der Wohnung. Er konnte das Geräusch, das ihn nicht schlafen ließ, weder identifizieren noch lokalisieren. Erstaunlich fand er, dass das Wispern auch dann zu vernehmen war, wenn er nicht zu Hause sondern auf der Arbeit oder im Auto unterwegs war. Ein Hals-Nasen-Ohren-Arzt attestierte ihm ein völlig normales Gehör und sprach von einem Tinnitus. Mirko wusste drei Wochen später, dass es kein Tinnitus sein konnte. Die Stimme, deren Worte sich aus dem Wispern immer mehr und mehr herauskristallisierte, war ihm unheimlich.

Die Augen fielen mir langsam zu, denn der Film war unfassbar langweilig. Mein Kollege saß auf der Couch schräg gegenüber und war fasziniert. Er konnte seinen Blick kaum vom Bildschirm lösen. Diese Mischung aus Faszination und Langeweile wurde durch ein bilokuläres Klingeln von unseren beiden Gürteln durchbrochen. Ein Einsatz, vielmehr ein Transport, wurde gemeldet. Die Adresse war die städtische Polizeistation. Dies war immer ein Garant für wenig körperliche Arbeit, denn zumeist waren es alkoholisierte Menschen, die zur Blutentnahme ins Krankenhaus gefahren wurden und kein Standard-100-Kilo-Patient, der in den dritten Stock eines Hauses ohne Aufzug hochgetragen werden musste.

Auf dem Weg scherzten wir und schlossen Wetten ab, um wie viel Promille es sich handeln würde. Die Polizeistation lag unmittelbar gegenüber des besten Dönerladens der Stadt. »Iss was bei Illmaz«, war sein Motto, und die Gerichte waren immer ausnahmslos gut. Stutzig machte uns auf dem Weg durch die Dämmerung an diesem kalten Novemberabend lediglich die Art und Anzahl von Fahrzeugen, die auf dem Parkplatz der Wache und davor geparkt waren. Mit schlurfenden, lustlosen Schritten betraten wir die Wache, nachdem der Türsummer uns die Türöffnung angezeigt hatte.

Aus meiner Lethargie riss mich ein in voller Kampfmontur verpackter Mann, sicherlich größer als 1,90 Meter, der plötzlich vor mir stand und mir den Weg versperrte. Er schaute uns wortlos an, dann drehte er sich um und rief in die Tiefen der Wache, dass der Krankenwagen da sei. Person um Person ließ sich blicken. Alle in schwarzen Anzügen mit Schulter- und Kniepolstern, bewaffnet bis an die Zähne.

Locker fragte ich in den Raum, ob das jetzt hier ein SEK sei. Es folgte allgemeines Gelächter und die Antwort, dass man wohl nicht nach einer Karnevalstanzgruppe aussähe. Einer der Männer trat zu uns, legte mir die Hand auf die Schulter und sprach mit tiefer, sonorer und respekteinflößender Stimme:

»Ihr müsst euch keine Sorgen machen. Ein Fahrzeug vor euch, eins hinter euch, und bei euch im Krankenwagen sitzen auch zwei von uns.« Meine Augen wurden etwas größer, und ich fragte, ob wir Hannibal Lecter zu Besuch hätten. Er lachte erneut und sagte nur: »Totschläger.«

Ich wusste nicht, was er meinte und äußerte, dass man ihm doch wohl seine Waffe (»Totschläger«) abgenommen habe und er wohl auch gefesselt sei. Der SEK-Beamte schaute mich irritiert an.

»Ich glaube, du hast mich falsch verstanden. Ihr fahrt gleich einen Totschläger. Der hat heute Nachmittag jemanden totgeschlagen.« Er machte eine kurze Pause und ließ die Worte im Raum stehen. Sie verfehlten ihre Wirkung nicht, denn schlagartig war ich richtig wach.

»Wie jetzt? So in echt?«, war meine wenig intelligente Rückfrage.

Zu uns trat neben einem höherrangigen Polizeibeamten auch ein Feuerwehrmann. Am Wochenende und nachts übernahmen geschulte Feuerwehrleute die Aufgaben des Ordnungsamts bei Zwangseinweisungen. Beide erläuterten uns die Situation, die ein mulmiges Gefühl in meinem Bauch hinterließ. Dieses wurde verstärkt, als einer der Schutzpolizisten der Wache die Geschehnisse des Nachmittags erläuterte.

Mirko war in den vergangenen Monaten und Jahren konstant in psychiatrischer Behandlung. Er bekam starke Medikamente, die die Stimmen, die er hörte, und seine Schizophrenie bekämpfen sollten. Zumeist klappte das ganz gut. Doch an einem unseligen Tag im September begann eine Entwicklung, die in diesem Abend mündete. Mirko verlor seine Arbeitsstelle als Bauzeichner. Die Hintergründe waren nicht ganz klar, jedenfalls lag es nicht an ihm. Er fand nicht schnell genug eine neue Arbeitsstelle, so dass er der Tristesse des Alleinseins verfiel. Das, was Mirko nämlich am meisten an seiner Arbeit geschätzt hatte, waren die vielen Kollegen im Großraumbüro.

Nun saß er allein zu Hause, und die Stimme, die nur alle paar Wochen mal zu ihm durchdrang, wurde lauter. Sie wurde herrisch. Sie wurde befehlend. Es dauerte nicht lange und Mirko konnte sich nicht mehr gegen sie wehren. Er reduzierte selbstständig seine Medikamente, denn die Stimme sagte ihm, dass sie von den Medikamenten gefangen sei. Er wollte sie befreien. Die Stimme wurde danach lauter und lauter.

An diesem Morgen wachte Mirko auf, und etwas war anders als bisher. Die Stimme drang tief in seinen Kopf ein und bat ihn um Hilfe. Sie war immer noch gefangen und forderte ihn auf sie zu befreien. Anders dabei war jedoch die Tatsache, dass die Stimme nun nicht mehr einfach in seinem eigenen Kopf sprach, sondern aus einer anderen Richtung zu kommen schien. Als er sich auf den Weg durch die Wohnung machte, sah er plötzlich seine Mutter, die in einem Sessel im Wohnzimmer saß. Als sie von ihrer Illustrierten auf- und ihn anblickte, wusste er, woher die Stimme kam und was sein Auftrag war.

»Die Nachbarn haben Schreie aus der Wohnung gehört und uns dann alarmiert. Noch bevor wir vor Ort waren, kam eine Person aus dem Haus auf uns zu und sagte, sie hätte an der Tür geklingelt. Mirko hätte blutüberströmt, festgekrallt an einen Gegenstand vor ihr gestanden und gesagt, dass die Stimme befreit sei. Dann sei er wieder in die Wohnung zurück. Wir haben dann ein SEK angefordert. Die haben die Wohnung gestürmt. Er saß im Wohnzimmer auf dem Boden neben seiner Mutter und hat geweint. Er war über und über mit Blut bespritzt. Auch an den Wänden, dem Fußboden, sogar an der Decke haben wir Blutspritzer gefunden. Wir haben ihn festgenommen, und als der Notarzt dazukam, hat der nur noch den Tod der Mutter feststellen können. Schädel eingeschlagen. Mit einem dicken, massiven Glasaschenbecher. Den hat er immer noch in der Hand gehalten. Nach der Festnahme haben wir ihn dann verhört. Unter Tränen hat er gesagt, dass die Stimme ihm befohlen habe, sie zu befreien. Die Stimme kam aus dem Kopf der Mutter. Seine einzige Möglichkeit war der Aschenbecher. Er hat so lange auf den Kopf der Mutter eingeschlagen, bis die Stimme ruhig war.«

Fassungslos hörte ich den Worten des Polizisten zu. Ich sah mich kaum in der Lage dem Gesagten Glauben zu schenken, und dennoch gab die surreale Situation mit einem SEK vor Ort es nicht anders her, als dass die Erzählungen der Wahrheit entsprechen mussten. In den wenigen Sekunden zwischen dieser Information und dem Zusammentreffen mit Mirko hatte ich mir ein Bild von ihm gemacht: Monster.

Mirko saß gefesselt an Händen und Füßen auf einem Stuhl in einem Büro und trug einen ausgewaschenen blauen Jogginganzug der Polizei. Seine Kleidung hatte man asserviert, denn mit den daran befindlichen Blut- und Gewebeteilen seiner Mutter war sie ein Beweismittel. Mein erster Eindruck war: »Arme Wurst!« Mirko war allenfalls 1,70 Meter groß, wog kaum 60 Kilogramm, war hager und schmächtig. Seine Schultern hingen ebenso wie sein Kopf. Er starrte auf den Boden. Sein Gesicht war von einem Zwei- bis Dreitagebart gezeichnet, seine Haare waren sportlich kurz. Von meiner Vorstellung eines Monsters, eines gefährlichen Psychopathen, war Mirko Unendlichkeiten weit entfernt.

Als wir den Raum betraten, hob er seinen Kopf und blickte mich direkt an. Ich erschrak für einen Moment, erwartete ich doch ein gefährliches Tier. Ein Monster. In seinen Augen war eine Mischung aus Traurigkeit, Schmerz und Erleichterung zu lesen. Er wirkte gefasst und irgendwie ängstlich zugleich.

»Hallo«, sagte er leise. »Ich heiße Mirko. Was passiert jetzt mit mir?« Er hatte tatsächlich nur seinen Vornamen genannt.

»Die Jungs fahren Sie in die Psychiatrie nach Düren. Dort können Sie erst mal zur Ruhe kommen, und alles Weitere findet sich dann von selbst«, sagte der Polizist, der uns hereingeführt hatte.

Neben Zülpich fuhren wir gelegentlich auch in die Psychiatrie nach Düren. Die war zwar offiziell nicht für unseren Kreis zuständig, jedoch gab es dort unter anderem auch eine Abteilung für psychisch kranke Straftäter.

Mirko saß auf dem Patientenstuhl in Fahrtrichtung mir direkt gegenüber. Er war nach wie vor an Händen und Füßen gefesselt, regulär angeschnallt und zusätzlich mit einer Handschelle am Patientenstuhl fixiert. Neben ihm auf der Trage und nicht angeschnallt saß einer der SEK-Beamten. Ein weiterer Polizist saß neben meinem Kollegen auf dem Beifahrersitz. Wie angekündigt, fuhr ein Polizeifahrzeug mit Blaulicht vor uns und eines hinter uns. Die Fahrt dauerte somit nur eine gute halbe Stunde.

Mirko sah die meiste Zeit auf den Boden. Irgendwann hob er den Kopf und sah mich direkt an. Ich erwiderte seinen Blick mit einem unwohlen Gefühl.

»Darf ich eine Decke haben? Mir ist ein bisschen kalt«, sagte er. Ich bejahte und umschlang ihn mit einer Decke. Dabei kam ich ihm sehr nah und spürte seinen Atem und seine Blicke auf mir. Ich hatte ehrlich Angst vor ihm, und gleichzeitig tat er mir leid. Wenige Minuten später bat er darum, das Radio einzuschalten. Wir taten ihm den Gefallen. Wir brachten Mirko ohne besondere Vorkommnisse nach Düren und übergaben ihn an die zuständige Station. Auf der Rückfahrt gingen mir viele Dinge durch den Kopf. Es war ein seltsames Gefühl vor einem Menschen zu sitzen, einen Menschen zu berühren, der kurz zuvor das Leben eines anderen Menschen ausgelöscht hatte. Er war ein Straftäter, ein Totschläger. Für mich umso beeindruckender, weil er so normal wirkte.

Fazit des Tages:
Gewalt erzeugt Gegengewalt!

Klamme Betten

Rettungsdienst heißt Fürsorge. Fürsorge für Menschen, die in einer Notsituation sind und sich nicht ausreichend selbstständig helfen können. Dies steht so explizit zwar in keinem Gesetz, jedoch leitet sich diese Verpflichtung – wie auch viele andere – aus den Gesetzen unseres Landes ab. Man findet die Grundlagen hierzu im Strafgesetzbuch ebenso wie im Bürgerlichen Gesetzbuch. Letztlich ist es aber weniger Recht und Gesetz als mehr eine menschliche Eigenart und Verpflichtung, sich um andere zu kümmern und sie nicht in Situationen zu bringen oder darin zu belassen, die dem in meinen Augen wichtigsten Grundsatz unseres Zusammenlebens widersprechen würden.

»Legen Sie Mutter ins Bett. Ich bin gleich da.«

Dieser Satz stand auf einem Zettel, der an die Haustür von Frau Binklein geheftet war. Unterschrieben war er mit dem Namen des Sohnes von Frau Binklein. Noah und ich sahen uns an. Noah zuckte mit den Schultern und betrat das kleine Häuschen am Stadtrand. Ich wartete mit der Trage, auf der Frau Hannelore Binklein angeschnallt war, vor der Tür und fragte sie, ob sie frieren würde. Es war ein kalter Novembermorgen, und ich hatte Sorge, ob die Decke, die wir über unsere Patientin gelegt hatten, ausreichen würde.

Frau Binklein war gemäß dem Entlassungsbrief der Klinik wegen einer Lungenentzündung knapp zwei Wochen im Krankenhaus stationär behandelt worden. Bereits bei der Übergabe hatte man uns mitgeteilt, dass Frau Binklein »dement« sei. Damals fasste auch ich die verschiedenen Einschränkungen von Bewusstsein und Kommunikationsfähigkeit alter Leute pauschal unter dem Begriff »dement« zusammen. Dass dieses Wort auch heute noch inflationär benutzt wird, ist mir erst klargeworden, als ich mich mit dem Thema richtig beschäftigt habe. Frau Binklein jedenfalls war nicht in der Lage, adäquat zu kommunizieren. Sie folgte einem mit ihrem Blick, sie lächelte, sprach jedoch nicht von sich aus und gab auch auf Fragen keine treffenden Antworten. Welche Grunderkrankung dahinterstand, war mir nicht klar, jedoch war es Frau Binklein quasi unmöglich ihre Wünsche und Bedürfnisse zu kommunizieren.

Noah trat wieder durch die Tür nach draußen zu mir und blickte mich unschlüssig an.

»Geh mal rein und schau es dir an«, sagte er zu mir.

Ich betrat Frau Binkleins Reich und fand eine kalte, feucht-muffig riechende Wohnung vor. Die Grundfläche des Hauses war klein, vielleicht 50 Quadratmeter, und neben einer kleinen Küche fand sich ein ebenfalls kleines Wohnzimmer, in dem ein Pflegebett stand. Ich sah mich im Erdgeschoss weiter um, fand jedoch keine weiteren Räume, in die man Frau Binklein hätte bringen können. Auch das erste Obergeschoss bot keinerlei Raum, der offensichtlich von Frau Binklein regelmäßig genutzt worden wäre. Als ich wieder im Erdgeschoss war, fiel mein Blick auf ein Thermometer, das auf einem Sekretär stand. 14°C zeigte es an. Ich fasste an einen kalten Heizkörper. Als ich mich dem Bett zuwandte, in dem eine dicke Daunendecke lag, sah ich, dass es nicht frisch bezogen war. Ich griff nach dem Laken und spürte das klamme Gefühl von Feuchtigkeit und Kälte auf meine Hand übergehen.

So wie ich die Situation wertete, erwartete man von uns, dass wir – analog zu dem an die Haustür gehefteten Zettel – Frau Binklein in das kalte und feuchte Bett legen sollten. Ich blickte zuerst Noah, dann Frau Binklein an. Frau Binklein lächelte.

»Was sollen wir denn jetzt machen?«, fragte ich Noah.

»Na ja, wir legen sie ins Bett«, antwortete er.

»Das können wir wohl schlecht machen, oder? Die Bude ist saukalt, wann der Sohn kommt, weiß keiner.« Ich zog die Schultern hoch.

»Dann können wir sie nur wieder zurück in die Klinik fahren«, sagte Noah und fügte hinzu: »Du weißt aber schon, was wir dort zu hören kriegen werden.«

»Das ist mir schon klar«, antwortete ich in weiser Voraussicht.

»Pass auf, wir ziehen das jetzt durch«, sprach Noah nach wenigen Augenblicken. »Ich drehe jetzt im ganzen Haus die Heizungen bis Anschlag hoch. Du bringst sie wieder ins Auto, und dann fahren wir sie rüber ins Krankenhaus. Wir erzählen denen, wie wir die Wohnung vorgefunden haben und sagen, dass sie den Sohn einbestellen sollen. Ich rufe die Leitstelle an und sage denen auch, was hier los ist. Aktuell gibt's bei uns ja keinen weiteren KTW, also werden sie kein anderes Fahrzeug bestellen können, das die Frau nach Hause bringt. Wir zögern das alles ein wenig hinaus, und wenn wir sie dann später heimbringen, ist die Bude zumindest warm. Idee?«

»Gute Idee«, bestätigte ich und blickte zu Frau Binklein. Frau Binklein lächelte.

Nachdem Noah alle Heizungen aufgedreht hatte, fuhren wir gemeinsam wieder in die Klinik. Als wir durch die Notaufnahme rollten, trat Schwester Michaela uns in den Weg. Die Leitstelle hatte bereits im Krankenhaus angerufen und den Rücktransport angekündigt.

»Was wollt ihr denn mit der Frau wieder hier?«, wollte sie wissen. Die interne Diskussion im Krankenhaus hatte ergeben, dass Frau Binklein als Rücktransport von zu Hause zunächst in der Notaufnahme aufzunehmen sei. Dies bedeutete für Schwester Michaela Arbeit. Arbeit und Schwester Michaela vertrugen sich nicht gut, sodass sie vordergründig nachvollziehbar schlechte Laune hatte. Wir berichteten von der Situation vor Ort, dem kalten und feuchten Wohnzimmer und dem schmutzigen Pflegebett. Doch auch dies stimmte Schwester Michaela nicht weniger milde. Sie rief den aufnehmenden Arzt hinzu.

Es ging in der darauffolgenden Diskussion in erster Linie um Kompetenzgerangel. Man vermittelte uns das Gefühl, dass die Entscheidung ja menschlich irgendwie richtig war, wir aber wahrscheinlich total übertreiben würden und es so schlimm sicher nicht in der Wohnung gewesen sei. Diese Argumentation wurde kurz nach dem Umlagern von Frau Binklein auf die Untersuchungsliege im Krankenhaus dadurch befeuert, dass ihr Sohn, Herbert, wutschnaubend in die Notaufnahme kam. Als er wissen wollte, was passiert war und warum niemand vor Ort gewesen sei, wo er doch schon den weiten Weg zu seiner Mutter nach Hause auf sich genommen habe, verwies Schwester Michaela mit süffisantem Grinsen an uns. Nun wurden wir Ziel der Wortschwalle von Herrn Binklein. Er äußerte, dass er einen Zettel aufgehängt habe und er »nur ganz kurz noch was einkaufen« war. Dies sei der Grund, warum wir ihn nicht angetroffen hätten.

Nachdem wir unsererseits äußerten, dass zwischen dem Eintreffen von uns bei Frau Binklein und der erneuten Abfahrt mit ihr fast 20 Minuten Zeit verstrichen waren und es sich damit nicht um ein »nur ganz kurz noch« handeln könne, ebbten seine Worte ab. Wir erklärten dann weiterhin, dass die Wohnung eiskalt gewesen sei und wir seine Mutter nicht guten Gewissens in ein kaltes und feuchtes Pflegebett legen konnten, gerade mit dem Hintergrund, dass sie soeben eine schwere Lungenentzündung durchgemacht habe. Herr Binklein zeigte sich scheinbar verständnisvoll, rollte jedoch in Momenten, in denen er sich unbeobachtet fühlte, die Augen.

Unser Melder klingelte und wir verabschiedeten uns. Es folgten empörte Aussagen, warum wir Frau Binklein nicht direkt wieder mitnehmen würden. Wir verwiesen auf die Leitstelle und verließen achselzuckend die Notaufnahme. Am Funk wies uns die Leitstelle in aller Deutlichkeit darauf hin, dass sie zwar ebenfalls Verständnis für die Situation habe, wir aber nun langsam mal auch an die anderen Transporte denken sollten. So vollzogen wir zunächst zwei Heimfahrten von der städtischen Dialyse aus und nahmen uns unsere Mittagspause, sodass wir insgesamt knapp zwei Stunden später wieder die Notaufnahme aufsuchten und Frau Binklein abermals auf unsere Trage hoben. Ihr Sohn war kurz zuvor in Richtung seines Elternhauses gefahren und hatte zugesichert, das Pflegebett frisch zu beziehen.

Als wir am Haus der Patientin eintrafen und das Erdgeschoss betraten, bot sich uns ein anderes Bild. Die Wohnung war bedeutend wärmer, das Thermometer auf dem Sekretär zeigte nun 20°C an. Das Pflegebett wirkte sauber und frisch bezogen. Als wir Frau Binklein hineinlegten, war von dem klammen Gefühl des Betts nichts mehr zu spüren. Ihr Sohn verabschiedete uns mit leisem, gutturalem Murren.

Alle waren sauer. Die Leitstelle, die Schwester und der Arzt im Krankenhaus und auch der Sohn der Patientin. Nur Frau Binklein nicht. Nachdem ich sie ins Bett gelegt hatte, griff sie zielgerichtet meine Hand und drückte sie sacht. Dabei sah sie mich direkt an und lächelte mir zu.

Fazit des Tages:
»Die Würde des Menschen ist unantastbar.«
Artikel 1, Absatz 1, Satz 1 des deutschen Grundgesetzes!

Intensivstation

Der Herzmuskel wird über ein autonomes elektrisches System angetrieben. Ein kleiner Bereich erzeugt selbstständig einen Stromimpuls, der eine Kontraktion des Muskels auslöst. Dieser Mechanismus läuft, solange Sauerstoff und Zucker da sind, quasi endlos weiter.
Das gesunde Herz folgt einem festen Rhythmus, die elektrische Erregung einer mehr oder weniger gerichteten Bahn. Diese beginnt im Bereich der Herzbasis am Sinusknoten, die sich »oben« befindet und setzt sich mittig über die Herzscheidewand bis zur Herzspitze (»unten«) fort, um von dort aus über den gesamten Muskel wieder nach »oben« zur Basis zu fließen. Dies gestattet dann eine gerichtete Kontraktion des Herzens und garantiert die Pumpfunktion, sodass das Blut weitertransportiert wird.
Nun gibt es aber Zustände, bei denen die Erregung des Herzens eben nicht gerichtet verläuft, sondern kreist. Das bedeutet, dass der Impuls nicht an einer Stelle beginnt, den Weg bis zum Ende nimmt und dann aufhört, sondern dass sich Zellen gegenseitig beeinflussen und damit eine Art »Kreisbahn der Erregung« vorliegt. Dann ist eine zielgerichtete Erregung der Muskelzellen nicht mehr möglich, und das Herz führt keine koordinierte Pumpbewegung mehr durch. Der folgenreichste Zustand einer kreisenden Erregung ist das Kammerflimmern. Es entspricht funktionell einem Herz-Kreislauf-Stillstand, bei dem kein Blut mehr gepumpt wird. Dieser Zustand muss so schnell wie möglich unterbrochen werden. Dies geschieht ebenfalls mit einem Stromimpuls. Je länger der Zustand anhält, desto mehr Impuls braucht man. In den ersten Sekunden reicht mitunter ein harter Schlag auf den Brustkorb. Dieser löst einen Reiz von wenigen Joule aus, der jedoch genügen kann, das Herz wieder in einen Rhythmus zu bringen. Reicht er nicht aus, so defibrilliert man.

Ich war relativ frisch von meinem Rettungssanitätergrundkurs wieder zurück in heimischen Landen, als ich meinen ersten Tag auf der Intensivstation in einem kleineren Krankenhaus unseres Kreises begann. Die Intensivstation war unumstritten klein, und der Arbeitsaufwand hielt sich in

Grenzen. Aber das Patienten-Pflege-Verhältnis lag bei 2:1, und ein Arzt war dauerhaft anwesend. Ich lernte viel und hatte doch insgesamt wenig zu tun.

Der junge Mann, der mir damals alt vorkam und mit Mitte dreißig jünger war als ich heute, lag bereits seit dem frühen Morgen im Intensivbett, als ich zum Spätdienst gegen 14 Uhr erschien. In der Übergabe erfuhr ich, dass er am Morgen über Palpitationen, also über wahrnehmbares Herzklopfen geklagt hatte. In der Notaufnahme war das EKG sehr auffällig, sodass man entschied, den Patienten zunächst zur Sicherheit mit entsprechender Überwachung auf die Intensivstation aufzunehmen.

Seit dem Beginn der Überwachung am frühen Morgen hatten sich im EKG jedoch keinerlei Auffälligkeiten mehr gezeigt, und man überlegte, den Patienten wieder auf die Normalstation zu verlegen. Da ansonsten wenig zu tun war, unterhielt ich mich einige Zeit mit Stefan Wisser und erfuhr, dass er frisch verheiratet und aktuell großem Stress auf der Arbeit ausgesetzt war. Er erzählte mir, dass seine Frau ihn im Lauf des Nachmittags besuchen wollte. Als es dann etwas später an der Tür zur Intensivstation klingelte und ich die Tür öffnete, stand eine junge, attraktive Frau vor mir, die mich mit großen, ängstlichen Augen anschaute und darum bat, Herrn Wisser besuchen zu dürfen. Nach kurzer Rücksprache mit den Kollegen der Pflege führte ich sie in einen Vorraum, in dem sie sich einen frischen Kittel überzog. Gemeinsam gingen wir den kleinen Flur auf direktem Weg ins Zimmer ihres Mannes.

Er blickte auf, sah sie, und keine Sekunde später gab der EKG-Monitor an seinem Bett Alarm. Den Alarm hatte ich noch nie gehört, doch sah ich auf dem Monitor das unverkennbare Bild eines Kammerflimmerns. Das Gerät hatte die lebensbedrohliche Herzrhythmusstörung detektiert, noch bevor Stefan Wisser merkte, dass sein Leben im Prinzip zu Ende war. Kammerflimmern bedeutet funktioneller Herzstillstand. Keine Pumpfunktion. Keine Durchblutung des Gehirns mehr. Herr Wisser würde ohne Therapie in den nächsten Sekunden bewusstlos werden. Sein Hirn würde zunehmend Schaden nehmen, bis er nach einem fließenden Zeitraum von einigen Minuten hirntot wäre.

Dies wusste Schwester Sabine zu verhindern. Aus einem Reflex heraus schlug sie mit voller Kraft und geballter Faust auf den Brustkorb von Stefan Wisser. Dieser Schlag, der sogenannte »präkordiale Faustschlag«, erzeugte im Brustkorb eine feine Energie und reichte tatsächlich aus, um die völlig chaotische Reizleitung im Herzmuskel zu terminieren und den Sinusknoten wieder einen anständigen Rhythmus beginnen zu lassen.

Für gewöhnlich kann ein Kammerflimmern nur durch eine Defibrillation durchbrochen werden. Dies geschieht aktuell mit einem biphasischen Strom von 200 Joule Energie. Das lässt den ganzen Körper des Patienten zusammenzucken, weil alle Muskelzellen auf den Stromimpuls mit einer Kontraktion reagieren. Zumeist durchbricht man in der Notfallmedizin eine lebensbedrohliche Herzrhythmusstörung mit dieser Methode, weil man per se nur selten den Beginn der Problematik miterlebt und der Patient außerdem auch nur selten an einen EKG-Monitor angeschlossen ist. Kammerflimmern ohne EKG sieht man nicht.

Im Fall von Herrn Wisser gab es die Situation auf der Intensivstation her, denn Schwester Sabine stand unmittelbar neben dem Patienten und wollte gerade ein wenig Blut abnehmen. Herr Wisser wusste gar nicht, wie ihm geschah, als ihm in der Freude seine Frau zu sehen, plötzlich eine zierliche Krankenschwester mit voller Wucht ihre Faust auf seinen Brustkorb donnerte. Frau Wisser wurde zunächst wieder hinausgeschickt, und die Überwachungszeit von Herrn Wisser auf der Intensivstation verlängerte sich. Er erhielt Medikamente, die das Herz stabilisierten und ein weiteres Kammerflimmern zu vermeiden wussten. Er wurde am gleichen Tag noch in ein großes universitäres Herzzentrum verlegt.

Im Team wurde die Situation heiß diskutiert. Schlug nun das Herz von Herrn Wisser besonders intensiv für seine Frau, sodass es völlig außer Rand und Band geriet, als er sie sah, oder war es vielleicht der »böse« Teil seines Körpers, der sein Herz bat stehenzubleiben, als sie den Raum betreten wollte. Die erste, wesentlich romantischere Option wurde von allen präferiert.

--

Frau Rellberg war eine feine Dame in der Mitte der achten Lebensdekade. Sie lag auf der Intensivstation, weil sie ein schwaches Herz und mehr Flüssigkeit in den Beinen hatte als man auf einer Normalstation behandeln konnte. Eigentlich ging es ihr ganz gut, und sie beklagte sich nicht selten über die »furchtbaren Zustände« auf der Intensivstation.

Neben Frau Rellberg lag, durch einen Paravent optisch voneinander getrennt, Herr Gimpel. Auf einer Intensivstation gibt es keine Geschlechtertrennung. Herr Gimpel wurde auf der Intensivstation überwacht, weil er Herzrhythmusstörungen hatte. Herr Gimpel war das genaue Gegenteil von Frau Rellberg. Sie war alt, klein, eine sehr zarte Frau. Er war annähernd zwei Meter groß, wog 120 Kilogramm und bestand in erster Linie aus Muskeln. Herr Gimpel hatte während der Aufnahme zugegeben, in den letzten Jahren zur Optimierung seiner Körperstatur (»Bodybuilding«) reichlich anabole Substanzen zu sich genommen zu haben. Diese haben mitunter eine Wirkung auf das Herz. Im Fall von Herrn Gimpel beklagte er Herzstolpern. An diesem Tag waren seine Beschwerden so stark und das EKG so auffällig gewesen, dass man entschieden hatte, ihn intensivmedizinisch zu überwachen.

Es war meine zweite Woche, und ich war ins Team trotz meines Praktikantenstatus gut integriert. Nach anfänglich einfachen Arbeiten wurden mir zunehmend wichtigere Tätigkeiten überantwortet. Man kontrollierte das, was ich tat, gewissenhaft und stellte fest, dass ich ebenfalls sehr gewissenhaft alles umsetzte.

Im Rahmen der Therapie von Herrn Gimpel sollte dieser zum Ausschwemmen von Flüssigkeit ein Medikament namens Furosemid erhalten. Dies sorgt (einfach gesagt) dafür, dass die Nieren mehr Urin produzieren und somit überschüssiges Wasser aus dem Körper transportiert wird. »Forcierte Diurese« nennt sich das. Der diensthabende Arzt injizierte die Spritze mit dem Inhalt von zwei Ampullen der klaren Flüssigkeit, also insgesamt 40 Milligramm Furosemid. Es war zu erwarten, dass Herr Gimpel nach kurzer Zeit einen deutlichen Harndrang bemerken würde.

Herr Gimpel äußerte etwa 30 Sekunden nach der Gabe des Medikaments, dass ihm »ganz komisch« sei. Der sofortige Blick des Arztes auf den EKG-Monitor zeigte ein normales EKG und keinesfalls die Herzrhythmusstörungen, unter denen Herr Gimpel litt. Es wurde hektisch, als Herr Gimpel zunehmend das Bewusstsein verlor und auf eine laute Ansprache sowie manuelle Reize nicht mehr reagierte. Erschwerend kam hinzu, dass Herr Gimpel die Atmung einstellte. Man griff nach dem Beatmungsbeutel und begann seine erlahmte Atmung zu unterstützen.

Nur knapp rutschte Herr Gimpel an einer Intubation vorbei, denn nach wenigen Augenblicken setzte seine Eigenatmung wieder ein. Er reagierte jetzt auch wieder auf äußere Reize, schlief jedoch tief und fest. Man entschied, dass die Schutzreflexe ausreichend genug waren, um eine Intubation zu umgehen. Der Dienstarzt begann nach kurzer Zeit mit der Pflege sowie seinem Oberarzt zu diskutieren, was der Hintergrund dieses Ereignisses war. In der Medikamenten-Fachinformation war viel zu finden, jedoch war eine Vigilanzminderung, wie man eine Reduktion des Wachheitsgrads auch nennt, nirgendwo beschrieben. Auch ein Anruf beim Hersteller erklärte in keiner Weise die Reaktion von Herrn Gimpel. Man diskutierte eine Ohnmacht durch Blutdruckabfall, jedoch hatte Herr Gimpel einen guten Blutdruck und schlief trotzdem weiter. Eine Allergie konnte ebenso ausgeschlossen werden. Die Situation blieb mysteriös.

Zwei Stunden nach dem Zwischenfall kam Gerald, der pflegerische Leiter der Intensivstation, auf mich zu und bat mich zu einem Gespräch. Mein Magen verkrampfte sich, als er mich fragte, ob ich das Medikament gewissenhaft aufgezogen hätte. Selbstverständlich hatte ich gewissenhaft gearbeitet. Ich hatte zwei Ampullen des Medikaments mit jeweils 2 Milliliter in eine Spritze aufgezogen. Es gab eine Arbeitsfläche für die Zubereitung von Medikamenten und Infusionen. In großen, ausziehbaren Schränken wurden die Medikamente gelagert. Die Ampullen wurden in ihren Packungen aufbewahrt, sodass man nur die richtige Packung herausnehmen musste. Gerald ging mit mir zum Medikamentenschrank und zeigte mir die betreffenden Packungen Furosemid. Diese waren farblich weiß und dunkelblau gehalten. Er zeigte mir die vorhandenen zwei Packungen, die beide noch verschlossen und versiegelt waren. Aus diesen Packungen konnte keine Ampulle aufgezogen worden sein.

Meine Atmung beschleunigte sich, das Gefühl in meiner Magengrube verstärkte sich, und mein Herz schlug, als wäre ich 400 Meter gerannt, als Gerald von der Packung im Fach »F« wie Furosemid wenige Zentimeter nach oben zum Fach »D« griff und dort eine Packung mit der Aufschrift Diazepam herausholte. In dieser fehlten drei Ampullen. Gerald sagte mir, dass er heute früh die Medikamentenbestellung vorgenommen hätte und zu diesem Zeitpunkt nur eine Ampulle gefehlt habe. Die Packungsfarbe des Diazepams war weiß und hellblau gehalten. Gleicher Hersteller. Gleiches Design. Nur eine Nuance in der Farbgebung unterschiedlich. Sicherlich mit dem Aufdruck des anderen Wirkstoffs, aber für einen schnellen, unaufmerksamen Blick einfach zu verwechseln. Ich war zu schnell und zu unaufmerksam gewesen.

Diazepam ist ein Benzodiazepin, einfach ausgedrückt, ein starkes Beruhigungsmittel. Von allen Benzodiazepinen hat Diazepam oder »Valium«, einem der Handelsnamen der Substanz, eine der längsten Wirkdauern. Die sogenannte Halbwertzeit, also die Zeit, nach der die Hälfte des Medikaments abgebaut ist, liegt bei etwa 30 (Menschen mittleren Alters) bis 80 (Menschen höheren Alters) Stunden. Herr Gimpel hatte zwei Ampullen Diazepam, also 20 Milligramm erhalten.

Gerald nahm mich erneut beiseite und sagte zu mir, dass das unter uns bleiben solle. Er würde mit dem diensthabenden Arzt sprechen und ihm sagen, was los gewesen sei, damit die Welle nicht noch größer gemacht würde als nötig. Er wusste, dass ich als Praktikant unter seiner Aufsicht stand. Ich hatte einen Fehler gemacht, doch lag es in seiner Verantwortung, meine Handlungen zu kontrollieren.

Ich war an diesem Nachmittag nicht mehr in der Lage, noch einen klaren Gedanken zu fassen. Nicht nur, dass ich in meiner grenzenlosen jugendlichen Unantastbarkeit des »Ich-kann-alles-und-bin-der-tollste-Hecht-im-ganzen-See« innerlich versagt hatte. Ich hatte auch das Vertrauen, was man in mich gesetzt hatte, enttäuscht. Viel schlimmer, ich hatte durch meine Unaufmerksamkeit, durch meinen Flüchtigkeitsfehler, durch einen kurzen Moment der Gedankenlosigkeit fast einen Menschen getötet. Mit diesem Gedanken ging ich nach Hause, parkte das Auto in der Garage und erinnerte mich nicht mehr, wie ich heimgefahren war. Es gibt wenige Ereignisse in meinem Leben, die sich so sehr eingebrannt haben wie dieses Gefühl.

Es ging mir durch den Kopf, dass die Tatsache, dass Herr Gimpel überlebt hatte, mehr oder weniger an seiner Konstitution lag. Jung, eigentlich gesund, groß, kräftig. Mir fiel ein, dass auch Frau Rellberg im Laufe ihres Aufenthalts mehrfach Furosemid erhalten hatte. Wäre die Spritze für sie gewesen, so hätte sie die Überdosierung möglicherweise wirklich nicht überlebt. Wenn man die Ursache gewusst hätte, hätte man mit einem Gegenmittel helfen können. Jedoch blieb die Ursache für Herrn Gimpels Zustand offiziell unklar.

Herr Gimpel schlief zwei Tage durch und brauchte weitere drei Tage, um wieder auf den Dampfer zu kommen. Aus einer geplanten 24-stündigen Überwachung wurde ein Intensivstationsaufenthalt von fast einer Woche. Man diskutierte noch einige Tage über die Situation und den Zwischenfall und konnte sich abschließend keinen Reim auf die Nebenwirkung machen. Warum der Arzt, der letztlich erfuhr, dass Herr Gimpel eine andere Substanz als Furosemid erhalten hatte, nicht mit dem Gegenmittel gearbeitet hatte, ist mir bis heute unklar.

Für mich hatte und hat dieses Ereignis eine nachhaltige Auswirkung auf meine Tätigkeit. Ab diesem Tag gewöhnte ich mir an, dem Notarzt die Ampulle zu zeigen, wenn ich ein Medikament aufgezogen hatte. Die meisten Notärzte winkten immer ab und wollten damit Vertrauen beweisen. Ich bestand jedoch jederzeit darauf, dass der Notarzt einen Blick auf die Ampulle warf. Erst dann wurde sie von mir entsorgt.

Seitdem ich selbst Notarzt bin, gebe ich kaum ein Medikament, wenn ich nicht selbst die Ampulle, aus der das Medikament aufgezogen wurde, gesehen habe, und es gibt nur wenige Kollegen im Rettungsdienst, denen ich so vertraue, dass ich die Ampulle nicht zwingend sehen will. Aber Nachlässigkeit ist gefährlich, und selbst der vertrauenswürdigste und konzentrierteste Kollege kann mal einen Fehler machen. Wir sind alle nur Menschen.

Fazit des Tages:
Konzentriertes und gewissenhaftes Arbeiten kann Leben retten!

Treppensturz

Jede dritte Frau in Deutschland ist mindestens einmal in ihrem Leben von physischer und/oder sexualisierter Gewalt betroffen. Etwa jede vierte Frau wird mindestens einmal Opfer körperlicher oder sexueller Gewalt durch ihren aktuellen oder früheren Partner. Betroffen sind Frauen aller sozialen Schichten. 2018 wurden insgesamt 140.755 Menschen Opfer von Partnerschaftsgewalt. 114.393 (~81,3%) der Opfer waren weiblich. Die der Kriminalstatistik entnommenen Zahlen zeigen die bekannten Fälle von Partnerschaftsgewalt – das sogenannte Hellfeld.

Wie hoch die Dunkelziffer, also die Anzahl der nicht gemeldeten, nicht bekannten Gewalttaten innerhalb einer Beziehung ist, weiß niemand.

(Quelle: Bundesministerium für Familie, Senioren, Frauen und Jugend)

Silke saß auf dem Sofa vor uns. Ihr Freund Ronny hatte uns die Tür geöffnet und uns ins Wohnzimmer geführt. Sie sah elend aus. Sie hatte ein großflächiges Hämatom im Gesicht und am rechten Arm. Es fand sich eine kleinere Verletzung am linken Mundwinkel, an der noch getrocknetes Blut klebte. Ihre Nase war geschwollen. Es war bereits das zweite Mal, dass wir in diesem Monat zu Silke und ihrem Freund gefahren waren.

»Ich bin auf der Treppe ausgerutscht«, sagte sie mit leisen Worten und lächelte mich dann etwas gequält an. »Ich bin eben ein wenig tollpatschig«, fügte sie hinzu.

Damals hatte ich keine Ahnung von Rechtsmedizin. Ich hatte auch keine Ahnung von so etwas wie »Plausibilität von Verletzungen« oder »Verletzungsmechanismen«. Hätte ich das gehabt, wäre mir direkt klar gewesen, dass man sich diese Verletzungen nur sehr unwahrscheinlich bei einem Sturz zuziehen konnte. Aber ich war zu jung und zu naiv, um das zu realisieren. Ich tastete Silkes Gesicht vorsichtig ab und sagte, dass wir wieder ins Krankenhaus fahren müssten – wie beim letzten Mal vor einigen Wochen.

Damals berichtete Silke, dass sie im Bad auf einer Wasserpfütze ausgerutscht und mit dem Kopf gegen die Wand geprallt sei. Dass die Verletzung, die deutlich oberhalb der Hutkrempenlinie nur sehr unwahrscheinlich von einem Sturz, sondern eher von einem Schlag kommen konnte, wusste ich damals noch viel weniger. Im ersten Fall nahmen wir Silke mit ins Krankenhaus, wo ihre Platzwunde versorgt und sie für eine 24-stündige Überwachung aufgenommen wurde.

Heute nun empfahl ich abermals die Vorstellung und Versorgung der Verletzungen im Krankenhaus. Sie zuckte mit den Schultern.

»Wenn es denn unbedingt sein muss?!« Im Nachhinein weiß ich ihren verzweifelten, fast flehenden Blick richtig zu deuten. Sie wünschte sich nichts mehr als dass wir sie von Ronny weg und ins Krankenhaus bringen würden.

»Soll ich ein paar Sachen packen?«, fragte sie.

»Och, ich glaube nicht, dass Sie im Krankenhaus bleiben müssen«, behauptete ich.

»Ach, ich packe vielleicht doch eine kleine Tasche, man weiß ja nie.«

Ronny wirkte auf mich damals irgendwie sorgenvoll und gleichzeitig ein wenig grob. Als Silke im Schlafzimmer verschwunden war, wandte er sich an uns.

»Die ist manchmal echt doof. Ich weiß auch nicht, warum sie so ungeschickt ist.«

Ich fand es seltsam, so über seine Partnerin zu reden, wusste aber auch nicht, was ich darauf antworten sollte, so brummte ich nur halbgar zustimmend. Silke kam aus dem Schlafzimmer, lächelte ein wenig gequält und fragte: »Können wir dann?«

Ronny nahm seine Freundin kurz in den Arm. Sie hatte aufgrund der deutlich unterschiedlichen Körpergrößen keine Chance über seine Schulter zu blicken, sodass ich ihr Gesicht in dem Augenblick nicht sehen konnte. Er sprach ein paar leise Worte, die ich nicht verstand. Seinen letzten Satz jedoch hörte ich genau.

»Mein Baby macht keinen Quatsch, wenn sie weg ist, oder?« In seiner Stimme schwang etwas Drohendes. Silke schüttelte den Kopf.

Wir begleiteten sie nach unten. Auf halber Strecke blieb sie kurz stehen und deutete auf eine Stelle am Boden.

»Da bin ich ausgerutscht«, sagte sie und sah uns an. Sie wirkte, als müsse sie unterstreichen, dass es den Ort des Unfalls wirklich gab. Wir gingen den Rest des Wegs bis zum Krankenwagen, wo ich sie auf dem Patientenstuhl anschnallte. Silke blickte ins Leere. Ich fixierte ihre Augen für einen Moment. Natürlich konnte ich nicht lesen, was dahinter vorging.

Silke wuchs – wie man so sagt – »in schwierigen Verhältnissen« auf. Vater und Mutter waren sehr jung, als Silke zur Welt kam. Der Vater blieb bei der Mutter, weniger aus Pflichtgefühl, sondern weil es keine Bessere gab. Als Baby kümmerte sich Silkes Oma, die kaum 40 Jahre alt war, um sie. Sie übernahm alle Aufgaben, für die ihre Mutter zwar das Alter hatte, jedoch nicht die geistige Reife. Wenn Silke bei ihren Eltern war, wurde sie oft vernachlässigt. Mutter und Vater hatten mehr Interesse an Alkohol, Zigaretten, Marihuana und Videospielen.

Silke aber biss sich durch. Sie merkte schnell, wie man Problemen aus dem Weg ging. Sie wurde ein sehr ruhiges Kind. Im Kindergarten fiel das nicht nennenswert auf. Sie war angepasst und schwamm mit dem Strom. Vor allem zu Hause entging sie so vielen körperlichen Bestrafungen. Silke verstand schnell, dass sie ihre Lebensumstände kaum selbst beeinflussen konnte. 1967 wurde dieser Umstand von den amerikanischen Psychologen Seligman und Maier als »Erlernte Hilflosigkeit« definiert. Teil dieser Theorie ist, dass die Menschen hierbei auch der Überzeugung sind, dass sie selbst für diesen Zustand verantwortlich sind. Auch Silke fühlte sich schuldig.

Als Silkes Oma mit Mitte 40 plötzlich an einem Herzinfarkt starb, brach für sie eine Welt zusammen. Ihre Eltern, mit Anfang 20 kaum in der Lage für sich selbst zu sorgen, hatten das Kind nun »am Hals«. Silke wurde früh selbstständig und lernte sich selbst das Essen zuzubereiten, sich Frühstück für die Schule zu machen, während die Eltern noch schliefen. Die Zustände fielen tatsächlich niemandem auf, weil Silke auch in der Schule nicht den Eindruck machte, unterversorgt oder gar verwahrlost zu sein. Die Mutter schaffte es mehr oder weniger zuverlässig zu den kinderärztlichen Untersuchungen und zu den Elternsprechtagen. Man munkelte hinter vorgehaltener Hand, dass die Eltern »asozial« seien, aber so richtige Anhaltspunkte dafür gab es nicht. Die nach außen präsentierte Fassade war exzellent.

Silkes Vater hatte sie bereits in der Kindheit oft geschlagen. In der Jugend, als sie vermeintlich einen eigenen Willen bekam, wurde das mehr. Ihre Psyche war bereits derart verbogen, dass sie nach einer neuerlichen Tracht Prügel mit ihren 14 Jahren auf ihrem Bett saß und dachte: *»Wenigstens missbraucht er mich nicht.«* In einem Buch hatte sie von einem Mädchen gelesen, die das erleben musste. Sie war ehrlich dankbar, dass ihr wenigstens das erspart blieb.

Als ihr Vater kurz vor ihrem 15. Geburtstag bei einem Autounfall ums Leben kam, änderte sich einiges – wenngleich nicht alles zum Guten. Ihre Mutter begann exzessiv zu trinken und war nicht mehr in der Lage ein normales Leben zu führen. Sie trank derart intensiv, dass sie Silkes Vater kaum eineinhalb Jahre später ins Grab folgte. Silke war nun allein. Das Jugendamt kümmerte sich die wenigen Monate bis zur Volljährigkeit um sie. Man könnte fast sagen, dass ihr Leben damals aufwärts ging. Sie schloss die Realschule mit guten

Noten ab und begann eine Ausbildung als Versicherungsfachangestellte.

Während dieser Zeit lernte sie ihren ersten Freund, Sascha, kennen. Er war ein lieber Kerl. Sie war ganz überrascht, dass Männer so sein konnten. Er schrieb ihr Liebesbriefe und brachte Blumen mit. Er hatte eine gewählte Sprache und war gebildet. Silke war schwer verliebt, und ihre erste gemeinsame Nacht hätte sie sich nicht schöner vorstellen können. Sie war im siebten Himmel und genoss die Wochen mit ihrem Traummann. Sie trafen sich immer bei ihr, weil Sascha sagte, dass er zu Hause noch in seinem Kinderzimmer wohnen würde und seine Eltern ein wenig seltsam seien.

Eines Tages stand Saschas Vater vor ihrer Wohnung. Sie kannte ihn von Bildern. Sie ließ ihn herein. Das Angebot, auf der Couch Platz zu nehmen, lehnte er mit angewidertem Blick ab. Er kam direkt zu Sache und untersagte ihr den weiteren Kontakt zu Sascha. Er war Geschäftsmann und wusste, wie man verhandelte. Als er fertig war, hatte Silke tatsächlich den Eindruck, dass sie es nicht wert sei, dass Sascha seine vielen Vorteile und guten Eigenschaften an sie verschwendete. An sie, die aus »asozialen« Verhältnissen stammte. An sie, deren Vater sich mit seiner »tiefergelegten Asi-Prollschleuder« ins Jenseits befördert hatte. An sie, deren Mutter sich totgesoffen hatte. All das hatte Saschas Vater ihr noch einmal vor Augen geführt.

Als er ging, weinte Silke bitterlich. Sie zog ihre Konsequenzen und brach den Kontakt zu Sascha ab. Sascha, der noch viel deutlicher von seinem Vater ins Gebet genommen worden war, meldete sich nie wieder bei ihr. Sie fiel in ein tiefes Loch, das ihren Kollegen auf der Arbeit nicht verborgen blieb. Zwei Kolleginnen konnten das Trauerspiel nicht mehr mit ansehen und begannen sie auf ihren »Mädelstouren« mitzunehmen. Silke blühte dabei wieder auf. Sie beruhigte ihre Psyche damit, dass es sicher ihre eigene Schuld gewesen war, dass es mit Sascha nicht geklappt hatte. Dass es ja ganz klar war, dass er und sie keine Chance hatten. Er, der Junge aus gutem Haus, und sie, die »kleine Schlampe aus asozialen Verhältnissen«, wie sein Vater ihr gesagt hatte. Erlernte Hilflosigkeit.

Es war an einem warmen Sommerabend, als Silke mit ihren beiden Arbeitskolleginnen in einem Biergarten saß und Ronny zum ersten Mal sah. Er saß in einer Gruppe von Jungs ein paar Tische weiter, fixierte sie mit seinen stahlblauen Augen und sah sie durchdringend an. Sie verlor sich in seinem Blick. Als er sie anlächelte und ihr zuzwinkerte, war Silke verliebt. Bereits an diesem Abend verabschiedeten sie sich mit einem Kuss, und sie war blind vor Liebe. Die Worte seiner Kumpels »Alter, was is´n mit deiner Freundin?« hatte sie nicht gehört oder nicht hören wollen. Es begann eine Beziehung, bei der Silke nicht wusste, dass Ronny über das erste halbe Jahr hinweg zwei Freundinnen »besaß«. Beide wussten nichts voneinander. Ronny schaute sich die Sache über sechs Monate hinweg gemütlich an und entschied, dass Silke die bessere Wahl war. Wenige Wochen später zog er bei ihr ein. Silke war begeistert. Mit der Entscheidung, ihn bei sich wohnen zu lassen, stieß sie jedoch das Tor zu ihrer eigenen persönlichen Hölle auf.

Als wir im Krankenhaus angekommen waren und sie in den Behandlungsraum brachten, kam eine junge Ärztin auf Silke zu.

»Was ist Ihnen denn passiert?«, wollte sie wissen.

»Treppensturz«, sagte ich in den Raum hinein. Die Ärztin sah mich an.

»Hat sie euch das erzählt?« Die Ärztin deutete auf Silke.

»Ja, und ihr Freund.«

Die Ärztin blickte während der kurzen Konversation mit zweifelndem Blick auf Silke. Diese hatte den Kopf gesenkt. Sie ging dann wortlos an den Computer und tippte ein paar Daten ein.

»Sie waren vor etwa sechs Wochen schon mal bei uns?« Es war eine Frage, klang aber mehr nach einer Aussage. »Damals war es eine Kopfplatzwunde mit Gehirnerschütterung.«
Es entstand eine Pause mit einer fast greifbaren Stille im Raum. Etwas gelangweilt wartete ich eigentlich nur darauf, dass die Ärztin uns den Transportschein unterschrieb, damit wir wieder gehen konnten. Ich glaube heute, dass die Ärztin mich damals gar nicht richtig wahrnahm, denn sie begann auf Silke einzureden.

»Wie lange verprügelt sie Ihr Freund eigentlich schon?« Die Frage stand im Raum, und ich spürte, wie die Worte in mich drangen wie ein heißes Messer in Butter. Ich spürte eine leichte Reaktion in meiner Magengrube und dachte mir: *»Das hat sie doch jetzt nicht wirklich gefragt. Wieso denn verprügeln?«*
Silke blickte die Ärztin plötzlich an. Sie hatte Tränen in den Augen.

»Ich kann Ihnen nur helfen, wenn Sie sich helfen lassen wollen. Ich kann Ihnen Kontaktdaten von Frauenhäusern geben, kann die Polizei einschalten. Aber Sie müssen es mir gestatten. Von mir aus darf ich es nicht.«
Tief geschockt stand ich noch im Raum und versuchte das Gehörte zu verarbeiten. Die Ärztin drehte sich in meine Richtung und machte einen Laut der Erkenntnis, als sie mich bewusst wahrnahm. Sie ging zurück zum Schreibtisch, füllte einen Transportschein aus und drückte ihn mir in die Hand.
»Bis demnächst«, sagte sie. Damit war ich quasi entlassen und verließ den Behandlungsraum. Mit meinen Gedanken allein, ging ich zurück zum Krankenwagen.

Zwei Monate später wurden wir erneut zu Silkes und Ronnys Wohnung gerufen. Diesmal war die Polizei mit alarmiert, weil Ronny in angetrunkenem Zustand angerufen hatte und nicht ganz klar war, was den Rettungsdienst vor Ort erwartete. Als wir in die Wohnung kamen, war Ronny tatsächlich deutlich angetrunken, ohne offenkundig volltrunken zu sein. Silke saß wieder auf der Couch und hielt sich einen Eisbeutel ins Gesicht. Die Kollegen der Polizei nahmen Ronny mit in die Küche, wo sie ihn befragten. Wir kümmerten uns um Silke. Als sie den Eisbeutel wegnahm, blickte ich in ein zugeschwollenes Gesicht. Ihre Oberlippe war aufgesprungen, die Nase hatte geblutet. Ihr linkes Auge war fast gänzlich zugeschwollen, das rechte blutunterlaufen.

»Gestürzt?«, fragte ich. Silke nickte. Als ich sie untersuchte, spürte ich, dass ihr Nasenbein gebrochen war.

Einer der Kollegen der Polizei kam aus der Küche. Er fragte Silke, was passiert sei.

»Auf der Treppe gestürzt«, sagte Silke leise. Der Polizist sah sie durchdringend an. Sie hielt seinem Blick kaum eine Sekunde stand.

»Alles klar«, sagte der Polizist und wandte sich mir zu. »Nehmt ihr sie mit?«

»Sicher«, antwortete ich. »Die Verletzungen müssen untersucht und behandelt werden.«

»Okay, wir werden ihren Freund mit auf die Wache nehmen. Ich weiß ja nicht, was hier passiert ist, aber ich äußere den Verdacht auf häusliche Gewalt. Wir nehmen ihn mit und nehmen den Fall mal auf. Vielleicht machen wir auch eine Alkoholbestimmung. Mal sehen, was uns so einfällt.« Er machte eine kurze Pause. »Wollen Sie Anzeige erstatten?«, versuchte er es. Silke hob ihren Kopf und blickte ihn aus dem nicht zugeschwollenen Auge fest an.

»Wieso? Weil ich auf der Treppe gestürzt bin?«

Als der Polizist wieder in die Küche gehen wollte, bat ich ihn kurz, zwei Worte vor der Wohnung mit ihm wechseln zu dürfen. Wir gingen raus, und ich brach ein ehernes Gesetz. Ich verstieß gegen die Schweigepflicht. Ich fühlte mich nicht gut dabei. Aber wirklich schlecht auch nicht.

»Das ist nicht das erste Mal, dass sie«, ich betonte die nächsten Worte sehr deutlich »auf der Treppe gestürzt ist.«

»Das dachte ich mir«, sagte der Polizist nur kurz angebunden. »Wir nehmen ihn mit.« Wir betraten erneut die Wohnung. Der Beamte ging zu seinem Kollegen und Ronny in die Küche, ich zu Silke und meinem Kollegen Peter. Er hatte bereits ein paar Verbände angelegt. Als wir soweit fertig waren, führten wir Silke langsam nach unten.

Beim Rausgehen sah ich, wie sich der Kollege der Polizei, der mit Ronny in der Küche geblieben war, ein paar schwere Lederhandschuhe angezogen hatte. Silke, Peter und ich waren bereits am Ausgang, als man weiter oben die Geräusche einer Rangelei vernahm. Wir hörten ein unterdrücktes Stöhnen und leise Schmerzensäußerungen. Leises Getuschel drang zu uns nach unten. Ich schickte Peter und Silke in den Krankenwagen, als die beiden Polizisten mit Ronny die Treppe herunterkamen. Der Polizist, mit dem ich gesprochen hatte, fragte mich, ob wir noch einen Krankenwagen rufen könnten. Man würde Ronny doch erst mal im Krankenhaus vorstellen wollen. Ich sah ihn fragend an. In dem Augenblick kamen sein Kollege und Ronny um die Ecke. Der Kollege zischte leise etwas in Ronnys Ohr. Ronny sah erbärmlich aus.

Seine Nase war bereits angeschwollen und schwoll binnen weniger Augenblicke zusehends weiter an. Aus ihr lief Blut, das er notdürftig mit einem Küchenhandtuch auffing. Außerdem lief er gekrümmt, als habe er Bauchschmerzen. Ich sah den bisher schweigsamen Kollegen der Polizei an. Er war sicherlich einen halben Kopf größer als Ronny, war sehr muskulös und sprach in dem wundervollen Berliner Dialekt, den ich so sehr mag.

»Dit war jetze unjlücklich. Wir jehn entspannt aus´se Wohnung raus, da stolpert er plötzlich uff de Treppe. Erst krachte mit´r Birne unjebremst voll jejen die Wand, dann droht´r zu stürzen. Ick zieh jrad noch meen Been hoch, datter nich´ de janze Treppe runterpurzelt und kann ihn jrad noch mit´m Knie festhalten.« Er drehte sich direkt zu Ronny, beugte sich ein wenig vor und schaute von schräg unten in sein Gesicht. »Dit kann janz böse aussehen, so´n Treppensturz, weeßte?«

Voller Genugtuung grinste ich in mich hinein, zückte mein Handy, rief die Leitstelle an und bat um ein weiteres Fahrzeug für Ronny.

»Ihr könnt dann schomma fahr´n.« Der Berliner schürzte die Lippen und nickte. »Ick warte hier mit dem armen Kerl im Hausflur.« Ronny nahm kurz den Kopf hoch und blickte ängstlich.

»Alles klar.« Ich blickte dem Polizisten tief in die Augen. »Vielen Dank!«

»Na, ick hab ja nix jemacht. Uns´re Uffjabe is es zu helfen, wa?!« Er lächelte kurz und versuchte sich dann in feinstem Hochdeutsch: »Die Polizei, dein Freund und Helfer in allen Lebenslagen!«

Silke wurde im Krankenhaus versorgt und konnte nach wenigen Tagen wieder nach Hause. Ronny wurde im Rahmen der polizeilichen Aufnahme des Zwischenfalls noch einmal deutlich gemacht, dass häusliche Gewalt kein Kavaliersdelikt war. Man hatte natürlich keine wirklichen Verdachtsmomente gegen ihn, zumal Silke keine Aussage zu ihrem neuerlichen »Treppensturz« machte, doch nutzte man die Situation einfach, Ronny einmal grundsätzlich etwas zu dem Thema zu sagen. Als Ronny wieder zu Silke in die gemeinsame Wohnung durfte, wusste er, was die Uhr geschlagen hatte. Wir wurden nicht mehr zu Silke alarmiert. Wenige Wochen nach dem Ereignis sah ich Silke und Ronny Arm in Arm durch das Einkaufszentrum unserer Stadt flanieren. In Silkes Gesicht waren keine Spuren der Misshandlungen mehr zu sehen. Sie wirkte nicht glücklich, aber auch nicht tief betrübt.

Etwa ein halbes Jahr später bekamen wir im Rahmen eines anderen Transports über Funk mit, dass ein Rettungswagen zur Adresse von Silke und Ronny alarmiert wurde. Es hieß, dass die Polizei auch unterwegs sei. Für einen kurzen Moment schloss ich die Augen und schüttelte den Kopf.

»Nicht schon wieder!« kam mir in den Sinn. Wir fuhren zufälligerweise in dem Moment an der Szene vorbei, als Ronny in Handschellen von der Polizei zu einem Auto geführt wurde.

»Endlich!«, dachte ich. *»Geschieht ihm ganz recht!«*

Als wir eine knappe Dreiviertelstunde später von unserem Transport zurückkamen und wieder am Haus vorbeifuhren, verkrampfte sich mein Magen. Wir sahen einen Leichenwagen vor dem Haus stehen. Im Strafprozess gegen Ronny kam heraus, dass er Silke im Alkoholrausch abends verprügelt hatte. Sie war bewusstlos liegengeblieben und Ronny auf dem Sofa eingeschlafen. Silke war nicht wieder zu Bewusstsein gekommen und an den Folgen einer Hirnblutung gestorben.

Fazit des Tages:
Traurige Sprachlosigkeit!

Brühl. 06.02.2000

Aus den Erfahrungen der großen Massenanfälle von Verletzten, insbesondere nach der Flugkatastrophe von Ramstein 1988, ergab sich das Konzept der Einsatznachbesprechung oder »CISM« (Critical Incident Stress Management), das erstmals nach dem Zugunglück in Eschede im Jahr 1998 großflächig zur Anwendung kam. In der Folge wurde ein Fokus auf die Einsatznachbesprechung und die emotionalen bzw. psychischen Folgen für Rettungskräfte gelegt. Auch Kollegen, denen (erfolgreich) die Verdrängung belastender Einsätze gelang, wurden in Gruppen »gezwungen« über Erlebtes zu berichten. Dies hatte nicht selten zur Folge, dass bereits »gesund verdrängte« Ereignisse wieder hochkamen und eine posttraumatische Belastung auslösten. Mittlerweile ist man zurückhaltender und bietet Hilfe, bietet eine Einsatznachbesprechung an, ohne sie jedoch aufzudrängen.

»Bei einem schweren Zugunglück im Bahnhof von Brühl sind neun Menschen ums Leben gekommen. 20 Stunden nach dem Unfall ist noch unklar, ob noch weitere Tote … « Die Worte von Eva Herman in der Tagesschau ließen die vergangenen Nachtstunden bei mir Revue passieren, und erst langsam arbeiteten sich die Eindrücke in meine Psyche.

Am 06.02.2000 um 00:13 Uhr entgleiste der Nachtzug D 203 »Schweiz-Express« von Amsterdam nach Basel mit einer Geschwindigkeit von 122 km/h im Bahnhof von Brühl bei Köln. Die Lok wurde aus dem Gleis katapultiert und neben dem Gleisbett von einem Haus gestoppt, dessen Seitenwand komplett eingedrückt wurde und die unmittelbar darüber schlafenden Bewohner unsanft weckte. Mehrere Waggons stellten sich quer und verkeilten sich im Bahnhof. Zu exakt diesem Zeitpunkt lag ich im Bett und las in einem Buch: David Eddings. »Kind der Prophezeiung«.

Kurze Zeit später fielen mir die Augen über dem Buch zu, als das Telefon neben meinem Kopf klingelte. Ich besaß damals zwar schon ein Handy, aber man wurde noch »auf Festnetz« angerufen. Eine hohe Stimme sprach schnell und kaum verständlich. »Hier ist der Peter. Kannst du auf die Wache kommen? Wir haben eine Großschadenslage in Brühl!« Mit schlaftrunkener Stimme stammelte ich, dass ich nicht genau wisse, was er meinte.

»Großschadenslage. Massenanfall von Verletzten. In Brühl ist ein Zug entgleist. Es gibt Dutzende Verletzte und wahrscheinlich auch Tote. Wir fahren in 15 Minuten los. Beweg´ deinen Arsch hierher, sonst fahren wir ohne dich!« Mit einem Mal war ich wach, und noch bevor ich erwidern konnte, dass ich sofort losfahren würde, hatte Peter bereits aufgelegt. Ich hatte nur noch etwas wie »... muss die anderen noch anrufen ...« vernommen, bevor die Verbindung abbrach.

Ich sprang aus dem Bett, zog eine weiße Hose, T-Shirt und Sweatshirt an, die ich daheim lagerte. Damals war es normal, die Dienstkleidung mit nach Hause zu nehmen und dort zu waschen. Ich rannte ins Schlafzimmer meiner Eltern und verkündete, dass ich zu einem Zugunglück müsse. Mein Vater hatte bereits geschlafen und antwortete nur lapidar, dass ich mal machen solle. Ich eilte in die Garage zu meinem Auto, einem kleinen und schnellen Peugeot 205 GTI mit einem 1,9-Liter-Motor und strammen 136 PS, und fuhr auf der am frühen Sonntagmorgen menschenleeren Straße bis zur nächsten beampelten Kreuzung. Mir war klar, dass es keinerlei Berechtigung gab, die Verkehrsregeln zu missachten, doch war ich unterwegs zu einer wirklich großen Sache. Im Schritttempo rollte ich über die rote Ampel, sah weit und breit kein Auto, vor allem kein Polizeifahrzeug, und fühlte mich innerlich sehr groß und mutig. Ich gab Vollgas.

Ich parkte im hinteren Teil der Wache und rannte zum Eingang, als ich fast von Dominik überfahren wurde, der mit quietschenden Reifen seinen Opel Omega Kombi mit dem 211-PS-V6-3-Liter-Motor auf den Parkplatz zirkelte. Der 1,95 Meter große Hüne sprang aus seinem Fahrzeug, streifte die mit dem Rückenschild »Rettungsdienst« auf der Kofferraumablage jederzeit für alle gut sichtbare Jacke über, jubelte und rief laut aus: »Geile Scheiße, jetzt geht es los!«

Während Dominik mit einem anderen Kollegen auf einen Krankenwagen stieg, aus der Halle fuhr und mit den laut aus dem Fahrerfenster gebrüllten Worten: »Ich weiß, wo ich hin muss!« das Martinshorn einschaltete und in Richtung Brühl losraste, suchten Peter und ich noch Sachen zusammen, die er mitnehmen wollte. Wir packten das Gestänge sowie die Plane eines großen Katastrophenschutzzelts ein. Peter überlegte kurz, zuckte die Schultern und sagte:

»Das wird schon reichen, um uns an die Front zu lassen.« Ich blickte ihn durchdringend an.

»Glaubst du ernsthaft, ich will heute Nacht nur Krankentransporte schütteln? Wenn wir mit der Karre hier« – er deutete auf den alten Mercedes Hoch-Lang – »dort ankommen, fahren wir die ganze Nacht nur von A nach B. Wenn wir denen aber ein Zelt mitbringen, dann mischen wir vor Ort mit.« Er zwinkerte mir zu, setzte sich ins Auto und fuhr los.

Es war mittlerweile kurz nach halb eins morgens, und der Unfall war gute 20 Minuten her. Peter versuchte der Leitstelle über Funk mitzuteilen, dass wir uns auf den Weg nach Brühl gemacht hatten. Eine Beauftragung hatte es zu keiner Zeit gegeben. Der Funk war völlig überlastet, und es herrschte Chaos in den Gesprächen. Die Feuerwehrleitstelle »Florian Erft« musste mehrmals zur Ruhe rufen. Peter sah keine Chance, per Funk durchzukommen, sodass er per Handy die Leitstelle anrief. Die Nummer von Peter, der ein Rettungsdienst-Urgestein war, war dort gespeichert, und man wusste direkt, wer anrief.

»Wir fahren hin und haben ein Zelt dabei«, verkündete er und beendete das Gespräch.

Ich schaute Peter durchdringend an und fragte, woher er eigentlich von der ganzen Sache wisse. Er lächelte.

»Die haben die Überlandsirenen angemacht. Eine davon steht direkt neben meinem Haus, und ich bin wach geworden. Da habe ich die Leitstelle angerufen und gefragt, ob die sie nicht mehr alle haben. Sie sollen die blöde Sirene nachts ausmachen, habe ich gesagt. Mattes meinte dann, dass es um ein Zugunglück in Brühl geht. Daraufhin habe ich gefragt, warum ich da nicht hinfahre. Mattes sagte dann nur ‚Fahr halt hin', und dann bin ich zur Wache und habe alle angerufen.«

Ich wusste nicht, wo die Einsatzstelle genau lag, doch Peter fuhr uns geschickt an den richtigen Ort. Ich sah den blauen Lichtdom von unzähligen Sondersignalanlagen über einem Areal vor uns leuchten. Wir sahen immer mehr Rettungsdienst-, Feuerwehr- und Polizeifahrzeuge. Durchs geöffnete Seitenfenster rief Peter einem Feuerwehrmann mit einer Kladde in der Hand zu, dass wir ein Sanitätszelt dabeihätten aber Hilfe beim Aufbau und der Ausrüstung bräuchten. Wir wurden direkt von der Zufahrtstraße auf eine große Wiese geleitet, während der Feuerwehrmann in sein Funkgerät sprach. Noch während wir das Fahrzeug anhielten, kam ein Trupp Feuerwehrleute auf uns zu. Sie sollten helfen, hatten sie erfahren.

Wir öffneten das Heck des Krankenwagens, und noch bevor wir etwas sagen konnten, wurde Zeltplane und Gestänge bereits aus dem Fahrzeug gewuchtet und das Zelt in Windeseile errichtet. Das hatte ich noch nie gesehen und ich war beeindruckt. Wir hatten keine Chance zu sagen, dass wir kein Licht und keine Materialien dabeihatten, so schnell leuchtete auf einmal ein großer Scheinwerfer in unser Zelt und schuf ein kleines Gefühl von Sicherheit. Liegen wurden aufgebaut und kartonweise medizinisches Material wurde gebracht. Peter und ich hatten keine Ahnung, woher die Sachen kamen und keine Zeit uns darüber Gedanken zu machen, denn wir organisierten uns im Zelt, und noch bevor wir wussten, was auf uns zukommen würde, wurden uns die ersten Patienten gebracht.

Gegen 1 Uhr, eine gute Dreiviertelstunde nach dem Unfall, betraten vier Feuerwehrleute mit einer Trage unser Zelt. Unser erster Patient. Er sprach Englisch und sagte, sein Name sei Greg. Er käme aus Neuseeland und wolle in die Schweiz. Es ginge ihm gut, er hätte leichte Schmerzen am Bein. Dort habe er sich an einem Stück Metall gestoßen und wohl auch die Haut ein wenig aufgeschürft, als er den Zug verlassen wollte. Ich nahm ihn an, schnitt seine Hose auf und sah einen kleinen blauen Fleck und eine oberflächliche Abschürfung, die ich mit einem Verband versorgte. Greg legte seinen Kopf auf die Liege, die aus einem Holzrahmen und einer Leinenbespannung bestand und murmelte leise etwas vor sich hin.

Das Zelt füllte sich. Martha wurde von John, ihrem Freund, begleitet, beide ebenfalls aus Neuseeland. Taeko, eine junge Frau, und Masahiro, ein etwas älterer Mann, beide aus Japan. James, Eric und Henry kamen aus England, Saida aus Syrien. Die Sprachbarriere war bei den Neuseeländern und den Männern aus England gering. Saida, Taeko und Masahiro sprachen weder Englisch noch Deutsch. Keiner war wirklich schwer verletzt, sodass eine lebensnotwendige Kommunikation nicht nötig war. Dennoch wollten wir da sein, wollten Nähe zeigen, Anteil nehmen, wollten uns mit den Menschen unterhalten. Aufgrund der Sprachbarriere war dies jedoch kaum möglich.

Das Hauptproblem war zunächst die Kälte. Im Zug trug natürlich niemand eine Jacke, und als es darum ging die havarierten Waggons zu verlassen, dachte keiner daran, Sachen mitzunehmen. In dieser Nacht Anfang Februar war es naturgemäß kalt. Wir versorgten unsere Patienten so gut es ging mit Decken, bis nach kurzer Zeit erneut die Feuerwehr aushalf und eine Zeltheizung in Form eines überdimensionierten Föhns installierte. Schlagartig wurde es warm. Dann musste Saida auf einmal auf die Toilette.

Natürlich gab es wenig Möglichkeiten. Das Bahnhofsgebäude, das wenige Meter von uns entfernt stand und den Blick auf den eigentlichen Bahnhof und das Unfallszenario versperrte, war nicht zugänglich. Im dortigen Restaurant war die erste Verletztensammelstelle, wo alle Patienten erstmalig gesichtet wurden. Dort gab es kein Hinkommen. Ich fragte Peter, ob wir ein Steckbecken, also eine Bettpfanne, dabeihätten. Er erinnerte mich, dass wir außer dem Zelt gar nichts mitgenommen hätten, jedoch nach üblicher DIN-Ausrüstung eines Krankenwagens im Hoch-Lang, der neben dem Zelt geparkt war, eines zu finden sei.

Ich fand dort tatsächlich ein altes, jedoch unbenutztes Modell, das noch in Folie eingeschweißt war. Es passierte selten, dass man während der in der Regel kurzen Krankentransporte ein menschliches Bedürfnis »auffangen« musste. So kam ich mit dem Steckbecken wieder, ging auf Saida zu, die mich mit ihren großen Augen ansah und den Kopf schüttelte. Mit Händen und Mimik machte sie mir letztlich klar, dass sie ihr Geschäft nicht öffentlich verrichten könne oder wolle.

Wir lösten das Problem pragmatisch. Wir gaben ihr das Steckbecken und deuteten auf eine Ecke des Zelts. Dort stellten wir uns nun zu dritt hin und grenzten mit hochgehaltenen Decken einen Bereich von einem knappen Quadratmeter ab. Wir schafften es, diesen Bereich wirklich zuverlässig blickdicht abzusichern und drehten uns dabei so, dass niemand zu Saida schauen konnte. Wir gingen davon aus, dass es nur eine Frage der Zeit wäre, bis sie notgedrungen ihrem Bedürfnis nachgeben würde. Die Geräuschkulisse ringsherum war jedenfalls derart laut, dass Saida keinerlei Sorge haben musste, dass man das Auftreffen des Urinstrahls in das Kunststoffbecken hören würde.

Es dauerte nur wenige Minuten, als zaghaft an den Decken gezupft wurde und Saida uns mit verschämtem, aber deutlich entspanntem Blick dankbar ansah. Sie nickte kurz.

Ein Kollege griff wortlos das mit einem kleinen Deckel verschlossene Steckbecken und brachte es aus dem Zelt. Er kam nach wenigen Augenblicken mit leeren Händen wieder und antwortete auf meinen fragenden Blick mit den Worten:
»Im Ganzen entsorgt!«

Die Zeit schritt voran, und nach und nach kam Ruhe und Ordnung in das Szenario. Die ersten Kollegen des Rettungsdiensts kamen ins Zelt, um nun unsere Patienten abzuholen. Die schwer- und mittelstark verletzten Patienten waren bereits in Krankenhäuser gebracht worden, wurde mitgeteilt. Nun ging es an die Leichtverletzten. Saida war die Erste, die man auf eine Trage umlud und in den Krankenwagen brachte. Wir verabschiedeten uns mit einem kurzen Nicken und einem Lächeln. Sie lächelte dankbar zurück.

Martha bereitete mir Sorgen. Sie klagte bereits beim Eintreffen in unserem Zelt über Kopfschmerzen. Sie war wohl bei dem Unfall mit dem Kopf ziemlich hart angeprallt. Ob sie bewusstlos gewesen war oder nicht, wusste sie nicht mehr. Sie sagte, dass die Situation so absurd gewesen sei, dass sie sich nicht mehr erinnern könne, wie sie aus dem Zug raus sei, gleichzeitig aber eingeklemmte Körper beim Verlassen des Zuges gesehen habe. Sie hatte eine tastbar dicke Schwellung an der linken Kopfhälfte, jedoch keine Wunde.

Ich erinnerte mich an meinen Lehrgang und die Notwendigkeit die Pupillen zu untersuchen. Ich wusste nicht mehr genau, was es zu untersuchen galt, wie man es genau machte und was einem die verschiedenen Ergebnisse sagen würden. Ich erinnerte mich nur, dass eine Pupillendifferenz irgendwie ungünstig ist. Ich sah mich im Zelt um, fand aber keine geeignete Möglichkeit, Martha in die Augen zu leuchten. An den Gürteln der Feuerwehrleute, die immer wieder ins Zelt gestiefelt kamen, baumelten dicke Stabtaschenlampen. Mein Plan jedoch war, die Pupillen von Martha zu untersuchen, nicht sie zu blenden.

Ich verließ das Zelt und sah wenige Meter von uns entfernt eine Reihe von Rettungs- und Krankenwagen in Reihe stehen. Ich ging zum ersten und bat den Fahrer um eine Pupillenleuchte. Er schaute mich fragend an. Noch bevor er weiter reagieren konnte, ging ich zum nächsten Fahrzeug. Ich fühlte mich wie in einem Tunnel und sah nur diese eine Aufgabe vor mir. *»Besorge eine Pupillenleuchte.«* Beim Fahrer eines aus Köln stammenden Krankenwagens des Typs Hoch-Lang wurde ich fündig. Er griff in seine Jackentasche und gab mir ein kleines Gerät mit den Ausmaßen eines dicken Stiftes.

»Die ist nagelneu!«, sagte er mir. Die Leuchte war weiß, hatte eine silberne Klammer, um sie wie einen Stift an einer Tasche festklemmen zu können, und sie funktionierte.

Ich bedankte mich und spurtete zurück ins Zelt. Ich erklärte Martha kurz, was ich vorhatte und leuchtete ihr dann nervös in die Augen. Die Pupillen waren groß, gleich groß auf beiden Seiten, und sie verengten sich sofort, als das Licht durch sie, die Linse und den Glaskörper hindurch auf die Netzhaut traf. Ich war beruhigt und wusste, dass Martha nun sicher keine Hirnblutung haben würde. Das sagte ich ihrem Partner John. Er fragte aufgeregt, ob ich das bei ihr vermutet hätte. Ich antwortete, dass alles sein könne und ging zum nächsten Patienten. Die Pupillenleuchte steckte ich in meine Hosentasche und vergaß sie dort.

Als sich die Mannschaft des nächsten freien Fahrzeugs in unserem Zelt meldete, sagte ich, dass Martha als nächste gefahren werden solle. John, der unverletzt war, wollte sie unbedingt begleiten. Gemeinsam mit drei weiteren Kollegen griffen wir die Trage, hoben Martha an und trugen sie aus dem Zelt zu einem Rettungswagen, der in der Nähe geparkt war. John ging neben der Trage und hielt Marthas Hand. Blitzlichter flackerten auf. Vor dem Zelt standen Mitarbeiter der Presse und machten Bilder. Ich wusste nicht, wie ich meinem Unmut darüber Luft machen sollte und brummelte etwas in mich hinein. Ich war überrascht, als zwei Tage später mein Großvater anrief und sagte, dass ich in der Zeitung sei. Man habe in der »Rheinzeitung« ein Bild abgedruckt, auf dem ich wohl eine junge Frau auf einer Trage begleiten würde. Er wirkte sehr stolz.

Gegen 4 Uhr morgens war unser Zelt leer. Die Menschen, die wir versorgt hatten, waren in umliegende und teilweise auch weiter entfernte Kliniken gebracht worden. Von den 201 Reisenden des Zugs hatten 9 ihr Leben verloren, 149 wurden verletzt, 43 blieben unverletzt. Als es rund um unser Zelt ruhiger wurde und wir die größte Unordnung aufgeräumt hatten, sprach Peter mich an.

»Wollen wir mal schauen gehen?« Ich blickte ihn fragend an, und er nickte in Richtung des Bahnhofsgebäudes und dem, was dahinter lag.

Wir umrundeten das Backsteingebäude und blickten ohne Vorwarnung auf eine völlig absurde Szene. Vor uns erhob sich ein Waggon, der sich um einen Pfeiler des Bahnsteigdachs gewrungen hatte. Man sah schräg zum Gleis und schaute der Länge nach in das Innere des Waggons. Darin fand sich völliges Chaos. Wir gingen ein paar Schritte weiter und sahen weitere Waggons, die neben dem Gleisbett standen und betrachteten das Bahnsteigdach, das durch die Wucht des Aufpralls verzogen war. Man sagte nicht viel, man nickte sich zu, man hörte einzelne Worte wie »Unfassbar« oder »Krass«. Neben der Betriebsamkeit, die in der Schadenslage noch immer herrschte, waren die Gespräche sachlich. Wenn Rettungsdienstler, Feuerwehr oder sonstige Einsatzkräfte zusammenkommen, wird oft geschwafelt, erzählt, man brüstet sich mit Einsätzen. An dieser Einsatzstelle herrschte neben den Geräuschen der eingesetzten Maschinen und Geräte betretenes Schweigen, allenfalls gab es leise Gespräche.

Nach wenigen Minuten hatte ich mich sattgesehen. Müde und erschöpft ging ich zurück zu unserem Zelt. Die Feuerwehr hatte es bereits ausgeräumt und die Plane abgenommen. Es dauerte keine zehn Minuten und das Gestänge war auseinandergenommen und verstaut. Wir luden dieses und die Plane wieder in unseren Krankenwagen, verabschiedeten uns von einigen Kollegen, mit denen wir die Nacht verbracht hatten und machten uns auf den Heimweg.

»Merk dir das von heute Nacht gut, sowas wirst du wahrscheinlich nie wieder erleben«, sagte Peter zu mir, während wir gemütlich durch die ausgehende Nacht zurück zu unserer Wache fuhren. In den lokalen Radiosendern hörte man bereits Sendungen zum Thema. Peter schaltete das Radio aus, und ich war sehr froh. Wir brauchten keine Zusammenfassung unserer Nacht. Als wir wieder auf der Wache waren, zerrten wir die Sachen aus dem Fahrzeug und ließen sie einfach in der Wagenhalle liegen. Montag war auch noch ein Tag.

Dominik und Andreas waren auch wieder zurück, saßen oben im Aufenthaltsraum und tranken Kaffee. Peter und ich setzten uns schweigend dazu. Michael und Johannes hatten das reguläre Fahrzeug der Nachtschicht besetzt. Sie waren nicht nach Brühl gefahren, hatten jedoch die ganze Nacht am Funk das Geschehen mitverfolgt. Alle waren übermüdet und voller Eindrücke. Draußen dämmerte es bereits.

Es dauerte nicht lange und wir verabschiedeten uns. Jeder ging zu seinem Auto und fuhr heim. Als ich mein Elternhaus betrat, waren meine Eltern bereits wach und sahen mich aufgeregt an. »Wenn ihr Infos wollt, schaut Fernsehen. Die wissen bestimmt mehr als ich«, sagte ich und ging in mein Zimmer. Ich zog mich aus, legte mich ins Bett und konnte natürlich nicht einschlafen, obwohl ich hundemüde war. Irgendwann fielen mir dann doch die Augen zu.

Als ich wenige Stunden später am frühen Nachmittag wach wurde, dominierte das Gefühl von Banalität. Ich empfand es so banal, aus dem Bett aufzustehen, ins Bad zu gehen und zu duschen, wo ich doch wenige Stunden zuvor an einer Situation teilgehabt hatte, die nicht nur die Region, sondern ganz Deutschland bewegte. Eine Situation, die die Geschichte von Menschen neu schrieb und einigen das Buch des Lebens zugeklappt hatte. Meine Eltern saßen im Wohnzimmer und sahen die Berichterstattungen über das Unglück. Mein Vater schaltete den Ton aus, als er mich sah, und fragte, ob ich einen Tee trinken wolle. Ich begann von der Nacht zu erzählen.

In den folgenden Tagen war das Thema natürlich Gesprächsstoff Nummer 1 auf der Wache und im Rettungsdienst. Die Kollegen, die in der Nacht von Peter nicht erreicht worden waren oder die aus anderen Gründen nicht vor Ort hatten sein können, wollten detaillierte Berichte. Aufgeregt lauschten sie unseren Worten und den Erzählungen von Dominik und Andreas, die insgesamt drei Patienten in Krankenhäuser gefahren hatten. Weniger aufgeregt war meine Mutter.

»Du musst bitte schauen, was in deinen Taschen ist, wenn ich deinen Kram schon waschen soll«, sagte sie mir einige Tage später, nachdem sie die Wäsche in die Waschmaschine gestopft hatte. Sie hielt mir die Pupillenleuchte entgegen.

Keinen der Menschen, die wir damals im Zelt behandelt haben, habe ich je wiedergesehen. Am heutigen 28.01.2020, an dem ich diese Erinnerungen aufschreibe, ist es noch neun Tage hin, dass sich das Ereignis zum 20. Mal jährt. Ich frage mich, was aus den Menschen geworden ist. Was ist aus Greg, John, Martha, James, Eric, Henry, Saida, Taeko, Masahiro und den anderen 183 Insassen des Zugs geworden, die das Unglück überlebt haben?

Die Pupillenleuchte, die ich damals von dem mir unbekannten Kollegen erhielt, ist seither mein Begleiter im Rettungsdienst. 20 Jahre lang. Sie steckt immer in meiner Jacke, und wenn ich sie auch nur selten benutze und aktuell ihre

Batterien mal wieder leer sind, gibt es doch keinen Einsatz, bei dem sie nicht dabei gewesen wäre.

Fazit des Tages:
Es gibt viele Pupillenleuchten. Aber meine erzählt eine besondere Geschichte!

Der Pater

Capsaicin ist eine spannende Substanz. Gewonnen aus Pflanzen der Gattung Capsicum (Paprika), ist sie das, was »die Chili scharf macht«. Wilbur L. Scoville hat 1912 eine Skala zur Einschätzung der Schärfe entwickelt. Die Breite dieser Skala geht von 0 (keine messbare Schärfe) bis 16.000.000 (reines Capsaicin). Neben der Anwendung in Küchen der ganzen Welt wird Capsaicin auch medizinisch eingesetzt. Die Wirkung auf den TRPV1-Rezeptor reizt die Nervenenden bestimmter Nozizeptoren (»Schmerzrezeptoren«), die ansonsten Hitze oder chemische Reize erkennen. Durch die Bindung an den Rezeptor wird also die Wahrnehmung »heiß« vermittelt.
Capsaicin ist Inhaltsstoff von »Tierabwehrsprays«, die teilweise auch zur Selbstverteidigung eingesetzt werden. Hierbei ist es das Ziel, die Schleimhäute von Mund, Nase und vor allem der Augen zu treffen, um eine sofortige Handlungsunfähigkeit des Gegners hervorzurufen.
Capsaicin ist fettlöslich, was erklärt, dass das Trinken von Wasser nach einem »scharfen Bissen« deutlich weniger hilft, als wenn man Milch oder im besten Fall ein Öl zur Milderung nimmt.

Das Kapitel »Sanitäter« abschließen möchte ich mit den Schattenseiten des Rettungsdiensts, die außerhalb des »Wir konnten ihn nicht retten« liegen. Mit den inneren Konflikten, den Schwierigkeiten der Objektivität, wenn man den Patienten kennt und dem mitunter schwierigen Zusammenspiel mit anderen Bereichen der sogenannten »Behörden und Organisationen mit Sicherheitsaufgaben«, also Rettungsdienst, Feuerwehr, Polizei, DLRG, THW usw.

Bruder Friedemann Tackrath war Ende 40 und in der Stadt nicht unbekannt. Er hatte sich als Pfarrer und Seelsorger einen Namen gemacht. Er war eine auffällige Person, denn nur wenige Menschen liefen in der Kutte eines Franziskanermönchs umher. Aufgrund seines Berufs, seiner Erscheinung und seines Nachnamens riefen ihn die Leute oftmals »Bruder Tack«, in Anlehnung an den Gefährten von

Robin Hood. Friedemann Tackrath war aber – wenn man den Filmen und Erzählungen zu Robin Hood Glauben schenken will – lange nicht so schlagkräftig wie sein »Arbeitskollege« in Nottingham. Im Gegenteil.

Sein Vorname war Programm. Friedemann konnte nichts und niemandem etwas zuleide tun. Er war die Friedfertigkeit in Person, kümmerte sich um Bedürftige, Kranke, Vernachlässigte. Er war da für die, die oftmals von der Gesellschaft ausgestoßen waren. Nicht selten sah man ihn am stadtweit bekannten Currywurststand im Einkaufszentrum eine größere Menge Currywurst für die Obdachlosen kaufen. Kurzum, Bruder Friedemann lebte die Vorstellung des Heiligen Franziskus von Assisi, der Anfang des 13. Jahrhunderts vom Kaufmann zum armen Wohltäter wurde und einen Orden gründete. Er kam mit den Alten ebenso ins Gespräch wie mit den Jugendlichen. Trotz seines seltsamen Äußeren hatte er insbesondere bei den größeren Kindern und Jugendlichen einen Stein im Brett. Er wurde ebenso dabei beobachtet, wie er in Kutte auf dem Bolzplatz dem Ball hinterherrannte, als auch sich von den anwesenden Jugendlichen zeigen ließ, wie man mit einem Skateboard fuhr.

Friedemann hatte viele Aufgaben des alten Pfarrers übernommen, und so sprach er häufig beim Gottesdienst, er leitete die Jugendgruppen, die speziell seinetwegen gut besucht waren. Friedemann kümmerte sich um die Bedürftigen, er traute Paare und er beerdigte die Toten. Dies alles, vor allem das viele Leid, das er sah, ging nicht spurlos an ihm vorüber. Bemerkt hatte das niemand. Hin und wieder meinte man, dass Friedemanns Gesicht etwas gerötet war, und er war eigentlich immer nur mit einem intensiv nach Minze dufteten Bonbon anzutreffen. Doch Gedanken, wie es Friedemann gehen könnte, machte sich keiner. Er bot auch keine Angriffsfläche für derlei Überlegungen. Er lächelte immer, war offen und zugeneigt. Nur manchmal, wenn man ganz genau hinsah, dann sah man ihn in einem verstohlenen Moment wegschauen, sah, wie seine Mundwinkel nach unten glitten, sah, wie seine Augen voller Traurigkeit, voller Einsamkeit, voller Leere waren.

»7/85-1?«, sprach uns die Leitstelle an diesem frühen Abend an und teilte uns die Adresse mit. »Dort wohl Suizidandrohung. Die Polizei ist auf dem Weg.«

Als wir das Haus ansteuerten, fühlte es sich bereits komisch an. Ein Polizeifahrzeug stand vor der Tür, dazu ein Fahrzeug des Ordnungsamts. Das Haus war mir ein Begriff. Es war das Ordenshaus der Franziskaner. Es lebten dort neben Friedemann eigentlich nur drei weitere Brüder, alle hochbetagt und zum Teil pflegebedürftig. Ja, richtig. Friedemann kümmerte sich natürlich auch um sie. Ich ahnte Schlimmes, denn ich konnte mir nicht vorstellen, dass einer der alten Männer akut psychotisch geworden war und die Polizei auf den Plan rief.

Als wir das Haus betraten und in den ersten Stock gingen, hörte ich bereits Friedemanns Stimme. Sie war vom Alkohol verzogen, er lallte sehr deutlich. Im Flur stand eine Frau, die sich uns als Friedemanns Schwester vorstellte. Sie war aufgeregt und nestelte die ganze Zeit an ihrem Schlüsselbund. Als ich sie fragte, begann sie zu berichten. Friedemann hatte sich ihr in den letzten Tagen und Wochen immer wieder anvertraut. Er war am Ende seiner Kräfte. Er hatte zu viel zu tun, sowohl körperlich als auch geistig. Die Pflege der Brüder, die Vorbereitung der Gottesdienste, die Besuche in Altenwohnheimen, die Arbeit auf der Straße mit den Obdachlosen. Die Jugendgruppen, die Kindergottesdienste, die Trauungen und vor allem die Beisetzungen waren eine zunehmende Belastung für ihn. Friedemann hatte vor wenigen Jahren eine Depression ausgebildet. Er redete sich in den letzten Jahren vieles schön und hatte auf seinen Gott vertraut, doch zunehmend beschlich Friedemann das Gefühl, dass auch sein Gott zu viel zu tun hatte und keine Zeit fand, ihm zuzuhören.

Friedemann Tackrath hatte sich deshalb einer anderen Hilfe zugewandt: dem Alkohol. Seit mehreren Monaten trank er übermäßig. Er ertränkte seine Traurigkeit, seinen Frust, seine Hilflosigkeit in Wein und Schnaps. Bier mochte er nicht. Als Seelsorger wusste er um die Möglichkeiten der psychotherapeutischen Hilfe, doch wie so oft sind die, die es am besten wissen, diejenigen, die am unbelehrbarsten sind. Wie nur könnte er schwach sein und sich einem Therapeuten anvertrauen? Er, den alle für so stark hielten und der stark sein musste für die Schwachen. Ein leuchtendes, warmes Licht in finsterer Nacht.

Der Alkohol half kurzfristig und nahm ihm die trübsten Gedanken. Bis zum nächsten Morgen, denn dann kam der Kater. Der Grund, dass ihn dies nicht völlig aus dem Leben warf, war, dass er jeden Morgen etwas zu tun hatte und sich deshalb gegen die düstere Wolke zur Wehr setzen musste. Die Abende, die waren schlimm. Da war er in seinem Zimmer allein. Nachdem er seine Brüder zu Bett gebracht hatte, saß er auf seinem Sofa und grübelte. Oft betete er und flehte seinen Herrn an, ihm zu helfen. Doch die Antworten blieben aus.

Seine Schwester sagte mir, dass er an diesem Vormittag die Beerdigung eines Kindes geleitet hatte. Er hatte den Jungen in seiner Jugendgruppe gehabt. Sein früher Tod durch einen Verkehrsunfall war Friedemann wohl besonders nahegegangen. Jedenfalls hatte er das seiner Schwester am Telefon gesagt. Sie hatte gemerkt, dass er seit einiger Zeit trank und immer wieder an ihn appelliert, sich helfen zu lassen, doch Friedemann hatte schon fast nicht mehr die Kraft dazu. Die Äußerungen zu seinen Gedanken seiner Schwester gegenüber waren so düster, dass diese sich Sorgen gemacht hatte, er würde sich etwas antun. Sie hatte den Notruf getätigt und war danach direkt zu ihrem Bruder gefahren.

Friedemann saß, irgendwie völlig untypisch für einen Mönch, mit einer Jogginghose und T-Shirt bekleidet auf seinem Sofa, neben ihm auf einem kleinen Tisch eine leere Flasche Wein und eine fast leere Flasche Wodka. Er hatte sein Gesicht in den Händen verborgen, deren Ellenbogen auf seinen Knien ruhten. Er schien auf die Kontaktaufnahmeversuche der Polizisten und des Herrn vom Ordnungsamt nicht zu reagieren.

»Friedemann«, sprach ich ihn laut an. Er hob seinen Kopf und sah mich aus tränennassen Augen an.

»Oliver? Was machst du denn hier?«

»Ach, weißt du, man hat mir Geld und Urlaub versprochen, damit ich den Job hier mache.« Er hatte den Witz nicht verstanden. Dafür war er zu betrunken. Ich begann mit ihm zu reden und versuchte herauszufinden, was los war. Bis zu diesem Zeitpunkt hatte ich von »Bruder Tack« das Bild, was alle hatten.

Richtig drang ich nicht zu ihm durch. Er blockte meine laienhaften Gesprächsversuche recht eindrucksvoll ab. Ich, damals Zivi, versuchte mich in der Seelsorge eines Seelsorgers. Es war kein Wunder, dass das misslang. Ich versuchte ihn zu überreden doch einfach mit uns zu kommen, dann könnte er sich mal aus der Situation herausziehen und Ruhe finden. Er widersprach mir und sagte, dass er sich der Situation nicht entziehen könne und sicherlich auch keine Ruhe fände. Ich wusste nicht, was er meinte, also fragte ich offen und naiv nach.

»Ich kann nicht mehr. Ich kann einfach nicht mehr. Ich bin am Ende.« Er schluchzte laut. »Ich habe meinen Glauben verloren und weiß nicht, wie ich ihn wiederfinden soll. Gott spricht nicht mehr mit mir.«

Ich wusste nicht, wie ich das Gesagte kommentieren sollte, und noch während ich nach Worten in meinem Kopf suchte, vernahm ich hinter mir ein nachdrückliches Grummeln. »… reicht mir jetzt langsam …« hörte ich, als sich eine große, dunkle Gestalt an mir vorbeidrängelte. Die Ereignisse der darauffolgenden Augenblicke sind mir in Gänze bis heute nicht klar. Ich habe sie erlebt und doch entziehen sie sich irgendwie meinem rationalen Verstand, weil ich nicht glauben kann und will, was damals passiert ist.

»Sie stehen jetzt sofort auf und kommen mit!« Der uniformierte Polizist rief in fast schon rüdem Ton in das Zimmer hinein. Friedemann reagierte nicht direkt, sondern hob nur erschrocken und eingeschüchtert seinen Kopf. Urplötzlich und ohne jede Vorwarnung griff der Polizist in einer einzigen fließenden Bewegung an seinen Gürtel und zog von dort einen Gegenstand ab. Ich sah, wie eine dünne Spur einer Flüssigkeit aus der Faust des Polizisten zu schießen schien.

Als das Pfefferspray die Augen von Friedemann traf, schrie dieser auf, riss dann seine Hände hoch und griff sich ins Gesicht, um das fürchterliche Brennen zu reduzieren. Gleichzeitig stürmte der Polizist nach vorn und warf sich auf den Franziskaner. Sein Kollege stürmte, von der Situation augenscheinlich überrascht, an mir vorbei und verpasste mir dabei einen nachdrücklichen Stoß, sodass ich ins Straucheln geriet. Friedemann schrie laut um Hilfe und versuchte sich aus dem harten Griff der Polizisten zu lösen. Ich rief mehrfach in den Raum hinein, dass man damit aufhören solle. Als Antwort bekam ich nur ein autoritäres »Ruhe« zu hören. Friedemann wehrte sich, so gut er konnte. Seine Schwester verließ tränenüberströmt die Wohnung.

Friedemann hatte keine Chance. Er war weder zierlich noch schmal gebaut, aber gegen die trainierte Gewalt der Exekutive hatte er keine Möglichkeiten. Es dauerte nicht lange und er saß mit Handschellen auf dem Rücken gefesselt wieder auf dem Sofa. Er kniff seine Augen zusammen, aus denen die Tränen liefen wie aus einem Wasserhahn, sein Gesicht war stark gerötet. Ich hatte den Drang, sein Gesicht abzuwaschen, wusste aber, dass Wasser die Sache nur schlimmer machen würde. Mein Kollege verließ uns kurz, ging in die Küche der Wohnung und kam mit einer Packung Milch wieder. Er sprach kurz mit den Polizisten und half

Friedemann auf die Beine. Beide gingen, begleitet von einem der beiden Ordnungshüter, ins Bad. Mein Kollege wusch das Gesicht des gefesselten Mannes mit Milch ab.

Ich sah dem Uniformierten, der das Pfefferspray eingesetzt hatte und neben mir stand, ins Gesicht. Warum auch immer, seit meiner Kindheit habe ich einen großen Respekt gegenüber »Autoritäten«, insbesondere gegenüber der Polizei. Ich lasse mich mitunter auch schnell mal einschüchtern. In dem Moment spürte ich keine Angst, sondern nur blanke Wut.

»Tolle Aktion«, sagte ich als 19-jähriger zu dem Mittvierziger. Er sah mich mit wütend zusammengezogenen Augenbrauen an.

»Sie sind ein guter Polizist, ein Vorbild für alle Kollegen«, fuhr ich fort. »Es setzt schon eine Menge Mut voraus, einen unbewaffneten Menschen so zu attackieren.« Ich pausierte kurz. »Einen Mönch!« Ich ließ meine Worte im Raum stehen. Er blickte mich durchdringend an, sagte aber nichts. Ich wollte ein Zeichen setzen. Und eigentlich hatte ich ihn mit meinen Worten ja nur gelobt.

»Ich würde gern für unser Protokoll Ihren Namen und Ihre Dienstnummer notieren.«

Ohne das Gesicht zu verziehen, nannte er mir seinen Namen und eine Nummer, die ich mir aufschrieb. Ich hielt seinem Blick stand. Wenige Augenblicke später kam mein Kollege mit Friedemann und dem anderen Polizisten zurück. Dieser sah seinen Kollegen fragend an und schüttelte dabei fast unbemerkt den Kopf. Ich vernahm bruchstückhaft die sehr leise gesprochene Frage: »… sollte das jetzt?«

Der Beamte vom Ordnungsamt, der sich die ganze Zeit im Hintergrund gehalten hatte, kam nun nach vorn und sprach mit Friedemann Tackrath. Er sagte ihm, dass er aufgrund der geäußerten suizidalen Gedanken, die man in sein »Ich kann nicht mehr« hineininterpretiert hatte, eine Eigengefährdung sähe und ihn daher nach dem damals geltenden

»PsychKG«, dem »Gesetz über Hilfen und Schutzmaßnahmen bei psychischen Krankheiten«, zwangseinweisen würde. Uns war damit klar, dass es wieder nach Zülpich in die geschlossene Abteilung gehen würde. An die damit verbundene »Zülpich-Frikadelle« dachte in dem Augenblick niemand von uns.

»Wir fahren zuerst ins Krankenhaus hier vor Ort. Wir müssen seine Augen spülen und das Gesicht anständig waschen. Außerdem sollten die Folgen der Attacke gerichtsfest dokumentiert werden«, sagte ich laut in die Runde. Das Wort »Attacke« hatte ich betont. Der Beamte vom Ordnungsamt zuckte mit den Schultern.

»Wir fahren allein im Auto. Die Kollegen der Polizei können gern folgen, aber in unserem Krankenwagen nehmen wir aktuell niemanden mit. Von Pfarrer Tackrath wird wohl keine Gefahr ausgehen«, fügte ich hinzu und wartete auf widersprechende Worte. Da niemand etwas sagte, ging ich langsam nach unten. Noch bevor wir das Haus verließen, sprach ich bewusst den Polizisten an, der sich insgesamt sehr zurückhaltend verhielt.

»Würden Sie dem Mann bitte die Handschellen abnehmen? Er ist Pfarrer, ein Mönch, ein Mann Gottes. Es gibt doch irgendwie keinen Grund, ihn gefesselt zu lassen, oder?«

Ohne ein Wort zückte der Kollege den kleinen Schlüssel und schloss die Handschellen auf. Friedemann wollte sich reflexartig ins Gesicht fassen, doch ich hielt ihn davon ab.

»Das ist keine gute Idee, auch wenn es brennt und juckt. Durch Reiben machst du es nur schlimmer!« Er blickte mit zusammengekniffenen, stark tränenden Augen in meine Richtung, nickte und ließ sich dann von mir in den Krankenwagen führen. Ich schloss schnell die Tür, bevor jemand auf die Idee kommen konnte ins Auto einzusteigen.

Im Krankenhaus starrte uns die aufnehmende Schwester mit geweiteten Augen an, als ich berichtete, dass wir Friedemann Tackrath dabeihatten, dessen Augen gespült werden müssten.

»Attacke mit Pfefferspray durch die Polizei«, sagte ich nur. Sie war Mitglied seiner Gemeinde und saß oft in seinen Gottesdiensten. Umgehend rief sie den diensthabenden Chirurgen und nahm uns mit in den Behandlungsraum. Mit einer speziellen Lösung begann sie Augen und Gesicht von Friedemann zu waschen und murmelte dabei beruhigende Worte. Friedemann war anzumerken, dass die Prozedur nicht angenehm war.

Als die große Masse an Capsaicin weggespült war und Friedemann wieder aus seinen stark geschwollenen und unglaublich geröteten Augen schauen konnte, blickte er die Schwester dankbar an. Er wollte Worte des Dankes formen, doch die Krankenschwester kam ihm zuvor. Sie kniete sich tatsächlich vor den sitzenden Mönch, umfasste seine gefalteten Hände und sprach Worte, die sich mir tief in meinen Kopf gebrannt haben:

»Endlich können wir Ihnen mal etwas zurückgeben, Vater!«

Nachdem ich kurz mit dem diensthabenden Arzt gesprochen und die Situation detailliert geschildert hatte, dokumentierte er die Rötungen von Gesicht und Augen nicht nur schriftlich, sondern auch mittels eines Fotoapparats.

Die ganze Prozedur dauerte ungefähr eine halbe Stunde, dann waren wir wieder abfahrbereit, denn um den Transport und den Aufenthalt in der geschlossenen Abteilung der Psychiatrie in Zülpich kam Friedemann nicht herum. Der Chirurg, ein ich will fast sagen »typisch-chirurgisches Alphamännchen«, baute sich abschließend vor den Polizisten auf und sagte in aller Deutlichkeit, dass er nach ausführlichem Gespräch mit dem Patienten keinerlei Eigen- oder Fremdgefährdung und somit keinen Grund für eine polizeiliche Begleitung sehe. Er teilte den beiden Beamten mit, dass er im Zweifel die Verantwortung dafür übernehmen werde. Als der rabiate Kollege etwas dazu sagen wollte, schwoll der Hals des Chirurgen merklich an.

»Ich glaube nicht, dass Sie in der Lage sind, die Situation adäquat zu beurteilen. Sie sind Polizist und haben Recht und Gesetz durchzusetzen. Aber Sie haben glücklicherweise keinen Einfluss auf die dahinterliegenden Entscheidungen. Ich kann zwar den Vorgang des Ordnungsamts nicht aufheben, aber solange ich als Arzt keine Eigen- und Fremdgefährdung sehe, können Sie dagegen nichts sagen.« Er machte eine demonstrative Pause. Die Luft knisterte fast. Der zweite Polizist wandte sich bereits zum Gehen, da sah ich, wie sein Kollege, der dem Chirurgen gegenüberstand, Luft holte. Noch bevor er sprechen konnte, fügte der diensthabende Chirurg hinzu:

»Nach den Erzählungen des Patienten und des Rettungsdiensts sieht es aktuell schon relativ dünn für Sie aus, wenn es zu einer Dienstaufsichtsbeschwerde kommt. Ich an Ihrer Stelle würde den Bogen jetzt nicht überspannen.«

Der im Gehen befindliche Polizist ging zwei Schritte zurück, klopfte seinem Kollegen auf die Schulter und sagte:

»Komm, wir gehen dann mal.«

Beide verließen die Notaufnahme und wir hatten endlich Ruhe. Friedemann folgte uns in den Krankenwagen, setzte sich auf den Patientenstuhl und ließ sich anschnallen. Wir fuhren los, und noch bevor ich etwas sagen oder fragen konnte, begann Friedemann zu erzählen. Er erzählte von dem vielen Leid, den vielen Menschen, denen er seiner Meinung nach nicht ausreichend helfen konnte, und er erzählte mir von den Angehörigen der Toten, die er seit Jahren zu trösten versuchte und dabei auf Gottes Wege verwies. Er war sich nicht mehr sicher, ob seine Wege nur »unergründlich« waren.

Ich konnte wenig beitragen. Es hätte geklungen, als würde der Blinde von Farbe sprechen. Ich hörte ihm zu, während wir die gute halbe Stunde nach Zülpich fuhren. Als wir ankamen, sprachen wir mit dem aufnehmenden Arzt und schilderten die Vorkommnisse. Ich erzählte ihm auch, was Friedemann sonst für ein Mensch war. Der Arzt nickte verständnisvoll. Zum Abschied nahm ich Friedemann in den Arm und drückte ihn fest. In 20 Jahren Rettungsdienst habe ich weder vor noch nach Friedemann einen Patienten in den Arm genommen.

Wenngleich sonst der »Stadtfunk« jeglichen Tratsch schnell verteilte, blieb es tatsächlich stumm um die Vorkommnisse an diesem Abend. Entweder hatte es tatsächlich niemand mitbekommen oder die Menschen, die miterlebt hatten, was geschehen war, hielten zuverlässig ihren Mund. Beim Einkaufen traf ich zufällig die Organistin der Gemeinde und fragte sie, wie es Pfarrer Tackrath gehen würde. Sie blickte mich überrascht an und fragte: »Gut, wieso?« Ich zuckte nur mit den Schultern und sagte, dass ich mich nur so allgemein erkundigen würde.

Am gleichen Nachmittag ging ich zum Gemeinderaum und platzte in die Gruppenstunde. Friedemann Tackrath ging gerade um den großen Tisch, an dem einige Kinder bunte Bilder malten. Er blickte mich einen Moment erschrocken an, dann lächelte er. Ich zog mich wieder zurück, und als wenige Minuten später die Kinder aus dem Raum nach Hause strömten, bat er mich herein. Er erzählte mir, dass er über Nacht in der geschlossenen Abteilung geblieben war und seine Schwester ihn am nächsten Vormittag abgeholt hatte. Ausgestattet mit Adressen von Psychotherapeuten, hatte er in dieser Nacht entschieden, dass er etwas für sich tun musste.

Friedemann sagte mir, dass er in den wenigen Stunden ein paar spannende Gespräche geführt habe, jedoch nicht mit Therapeuten, sondern mit anderen Patienten. Er schien wieder Mut gefunden zu haben, seine Probleme anzugehen und seinen Frieden mit sich und seinem Gott zu machen. Er wirkte gelöst, als hätten die Ereignisse ein paar Tage zuvor einiges in ihm bewegt.

»Was ist eigentlich mit einer Dienstaufsichtsbeschwerde?«, fragte ich ihn gegen Ende des Gesprächs, als bereits die nächste Gruppe Kinder vor dem Raum umherlief.

»Die Männer haben doch nur ihren Job gemacht«, antwortete er mit einer wegwerfenden Handbewegung. Ich war fassungslos, hatte ich doch bis dahin noch nie und auch danach kaum jemals wieder eine solche Willkür gesehen.

»Ich will dir mit einem Klassiker kommen. Matthäus 5,39. Sagt dir was, oder?« Er lächelte mich an.

»Hilf mir auf die Sprünge«, bat ich ihn.

»Wenn dich einer auf die rechte Wange schlägt, dann halt ihm auch die andere hin.«

Ich starrte Friedemann an.

»Die hatten nur Glück, dass ich betrunken war. Ansonsten hätten die keine Chance gegen mich gehabt.« Er zwinkerte mir zu. Dann lachten wir beide.

Fazit des Tages:
Wenn die Stärksten am schwächsten sind, brauchen sie die größte Hilfe!

Teil 2
Assistent

Zitadelle

Die Wirbelsäule ermöglicht uns in erster Linie den geraden, aufrechten Gang. Darüber hinaus schützt sie unser Rückenmark. Quasi in ihr verläuft diese zentrale Leitbahn, über die Informationen zwischen Gehirn und Körper ausgetauscht werden. Motorische Signale werden zu den Muskeln geleitet, sensible Signale zurück zum Gehirn. Das Rückenmark ist so gut geschützt, dass es bei einem Wirbelsäulentrauma schon einer hohen Energie oder eines ungünstigen Mechanismus bedarf, um diese wichtige Leitungsbahn nachhaltig zu schädigen. Da das Rückenmark segmental spezifische Bereiche des Körpers versorgt, kann man je nach Symptomatik auf die Höhe einer Verletzung zurückschließen. Der schlimmste Fall ist der komplette Querschnitt, also eine völlige Durchtrennung der Rückenmarksbahnen, die in der Regel nicht wieder heilt.

»8/83-1 von Leistelle Mainz?«

»8/83-1.«

»Schönen guten Morgen. Kennen Sie den Bolzplatz hinter der Zitadelle?«

»Ja, grob bekannt. Anfahrt über die Windmühlenstraße, oder?«

»Ja, richtig. Dort unklare Situation, wohl ein junger Mann, der da aufgewacht ist. Achten Sie auf Eigenschutz!«

»Verstanden. Dringend oder normal?«

»Normale Fahrt.«

Der nicht untypische Beginn eines Einsatzes an einem frühen Samstagmorgen im Sommer. Es war bereits lange hell, doch waren weder mein Kollege Jan noch ich richtig wach. Ich fuhr, Jan »rettete«, wie wir sagten, er war also für die Patientenbegleitung hinten im Fahrzeug zuständig. So war die Aufteilung an diesem Tag, und wir machten uns langsam und gemütlich auf den Weg zu besagtem Bolzplatz. Es war zu meiner Anfangszeit in Mainz. Mit Jan war ich noch nicht viel gefahren, doch waren wir uns vom ersten Tag an sympathisch.

Die Zitadelle in Mainz ist eine alte Festung aus dem 17. Jahrhundert, umgeben von einer entsprechenden Mauer und einem Graben. Im vom Rhein abgewandten Teil dieses Grabens lag seinerzeit ein kleiner Bolzplatz, dessen Zuwegung wir nach kurzer Suche auch fanden. Von diesem Bolzplatz aus kann man durch ein Tor die Zitadelle betreten. Direkt unterhalb dieses Portals stand auf einer kleinen Steintreppe ein junger Mann, bekleidet mit einer Leinenhose und einem Hemd. Die helle Hose wirkte im Schrittbereich fleckig.

Müde hob er einen Arm und winkte. Natürlich war uns an einem Samstagmorgen gegen 7:20 Uhr auf einem völlig leeren Bolzplatz in einem ohnehin wenig frequentierten Gelände nicht klar, wo unser Ziel bzw. wer unser Patient war. Glücklich und zufrieden atmeten wir auf, als wir die winkende Hand sahen. Nun waren wir wirklich sicher am Ziel zu sein. Ironie wieder aus.

Jan und ich sahen uns kurz an, und es fielen wenige Worte.
»Ich tippe auf KUZ, dann im ‚Schick & Schön' abgestürzt und durch die Zitadelle dann bis hierher. Hier dann eingepennt.«, sagte Jan. Verdammt. Ich hatte den gleichen Gedanken, aber mein Kollege hatte ihn schneller verbalisiert. Das KUZ ist auch heute noch eine größere Veranstaltungshalle, in der am Freitagabend regelhaft Disco angesagt war und ist. Wer zu später Stunde seinen Abend noch gebührend abschließen wollte, nahm einen kurzen Abstecher ins ‚Schick & Schön', das am damals noch nicht umgebauten Südbahnhof in Mainz lag.

Wir stiegen aus, gingen mäßig motiviert auf unseren Patienten zu und begrüßten ihn, nachdem wir uns namentlich vorgestellt hatten, mit den folgenden Worten:
»Was können wir für Sie tun?« Ole schaute müde und staubbedeckt auf und berichtete uns, dass er nicht genau

wisse, was los sei. Auf jeden Fall habe er Rückenschmerzen. Als er eine kurze Pause machte und wir in seiner Nähe den Alkohol bzw. die Abbauprodukte hiervon in seinem Atem rochen (*Foetor ex ore* oder wie ein Kollege gern falsch sagte *Foetus ex oro*, frei übersetzt: *Leibesfrucht aus Gold*) war uns vieles klar.

Und obwohl eigentlich klar war, dass Ole sich schön einen auf die Lampe gegossen, es sich im Staub des Bolzplatzes am frühen Samstagmorgen gemütlich gemacht hatte und, nachdem er wach geworden war, nicht mehr genau wusste, wo er war, verspürten wir den starken Drang mehr zu erfahren. Wir fragten ihn, was denn passiert sei.

»Ich war gestern Abend feiern. Erst im KUZ, und irgendwann sind wir dann nach Hause. Auf dem Heimweg sind wir aber irgendwie im ‚Schick & Schön' hängengeblieben«, begann Ole. Jan sah kurz zu mir, grinste, zwinkerte mir zu und nickte leicht. Er hatte gewonnen.

»Ich weiß noch, dass ich dann irgendwann nach Hause wollte. Es dämmerte auch schon leicht.« Oles Sprache wirkte immer noch verwaschen und alkoholgesättigt.

»Ich bin hoch zur Zitadelle, glaube ich, und wollte da hinten …« Er wies vage in eine Richtung. »… da hinten also ungefähr wollte ich hoch. Dann musste ich mal pinkeln. Ich bin dann den Wall ein bisschen hoch, weil da auch noch andere waren. Und irgendwie weiß ich dann nichts mehr. Vor ein paar Minuten bin ich hier auf dem Boden aufgewacht.« Er deutete auf eine Stelle direkt vor dem Portal. »Als ich aufgewacht bin, tat mir der Rücken so weh.«

Jan und ich sahen uns an. Irgendetwas an dieser Geschichte störte uns. Vielleicht war es die Erinnerungslücke, vielleicht die Flecken auf der Hose, die ein untrügliches Zeichen dafür waren, dass Ole nicht wie geplant der Natur freien Lauf gelassen, sondern beim Urinieren die Hosen anbehalten hatte. Vielleicht war es auch die Tatsache, dass er im Innenbereich der Zitadelle den Wall hochgegangen war und sich nun außerhalb der Zitadelle befand. Das Tor des Portals war nachts regelmäßig abgeschlossen. Während ich mich Ole zuwandte, vorsichtig seinen Rücken untersuchte und er hierbei über dem unteren Brustwirbelbereich einen deutlichen Druckschmerz äußerte, ging Jan näher an das Portal.

»Wo bist du wach geworden?«, fragte er Ole. Dieser deutete auf eine kleine Stelle direkt unterhalb des Portals, neben einer kleinen Steintreppe. Wenn man genau hinsah, war in der Mischung aus festgestampfter Erde, der rötlichen Asche und der dünnen Vegetation eine leichte Mulde zu erkennen. Innerhalb dieser Mulde waren noch die dunklen Flecken von Oles ursprünglichem Harndrang zu erkennen. Jan blickte von dieser Stelle aus hoch und sah von unten zum in Falllinie darüber liegenden höchsten Punkt. Wenn wir 2 und 2 richtig zusammenzählten, war Ole beim Pinkeln von der Krone des Portals aus etwa acht Metern Höhe abgestürzt.

Jan ging zum Funkgerät und forderte einen Notarzt nach. Ole fragte mich, ob er sich setzen dürfe. Ich untersagte ihm dies erst einmal. Der Sturz war geeignet, schwere Verletzungen nach sich zu ziehen, und die Rückenschmerzen sprachen eine deutliche Sprache. Ole war selbstständig aufgestanden und hatte damit die Knochen seiner Wirbelsäule unter großen Stress gesetzt. Nun stand er. Eine mehr oder weniger stabile Position, und bislang klagte er über keinerlei Lähmung oder Taubheit.

Jan schlug vor, eine Schaufeltrage von hinten gegen Ole zu stellen und ihn stehenderweise zu fixieren. Dann wollten wir ihn langsam nach hinten kippen, so dass er zum Liegen käme, um ihn auf die Trage umzulagern. Dies würde eine achsengerechte Behandlung der Wirbelsäule ohne größere Manipulationen möglich machen. So waren Plan und Umsetzung. Als wir Ole gerade in der Horizontalen hatten und auf die Trage legten, rollte das Notarzteinsatzfahrzeug auf den Bolzplatz.

Dr. Pascal Rupp entstieg dem Fahrzeug und begrüßte uns überschwänglich. Wir hatten ihn längere Zeit nicht gesehen, obwohl er damals der zuständige Arzt unserer Rettungswache war. Er ließ sich die Situation kurz beschreiben und sprach dann in ruhigen Worten zu Ole. Er erklärte ihm, was nun passieren würde und dass wir ihn in den Schockraum der Uniklinik fahren würden. Er bekam noch einen venösen Zugang gelegt, in Ermangelung stärkerer Schmerzen erhielt er jedoch keine Medikamente.

Nach einer ereignislosen, sehr sanften Fahrt und dem Eintreffen im Schockraum der Uniklinik staunte Ole nicht schlecht, als etwa zwölf Personen ihn empfingen. Als man sah, dass es Ole eigentlich gar nicht so schlecht ging, entspannten sich alle und lauschten der Übergabe von Pascal. Es folgte die typische Erstuntersuchung, bei dem neben den üblichen Verfahren wie EKG, Sauerstoffsättigung, Puls und Blutdruck auch ein Ultraschall vom Bauch gemacht wurde. Freie Flüssigkeit, z. B. Blut, hatte Ole nicht im Bauch. Man entspannte sich zusehends. Ole gab jedoch weiterhin die Schmerzen im Rücken an. In Kombination mit dem von uns geschilderten Unfallmechanismus entschied man Ole direkt in die Radiologie zu bringen.

Dort halfen wir ihn auf den Tisch des Computertomographen umzulagern. Ole hatte sich drei Wirbel gebrochen. Die Brustwirbelkörper 8, 9 und 10 waren selbst für meine damals noch unerfahrenen Augen ziemlich kaputt. Was mir besonders imponierte, war die Tatsache, dass sich die Fragmente in Richtung des Spinalkanals verschoben hatten und sich bereits ein sichtbarer Knick im Verlauf des Rückenmarks zeigte. Der Neurochirurg, der vor mir stand, drehte sich zu uns um und fragte: »Ist er nüchtern?«

»Weder im medizinischen noch im allgemeinen Sinne«, sagte Jan und lachte kurz auf. Der Neurochirurg verzog das Gesicht und murmelte leise etwas in seinen Dreitagebart.

»Den müssen wir jedenfalls machen«, sprach er dann laut zum Anästhesisten, der auch im Raum war. »Zeitnah«, fügte er hinzu.

»Müssen wir machen« hieß, dass Ole operiert werden sollte. Die Verletzung war instabil, das heißt, dass das Rückenmark in großer Gefahr war, ernsthaften Schaden zu nehmen, wenn man die Knochen nicht wieder miteinander verband.

Jan und ich machten unseren Rettungswagen wieder einsatzklar. Viel zu tun gab es nicht, hatten wir doch aus unseren Taschen nichts verbraucht, was wir aus den Fächern des Autos hätten nachfüllen müssen. Spineboard und Trage galt es zu reinigen und zu desinfizieren. Dabei lernte ich an diesem Tag eine wichtige Lektion. Während Jan sich dem Spineboard gewidmet hatte, säuberte ich die Trage und bezog sie – mehr schlecht als recht – mit einem Einmallaken aus wasserundurchlässigem Papiergewebe. Als Jan meine Versuche sah die Trage wieder patientengerecht zu machen, machte er kurzen Prozess. Er griff nach der Papierauflage, riss sie herunter und sagte mir in aller Deutlichkeit, dass ich es bitte neu und vor allem anständig zu machen hätte.

»Die Trage ist das Aushängeschild des Rettungsdiensts! Die sieht jeder. Danach werden wir beurteilt!« Er zeigte mir, wie er die Trage vorbereitete. Das Papierlaken war straff gespanntwie mit einem Lineal gezogen, die Gurte, miteinander verbunden, lagen darauf. Sie war perfekt.

»Die Trage – das Aushängeschild des Rettungsdiensts!« Diesen Satz habe ich nie vergessen.

Ole hatte viel Glück gehabt. Wenige Tage nach dem Einsatz trafen wir im Rahmen eines sehr fraglichen Herzinfarkts (»Es brennt so hinter dem Brustbein, und wenn ich aufstoße, habe ich immer so einen sauren Geschmack im Mund. Das geht auch schon seit vier oder fünf Tagen so, aber jetzt ist´s besonders schlimm!«) in der gleichen Konstellation wieder auf Pascal, der uns erklärte, dass man Ole allerstrengste Bettruhe verordnet und seine Nüchternheit (sechs Stunden nichts gegessen) abgewartet hatte. Man verbaute ein

Gestänge an seiner Wirbelsäule, eine sogenannte dorsale Spondylodese, um das zu stützen, was kaputtgegangen war und um zu schützen, was der frakturierte Bereich nicht mehr schützen konnte: sein Rückenmark.

Von einer Durchtrennung des Rückenmarks und somit von einer Querschnittslähmung war Ole quasi nur einen Wimpernschlag entfernt gewesen. Eine Durchtrennung auf Höhe des 10. Brustwirbels hätte eine Querschnittssymptomatik nach sich gezogen, bei der Hüften und Beine von Ole vollständig gelähmt gewesen wären. Er hätte damit sicher den Rest seines Lebens im Rollstuhl gesessen. Darm-, Blasen- und Sexualfunktion hätte Ole nicht mehr adäquat steuern können.

Leider erfahren die Kollegen des Rettungsdiensts regelhaft nicht, was mit den Menschen passiert, bei deren medizinischem Schicksal man oftmals den Beginn miterlebt und teilweise auch beeinflusst hat. Dies geben Patientenrechte und Datenschutz vor. Dennoch wäre es schön zu erfahren, ob die Mühe, die wir uns so häufig machen, wirklich auch einen messbaren Effekt hat. Ole haben wir nie wiedergesehen. Ich vermute, dass er beim nächsten Mal feiern gehen vorsichtiger war.

Fazit des Tages:
Mind the gap!

Schönen Gruß

Anfang der 1990er Jahre suchte ein Forscherteam nach einem Mittel zur Behandlung der pulmonalen Hypertonie, also eines Bluthochdrucks im Lungenkreislauf. Es wurde eine Substanz gefunden, die das Enzym PDE-5 blockiert. Nach vielversprechenden Tierversuchen erfolgte eine Studie am Menschen. Erstaunlich hierbei war, dass die männlichen Teilnehmer der Verum-Gruppe, also diejenigen, die das echte Präparat und nicht das Placebo erhielten, über regelmäßige Erektionen berichteten, teilweise auch Männer, die sonst damit große Schwierigkeiten hatten. Das Potenzial wurde vom zuständigen Versuchsleiter nicht gesehen.
Nachdem in den folgenden Jahren zunehmend männliche Patienten damit auffielen vermehrt ihre Tabletten zu »verlieren« und beim Hausarzt zusätzliche Dosen einzufordern, legte man den Fokus auf die sexuelle Wirkung des Medikaments. 1998 erhielt die Pharmafirma Pfizer die Zulassung für Viagra.
Der Wirkmechanismus beruht auf einer Weitstellung in den Penisgefäßen, was letztlich für einen verbesserten Bluteinstrom in die Schwellkörper sorgt.
Die gleichzeitige Einnahme von PDE-5-Hemmern und Nitraten (u. a. das bei herzkranken Menschen oft eingesetzte Medikament »Nitrolingual-Spray«) ist streng kontraindiziert (»verboten«), denn in dieser Kombination kann es zu nicht behandelbaren Blutdruckabfällen bis hin zum völligen Kreislaufversagen kommen.
Abgesehen davon ist die Einnahme von PDE-5-Hemmern bei Menschen mit vorgeschädigtem Herz dann gefährlich, wenn der ggf. folgende Geschlechtsverkehr eine zu hohe Beanspruchung für das Herz darstellt.

Der Nachtdienst mit »Verstehste« begann unspektakulär. Wir übernahmen das Auto, checkten seinen Inhalt und das Fahrzeug selbst und setzten uns dann zunächst vor den Fernseher. »Verstehste« fuhr den RTW, und ich war als Beifahrer eingeteilt. Begleitet wurden wir von Kevin, einem jungen Zivi, der die Wochen seines Rettungswachenpraktikums für den Rettungssanitäter bei uns ableistete.

»Verstehste« hieß eigentlich gar nicht »Verstehste«, sondern Klaus. »Verstehste« war sein inoffizieller Spitzname. Es war ein offenes Geheimnis, dass er hinter vorgehaltener Hand von jedem so genannt wurde. Im Rettungsdienst gibt es viele Spitznamen. »Parkuhr«, »Schublade«, »Piggeldy« sind nur ein paar Beispiele. Die meisten Kollegen hatten sich damit abgefunden, dass sie zumeist einen weiteren Namen trugen, der wenig schmeichelhaft war und eine ihnen anhaftende besondere Eigenschaft oder Eigenart beschrieb. Auch ich hatte seinerzeit einen Spitznamen, den ich an dieser Stelle jedoch nur ungern verraten würde.

Die Eigenart von Klaus war, nach oder in jedem Satz die Floskel »verstehst Du« einzubauen. Da Klaus immer sehr schnell sprach und die Floskel eine Floskel, also Füllstoff für seine Sätze war, verstand man regelhaft kein »verstehst Du«, sondern ein »verstehste«. Damit war »Verstehste« eben »Verstehste«.

Der Abend schritt voran, wir brachten ein gefallenes Mädchen (88 Jahre, Sturz mit Kopfplatzwunde) und einen älteren Mann mit einem Atemwegsinfekt ins Krankenhaus. Für einen Freitagabend war es erstaunlich ruhig. Zu ruhig. Es wunderte uns folglich nicht, dass gegen 1 Uhr morgens, eine halbe Stunde nachdem wir uns hingelegt hatten, um zu ruhen – wir befanden uns ja schließlich auf einer »Wache« und nicht auf einer »Schlafe« – der Melder die Ruhe durchbrach und uns in den Rettungswagen scheuchte. Die Anspannung stieg merklich, als der Leitstellendisponent uns nach der Mitteilung von Adresse und Namen durchgab, dass dort ein gesicherter Herz-Kreislauf-Stillstand vorliegen würde. Ersthelfer würden reanimieren.

Wir hielten vor einem Reihenendhaus. In der Tür stand eine Dame fortgeschrittenen Alters in einem im Nachtwind wehenden, seidenen Morgenmantel in schriller Farbkombination und winkte. Sie wirkte wenig aufgeregt. Als wir mit

Notfallrucksack, Monitor und Sauerstofftasche die wenigen Stufen zur Tür hochliefen, sagte sie mit verzogener Stimme:

»Komme Se ma roi. Se müsse enunner in de Keller!«

Wir mussten uns an der eher korpulenten Dame, die weiterhin im Eingang stand, vorbeiquetschen. Ein deutlicher Alkoholgeruch umwölkte die Frau. Das Reihenhaus bot eine typische Architektur. Wir gingen an einem Gäste-WC auf der einen und der Küche auf der anderen Seite vorbei und marschierten die halboffene Treppe nach unten in den Keller. Dort fand sich ein kleines Gästezimmer. Nachdem wir dieses betreten hatten, blickten wir auf ein zerwühltes Bett mit glänzend-schwarzen Bettdecken. In einer Ecke neben dem Bett stand eine Dame um die 70 in schwarzer Spitzenunterwäsche.

Auf dem Boden neben dem Bett lag ein korpulenter, augenscheinlich älterer Herr. Neben ihm kniete ein junger Mann, lediglich in Boxershorts bekleidet und vollführte Thoraxkompressionen. Als er uns sah, nahm er seine Hände vom Brustkorb des alten Mannes, eine Geste, die fast entschuldigend wirkte. »Verstehste« sprach ihn laut und unmissverständlich an:

»Weiterdrücken! Nicht aufhören!« Er drehte sich leicht zu unserem Praktikanten. »Kevin, Du gehst an die Seite und löst ihn ab!« Kevin tat wie ihm geheißen. Unsere Blicke trafen sich für den Bruchteil einer Sekunde. Er wirkte erschrocken.

»Verstehste« verteilte sehr deutlich die Aufgaben. Während er aus dem Notfallrucksack den Beatmungsbeutel holte, wies er mich an, die Defibrillations-Elektroden auf den entblößten Oberkörper des Mannes zu kleben. Dabei bemerkte ich erst so richtig, dass der Mann vollständig nackt war. Ich klebte die Elektroden, und während »Verstehste« mit der Beatmung begann, zeigte sich in der ersten Analyse eine Asystolie, also eine elektrische Nulllinie. Unser Team hatte sich schnell auf den Reanimationsrhythmus eingespielt.

Während der junge Mann erschöpft in einer Ecke des Zimmers stand, begann ich nach einer Vene für einen Zugang zu suchen. Wenige Augenblicke später polterte es auf der Treppe, und eine Notärztin betrat gemeinsam mit den beiden Kollegen des NAW den Raum.

Es ist an dieser Stelle zu erklären, dass es damals in Mainz neben einem Notarzteinsatzfahrzeug auch einen klassischen Notarztwagen gab. Diese sind heute sehr selten geworden. Ein Notarztwagen ist ein Rettungswagen, der regelhaft mit einem Notarzt besetzt ist und dessen Ausstattung über die eines Rettungswagens hinausgeht. Dieses System hat man bis auf wenige Ausnahmen heute ziemlich verlassen, weil es für die meisten Rettungsdienstbereiche zu unflexibel ist.

Drei weitere Retter betraten den Raum. Es wurde langsam voll. Neben uns sechs Leuten, der alten Dame in der Ecke und dem jungen Mann war auch noch eine jüngere Frau im Raum, die ich erst sehr spät wahrnahm, da sie sich in einer anderen Ecke des Raums hinter der Tür versteckt hielt. Die Notärztin übernahm die Position am Kopf und verwies alle Personen, die zum Haushalt gehörten, vor die Tür. Der junge Mann nahm die junge Frau in den Arm und forderte die ältere Dame, die konsterniert auf die Szene starrte auf ihnen zu folgen.

Unser Praktikant Kevin wurde von einem der Kollegen des NAW abgelöst und sah ziemlich mitgenommen aus. Zum einen war das seine erste Reanimation, zum anderen war er mit seinen körperlichen Voraussetzungen (170 cm, 55 kg) nicht ideal dafür geeignet, einen Mann zu reanimieren, der mindestens doppelt so schwer war. Kevin war ziemlich kaputt.

Wir waren endlich unter uns, und ich schaffte es tatsächlich, einen venösen Zugang zu legen. Die Notärztin ließ sich eine Intubation richten und sicherte den Atemweg im ersten Anlauf. Als der Patient intubiert war, der Zugang lief, die erste Portion Adrenalin im Körper zirkulierte und die weiteren Analysen eine bestehende Asystolie zeigten, überblickte die Notärztin das Geschehen. Sie runzelte die Stirn und stand auf.

»Ihr habt das ja hier im Griff. Macht weiter, ich höre mich mal um, was passiert ist.«

Wenige Minuten und einige Reanimationszyklen später betrat sie wieder den Raum. Ihrem Gesicht war eine betroffene Belustigung anzusehen. Sie holte tief Luft und erklärte, was passiert war: Der Mann, Alfred, war mit seiner Frau Isolde aus Hamburg angereist, um seine Schwägerin Erika zu besuchen. Seit ihr eigener Mann vor einigen Jahren verstorben war, wohnte diese allein in Mainz in eben jenem Reihenhaus. Die Schwestern Erika und Isolde hatten sich einige Zeit nicht gesehen und beschlossen gemeinsam mit Alfred essen und noch etwas trinken zu gehen. Als man am späten Abend moderat bis stark angetrunken zu dritt ein Weinhaus in der Altstadt verließ und nach Hause kam, verzog man sich mit einer Flasche Champagner ins Gästezimmer im Keller, insbesondere auch, um »die jungen Leute«, Carsten, den Sohn von Erika und den Neffen von Isolde, sowie seine Freundin Hannah, die ebenfalls zu Besuch waren und im ersten Stock nächtigten, nicht zu stören.

Isolde und Alfred wollten im alkoholisierten Zustand den körperlichen Teil ihrer Ehe scheinbar ebenso feiern. Inwieweit die Schwester Erika, die uns im Morgenmantel die Tür geöffnet hatte, in dieses Liebesspiel eingebunden war, blieb letztlich im Dunkel der Nacht verborgen. Diverse Gegenstände und flüssige Substanzen mit sexuellem Hintergrund ließen jedenfalls den Schluss zu, dass entweder Isolde und Alfred diesen Abend sehr genau geplant hatten oder Erika aus ihrem eigenen Sortiment ausgeholfen hatte. Aus Isolde war herauszubekommen, dass Alfred neben dem Alkohol auch Sildenafil, einen PDE-5-Hemmer, besser bekannt unter dem Namen »Viagra«, zu sich genommen hatte. Scheinbar mitten im Liebesspiel, als Isolde auf ihrem Alfred saß, machte dieser seltsame Geräusche und bewegte sich plötzlich nicht mehr. Isolde ging davon aus, dass Alfred eingeschlafen sei und legte sich neben ihren Mann.

Trotz ihrer nicht unerheblichen Alkoholisierung realisierte Isolde letztlich doch, dass etwas nicht stimmte. Als sie in Alfreds halb geöffnete Augen und sein bläuliches Gesicht blickte, bemerkte sie, dass er nicht mehr atmete. Sie rief daraufhin, die Stille des Hauses durchbrechend, laut um Hilfe, woraufhin Carsten aus dem ersten Stock in den Keller gerannt kam und die Situation schnell korrekt einschätzte. Der Familie zugutekam, dass Carsten eine Woche vorher einen betrieblichen Erste-Hilfe-Kurs besucht hatte. Im Kurs hatte er noch gewitzelt, dass er das Erlernte »in 1.000 Jahren« nicht brauchen würde.

Sein beherztes Handeln war für Alfred ein Segen, denn als die Notärztin mit den Erläuterungen zu den Umständen endete, fragte Kevin, der auf den Monitor blickte, als wir eine weitere Rhythmuskontrolle durchführten, leise, ob dies etwa ein Rhythmus sei. Wir drehten alle unsere Köpfe, starrten auf den kleinen Bildschirm und sahen tatsächlich Wellen und Zacken, die untrüglich anzeigten, dass Alfred noch nicht gehen wollte. Mehrere Personen tasteten gleichzeitig den Puls am Hals und in der Leiste.

»Tja, Alfred, auch wenn es schön gewesen wäre, so zu sterben, du bist wieder da.« »Verstehstes« Stimme füllte den ganzen Raum. Wir wussten nicht, ob wir schmunzeln oder uns über diesen Spruch aufregen sollten. Es war auch keine Zeit dazu, denn Alfred ging sogar noch weiter, als nur eine elektrische Herzaktion mit einem tastbaren Puls aufzubieten. Er begann auf den Tubus zu beißen. Wir waren wieder voll bei der Sache und bereiteten eine Narkose vor. Nachdem diese Alfred wieder tief sediert hatte, übernahm die Notärztin das Regime. Ein Bett wurde in der Uniklinik angemeldet, ebenso eine Herzkatheteruntersuchung, da wir davon ausgingen, dass Alfred einen Herzinfarkt erlitten hatte. Das 12-

Kanal-EKG zeigte zwar keine infarkttypischen Zeichen, jedoch konnten wir andere Gründe für sein plötzliches Fast-Versterben ausschließen.

Die größte Herausforderung war nun den 120-kg-Koloss aus dem engen Zimmerchen im Keller über die noch engere Treppe durch den nicht gerade weitläufigen Flur in den NAW zu transportieren. Dies alles unter der Prämisse, den Beatmungstubus nicht herauszuziehen. Auch wenn der am Kopf befestigte Schlauch optisch stabil wirkt, braucht es oft nicht viel, den Tubus mal eben schnell aus der Luftröhre zu ziehen. Das ist an sich schon mal blöd, aber mitten auf einer Treppe noch blöder.

Wir lagerten Alfred auf ein Tragetuch, fixierten den Tubus so gut es ging, drückten der Notärztin den Beatmungsbeutel in die Hand und begannen den Aufstieg. Beobachtet wurden wir dabei von Isolde, während wir uns aus dem Zimmer, um die Ecke bis auf die Treppe und diese bereits wenige Stufen hinaufgequält hatten – alles natürlich unter maximaler Schonung für Alfred. Sie hatte die letzten Minuten in einem Zimmer im Keller verbracht und stand im Türrahmen, während wir Alfred umherwuchteten.

Sie trat plötzlich auf uns zu, griff durch die offenen Gitterstäbe der steilen Treppe und berührte liebevoll und zärtlich Alfreds Wange, die inmitten des Tragetuchs fast nicht zu erreichen war. Sie lächelte, ja grinste fast und sprach die Notärztin an, die auf der Hälfte der Treppe saß und in regelmäßigen Abständen den Beatmungsbeutel zusammendrückte:
»Saahen´se meim Mann´n´schönen Gruß. Sch´komme ihn dann schpäter besuchen!«

Die Notärztin starrte Isolde entgeistert an. Die einzige Erwiderung, die ihr in diesem Moment über die Lippen kam, war ein: »Is´ recht!«

Der NAW transportierte Alfred in die Uniklinik. Wir selbst sortierten unseren Notfallrucksack, reinigten alle Geräte und sprachen kurz mit Kevin. Er wirkte nach wie vor mitgenommen, aber stabil genug, um die Eindrücke der letzten Stunde zu verdauen. Mit dem heutigen Wissen ist mir klar, dass er die Eindrücke gut verdaut hat: Heute ist er selbst Arzt.

Gegen 4 Uhr fuhren wir abermals eine ältere Dame, die beim nächtlichen Toilettengang gestürzt war und sich ziemlich sicher eine Oberschenkelhalsfraktur zugezogen hatte. Die Fahrt ging in die Uniklinik. Auf dem Weg von der chirurgischen Notaufnahme zum Süßigkeitenautomat im Foyer lief ich Isolde und Erika über den Weg. Sie erkannten mich nicht, obwohl sie bereits bedeutend klarer, wenngleich nicht in Ansätzen nüchtern wirkten. Sie fragten an der Information, wo man die Intensivstation finden könne. Ich freute mich. Jedenfalls bis dahin schien es Alfred geschafft zu haben.

Fazit des Tages:
Mitunter kann man nur den Kopf schütteln!

Rippenfrakturen

Um zu atmen, spannen wir das Zwerchfell und teilweise auch die Zwischenrippenmuskulatur an, woraufhin sich der Raum im Brustkorb vergrößert. Die Innenseite des Brustkorbs ist mit einer sehr glatten Haut ausgekleidet, der sogenannten Pleura. Die Pleura hat zwei Anteile, einen, der auf der Innenseite der Rippen aufliegt und einen, der die Lunge überzieht. Beide Blätter kleben durch wenige Milliliter einer Flüssigkeit aneinander, vergleichbar mit zwei Glasplatten, die mit wenigen Tropfen Wasser mittels Adhäsion aneinanderkleben. Spannt sich nun der Brustkorb auf, so »zieht« die Bewegung über die Adhäsion der beiden Pleurablätter die Lunge quasi mit. In der Lunge entsteht ein Unterdruck, und wenn wir Mund bzw. Nase geöffnet haben, saugen wir Luft ein. Das Ausatmen geschieht durch passive Rückstellkräfte. Das erklärt zum einen, warum eine Beatmung von außen (egal ob mit einem Beutel oder einer Maschine) langfristig nicht gesund sein kann, denn das Prinzip ist völlig entgegengesetzt. Zum anderen erklärt sich über diese Funktion die Gefahr eines »Pneumothorax«. Bei diesem dringt Luft in den flüssigkeitsgefüllten Spalt der beiden Pleurablätter, sodass sich diese voneinander lösen. Sobald sich die Verbindung zwischen Rippen- und Lungenanteil der Pleura löst, kann das Lungengewebe den Bewegungen der Rippen nicht mehr folgen. Die Lunge fällt zusammen und nimmt an der Atmung nicht mehr teil.

Ich bin Unfallchirurg. Mit Knochen kann ich gut. Einerseits kann ich sie einigermaßen brauchbar reparieren (Dank sei meinen klinischen Lehrmeistern), andererseits habe ich aber auch scheinbar eine gewisse Fähigkeit Knochen kaputt zu machen. Es begann mit 13 Jahren bei mir selbst mit einer distalen Unterarmfraktur, die operiert werden musste. Bei Patienten, vor allem im Rettungsdienst, liegt mein Fokus jedoch auf den Rippen.

Während etlicher Reanimationen habe ich bereits unzählige Rippen gebrochen. Darauf bin ich wahrlich nicht stolz. Bei einer Reanimation kommt es aber auf eine ausreichende

Drucktiefe an, auf effiziente Thoraxkompressionen. Da muss man mitunter fester an die Sache herangehen. Ab einem gewissen Alter (gefühlt 75 Jahre aufwärts) sind Brustkörbe nicht mehr elastisch, sondern mehr oder weniger starr. Der Brustkorb ist biomechanisch ein Ring, und wenn man diesen über Gebühr komprimiert, dann bricht er eben.

Das erste Mal, dass ich das subjektiv äußerst unangenehme Gefühl des »dumpfen Rupfens« unter meinen Händen im Rahmen einer Reanimation gespürt habe, war ein einschneidendes Erlebnis. Ähnlich wie mein Problem mit dem Aufbrechen von Ampullen, kann ich seither nicht mehr unbedarft an Thoraxkompressionen herangehen. Auf der einen Seite muss man für eine effektive Reanimation wirklich fest drücken, auf der anderen Seite scheue ich aber meine Kraft einzusetzen, weil ich mich vor dem Gefühl … »fürchte« ist das falsche Wort. Ich mag es einfach nicht.

Als sich meine Handballen damals das erste Mal über dem Brustkorb von Herrn Schmitz zusammenlegten und ich losdrückte, knackte es innerhalb von drei Thoraxkompressionen genau drei Mal. So lange benötigte die haptische als auch akustische Information zur vollständigen Verarbeitung und zum Aufbau eines inneren Widerstands. Hans, damals der Feuerwehrmann am Kopf von Herrn Schmitz, sah, wie ich für einen Moment zögerte.

»Drück weiter! Nicht aufhören! Das waren nur die Rippen! Weiterdrücken und nicht drauf achten!«, forderte er mich nachdrücklich auf. Es klingt so wenig menschlich, wenn ich mir seinen Satz durch den Kopf gehen lasse und ihn hier aufgeschrieben durchlese. Aber er hatte recht.

»Wo gehobelt wird, da fallen Späne«, heißt es. Ich finde diesen Satz in der Medizin immer sehr hart, weil die »Späne« eben doch Schmerzen, Verletzungen, Leid oder psychische Belastungen bedeuten. Aber – auch wenn es hart ist – wenn man ein Leben retten will, muss man eben gewisse Dinge in Kauf nehmen. Rippenfrakturen heilen. Wenn sie die einzigen Einschränkungen für einen Menschen sind, der dem Tod durch eine Reanimation noch einmal von der Schippe gesprungen ist und hierdurch noch einige Jahre ein qualitativ hochwertiges Leben verbringt, so finde ich, kann man sie in Kauf nehmen.

Violetta Kraczincki. Betagte 82 Jahre alt, entwickelte sie in den späten Herbsttagen, die in einen nasskalten Dezember übergingen, einen Infekt der oberen Atemwege. In Mainz würde man sagen »Huste un´ Schnubbe«. Daraus entwickelte sich bei Frau Kraczincki jedoch eine Lungenentzündung, eine Pneumonie. Der Hausarzt sah deshalb die Notwendigkeit, Frau Kraczincki ins Krankenhaus einzuweisen. Die Dame war nun wirklich alt, schwach, krank und hatte keine Angehörigen, die sie ins Krankenhaus hätten fahren können. Aus diesem Grund erschien der Rettungsdienst, erschienen wir.

Wir trafen die Patientin in ihrer Wohnung an. Frau Kraczincki war keine Person, sie war ein Persönchen. Ihr Leben war geprägt von den Erfahrungen des Zweiten Weltkriegs und der Nachkriegszeit, die sie aus ihrer Heimat, Danzig, vertrieben hatten. Sie hatte viel Elend erlebt und dafür gesorgt, ihr Leben rechtschaffen, ehrlich und gütig zu führen. Sie war eine Frau des Verzichts. Frau Kraczincki war somit auch im hohen Alter eine sehr schlanke Frau. Großgewachsen war sie nie und über die Jahre auch noch ein wenig »eingegangen«, wie sie selbst sagte. Sie maß knappe 155 Zentimeter bei einem Gewicht von kaum 45 Kilo. Eine zarte, fast zerbrechliche Frau. Zerbrechlich. Der Begriff trifft es.

Sie wollte es sich nicht nehmen lassen, selbstständig die Treppe hinunterzugehen. Draußen vor der Haustür hatten wir die Trage positioniert, auf die sie umsteigen sollte. Sie setzte sich etwas unsicher darauf und wusste nicht, wie sie nun ihre Beine hochbekommen und sich hinlegen sollte. Ich half ihr, indem ich ihr einen Arm um die Schultern legte, mit dem anderen Arm unter ihre Knie fasste und sie dann in einer fließend-hebenden Bewegung auf die Trage drehte. Sie lag nun mit leicht erhöhtem Oberkörper, jedoch nicht weit genug am Kopfende der Trage. Ich überlegte kurz, ob ich Frau Kraczincki bitten sollte hochzurutschen, wollte jedoch nicht, dass sie sich überanstrengte. Mein Kollege befand sich gerade am Auto und stellte Frau Kraczinckis Klinikkoffer ab. Es war einfach zu verlockend, sodass ich nicht anders konnte, als allein Hand anzulegen.

Ich griff also beherzt zu und legte meine Hände unter die Achseln von Frau Kraczincki und wollte sie mit einem gewissen Effet auf der Trage nach oben schieben. Dummerweise vergaß ich dabei, dass es dabei in erster Linie um eine axiale Schiebebewegung ging und dass ich gar nicht so fest hätte zupacken müssen. Unter meiner rechten Hand, also am linken Teil ihres Brustkorbs, knackte es sehr nachdrücklich.

»Au, ´s tut jetzt aber weh!«, sagte Frau Kraczincki.

Ich sah sie bestürzt an und wusste nicht recht, was ich dazu sagen sollte. Ich deckte sie zu und sprach ohne tieferen Sinn und Verstand:

»Ähm, wir schauen dann mal im Krankenhaus, was da los ist.«

In der Notaufnahme legten wir Frau Kraczincki vorsichtig auf die Untersuchungsliege.

»Ich glaube, dass sie neben der Pneumonie noch eine Rippenfraktur auf der linken Seite hat«, sagte ich zu Dirk, ebenfalls Rettungsdienstkollege und gleichzeitig Aushilfe in der Notaufnahme des Krankenhauses. Wenn er Dienst hatte und wir ihm einen Patienten brachten, war er unsere Rückmeldegarantie. Wir erfuhren, was unsere Patienten hatten, eine Information, die sonst zumeist im Dunkeln bleibt.

»Okay, wie kommst du darauf? Ist sie gestürzt oder was?«

»Och, nur so ´ne Ahnung. Lass uns später doch mal telefonieren, wenn du wieder daheim bist«, sagte ich vage.

»Rippenserienfraktur der Rippen 4 bis 6 auf der linken Seite. Woher wusstest du das?«, fragte mich Dirk am gleichen Abend am Telefon. Es tat mir wirklich leid, und noch heute habe ich Frau Kraczincki und vor allem ihren schmerzgeplagten Blick vor Augen. Mittlerweile sind gut 14 Jahre vergangen, und ich weiß nicht, ob Frau Kraczincki noch lebt. Wenn, dann wäre sie jetzt über 95 Jahre alt. Jedenfalls weiß ich, dass sie damals das Krankenhaus lebend und in gutem Zustand wieder verlassen hat, nachdem ihre Lungenentzündung auskuriert war.

--

Anders ist es Herrn Hansmeier ergangen. Egon Hansmeier wurde auch durch seinen Hausarzt wegen einer Lungenentzündung ins Krankenhaus eingewiesen. Auch wenn es in seinem Fall Angehörige gab, die ihn hätten fahren können, bestand der Hausarzt auf einem Rettungswagen. Das war auch gar nicht so falsch, denn als wir ankamen, war Herr Hansmeier »krank«, wie man in der Medizin gern sagt. Natürlich sind die meisten Menschen krank, wenn sie Kontakt zum Medizinsystem haben, aber es gibt eben doch Unterschiede. Die Begrifflichkeit »der Patient ist krank« wird dann genutzt, wenn die Person wirklich eine ernstzunehmende Problematik aufweist und eben nicht, wenn das subjektive Krankheitsgefühl des Menschen das des objektiv erhobenen Befunds deutlich übersteigt. Ja, mit einer Erkältung ist man krank, aber mit einem schweren Herzinfarkt und einer zunehmenden Schwäche des Herzens ist man eben kränker.

Herr Hansmeier war krank. Als wir ihn in seiner Wohnung aufsuchten, hatte er eine Atemfrequenz von 30 bei einer normalen Atemfrequenz von 12 bis 18 ein untrüglicher Beweis dafür, dass er schlecht Luft bekam – und sah bereits leicht bläulich bis grau aus. Wir fackelten nicht lange und boten ihm zunächst Sauerstoff an, der sowohl die subjektive Atemnot als auch die Atemfrequenz und die objektivierbar schlechte Sauerstoffsättigung deutlich verbesserte. Egon

Hansmeier hatte uns mit einer am Finger gemessenen Sauerstoffsättigung von 86% begrüßt. Der Normwert sollte oberhalb von 97% liegen. Mit dem Sauerstoff kamen wir auf brauchbare 94% und bereiteten alles vor, ihn aus dem Zimmer im Dachgeschoss seiner Wohnung nach unten zu bringen.

Dies wollte Herr Hansmeier jedoch aus zweierlei Gründen nicht. Zum einen war er zu stolz getragen zu werden, zum anderen hatten Kollegen des Rettungsdiensts beim Heruntertragen seiner Frau mit einem Tragestuhl einige Monate zuvor eine größere Macke in den hölzernen Handlauf seiner Treppe geschlagen. Herr Hansmeier hatte jedenfalls genug Luft, um uns lautstark und mit großen Gesten die Macke zu zeigen. Sein »Das passiert hier nicht noch mal« sagte ansonsten alles.

Weder unsere Bemühungen noch das gute Zureden durch den Hausarzt oder seine Tochter halfen Egon Hansmeier davon abzuhalten, selbstständig die Treppe zu gehen. Ich sah meinen Kollegen kurz an, wir rollten beide die Augen und dachten das Gleiche: »Sturer Dickkopf«. Mitunter ist es nicht möglich einen Tragestuhl einzusetzen. Bei Herrn Hansmeier wäre es ohne Zweifel eng geworden, aber wir hätten es auch ohne weitere Beschädigung des Interieurs geschafft, ihn wohlbehalten nach unten zu transportieren. Lässt man den Patienten selbst gehen, geht für gewöhnlich ein Kollege auf der Treppe voraus. Ich leite diesen Umstand gern mit den Worten »Ich geh´ mal vor, wenn sie fallen, dann fallen sie weich!« ein.

Egon Hansmeier fiel nicht weich. Nach drei Stufen sackten seine Beine unter ihm weg, er rutschte aus, und trotz meiner schnellen Reaktion, zum einen den Mann, zum anderen mich selbst zu halten, um nicht gemeinsam die Treppe hinabzustürzen, prallte er voll in mich hinein. Da ich genau in diesem Augenblick mein Knie leicht anhob, traf seine rechte Thoraxhälfte mit meinem etwa 90° gebeugten Knie zusammen. Mein Knie gewann, Herr Hansmeiers Rippen verloren. Wieder spürte ich das fast schon vertraute dumpfe Knacken, was das Brechen von Knochen verkündete. In dem Augenblick des Schrecks dachte ich nur: »Hm, das ist aber prognostisch ungünstig für Sie, Herr Hansmeier!«

Herr Hansmeier sollte wegen einer rechtsseitigen Pneumonie im Krankenhaus behandelt werden. Bei der Aufnahme zeigte sich im Röntgenbild nicht nur eine Rippenserienfraktur der Rippen 3 bis 8 auf der rechten Seite, sondern auch ein Pneumothorax rechts. Die rechte, entzündete Lunge war weitgehend kollabiert. Es war unumgänglich, Herrn Hansmeier auf die Intensivstation aufzunehmen und den Pneumothorax zu entlasten. Die nunmehr aus seinem Körper herausragenden Schläuche machten die Situation nicht besser. Noch am gleichen Abend musste er intubiert und beatmet werden.

Er wachte aus diesem Zustand nicht mehr auf, sondern verstarb zwei Tage später. Kein Mensch weiß, ob er die Lungenentzündung ohne die Rippenfrakturen und den Pneumothorax überlebt hätte, aber seine Chancen wären dabei wesentlich besser gewesen.

Fazit des Tages:
Hin und her, hin und her, Rippen brechen ist nicht schwer!

Der rauchende Dr. Todtmacher und sein Patient

Durch ein Herz strömen täglich Tausende Liter Blut. Die Versorgung des Herzmuskels selbst erfolgt über die Herzkranzgefäße, die unmittelbar am Beginn der Aorta, der großen Körperschlagader, entspringen. Das mit Sauerstoff angereicherte Blut aus der Lunge wird sofort nach der Kontraktion des Herzens in der nächsten Füllungsphase in die Koronararterien gedrückt und umfließt den Herzmuskel. Wenn Koronargefäße akut verstopfen, wird das von diesem Gefäß versorgte Muskelgewebe nicht mehr mit Sauerstoff beliefert und geht relativ schnell kaputt. Herzinfarkt nennt man das. Ein Teil des Herzmuskels arbeitet nun nicht mehr richtig mit. Ein schöner Vergleich ist eine Galeere mit Ruderern. Wenn alle rudern, kommt das Schiff gut voran. Wenn aber ein paar Ruderer ausfallen, sind lange Strecken oder besonders anstrengende Einsätze nicht mehr möglich. Wenn man unter diesen Umständen die Galeere mit geschwächter Mannschaft zu einer besonders anstrengenden Fahrt zwingt, erschöpfen sich die restlichen Ruderer umso schneller. Im schlimmsten Fall lassen alle die Ruder sinken, und das Schiff bleibt stehen.

Es ist schon ungewöhnlich und gefühlt eher unglücklich, wenn man als Arzt »Dr. Todtmacher« heißt. Man kann nichts für seinen Namen, soviel ist sicher. Man kann auch versuchen, die Aussprache ein wenig zu dehnen oder zu kürzen, sodass man sich phonetisch als »Dr. Tottmacher« vorstellt. Doch leider nützt einem das wenig, wenn die Bevölkerung eben der Meinung ist, dass man wie »Dr. Totmacher« ausgesprochen gehört.

Dr. Todtmacher war darüber hinaus auch irgendwie … sagen wir »speziell«. Er war nicht so schlimm wie Frau Dr. Traudel, die oftmals eine Gefahr für Patienten darstellte, wie man in einer der weiteren Geschichten wird lesen können, aber auch Dr. Todtmacher hatte es in sich. Er war der Typ

»rustikaler Kumpel«, wenig distanziert und immer sehr direkt.

Die Alarmierung lautete »Einweisung durch den ÄBD«, also durch den ärztlichen Bereitschaftsdienst. Hilfreich war die Information nicht, denn aus der Erfahrung heraus konnte dies zwischen einer »überqualifizierten Taxifahrt« und einem schweren Notfall vor Ort so ziemlich alles bedeuten. Als wir eintrafen, betraten wir eine NEW – eine Nikotin-Exzess-Wohnung. Das ist seit einigen Jahren mein Kürzel für Wohnungen, die diesen typischen Nikotin-Rauch-Geruch in sich tragen, den man bereits im Treppenhaus wahrnimmt und den man nach 30 Sekunden Aufenthalt für acht Tage nicht aus der Kleidung gelüftet bekommt. Man weiß, man betritt das Heim eines starken Rauchers.

Wir wurden durch Rufe von Dr. Todtmacher ins Wohnzimmer der Dachgeschosswohnung gelotst. Unter der Dachschräge stand eine ausgeblichene, ehemals wohl rote Stoffcouch. Auf dem Couchtisch, dessen Fliesenbelag von dunkelbraunem Holz gerahmt war, lagen Raucherutensilien:. Tabak, Stopfmaschine, Hülsen, ein überquellender Aschenbecher und einige Feuerzeuge. Auf der Couch saß ein etwa 70-jährig aussehender Mann, der sich soeben eine Zigarette drehte. Ich sah seinen Bemühungen misstrauisch zu, während ich den neben ihm sitzenden Dr. Todtmacher begrüßte, der sich ebenfalls eine Zigarette drehte.

»Männer, des hier is´ de Herr Klein. Ich weis en oi mit ´ner stabilen Angina pectoris. Die Beschwerde hot er jetz´ schun e paar Woche. Gell, Herr Klein? Des müsst´ emol abgeklärt wer´n.«, sprach der Arzt, während er uns keines Blickes würdigte, sondern seinen optischen Fokus auf die zu drehende Zigarette in seinen Händen konzentrierte. Dr. Todtmacher sprach grundsätzlich und ausnahmslos in tiefstem Mainzer Dialekt. Als ich sah, wie er sich die soeben gedrehte Zigarette in den Mund steckte, war ich baff.

»Doc, meinen Sie, dass das eine gute Idee ist?«, fragte ich ihn.

»Ich bin ja net der, der krank is«, bekam ich als Antwort von Dr. Todtmacher zu hören. Aber auch Herr Klein hatte sich in dem Augenblick eine Zigarette in den Mund gesteckt und angezündet.

»Sie sollten nun wirklich nicht mehr rauchen, Herr Klein«, sprach ich ihn mit Nachdruck an.

»Wieso?« Die Frage überraschte mich. Nicht, weil Herr Klein, sondern weil Dr. Todtmacher gefragt hatte. Mit der Fluppe in der Hand trug er letzte Details auf den Transportschein ein. Ich rang immer noch nach Worten und in den blauen Dunstschwaden auch zunehmend nach Luft.

Mein Kollege sagte dann, dass er mal den Stuhl holen würde, doch Dr. Todtmacher wiegelte ab.

»De Herr Klein is noch´n fitte Borsch. Der left doch die paar Etage´ enunner, gell, Herr Klein?!« Herr Klein bejahte erneut, drückte die halb aufgerauchte Zigarette im überquellenden Ascher aus und stand unter Stöhnen von der Couch auf. Er ging ein paar zögerliche Schritte um den Fliesentisch herum und griff nach einem gepackten Koffer, der in einer Ecke stand.

»Wollen Sie verantworten, dass er die Treppe selbst läuft, Herr Dr. Todtmacher?«, fragte ich den immer noch rauchenden Arzt, der es sich mittlerweile auf der Couch etwas gemütlicher gemacht hatte.

»Ey sichä. Jetz´ macht emol net so en Uffstand. Ab in de Krankewaache und fott mit ´em.«, äußerte er in grober Anlehnung an die Rufe auf den Mainzer Fastnachtssitzungen (bei denen Dr. Todtmacher sehr aktiv war). Ich schüttelte leicht den Kopf, drehte mich um und griff nach den Einweisungspapieren. Diese wiesen Herrn Hubert Klein als 53-jährig aus. Eine deutliche Überraschung, hatte ich ihn doch auf entspannte 15 Jahre älter geschätzt.

Herr Klein war nicht davon abzubringen selbst die Treppen herunterzulaufen. Zumindest seinen Klinikkoffer konnten wir ihm abdiskutieren, sodass er ihn nicht selbst trug. Er drängte derart in Richtung Treppenhaus, dass wir Mühe hatten ihm klarzumachen, dass wir noch die Wohnung schließen mussten.

»Alle Kerzen und der Herd aus?« Herr Klein bejahte.

»Sind die Fenster alle zu?« Herr Klein bejahte.

»Wohnungsschlüssel haben Sie, dann können wir gleich einfach zuziehen?« Herr Klein bejahte. Dann verließ er seine Wohnung und ging langsam die Treppen hinab. Mein Kollege und ich tauschten einen kurzen Blick, woraufhin Jan sagte, dass er schon mal mit ihm runterginge, wir sollten nachkommen.

Ich betrat erneut die Wohnung, in der Dr. Todtmacher soeben die Zigarette ausdrückte, behäbig von der Couch aufstand und mir langsam entgegenschlurfte. Er verzog leicht das Gesicht – ob nun aufgrund der Situation oder weil er einen Schmerz durch die Bewegung verspürt hatte, war mir nicht klar (Dr. Todtmacher hatte uns schon oft von seinem Rückenleiden berichtet). Wir verließen beide die Wohnung, und ich zog die Tür hinter mir zu. Gerade als ich mich umdrehte, um die Treppe zu meinem Kollegen Jan hinunterzulaufen, hörte ich sein Rufen:

»Scheiße. Oli, komm runter, der hat grad die Augen zugemacht«, hörte ich ihn. Ich rannte die knapp zwei Stockwerke hinunter, die Herr Klein in der kurzen Zeit geschafft hatte und fand ihn auf dem Absatz zwischen dem Erdgeschoss und dem ersten Obergeschoss liegend vor. Jan kniete neben ihm und hielt ihn noch halb in seinem Arm. Unser Patient war plötzlich bewusstlos geworden, wobei Jan seinen Sturz abgefangen hatte. Ich half ihm Herrn Klein hinzulegen und sah bereits die rhythmischen Bewegungen seines Mundes, die ein untrügliches Zeichen für eine Schnappatmung waren.

»Herr Dr. Todtmacher, kommen sie runter, wir haben eine Reanimation«, rief ich hoch und vernahm die eher gemächlichen Schritte des Arztes. Jan kniete sich neben Herrn Klein und riss sein Hemd nach oben. Er begann augenblicklich mit der Kompression des Brustkorbs.

»Ich geh‘ den Kram holen und ruf ´nen Notarzt«, raunte ich Jan zu, kam auf die Füße und nahm die letzten Stufen nach unten mehr springend als laufend.

»Wieso Notarzt, wir haben doch … ja, ruf einen!«, hörte ich Jan noch sagen. Ausnahmsweise rannte ich mal zum Auto, griff zum Funkhörer und sprach die Leitstelle mit dem Zusatz »dringend« an. Als ich sprechen durfte, war mein Hilferuf eindeutig.

»Notarzt zur Einsatzstelle, Reanimation«, sagte ich, wartete auf ein »Verstanden, ist unterwegs«, schulterte dann den Notfallrucksack und griff mir Sauerstofftasche und den Defibrillator. Mit zwei Fingern versuchte ich das Absauggerät zu greifen, was mir jedoch misslang. Blieb es eben da.

Als ich wieder im Haus eintraf, sah Jan mich schon erwartend an. Neben ihm kauerte ein junger Mann und hatte die Thoraxkompressionen übernommen. Jan kniete am Kopf von Herrn Klein. Ich legte den Rucksack auf den Boden, öffnete ihn und holte den Beatmungsbeutel heraus, den ich Jan reichte. Dann brachte ich die Klebeelektroden des Defibrillators auf dem Brustkorb unseres Patienten an, während der mir unbekannte Mann weiter den Brustkorb von Herrn Klein rhythmisch eindrückte. Jan und ich sahen uns kurz an, während Jan die Beatmung nun im Rhythmus von 30:2 übernahm.

»Das da ist Malte, Rettungsassistent, der wohnt hier im Haus und hat mein Rufen gehört.«

Ich blickte zu Malte, nickte ihm zu und bat ihn, bis zur ersten Analyse weiterzumachen. Dann wollte ich die Position mit ihm tauschen. Dr. Todtmacher, der einige Stufen höher stehengeblieben war, wurde von uns völlig ignoriert. Er sah von oben auf die Situation herab und wirkte, als sei er nicht unglücklich, in das Szenario nicht eingebunden zu sein. Die erste Analyse kam, der Defibrillator wurde hochgeladen und der Schock abgegeben. Hierbei wechselten Malte und ich die Position. Es kommt eigentlich nie vor, dass wir Fremde an unser Material lassen, aber in diesem Fall war es gerechtfertigt.

Malte brauchte einige Zeit, um sich in unserem Rucksack zurechtzufinden, aber letztlich griff er erfolgreich die kleine Tasche mit dem Material für den venösen Zugang. Ich merkte, dass wir es mit einer wirklich kompetenten Hilfe zu tun hatten, als er nicht zuerst den Zugang legte, sondern vorher eine Infusion vorbereitete und Adrenalin in eine Spritze aufzog. Er quetschte sich irgendwie neben mich, legte das Stauband an und wollte nach einer Vene suchen, als der Defibrillator vorgab, die nächste Analyse zu machen.

Nach einem weiteren Schock und einem erfolgreich gelegten venösen Zugang durch Malte betrat der alarmierte Notarzt den Ort des Geschehens und übernahm. Herr Klein wurde intubiert, wir reanimierten weiter. Es wurde Adrenalin appliziert und ein weiteres Mal geschockt. 300 Milligramm Amiodaron wurden Herrn Klein gegeben. In der folgenden Analyse hatte Herr Klein einen brauchbaren Rhythmus und einen schwachen Puls. Der Blutdruck war niedrig und wurde mit Noradrenalin gesteigert. Als er zunehmend wacher wurde, erhielt er eine Narkose.

Dr. Todtmacher stand immer noch mehr oder weniger reglos ein paar Stufen über uns und beobachtete. Herr Klein blieb zunächst stabil, so dass wir ihn transportfähig machten. Wir brachten ihn ins Auto, dankten Malte überschwänglich und fuhren in Richtung Herzkatheterlabor. Es war uns nicht erst nach dem 12-Kanal-EKG klar, dass Herr Klein einen schweren Herzinfarkt hatte. Die Zigarette und vor allem die Anstrengung waren für sein Herz zu viel gewesen, sodass es sich zwischen dem ersten Obergeschoss und dem Erdgeschoss entschied einfach stehenzubleiben.

Herr Klein schaffte es in die Klinik, beim Herzkatheter sah man wie erwartet einen Verschluss eines Herzkranzgefäßes, weitete es und versorgte Herrn Klein gleichzeitig mit zwei weiteren Stents an anderen Engstellen. Wir bekamen zwar nicht mehr mit, dass er auf die Intensivstation verlegt wurde, erfuhren aber wenige Tage später vom gleichen Notarzt, dass der Patient »über den Berg sei« und er auf die Normalstation verlegt worden sei. Sein neurologischer Zustand sei exzellent. Jan und ich waren ein bisschen stolz.

»Hat der Todtmacher den Patienten echt runterlaufen lassen?«, wollte der Notarzt abschließend wissen. Wir bejahten. Er schüttelte den Kopf.

»War nicht die beste Idee …«

Fazit des Tages:
Auch wenn es der Patient nur am Herzen hat und nicht an den Füßen – lass ihn nicht laufen!

Die blinde Frau beim Friseur

Die optischen Informationen aus dem Auge, vielmehr von der Netzhaut, werden in Form von neuronalen Reizen über den Sehnerv ins Gehirn geleitet. Der zur Nase (nasale) hin gelegene Teil jeder der beiden Netzhäute leitet seine Informationen über Nervenbahnen, die im »Chiasma«, einer Kreuzungsstelle der Sehbahn im Gehirn, auf die Gegenseite geleitet werden. Die von der Nase weggelegenen (temporalen) Anteile der Netzhäute leiten ihre Informationen über Bahnen, die zwar auch zum Chiasma ziehen, dort jedoch nicht auf die Gegensondern auf die gleiche Seite gelenkt werden. Dies macht pathophysiologisch eine akute komplette Erblindung »schwierig«.
Besteht eine Schädigung eines Sehnervs vom Auge aus vor dem Chiasma, so ist ein komplettes Auge betroffen. Eine Schädigung auf Höhe des Chiasmas, die nur die kreuzenden Fasern durchtrennt, sorgt für einen Ausfall des Sehens beider Augen »außen«, das innere Gesichtsfeld bleibt also bestehen. Durch einen Schlaganfall in einer der beiden Hirnhälften kann das Sehen aufgrund der genannten Anatomie somit nur auf einer »Seite« ausfallen, sprich, es liegt der Ausfall des gesamten linken oder rechten Gesichtsfelds vor, eine »homonyme Hemianopsie«. Dass plötzlich und akut beide Augen eine komplette Erblindung aufweisen, ist ohne ein schweres Trauma selten.

Die Grunderkrankung von Gaby Danzmann ist mir leider innerhalb der letzten 16 Jahre entfallen. Ich freue mich ehrlich über Rückmeldungen, wenn einer der Leser eine Erklärung dafür hat, was die Symptome unserer Patientin damals ausgelöst hat. Doch ich will der Geschichte nicht vorgreifen und werde am Anfang beginnen.

In den frühen 2000er Jahren etablierten sich »wilde Frisuren« mit viel Farbe, harten Schnitten und starken Gegensätzen. Als ich im Mainzer Rettungsdienst begann, war auch ich ein »Frisur-Opfer«, denn ich sah aus wie ein Stinktier. Meine eigentlich dunkelblonden bis braunen (heute teils grauen) Haare trug ich fast schwarz und hatte einen hellblonden, annähernd weißen »Strich« hineinfärben lassen. Der helle Strich zog sich von knapp hinter der Stirn beginnend in einem leichten Bogen bis in meinen Nacken. Das war damals so »in«. Mein Kollege Jan stellte sich gern beim Patienten mit seinem Namen vor und deutete dann auf mich:

»… und das hier ist der Skunk.«

Es gab Friseurketten, die sich auf derlei modische Extravaganzen spezialisiert hatten, und genau zu einem solchen Friseur wurden wir gerufen. »Akute Erblindung« stand auf dem Melder, und wir fuhren mit Sondersignal in die Innenstadt von Mainz. Als wir den Friseurladen betraten, lief laute Musik, und es war heiß und stickig von den Dämpfen der Tönungen. Mehrere Menschen hatten sich um eine jüngere Frau auf einem Friseurstuhl versammelt und redeten auf sie ein. Wir drängelten uns durch und stellten uns vor. Bei den Mitarbeitern des Ladens musste ich mich jedoch nicht mehr vorstellen, denn man hatte mich bereits als Kunden erkannt. Ich erntete wohlwollende und beeindruckte Blicke. Bislang wusste niemand dort, was ich beruflich machte.

Gaby Danzmann hatte ihre Augen geöffnet und blickte ziellos durch die Gegend. In ihrem Haar befand sich eine nicht geringe Menge einer auberginefarbenen Substanz, die stechend chemisch, in erster Linie nach Ammoniak roch. Wir fragten Frau Danzmann, was geschehen sei.

»Nichts«, antwortete sie. »Ich bin einfach nur hier zum Friseur, und auf einmal merke ich, wie alles ganz plötzlich dunkel wird. Innerhalb von wenigen Sekunden bin ich plötzlich komplett blind.«

Ihre Stimme war erstaunlich ruhig, denn sie fügte eine nicht unerhebliche Information hinzu. Sie teilte uns mit, dass sie an einer gewissen Grunderkrankung litt (die, die mir leider entfallen ist) und wegen der sie in der Neurologie und Neurochirurgie einer nahegelegenen Uniklinik behandelt würde.

»Die haben mir immer gesagt, dass ich so schnell wie möglich vorbeikommen soll, wenn ich auf einmal blind werde«, sagte sie nun doch mit Angst in der Stimme.

»Frau Danzmann, wir bringen Sie dahin, wo Sie bekannt sind. Allerdings müssen wir das vorher kurz abklären«, sagte Jan, mein Teampartner. Sie teilte uns die genaue Fachabteilung und den Namen eines dort tätigen Oberarztes mit. Jan zückte sein Handy und verließ die lauten Räumlichkeiten, um zu telefonieren. Ich versuchte auf Frau Danzmann beruhigend einzuwirken.

»Sobald wir wissen, wo wir hindürfen, geht's los. Ich sage Ihnen jetzt schon mal, dass wir sicher mit Blaulicht und Martinshorn fahren werden.«

Gaby Danzmann war wenig beruhigt.

»Uniklinik Frankfurt. Neurochirurgie«, sagte Jan als er den Raum wieder betreten hatte. »Wir sind angemeldet und sollen direkt kommen. Frau Danzmann, haben Sie irgendwelche Sachen, die wir mitnehmen müssen?«

»Nur meine Tasche«, antwortete diese und nestelte an sich herum. Natürlich trug sie noch den schützenden Friseurumhang.

»Wollen wir nicht erst die Farbe rauswaschen?«, vernahmen wir die leise gesprochenen Worte einer der Auszubildenden des Ladens, die großflächig tätowiert und an vielen sichtbaren und vermutlich auch unsichtbaren Stellen gepierct war.

»Dafür ist aktuell keine Zeit«, sagte Jan. »Wie lange kann man das Zeug auf dem Haar lassen, bevor es Schaden anrichtet?«

Allgemeines Achselzucken zeigte sich. So weit gingen die Informationen über die benutzten Substanzen dann doch nicht.

»Wir sagen vor Ort Bescheid, dass man die Farbe zeitnah ausspült. Die Augen gehen aktuell vor«, sagte Jan und fügte hinzu: »Los, auf. Ab runter ins Auto und Abfahrt!«

Frau Danzmann wurde vom Umhang befreit, man wickelte ein Handtuch um ihren Kopf, und wir gingen mit ihr langsamen Schritts die steile Treppe nach unten. Dabei gingen wir dicht an der Patientin, davor und danach hakten wir sie beidseits unter. Sie sah wirklich nichts, sodass wir jeden Schritt, jede Besonderheit erklärten.

»Wir treten jetzt vor die Tür. Es ist recht hell. Sehen Sie vielleicht ein wenig mehr in der hellen Umgebung?«, fragte ich Frau Danzmann.

»Ich sehe überhaupt gar nichts. Nur Schwärze.« Aus ihren Augen liefen Tränen.

»Wir gehen jetzt ein paar Schritte zu unserem Rettungswagen. Dort sind zwei größere Stufen. Ich stelle ihren ersten Fuß auf die unterste Stufe, dann können sie selbst einsteigen. Wir legen Sie auf eine Trage, schnallen Sie an und …«

Ich erklärte wirklich jeden Schritt. Die Vorstellung, so plötzlich das Augenlicht zu verlieren und damit vollständig auf Hilfe angewiesen zu sein, verstörte mich. Frau Danzmann machte ihre Sache jedoch sehr gut, stieg erfolgreich in den RTW ein und nahm auf der Trage Platz.

Ich stieg auf den Fahrersitz und fuhr los.

»Jan, mach´ mir mal eine Ansage, wie ich in die Klinik komme«, sagte ich nach hinten zu meinem Kollegen.

»Hast du keine Ahnung, wie du von hier nach Frankfurt kommst?«, fragte Jan mich entrüstet. Ich schüttelte den Kopf. Er erklärte es mir. Wir schalteten die Fackeln auf dem Dach ein und fuhren mit lautem Martinshorn-Geschepper los. Es begann eine der längsten Sondersignal-Fahrten meines Lebens.

Relativ schnell fand ich den Weg auf die andere Rheinseite und in Richtung Autobahn. Dort angekommen, fuhr ich immer in Richtung Frankfurt. Wir fuhren die A66 bis zum Wiesbadener Kreuz und wechselten dort auf die A3 in Richtung Frankfurter Flughafen. An diesem fuhren wir vorbei, damals noch mit ausgedehnten Wäldern auf der nördlichen

Seite der Autobahn, denn die zusätzliche Landebahn war damals zwar bereits genehmigt, jedoch noch nicht im Bau. Kurz vor Ende des Flughafens wechselten wir auf die A5 in Richtung Norden, denn Jan sagte mir, dass es von der A5 eine Abfahrt zur Uniklinik geben musste. Er wusste nicht, dass diese gesperrt war. Ich sah mit Erschrecken, dass ein großes Baufahrzeug die Abfahrt vollends blockierte, sodass wir nicht einmal unsere Sondersignale geltend machen und auf Durchfahrt plädieren konnten. Wir fuhren weiter.

Da sich keinerlei sinnhafte Abfahrt mehr zeigte, lotste mich Jan, der mittlerweile Kartenmaterial in der Hand hielt, weiter. Wir fuhren am Westkreuz Frankfurt ebenso vorbei wie am Nordwestkreuz. Dummerweise kommt dann erst mal lange nichts. Am Bad Homburger Kreuz war uns klar, dass etwas passieren musste. Wir drehten den RTW und fuhren über die A5 wieder in Richtung Frankfurter Kreuz.

»Oli, wir haben da ein kleines Problem«, sprach mich Jan plötzlich an. »Aus dieser Richtung gibt es für die Uniklinik keine Abfahrt«, und erläuterte mir damit den Umstand, dass es vor 2013 auf der A5 zwar eine Abfahrt zur Uniklinik aus südlicher Richtung gab, jedoch keine aus nördlicher Richtung.

»Also entweder wir fahren über die Innenstadt ab oder fahren wieder ganz vor bis zum Frankfurter Kreuz und drehen nochmal«, sagte Jan mit einem peinlich berührten Unterton in der Stimme. Der Main lag als ansonsten nicht überwindbare Barriere dazwischen.

»Okay, dann durch die Innenstadt«, sagte ich und nahm die entsprechende Ausfahrt.

Es kostete uns weitere 15 Minuten und viele braune Haare, die sich ins Graue verfärbten. Wir befanden uns in der Innenstadt von Frankfurt, kurz nach 17 Uhr. Feierabendverkehr. Wir arbeiteten uns langsam vor, immer die Uhr im Blick. Unsere Fahrt dauerte mittlerweile fast eine Stunde. Eine Stunde Stress, Blaulicht und vor allem ein dauerhaft laufendes Martinshorn. Ich konnte es nicht mehr hören. Letztlich erreichten wir die Uniklinik Frankfurt, um vom Pförtner gesagt zu bekommen, dass die von uns gesuchte Klinik nicht auf dem eigentlichen Campusgelände, sondern etwas außerhalb liegen würde.

»Is´ nicht weit weg, aber ihr müsst hier nochmal drehen, raus, links, an der nächsten Kreuzung wieder links und dann die zweite rechts rein.« Ich war kurz vor einem Nervenzusammenbruch. Am meisten sorgte ich mich um die Patientin, und meine größte Sorge war, dass sie sich von der Erblindung deshalb nicht erholen würde, weil wir einen so gigantischen Umweg gefahren waren.

Wir fuhren mit der Trage direkt auf die entsprechende Station, wo uns ein Mann in ziviler Kleidung und zwei Krankenschwestern empfingen. Wir berichteten kurz, dass wir angerufen hatten, wobei sich der Mann in zivil als der Oberarzt herausstellte, mit dem Jan telefoniert hatte. Auch berichteten wir über die Tatsache, dass es Frau Danzmann während des Transports »den Umständen entsprechend« gut gegangen war.

»Sie haben lange gebraucht von Mainz aus hierher«, kommentierte der Arzt unsere Übergabe. Ich biss meine Zähne aufeinander in der Sorge, wir würden nun deutlich zu hören bekommen, dass dies die Situation für Frau Danzmann erheblich verschlechtert habe.

»Na ja, macht ja nix. Brennt ja soweit zunächst nichts an.« Er wandte sich an die beiden Krankenschwestern. »Sind Sie so nett und waschen der Frau erst mal das Zeug aus den Haaren, ich schaue dann gleich nach ihr.« Er nickte uns mit einem Zwinkern kurz jovial zu.

Was aus Frau Danzmann wurde, blieb uns leider verborgen. Weitere Informationen zu ihr, ihrem Krankheitsbild und dem Fortgang der Ereignisse habe ich leider nicht. Um nur kurz die Ideen, die Sie als Leser nun vielleicht haben, einzugrenzen, möchte ich noch einmal betonen, dass eine Genese der Beschwerden aufgrund einer bi-okulären Problematik (beidseitige Netzhautablösung, beidseitiger Verschluss der *Aa. retinae*, beidseitige plötzliche Glaskörpertrübung u. Ä.) augenärztlich ausgeschlossen wurde.

Fazit des Tages:
So zeitkritisch es auch sein mag, es ist immer Zeit, die Farbe auszuwaschen!

Wenn die Mutter mit dem Kinde

Selbstlose Aufopferung für den eigenen Nachwuchs ist das, was die Mutter-Kind-Bindung, das große Gefühl der Mutterliebe, ausmacht. Sie ist mehr oder weniger unromantisch, getragen von einer Substanz im Gehirn: Oxytocin. Oxytocin ist ein Hormon, hauptsächlich gebildet im Nucleus paraventricularis, einem Kerngebiet im Hypothalamus. Ausgeschüttet wird Oxytocin durch als angenehm wahrgenommene Sinneseindrücke wie gewollter Hautkontakt, Umarmungen, durch Wärme und sanfte Massagen. Ein zentraler Trigger der Ausschüttung ist jedoch das Saugen des Säuglings an der mütterlichen Brust. Hierbei sorgt Oxytocin für den Milchspendereflex. Doch bereits vor dem eigentlichen körperlichen Kontakt wird durch das Schreien des Säuglings Oxytocin ausgeschüttet, ein Umstand, den stillende Mütter teilweise als unangenehm erleben, wenn durch das Schreien eines fremden Kindes auf einmal Milch aus der eigenen Brust fließt.

Die Ausschüttung des Hormons, insbesondere beim Stillen, beeinflusst in erhöhtem Maße die Stimmung der Mutter, sorgt für ein angenehmes Gefühl und stärkt somit die emotionale Bindung von Mutter und Kind. Diese von Oxytocin getragene Stimmung in den ersten Wochen und Monaten nach einer Geburt lässt die Mütter die Widrigkeiten im Zusammenhang mit dem Säugling besser ertragen. Schlafmangel, Einschränkung des Aktionsradius, dauernder Körperkontakt. All diese Dinge sind unter dem Einfluss von Oxytocin nicht nur leichter zu ertragen, sondern werden sogar als angenehm empfunden.

Oxytocin hat insoweit eine Aufgabe: die Bindung der Mutter an das Kind zu festigen und somit dafür zu sorgen, dass in gefährlichen Situationen die Mutter alles, wirklich alles tut, um ihr Kind zu beschützen.

»Unglücklich«, war der Gedanke, der Barbara Timmermann vordergründig durch den Kopf ging, als sie spürte, wie sie wegrutschte. Sie hielt Jonas, ihren acht Monate alten Sohn, fest an sich geklammert, in der völligen Ungewissheit und Furcht, was passieren würde, wenn sie die noch vor sich liegenden sieben Treppenstufen herunterfallen und am Fuß der Treppe oder, gar noch schlimmer, auf den Stufen bis zum Absatz aufprallen würde. Ihre einzige Sorge in diesem Moment galt ihrem Sohn. Ihrem Sohn, der sie in den letzten Wochen und Monaten so viel Kraft gekostet hatte. Vielleicht waren es auch diese Erschöpfung und die daraus resultierende Unkonzentriertheit, die sie auf der Treppe hatten ausgleiten lassen.

Rückblick. Martin, der Freund von Barbara, hatte sie verlassen, als diese ihm offenbarte, schwanger von ihm zu sein. Er hatte das nicht gewollt und die Flucht ergriffen. Er hinterließ Barbara, die zu diesem Zeitpunkt in der 16. Schwangerschaftswoche war, einen Brief und einen Umschlag mit 5.000 Euro. Er hatte das Gefühl, sich mit diesem Betrag freigekauft zu haben. Barbara war verzweifelt, denn sie hatte außer ihm eigentlich keine Unterstützung. Ihre Eltern waren bereits vor einigen Jahren kurz nacheinander gestorben, Geschwister hatte sie keine. Barbara war 34 Jahre alt. Reif genug für ein Kind, jedoch nicht ausreichend unterstützt. 16. Schwangerschaftswoche. Zu spät für einen Abbruch. Ein solcher wäre für Barbara aber auch nicht in Frage gekommen.

Die Schwangerschaft meisterte Barbara Timmermann ohne größere Probleme. Sie hatte auch Glück, denn wo viele Frauen in dieser Zeit unter starker Übelkeit oder anderen Beschwerden litten, empfand die angehende Mutter die Schwangerschaft als etwas Wunderbares. Sie spürte, wie das Kind in ihrem Bauch wuchs und wuchs und eine Bindung zu ihr hatte, noch bevor sie es sehen konnte. Als der Gynäkologe ihr mitteilte, dass es aller Wahrscheinlichkeit nach ein Junge werden würde, quoll ihr Herz über vor Glück, denn einen Jungen hatte sie sich gewünscht. Der Name stand bereits fest: Jonas.

Jonas kam am 4. Mai zur Welt. »Star-Wars-Day«. Das englische Datum *»May, the 4th«* klingt wie *»May the force [be with you]«* – dem oft gesprochenen Satz der Science-Fiction-Welt »Star Wars«. »Möge die Macht mit dir sein.« Die Macht war mit Jonas, denn er gedieh prächtig. Die im Mutterleib begründete Bindung festigte sich in erheblichem Maß auch außerhalb ihres Körpers. Barbara verstand nicht, was es damit auf sich hatte, dass sich Jonas nicht ablegen ließ, dass er schrie, wenn sie ihn hinlegte, dass er schrie, wenn der Körperkontakt auch nur für fünf Sekunden unterbrochen wurde. Er schlief nur wenige Stunden am Tag, und auch die Nächte waren unruhig.

Barbara hatte durch das Erbe ihrer Eltern ein gutes Vermögenspolster, wohnte in einer abbezahlten Eigentumswohnung und konnte es sich daher leisten, auch über die Zeit des Mutterschutzes hinaus zu Hause zu bleiben. Sie konnte sich auch nicht vorstellen, wie sie Jonas hätte abgeben können. Wenn der Abend gekommen war und sie es geschafft hatte, im Tagesverlauf zu duschen, war sie froh. Die Hausarbeit blieb zum großen Teil liegen, und Barbara überlegte ernsthaft, sich als alleinerziehende Mutter eine Haushaltshilfe zu leisten.

Freunde und Bekannte konnten ihren Erzählungen kaum Glauben schenken. Konnten kaum glauben, dass sie nicht in der Lage war, ohne Jonas auf dem Arm die Toilette aufzusuchen. Legte sie ihn ab, während er wach war, schrie er. Er schrie so laut und so durchdringend, mit einer Stimme, die in den Ohren seiner Mutter klang, als würde er sagen: »Du verlässt mich.« Damit konnte Barbara Timmermann nicht umgehen. So scherte sie sich wenig um die Aussagen von anderen, Aussagen wie »Lass ihn doch mal schreien, irgendwann hört er schon auf« oder »Lass dir von dem Kind nicht auf der Nase rumtanzen.« Sie ignorierte derlei gut gemeinte Ratschläge. Gut gemeint ist das völlige Gegenteil von gut gemacht.

Sie kämpfte und kämpfte. Jonas klebte an ihrem Körper, klebte an ihrer Brust, nuckelte mehr als dass er trank. Einen Schnuller nahm er nicht. Er spürte, dass der Schnuller nicht das war, was er wollte. Nähe. Wärme. Geborgenheit. Liebe.

So kämpfte sich Barbara Timmermann durch ihr Leben und hielt vieles aus. Freunde wandten sich von ihr ab, weil sie keine Zeit hatte. Weil Jonas nicht nur an ihr klebte, sondern die Masse an Milch, die er trank, auch wieder ausspuckte. »Speikinder sind Gedeihkinder« heißt es. Jonas spie und gedieh. Die Menschen wollten seiner Mutter nicht glauben, dass sie Jonas acht- bis zehnmal am Tag umzog – und sich selbst auch, wenn Jonas sie im hohen Bogen mit seiner angedauten Milch traf.

Ärgerlicherweise war das nicht der einzige Grund, der Barbara darin limitierte, Verabredungen einzugehen. Neben den vielen Kleidungsstücken zum Wechseln für Jonas und sich selbst hatte sie auch ein Übermaß an Windeln mitzunehmen, denn nicht nur oben entleerte Jonas seinen Verdauungstrakt, sondern auch unten.

»Wie oft hat denn ein Säugling Stuhlgang?« fragte sie ihre Kinderärztin bei der U2.

»Och, das kann von einmal pro Woche bis zehnmal am Tag gehen«, war die Antwort.

Jonas ging insoweit nicht bis zum Äußersten. Aber sechs bis acht gefüllte Stuhl-Windeln zusätzlich zu den ausschließlich nassen Windeln hatte Barbara im Tagesverlauf zu wechseln. Stillen, spucken, umziehen, wickeln, umziehen, stillen, spucken … so vergingen die Tage.

Der Januar hatte Kälte und viel Schnee gebracht. Barbara hatte niemanden, der die Außentreppe reinigte, die von ihrer Wohnung im ersten Stock ins Erdgeschoss führte. Das war ihr Verhängnis an diesem Tag, denn der Schnee war leicht angetaut und hatte auf dem nicht ausreichend aufgerauten Untergrund eine schmierige Grundlage geschaffen. Auf den ersten Stufen fragte sie sich noch, ob es eine gute Idee sei, mit dem Kind auf dem Arm die Treppen hinabzugehen. Auf der achten Stufe von unten geschah das von ihr bereits Erwartete: Self-fulfilling prophecy.

Als sie spürte, dass sie ihren Sturz nicht mehr verhindern konnte, umklammerte sie Jonas in der Hoffnung, wenigstens ihn zu schützen. Sie zog in Bruchteilen einer Sekunde eine Hand schützend über seinen Kopf und drückte sein kleines Gesicht schützend zwischen ihre Brüste. Ihre Propriozeption, das System des Menschen, das die Stellung des Körpers im Raum wahrnimmt, arbeitete in der üblichen Geschwindigkeit. Bereits auf Rückenmarkebene, unbewusst und fernab von gezielt-durchdachten Bewegungen, verschalten sich die Nervenbahnen, und die Weitergabe vom Hinterhorn zum Vorderhorn, vom wahrnehmend-planenden zum ausführend-schützenden Areal, dauert nur Millisekunden. In der Zusammenschau von reflexartigen Bewegungen zum Abfangen des unvermeidlichen Aufpralls und gleichzeitig schützender Körperhaltung um den Säugling nahm Barbara Timmermann im Sturz eine Körperhaltung ein, die ihren Jonas vor einer Verletzung aller Wahrscheinlichkeit nach bewahren würde. Mutterliebe. Selbstlose Aufopferung.

»8/83-1 von Leitstelle.«

»Kommen Sie.«

»Für Sie mit Sondersignal Lehelgasse 25, dort unmittelbar am Haus neben der Außentreppe ein Sturz. Wohl Mutter mit Säugling auf dem Arm. Zustand der Mutter unklar, das Kind würde laut schreiend auf dem Bürgersteig liegen.«

»Notarzt kommt auch?« fragte ich, nachdem ich die Einsatzmeldung über Funk wiederholt hatte.

»Positiv, allerdings aktuell im Umkreis kein freies Fahrzeug. Notarzt kommt aus dem Rheingau-Taunus-Kreis. Sie werden sicherlich eine halbe Stunde auf sich allein gestellt sein.«

Jan saß am Steuer, und während er seinen Blick auf die Straße heftete, drehte ich mich zu ihm um. Ich sah innerhalb von wenigen Augenblicken, wie seine Wangen rot wurden. Ein untrügliches Zeichen, dass sein Stresslevel ein höheres Niveau erreicht hatte. Mir ging es nicht anders.

»Wenn wir da sind, kümmerst du dich um das Kind, ich gehe direkt zur Mutter, okay?!«, wies er mich an.

»Geht klar«, bestätigte ich.

»Hierher. Hiiiiiieeeeerheeeeer …«, hörten wir bereits das Brüllen eines älteren Mannes, der uns auf der Straße in Empfang nahm. Wir hatten ihn schon aus etwa 250 Metern Entfernung hektisch winken sehen. Für gewöhnlich sorgen diese überschwänglichen Aktionen des Auf-sich-aufmerksam-Machens für Belustigung im Rettungsdienst. Wir sind nicht blind und speziell auf einer dringenden Anfahrt maximal konzentriert und aufmerksam. So haben wir die Augen offen und fokussiert, sobald wir die Nähe des Einsatzortes erreichen. In der Regel reicht ein einfaches Heben einer Hand oder ein Winken. In dieser Situation waren jedoch sowohl Jan als auch ich zu angespannt ob der Lage, die wir noch nicht einschätzen konnten. Kein Notarzt. Das wussten wir.

Bereits aus dem Fenster hatten wir eine erste Einschätzung der Lage. SSS: Scene – Safety – Situation. Wir sahen eine Frau auf schneebedecktem Boden sitzen. Sie umklammerte mit dem rechten ihren herabhängenden linken Arm und verzog schmerzverzerrt das Gesicht. Ihre Haare wirkten feucht und verklebt. Der Schnee war durch wenige Blutspritzer rot gesprenkelt. Der eben noch gestikulierende Mann kniete neben ihr und hatte ihr eine Hand auf die Schulter gelegt. Wenige Meter entfernt stand eine ältere Frau und hielt einen aus Leibeskräften schreienden Säugling auf dem Arm.

Jan schaute zu mir rüber, während sich seine Gesichtszüge entspannten.

»Beide sind wach und atmen. Schlimmste Sorge abgehakt.« Er atmete tief ein und aus. »Wir machen kein großes Tamtam. Keine Tasche, beide direkt ins Auto, wenn möglich. Los geht's.«

Wir stiegen aus und teilten uns wie besprochen auf. Jan ging zur Frau und ich zum Baby. Das Kind fühlte sich offenkundig unwohl bei der älteren Dame.

»Guten Tag, Matt ist mein Name«, sagte ich zu der Frau, die das Kind hielt.

»Hallo. Erna Lampkötter. Wir waren hier gerade spazieren, als wir quasi gesehen haben, wie die Frau mit dem Kind gestürzt ist. Die Frau ist mit dem Kopf aufgeprallt, und als sie bewusstlos liegen blieb, habe ich ihr das Kind aus den Armen genommen. Ich glaube, dem Kind ist nichts passiert. Es hat erst geschrien, als ich es an mich genommen habe.«

»Okay, dann folgen Sie mir doch mal zum Rettungswagen, wir schauen in Ruhe.«

»Jan?«, rief ich meinem Kollegen zu. »Dem Kind geht's scheinbar gut. Ich nehme es mit ins Auto.«

»Okay«, antwortete Jan. »Der Mutter geht's so lala. Wenn du mit dem Kleinen durch bist, kommst du noch mal zu mir, ja?«

Ich begleitete Frau Lampkötter zum Rettungswagen und half ihr beim Einsteigen. Ihr Mann war bei Jan und unserer Patientin geblieben. Der Junge war dick in Kleidung eingepackt. Aufgrund der Außentemperaturen und des deutlich abgekühlten Innenraums unseres RTW wollte ich ihn nicht ganz auspacken, sondern untersuchte ihn durch die Kleidung. Ich tastete den Kopf ab, konnte jedoch keinerlei Verletzungen spüren. Ich hatte kein Blut am Handschuh, und der Junge weinte auch nicht stärker. Ich tastete durch die Kleidung Brustkorb und Extremitäten ab, und auch hierbei wurde der Junge eher ruhiger.

»Bleiben Sie bitte mit dem Kleinen im Auto sitzen. Ich bin gleich wieder da«, sagte ich zu Erna Lampkötter und verließ den RTW, um zu Jan zu gehen.

»Wie geht es meinem Sohn?«, fragte Barbara Timmermann mit Tränen in den Augen.

»Ihm geht es gut. Machen Sie sich keine Sorgen. Er scheint unverletzt«, sagte ich zur ihr.

Sie brach in Tränen aus. Ein Weinen, das ihren Körper schüttelte und augenscheinlich die Schmerzen, die von ihrem linken Arm ausgingen, deutlich verstärkten.

»Wir holen die Trage, dann bringen wir Sie auch ins Auto«, sagte Jan. Er drehte er sich zu mir um und brachte mich auf den aktuellen Stand.

»Sie ist mit dem Kopf aufgeprallt und hat eine kleine, aber nachdrücklich blutende Wunde. Außerdem starke Schmerzen am linken Oberarm, vermutlich Fraktur. Sie war initial wohl auch kurz bewusstlos. Also mindestens mal eine Gehirnerschütterung.« Er sah mich durchdringend an. Er war mein Praxisanleiter.

»Was machen wir?«, wollte er von mir wissen. Ich überlegte kurz.

»Sturz mit Kind aus einer Höhe von ca. 1,50 Meter. Notarzt nachbestellen und schon mal einen Schockraum nach Unfallhergang anmelden«, sagte ich.

»Das wollte ich von dir hören!« Jan lächelte.

Während ich die Trage aus dem Auto holte, erklärte Jan unserer Patientin die weiteren Schritte. Dass wir sie nun ins Auto zu ihrem Sohn bringen, dass wir einen Notarzt hinzuziehen, dass wir beide, Mutter und Sohn, in die Uniklinik fahren würden, um wirklich sicher zu gehen, dass keine schwerwiegenden Verletzungen beim Kind vorlägen und um die Verletzungen der Mutter zu diagnostizieren und zu behandeln.

Die Lagerung von Frau Timmermann auf der Trage war tatsächlich schwierig. Nachdem wir sie im warmen Rettungswagen hatten, entkleideten wir sie zum großen Teil. Am linken Oberarm fand sich eine deutliche Fehlstellung sowie eine Schwellung und ein lokaler Schmerz. Eine Fraktur war hier mehr oder weniger sicher. Die Kopfplatzwunde hatte bereits aufgehört zu bluten und war lediglich drei Zentimeter lang. Unter den Diagnosen »*Commotio cerebri* – Gehirnerschütterung« und »Verdacht auf Oberarmfraktur links« meldeten wir einen Schockraum nach Unfallhergang an.

Die damals bereits gültigen Leitlinien sahen eine maximale Diagnostik vor, auch wenn keine offensichtlich lebensbedrohlichen Verletzungen vorlagen. Allein der Unfallhergang, der lebensbedrohliche Verletzungen möglich machte, war ein Grund, Patienten in einem spezialisierten Zentrum vorzustellen. Diese Maßgabe hat immer noch Bestand. Wenn ein Unfallereignis geeignet ist, eine schwere, ggf. lebensbedrohliche Verletzung hervorzurufen, so wird der Patient behandelt, als wäre er schwer verletzt – wenngleich er es de facto vielleicht gar nicht ist und keine Beschwerden äußert. Derlei Unfallhergänge sind zum Beispiel ein Sturz aus großer Höhe (> 3 Meter oder – bei Kindern – mehr als dem Doppelten der Körperlänge), Verkehrsunfall mit angefahrenem Zweiradfahrer, Tod eines Fahrzeuginsassen oder wenn ein Insasse aus einem Fahrzeug geschleudert wurde.

Frau Timmermann hatte starke Schmerzen. Die Tatsache, dass ihr Sohn scheinbar unverletzt geblieben war, hatte ihr Stresslevel gesenkt, und somit waren die schmerzlindernden Substanzen, die ihr Körper ausgeschüttet hatte, abgebaut worden. Nun spürte sie ihren gebrochenen Oberarm. Wie gerufen kam deshalb der Anruf der Leitstelle auf unserem RTW-Handy, dass sich eines der Notarztfahrzeuge der Stadt freigemeldet hatte und auf dem Weg zu uns war. Wenige Augenblicke nach dieser Info hörten wir bereits die Sirene in der Ferne erschallen.

Als Dr. Pascal Rupp den RTW betrat, kehrte nicht nur viel Ruhe in die Sache ein, sondern auch Schmerzfreiheit. Pascal gab Frau Timmermann Ketamin gegen die Schmerzen, woraufhin wir in der Lage waren, ihren Arm zu schienen. Die Ruhigstellung ihres gebrochenen Arms reduzierte die Schmerzen abermals. Wir verbanden ihre Kopfplatzwunde und machten uns dann zeitnah auf den Weg. Natürlich vergaßen wir nicht, Erna Lampkötter und ihrem Mann herzlich zu danken. Sie hatten sich als Ersthelfer bilderbuchartig verhalten.

Wir übergaben Barbara und Jonas Timmermann im Schockraum der Uniklinik. Dort standen zwei komplette Teams bereit, um Mutter und Sohn in Empfang zu nehmen und zu untersuchen. Im Endergebnis fanden sich bei Frau Timmermann neben der zu nähenden Kopfplatzwunde die genannte Gehirnerschütterung sowie eine mehrfragmentäre Oberarmfraktur, die operativ versorgt werden musste. Jonas »Diagnose« lautete: unverletzter Säugling.

Es waren einige Wochen vergangen, als Barbara Timmermann eines schönen und warmen Frühlingstags mit Jonas im Buggy sitzend zu unserer Wache spaziert kam. Sie hatte eine Tüte voller Süßigkeiten dabei und bedankte sich damit sowie mit tränenreichen Worten für unsere Mühen. Jan und ich setzten uns mit ihr und Jonas vor die Wache und kamen ins Gespräch. Ich beobachtete Mutter und Kind und spürte, wie eng diese Bindung war.

Barbara Timmermann. Eine Mutter voller Liebe und Fürsorge für ihren Sohn Jonas. Ein High-Need-Kind.

Fazit des Tages:
Elternschaft kann schmerzhaft sein!

Anekdoten

Anekdoten sind Anekdoten und brauchen keine sachliche Einleitung …

Die lieben Kollegen. Jeder hat sie. Mit den einen kommt man gut, mit den anderen weniger gut klar. Es gibt die Ruhigen, die Lauten, die Witzigen, die Depressiven, die Ausgebrannten, die Nassgeschwitzten und so viele andere. Vor allem gibt es die, die immer wieder versuchen, durch kleine Albernheiten dem Stress und dem Leid des Tagesgeschäfts entgegen zu wirken.

Jan war der Kollege, der die distanzlosesten und gleichzeitig lustigsten Ideen hatte. Wir schreiben das Jahr 2004. Sommer. Ein lauer Abend. Eine schwangere Patientin, die wir mit geplatzter Fruchtblase in die Uniklinik brachten, weil der Kopf des Kindes noch nicht im Becken fixiert war und sie deshalb nicht mehr laufen durfte. Wir hatten den Kreißsaal verlassen und gingen zurück zum RTW, als wir feststellten, dass wir den Transportschein vergessen hatten. Also ging Jan mit der Trage weiter zum Auto und ich zurück in den Kreißsaal.

Nachdem ich mit einem unterschriebenen Transportschein das Auto erneut erreichte, hörte ich, wie Jan mit unserem Praktikanten Benjamin an den Sauerstoffflaschen hantierte. Der typisch hoch-metallene, fast klimpernde Klang von Metall, das gegen die Sauerstoffflasche schlug. Man kennt es und hat es direkt im Ohr. Ich legte den Transportschein auf den Beifahrersitz und ging zum Heck des Fahrzeugs. In der gleichen Sekunde, in der ich die offene Hecktür der Beifahrerseite umrundete, hielt mir Jan eine kleine Sauerstoffflasche entgegen und öffnete ruckartig das Ventil. Ein Druckminderer saß nicht auf der Flasche.

Mit einem lauten Zischen entwich das Gas aus der Flasche und erzeugte neben dem Geräusch auch eine gewisse »Druckwelle«, die unmittelbar mein Gesicht traf. Die Mischung aus Geräusch, visuellem Eindruck und Gefühl sorgten für einen spitzen Schrei und einen Satz nach hinten. Jan drehte die Flasche direkt wieder zu und kam aus dem Lachen nicht mehr heraus, als er mich auf dem Boden liegend ansah.

--

Hubert war ein ziemlich cooler und tiefenentspannter Dienststellenleiter. Dies zeigte sich in vielen Bereichen, so auch an jenem Vormittag, als er den Altbau der Rettungswache vor einem größeren Brand mit einer heldenhaften Tat schützte.

Wir standen im Innenhof der in der Altstadt gelegenen Rettungswache beisammen, rauchten, schwatzten und warteten auf den nächsten Einsatz. Urplötzlich flog im dritten Obergeschoss das Fenster auf. Huberts Kopf kam zum Vorschein, der kurz zu uns runterblickte.

»Weg da! Alle zurück in die Garage!«, brüllte er. Wir brauchten diese eine Schrecksekunde, doch dann verzogen wir uns schnell in die hinter uns gelegene Garage.

Keine zwei Sekunden später segelte in einer parabelförmigen Flugkurve ein Laserdrucker eines asiatischen Herstellers aus dem besagten Fenster und zog eine Rauchspur hinter sich her. Krachend schlug er mitten im Innenhof auf, zerfiel in einige Einzelteile und rauchte weiter vor sich hin. Durch einen leichten Luftzug wurde der Rauch plötzlich zum Feuer angefacht, und wie betäubt standen wir beisammen und blickten auf einen brennenden Drucker.

Huberts Kopf erschien abermals. Er nickte zufrieden.

»Löscht das mal eben. Bin gleich unten«, rief er uns zu.

--

Hans-Gerd war speziell. Selbst für rettungsdienstliche Verhältnisse. Ich erinnere mich daran, als Hans-Gerd bewies, dass er nicht ohne Grund seinen Spitznamen trug. Nach Dienstübernahme an einem handelsüblichen Wochentag und einem kurzen Nickerchen von Ha-Ge, wie er nicht selten von uns genannt wurde, wachte er plötzlich, erschrocken wegen seines lauten Schnarchens oder aufgrund des Sauerstoffmangels beim Schlafapnoe-Syndrom, auf und sah mich durchdringend an.

»Horsch´ emol, Bub«, begann er in breitestem Rheinhessisch. »Wir fahren jetzt mal einkaufen!«

Der Weg führte uns mit dem RTW, den Ha-Ge gekonnt auf dem Behindertenparkplatz abstellte, zum um die Ecke in der Altstadt gelegenen Discounter. Ha-Ge betrat diesen mit auf halbmast hängender Hose und einem straff gespannten Poloshirt über dem gewaltigen Bauch. Natürlich waren die Rettungsdienstschuhe mit dem Reißverschluss offen. Kopfschüttelnd verließ ich den RTW in die andere Richtung und kaufte beim Bäcker gegenüber Backwerk. Als wir uns wieder beim RTW trafen, sah ich Ha-Ge, wie er das Glas Wiener Würstchen geöffnet und sich bereits die zweite Wurst einverleibt hatte.

Ich mag Wiener Würstchen. Sie erinnern mich an meine Kindheit, wo es bei Geburtstagen im Kindergarten immer Würstchen im Brötchen gab. Dann pulte man so lange in seinem Brötchen herum, bis an »Süd- und Nordpol« jeweils ein Loch entstand. Das Würstchen steckte man hindurch. Ich mag Wiener Würstchen. Allerdings nur heiß. Zumindest warm müssen sie sein. Doch Ha-Ge stopfte sie sich kalt und direkt aus dem Glas in sich hinein. Ein leichtes Schaudern lief mir über den Rücken, doch nichts in mir, weder mein Körper noch mein Geist, waren auf das vorbereitet, was dann tatsächlich passierte.

Ha-Ge setzte das Glas an, kippte es und soff die Brühe, genannt »Wurstwasser«, aus dem Glas in zwei schnellen Zügen leer. Ich schaute ihn völlig entgeistert an. Er schaute zurück und sah mich verständnislos an. Ein Bäuerchen entlud sich aus den Tiefen seines Magens.

»Des musste aach emol trinke´! Des bringt Tinte uff de Füller!«

»Wurstwasser-Ha-Ge«. So wurde Hans-Gerd genannt.

--

Gernot hatte mich eingestellt. Als ich nach dem Rettungsassistentenkurs eine Stelle für das Anerkennungsjahr suchte und mich bei den Maltesern bewarb, war Gernot der damalige Fahrdienstleiter. Höflich und mit gutsitzender Frisur (der »Skunk«) saß ich vor ihm und versuchte mich als wertvoll anzupreisen. Entweder hatte das gewirkt oder man war sehr verzweifelt, jedenfalls stellte man mich ein.

Von Gernot stammte die folgende Geschichte: Mit seinem Dauerkollegen und guten Freund Frank, genannt »Raburz«, war er auf dem Weg zu einer bewusstlosen Person. Jedenfalls war dies über die Leitstelle gemeldet worden. Der Name des vermeintlich Bewusstlosen lautete Kjandratusumata. Ein Freund hatte versucht, Kontakt zu Herrn Kjandratusumata aufzunehmen, ihn aber nicht erreicht. Da er einen Wohnungsschlüssel besaß, suchte er ihn auf und fand ihn in seltsamer Situation vor. Er rief den Rettungsdienst und wartete vor der Tür. Er wirkte einigermaßen verstört, als Gernot und »Raburz« eintrafen.

Sie betraten gemeinsam die Wohnung und fanden diese in ordentlichem Zustand vor. Als sie ins Wohnzimmer gelangten, fiel ihr Blick auf einen Teppich, der zusammengerollt mitten im Raum lag. An einem Ende schauten zwei Füße heraus, am anderen Ende konnte man das obere Drittel eines menschlichen Kopfes mit schwarzen Haaren erkennen.

»Raburz« sprach aus, was alle dachten: »Der is´ hin!«
Sowohl er als auch Gernot waren sich schnell der Situation bewusst und wollten den potenziellen Tatort nicht weiter kontaminieren. Ein Toter, eingerollt in einen Teppich. Da musste jemand nachgeholfen haben. Sie planten die weiteren Schritte, dabei hatten sie jedoch nicht mit Herrn Kjandratusumata gerechnet.

Nur um ganz sicherzugehen ging Gernot nämlich zum Kopfende der seltsamen Rolle und beugte sich leicht nach unten. Er hatte genau drei Sekunden, um sich zu wundern, warum Herr Kjandratusumata bei genauem Hinsehen gar nicht so tot aussah wie man das sonst von Toten kannte. Dann bewegte Herr Kjandratusumata plötzlich den Kopf, sodass die Augen hinter der Teppichrolle zum Vorschein kamen, und starrte Gernot an.

Gernot machte einen Satz nach hinten, prallte dabei gegen den Couchtisch, riss eine Vase um und landete letztlich auf dem Sofa.
»Grundgütiger«, entfuhr es ihm. »Der ist ja gar nicht tot!«

Man half Herrn Kjandratusumata aus seiner Teppichrolle. Die Antwort auf die Frage, was er denn in dieser Lage gemacht habe, war so einfach wie verwirrend.
»Ich behandle so immer meine Migräne!«

--

Zurückkommen möchte ich am Ende dieses kleinen Kapitels auf Jan. Der hatte es ja faustdick hinter den Ohren. Nicht nur fachlich, sondern auch von dem Mist her, den er baute. Gemeinsam mit der Besatzung des zweiten Rettungswagens, Jens und Kevin, saßen wir auf der Wache und besprachen das Thema »venöser Zugang«. Es waren wilde Zeiten damals. Das Rettungsdienstmilieu weichte auf, und plötzlich bewegte man sich nicht mehr im Bereich des völlig Illegalen, wenn man einen venösen Zugang legte. Erste

Notärzte erwarteten bereits, dass der Zugang lag, wenn sie eintrafen.

Jens erklärte sich bereit, sich von Kevin einen Zugang legen zu lassen. Damals fand ich das schon sehr mutig. Kevin war Rettungssanitäter und weder erfahren noch sonderlich motiviert. Diese Mischung aus Unfähigkeit und Desinteresse empfinde ich auch heute noch als gefährlich. Erstaunlicherweise legte er den Zugang recht zuverlässig. Wir hatten – wie im echten Leben – den Notfallrucksack aus dem Auto geholt, eine Infusion vorbereitet und schlossen diese an.

Aus dem Nichts heraus schoss plötzlich Jan nach vorn, setzte eine Spritze auf das Zuspritzventil des Zugangs auf und drückte den Kolben herunter.

»So, das ist die Rache für das Lasix in meinem Bier von vor zwei Wochen!« Mit diesen Worten nahm er die Spritze wieder vom Ventil. Jan grinste erst Jens, dann Kevin und zum Schluss mich an. Er warf mir die Spritze zu. Ein kleiner Aufkleber darauf klärte über den Inhalt auf: Midazolam 10 mg.

»Das hat er jetzt nicht wirklich gemacht?!«, dachte ich, als ich die Situation überblickte. Jens selbst war sprachlos und starrte Jan an. Dann drehte er auf einmal den Kopf ein wenig im Raum umher und begann ins Leere zu starren.

»Alles halb so wild«, sagte Jan. »Wir legen ihn mal entspannt auf die Couch. Wirkt ja nicht ewig, das Zeug.« Er schaute Kevin und mich an. »Geht einer von euch vielleicht doch mal ein Pulsoxymeter aus dem Auto holen? Sicher ist sicher.« Ich erklärte mich bereit.

Auf dem Weg in den kleinen Innenhof und zum Auto gingen mir viele Gedanken durch den Kopf. Der prägnanteste war: »Das war ´ne Nummer zu hart.« Ich griff nach dem kleinen Gerät, das wir zusätzlich zum großen Defibrillator schnell zur Messung der Sauerstoffsättigung einsetzen konnten, und ging wieder auf die Wache. Nachdem ich die Tür geöffnet hatte, vernahm ich bereits die Stimme von Jan.

»Mann, das war zu viel«, schallte es mir entgegen. Ich ging die zwei schnellen Schritte durch den Flur und stand wieder im Aufenthaltsraum, wo Jens auf dem Boden lag und Jan an seinem Kopf kniete, einen Beatmungsbeutel in der Hand und die Maske auf das Gesicht von Jens gepresst. Die Situation war völlig surreal, und ich brauchte wenige Sekundenbruchteile, um zu realisieren, was hier gerade passierte. Kevin kniete neben Jens und wühlte im Notfallrucksack.

»Scheiße, der atmet nicht mehr. Oli, renn´ raus, wir brauchen den Defi und die Sauerstofftasche!«, rief Jan mir mit einer Mischung aus Forderung und völliger Verzweiflung entgegen. Er hatte die typischen roten Wangen, die er immer hatte, wenn er im Stress war. Ich zögerte eine Sekunde und starrte auf die Szenerie, da brüllte Jan schon:

»Beweg´ Dich, der atmet nicht mehr!«

Ich drehte mich auf dem Absatz um und rannte raus zum RTW. Meine Gedanken auf dem Weg waren eindeutig.

»Jetzt ist Jan wirklich am Arsch. Da kann er sich nicht mehr rausreden.«

Am RTW angekommen, griff ich den Defibrillator, die Sauerstofftasche und die Absaugung. Auch wenn Jan mir dazu keinen Auftrag gegeben hatte, dachte ich, es könnte eine gute Idee sein. Noch auf dem Weg wieder in die Räume der Wache fiel mir ein, dass wir vielleicht einen Notarzt brauchen könnten. Den hätte ich ja schnell über Funk rufen können. Ich entschied erst mal nichts zu machen, vielleicht könnten wir die Situation ja im kleinen Rahmen halten.

Mit vollen Händen, einer Pulsfrequenz deutlich oberhalb von 150 und ängstlichen Gedanken, wie viel von dem Ärger mich selbst treffen würde, betrat ich wieder den Aufenthaltsraum. Ich sprang neben Jens und stellte alle Sachen ab. In dieser Sekunde nahm Jan Beutel und Maske von Jens Gesicht, der die Augen weit öffnete und den Kopf zu mir drehte.

»Nie glauben, was man so sagt«, sagte er zu mir. Die drei Kollegen brachen in schallendes Gelächter aus.

Jens hatte Jan natürlich kein Lasix ins Bier gemischt. Jan trank gar kein Bier. Die Spritze, die er Jens injiziert hatte, beinhaltete sterile Kochsalzlösung. Jens und Jan hatten sich abgesprochen. Auch Kevin wusste zunächst nichts von der Aktion. Als Jan Kevin und mich bat, das Pulsoxymetriegerät zu holen, war noch völlig offen, wen es treffen würde. Wäre Kevin gegangen, hätte Jan mich (und nicht Kevin) aufgeklärt, dass alles nur Verarsche ist. Ab diesem Zeitpunkt spielte Kevin jedoch mit. Das Gelächter ebbte kaum ab, und noch heute lachen sowohl Jan als auch Jens spontan los, wenn sie an die Geschichte denken.

Fazit des Tages:
Die kleinen Anekdoten sind das, was für immer bleibt!

Höhepunkte

»Es ist die Bandscheibe!«, orakeln viele Menschen, die mit akuten Rückenschmerzen das medizinische System aufsuchen. Der Bandscheibenvorfall als Ursache macht tatsächlich weniger als 5% der Rückenschmerzen aus. Zumeist handelt es sich um muskuläre Probleme, oftmals auch bei chronischen Rückenschmerz-Patienten. Als Schmerztherapeut einer großen Schmerzklinik kann ich mittlerweile ein Lied davon singen. Ein Bandscheibenvorfall ist das Herausquellen des Nucleus pulposus, also der weichen, druckfedernden Anteile der Bandscheibe durch den Anulus fibrosus, den festen Ring, der den weichen Kern begrenzt. Wenn diese weiche Substanz dadurch nach hinten auf einen der Spinalnerven oder – schlimmer – genau in der Mitte auf das Rückenmark drückt, zeigen sich spezifische Symptome. Ein Bandscheibenvorfall ist ohne Zweifel schmerzhaft, aber nicht zwingend ein Notfall. Vor allem muss er nicht immer operiert werden. Eine Operation ist jedoch u. a. dann dringend erforderlich, wenn schwere Lähmungen oder eine Inkontinenz einsetzen.

Seine Finger glitten über ihren leicht verschwitzten Körper. Er liebte sie. Er liebte sie so sehr, dass er nie genug von ihr bekam. Sie lag neben ihm, nackt, erschöpft, und lächelte ihn an. Die letzten Stunden hatten sie das Bett zerwühlt, als wenn es nie wieder eine Möglichkeit geben würde, sich körperlich nahezukommen. Er schmiegte sich an sie, und obwohl auch er müde und ausgelaugt war, spürte er, wie sich erneut das Blut in ihm staute.

Sie drehte ihren Kopf zur Seite und sah ihn mit einem überraschten Lächeln an.

»Hast du noch immer nicht genug?« Sie griff beherzt zu. Sein Becken zuckte ein wenig zurück ob der fast barschen Berührung, doch er ließ sie geschehen. Sie massierte ihn für wenige Sekunden, dann drehte sie ihren Spielpartner auf den Rücken und setzte sich auf ihn. Es dauerte nicht lange, da glitten sie einem erneuten Höhepunkt entgegen. In dem

Moment, als er kam, richtete er sich in Ekstase auf. Das war ein Fehler.

Der Schmerz, der ihm in den Rücken schoss, zerstörte nicht nur seinen Höhepunkt, sondern ließ ihm die Tränen in die Augen steigen. Er war nicht mal in der Lage zu schreien. Sie hatte die Augen geschlossen und fühlte nur, wie er unbewegt sitzen blieb.

»Alles okay mit dir?«, fragte sie ihn.

»Ich habe unfassbare Schmerzen und ich spüre mein rechtes Bein irgendwie nicht mehr«, sagte er stammelnd mit zusammengebissenen Zähnen. »Kannst du einen Krankenwagen rufen?«

»Meinst du, dass das wirklich notwendig ist«, sagte sie, als sie sich langsam von ihm herunter bewegen wollte. Jede ihrer Bewegungen erzeugte mehr Schmerzen bei ihm. Plötzlich spürte sie etwas Warmes zwischen ihren Beinen.

»Boah, das finde ich nicht so geil. Anpinkeln lasse ich mich nicht!« Sie schnellte von ihm herunter, was er mit einem lauten Schrei quittierte. Sie sah ihn angewidert an. Er schaute mit einem besorgten Blick zurück.

»Dafür kann ich nichts. Ich kann es nicht halten. Es läuft einfach raus.« Er blickte erschrocken auf das mittlerweile kleine Rinnsal Urin.

»Ich rufe einen Krankenwagen«, sagte sie daraufhin, den Ernst der Lage erkennend.

Als wir die Wohnung betraten, saß Daniel auf dem Bett. Er sagte, dass er Rückenschmerzen habe, sein rechtes Bein nicht mehr richtig spüre und plötzlich inkontinent sei. Wir fragten, was passiert sei. Layla, seine Freundin, wurde knallrot und verließ das Zimmer.

»Ich … äääh, ich also, ich habe mich im Bett aufgerichtet, und dabei schoss es mir in den Rücken«, stammelte er. Wir schauten an ihm herunter und sahen, dass er im Nassen saß. Die Boxershorts war notdürftig übergezogen.

Ehrlicherweise war mir der »Unfallmechanismus« schnell klar, sah ich doch die Reaktion von Layla, das zerwühlte, nasse Bett und die relativ trockene Boxershorts. Es musste sehr schmerzhaft gewesen sein, als Layla Daniel half die Shorts wieder anzuziehen.

Wir nahmen die Situation ernst, denn Rückenschmerzen mit Lähmungserscheinungen und akuter Harninkontinenz deuten auf eine deutliche Kompression des Rückenmarks hin. Also riefen wir einen Notarzt hinzu und bereiteten Daniel auf die kommenden Maßnahmen vor. Wir erklärten ihm, dass der Notarzt etwas gegen die Schmerzen tun würde, da wir ihn ja irgendwie vom Bett auf eine Trage, aus der Wohnung, ins Auto und ins Krankenhaus bekommen mussten. Die Informationen gingen mehr oder weniger an ihm vorbei. Es war ihm herzlich egal, solange wir sein Problem lösten.

Der Notarzt kam, legte einen Zugang und gab etwas gegen die Schmerzen. Daniel war transportfähig, wir lagerten ihn auf die Trage und brachten ihn ins Auto. Nach einem ansonsten komplikationslosen Transport kamen wir im Krankenhaus an und brachten Daniel nach einer kurzen Untersuchung durch den aufnehmenden Arzt in der Notaufnahme noch in die Radiologie. Das CT zeigte einen großen medio-lateralen Bandscheibenmassenvorfall mit Kompression des Rückenmarks. Aufgrund der Lähmung und der Harninkontinenz empfahl man Daniel, sich umgehend operieren zu lassen.

Tatsächlich sah ich Daniel ein knappes halbes Jahr später zufällig in einem Club an der Theke wieder. Unsere Blicke trafen sich, und als ich mich noch fragte, ob ich ihn ansprechen sollte, kam er auf mich zu, ergriff meine Hand und drückte sie fest.

»Ihr habt mir damals sehr geholfen, vielen Dank!« Er machte eine kurze Pause. »Auch wenn es unfassbar peinlich war!«, fügte er lachend hinzu. Während ich ihn fragte, wie es ihm ginge, schlich sich Layla von der Seite heran und drängte sich an Daniel. Als sie mich sah, erschrak sie für einen Moment und blickte verschüchtert zur Seite. Selbst im wechselnden Licht des Clubs konnte ich sehen, wie sie errötete. Sie nahm das Glas Wasser, das Daniel ihr hinhielt, und drehte sich ein wenig zur Seite. Das T-Shirt spannte über ihrem Bauch, und ich erkannte, dass sie schwanger war.

»Hatte vielleicht doch was Gutes?«, fragte ich direkt. Während Layla lächelte, legte Daniel seine Hand auf ihren Bauch und grinste breit.

»Freut mich, dass es dir wieder gut geht!«, sagte ich offen und setzte nach wenigen Augenblicken hinzu: »Viel Glück!«

Fazit des Tages:
Die schönsten Dinge können sehr schmerzvoll sein!

Blutdruck

Noradrenalin ist eine körpereigene Substanz, die als Stresshormon und Neurotransmitter wirkt. In der Notfall- und Intensivmedizin wird Noradrenalin, auch »NA« oder »Arterenol« (Handelsname) genannt, in erster Linie zur Blutdrucksteigerung genutzt. NA gehört zu den sogenannten Katecholaminen und ist eng mit Adrenalin verwandt. Die blutdrucksteigernde Wirkung erfolgt über eine Aktivierung der Adrenozeptoren in feinsten Arterien, den Arteriolen, und sorgt hier für eine Engstellung. Das Herz muss nun gegen einen erhöhten Widerstand anpumpen, wodurch zwangsläufig der Druck erhöht wird. Noradrenalin soll dabei so niedrig wie möglich dosiert werden, da ein (eventuell vorgeschädigtes) Herz durch den erhöhten Widerstand vermehrt Arbeit leisten muss.
Noradrenalin ist eine hochpotente Substanz, die bereits in Mengen von 10 Mikrogramm (= ein 100.000stel Gramm!) deutliche Wirkung zeigt. Üblicherweise gibt man das Medikament über einen Perfusor, also eine elektromechanische Spritzenpumpe, die höchst exakt die eingestellte Dosierung verabreicht.

Verlegungen habe ich schon immer gehasst. Planbare Einsätze, besser Transporte – denn von Notfalleinsätzen im eigentlichen Sinn spricht man dabei eigentlich nicht – waren für mich immer ein Graus. Die vielen Krankentransporte meines Lebens habe ich ausgehalten, aber herausfordernd waren sie nur in den seltensten Fällen. Die echten Notfalleinsätze sind das Salz in der Suppe des Rettungsdiensts! Nur selten sind Verlegungen, selbst mit Notarzt, wirklich spannend. Zugegeben, diese wurden deutlich herausfordernder, seitdem ich selbst der begleitende Notarzt bin.

Wilhelm Bracht drückte ein letztes Mal die Hand seiner Frau und sah ihr tief in die Augen.

»Es wird alles gut gehen, Schatz. Mach dir keine Sorgen!«, waren seine letzten Worte, bevor er mit dem Transportdienst zur Schleuse des OP der Uniklinik gebracht wurde. Ihm stand ein »großer Ausflug«, wie man in der Chirurgie mitunter sagt, bevor. Seit vielen Jahren litt er an einer Erkrankung, die seine Leber zunehmend zerstörte. Er hatte nie geraucht und auch nie übermäßig Alkohol getrunken. Er wusste um die Beschaffenheit seiner Leber und hatte seit der Diagnose 14 Jahre zuvor keinen Tropfen mehr angerührt. Weder zu Silvester noch zu seinem Geburtstag. Nicht einmal zur Goldenen Hochzeit, die er mit seiner Frau Anfang des Jahres noch groß gefeiert hatte.

Knapp acht Stunden zuvor hatte ihn ein Anruf in den frühen Morgenstunden aus dem Schlaf gerissen.

»Herr Bracht, es ist so weit. Wir haben ein Spenderorgan für Sie. Die OP ist für heute angesetzt. Wir würden Sie bitten, ab jetzt nichts mehr zu essen und zu trinken und alsbald in die Klinik zu kommen.« Herr Bracht konnte es kaum glauben. So viele Jahre hatte er auf diesen Anruf gewartet. Tränen füllten seine Augen im Gedanken an seine eigenen Chancen, aber auch an die fremde Person, die irgendwo in Deutschland vor kurzer Zeit für hirntot erklärt worden sein musste und die ihre Organe für eine Organspende freigegeben hatte. Ängste verspürte er keine, als er seine tief und fest schlafende Frau weckte, sie umarmte und ihr die frohe Botschaft verkündete. Die Nachricht kam zum richtigen Zeitpunkt. Seine behandelnden Ärzte gaben ihm zu diesem Zeitpunkt nur noch wenige Wochen bis zum völligen Versagen seiner Leber. Anders als eine Niere, deren Funktion man durch eine Dialyse zum größten Teil ersetzen kann, besteht bei einer Leber diese Möglichkeit nicht.

Wilhelm Bracht wurde gegen Mittag in den OP gebracht. Wir wurden etwa sieben Stunden später alarmiert. Jan und ich hatten kurz zuvor den Rettungswagen von der Tagschicht übernommen, als das Telefon auf unserer Wache klingelte. Die Leitstelle war dran und sagte mir, dass sie gleich den Melder auslösen würden. Es gäbe eine Verlegung vom Zentral-OP der Uniklinik auf die Intensivstation eines Krankenhauses in einer nahegelegenen Stadt. In der Uni hatte man ursprünglich Intensivkapazität für den Patienten eingeplant. Im Laufe der vielstündigen Operation jedoch hatten sich mehrere zwingend überwachungspflichtige Notfälle ergeben, sodass aktuell kein Intensivbett für den Patienten zur Verfügung stand. Man hatte mit den umliegenden Häusern telefoniert und eine kurzfristige Alternative aufgetan. Sobald auf den eigenen Intensivstationen wieder Kapazitäten frei wären, wollte man Herrn Bracht zurückholen. Unser Job war es nun, den Patienten direkt aus dem OP, intubiert und beatmet und mit diversen Medikamenten versorgt, die über Spritzenpumpen liefen, unter Zuhilfenahme eines Notarztes auf besagte Intensivstation zu bringen.

»Nichts lieber als das«, dachte ich und war mir nicht bewusst, was ich an diesem Abend erleben würde. Wir stiegen ins Auto und machten uns auf den Weg. Sämtliche Geräte luden wir auf die Trage, als wir uns in der Notfalleinfahrt der Uniklinik mit den Kollegen des Notarzteinsatzfahrzeugs trafen. Als ich Andreas auf der Beifahrerseite aussteigen sah, entspannte ich mich. Er war ein erfahrener Notarzt, Anästhesist und die Ruhe in Person. Ich hatte zu diesem Zeitpunkt schon einige Einsätze mit ihm erlebt und sah ihn dabei nie auch nur in Ansätzen unruhig oder nervös werden. Er verströmte das unaufdringliche Gefühl von »Ich habe alles sicher im Griff« und wirkte dabei keineswegs arrogant oder herablassend.

Als wir den Zentral-OP erreichten, erlebte ich die erste Überraschung des Abends. Wir durften direkt in den OP-Saal. Für gewöhnlich übernimmt man Patienten für eine Intensivverlegung von einer Intensivstation und nicht aus einem OP, maximal vielleicht noch aus dem Aufwachraum. Im Fall von Herrn Bracht entschied man aufgrund der Umstände und des Zeitmanagements, dass ein Umlagern vom OP-Tisch in ein Bett, das Verbringen mit einem Beatmungsgerät in den Aufwachraum und ein abermaliges Umlagern von dort auf unsere Trage einfach zu viel Umstand war. Auch ergaben sich hierbei zu viele Gefahren der Diskonnektion von Schläuchen oder Leitungen. Deshalb übernahmen wir Herrn Bracht direkt aus dem Saal. Niemals vorher und bis heute auch nicht danach habe ich so etwas erlebt.

Mit vorsichtigen Schritten gingen wir durch mehrere Schleusen und standen nun in gewöhnlicher Rettungsdienstkleidung inmitten von grün angezogenen Frauen und Männern. Auf einem OP-Tisch lag der Patient und hing am Narkosegerät. Auf dem Boden waren noch die Spuren der OP in Form von Blut zu sehen. Wir baten kurz darum, dass man den Boden wischte, um das Blut nicht mit den Tragerollen und unseren Schuhen durch die Flure der Uniklinik zu schleppen.

Während der Boden gewischt wurde, lauschten wir der Übergabe des Anästhesisten an Andreas und uns. Herr Bracht hatte nunmehr etwa siebeneinhalb Stunden Narkose auf der Uhr. Die OP hatte durchschnittliche sechs Stunden gedauert und war mehr oder weniger komplikationslos verlaufen. Herr Bracht hatte dicke Verbände auf dem Bauch und schlief tief und fest. Die Kreislaufwerte, also Herzfrequenz und Puls, Sauerstoffsättigung und Blutdruck waren im Normbereich, ebenso die Körpertemperatur. Unter den Verbänden an seinem Bauch verliefen mehrere Schläuche, an deren Ende kleine Behälter hingen, die Wundflüssigkeit und Blut auffangen sollten. Alle Behältnisse waren leer, in den Schläuchen standen allenfalls geringe Mengen der roten Flüssigkeit. Wilhelm Bracht hatte darüber hinaus einen Blasenkatheter mit Temperaturableitung. An seinem Hals war ein ZVK, ein zentraler Venenkatheter angebracht, an dessen Schenkeln mehrere Infusionsschläuche hingen.

Als Medikation erhielt Herr Bracht zu diesem Zeitpunkt neben Propofol (Narkosemittel) und Fentanyl (Schmerzmittel) auch Noradrenalin. Der Blutdruck wurde bei Herrn Bracht nicht wie oftmals bekannt über eine Armmanschette gemessen, sondern er hatte eine sogenannte »Arterie« liegen. In eine seiner Schlagadern am Handgelenk hatte man einen dünnen Katheter eingelegt, vergleichbar einer venösen Kanüle. Hierüber konnte man den Blutdruck quasi in »realtime«, also jederzeit aktuell messen. Durch das sehr langsam laufende Noradrenalin war sein Blutdruck im unteren Normbereich.

Eigentlich war alles perfekt. Wenn der Ort »Operationssaal« nicht ungeeignet gewesen wäre, um Herrn Bracht für die kommenden Stunden zu pflegen und ihn in einigen Stunden aufwachen zu lassen, hätte er einfach liegen bleiben können. Doch man drängte uns, Herrn Bracht nun endlich zu übernehmen und den OP wieder zu verlassen. Schließlich erforderte unsere Anwesenheit mit der begleitenden Kontamination des Raums eine besondere Reinigung. Man wollte zügig damit beginnen.

Das Umlagern von Herrn Bracht war aufwendig, doch es waren genug helfende Hände zur Stelle. Jan hatte sogar Mühe, noch einen Platz direkt am Patienten zu finden. Herr Bracht glitt mittels eines Rollbretts so sanft auf unsere Trage wie eine Feder auf dem Boden auftrifft. Wir kontrollierten die Lage des Beatmungstubus, die Laufraten der elektronischen Spritzenpumpen und sortierten alle Schläuche und Kabel. Wir vergaßen nicht Herrn Bracht wieder zuzudecken und machten uns daran, den OP-Bereich zu verlassen. Ein mittelalt wirkender Mann, der einen leicht blutbespritzten Mundschutz vor dem Gesicht trug, legte mir kumpelhaft seine Hand auf die Schulter.

»Ihr passt auf ihn auf, ja? Wir haben uns da echt Mühe gegeben!«, sagte er.

»Jo, geht klar«, antwortete ich und gab die freundschaftliche Geste zurück, in dem ich meinerseits meine geschlossene Faust hinhielt. Der Mann zögerte kurz und stieß dann mit seiner Faust leicht gegen meine. Ich drehte mich von ihm weg und griff die Trage. Dabei sah ich, wie Andreas seine Augenbrauen deutlich hochgezogen hatte.

»Allerdings musst du dann jetzt doch mal aus´m Weg gehen, Kollege«, sprach ich den Mann mit Mundschutz an, den ich für einen Pfleger hielt. Er ging ein paar Schritte zurück, und ich vernahm ein undefinierbares Kichern aus Richtung des Anästhesisten, der Herrn Bracht an uns übergeben hatte. Wir verließen den OP-Bereich und machten und auf den Weg zur Wagenhalle.

Als Jan und ich gemeinsam mit Andreas im Aufzug standen, blickte dieser mich an und fragte lachend, ob ich wisse, wer das im OP war.

»Nö, irgendein Vogel aus der Pflege, oder?«, sagte ich leichthin.

»Ja, so quasi. Der Pflege-Vogel ist Prof. Dr. Dr. Hanke. Einer der …« Andreas stockte kurz. »Nein, eigentlich DER bekannteste Leberchirurg, den Deutschland zu bieten hat. Der Mann genießt internationales Renommee! Aber die Sache mit der Faust hat ihm sicher imponiert.« Jan begann lauthals zu lachen, und ich lächelte etwas beschämt.

Wir schoben die Trage mit Herrn Bracht und den ganzen Gerätschaften ins Auto und begannen eine unspektakuläre Fahrt zu unserem Ziel. Die Vitalwerte blieben im Normbereich und Andreas hatte während der Fahrt nichts zu tun, außer sein Protokoll auszufüllen. Im Zielkrankenhaus empfing man uns an der Schleuse zur Intensivstation. Vielmehr empfing uns nur eine Krankenschwester. Sie sah uns, stammelte vor sich hin und ging wieder. Es dauerte einige Augenblicke, bis wir sie wiedersahen. Sie schien ein Bett aus einem Zimmer zu holen.

»Jan?«, fragte Andreas. »Wir hatten uns doch über die Leistelle angekündigt, oder?« Jan nickte.

»Und der Kollege im OP hatte doch auch gesagt, dass er uns zusätzlich telefonisch ankündigen würde bzw. hier anruft, wenn wir losfahren, oder? Also eigentlich sollte man wissen, dass wir nun da sind?!« Jan zog nur eine Schulter hoch und nickte erneut.

Plötzlich stand die Schwester mit dem Bett vor uns und schaute erwartungsvoll. Andreas schaute völlig regungslos zurück.

»Wollt ihr nicht umlagern?«, fragte die Schwester nach wenigen Augenblicken.

»Nein, wollen wir nicht«, sagte Andreas in ruhigem Tonfall. »Für gewöhnlich lagert man nicht im Flur um, sondern im Patientenzimmer. Ich kann Ihnen jetzt gern ein paar warme Worte sagen, aber Übergabe und das Umlagern geschieht am Bettplatz. Dafür möchte ich auch das ganze Team beisammen haben, und damit meine ich nicht nur den Arzt, sondern das ganze anwesende Team aus Ärzten und Pflegepersonal, das den Patienten in den kommenden Stunden betreut. Ich mache meine Übergabe genau einmal, und ich will, dass alle informiert sind. Danach wünsche ich eine klare Ansage, ob wir zuerst alle Kabel, Schläuche und die Beatmung von uns auf sie tauschen und dann den Patienten umlagern oder ob wir zunächst den Patienten überheben und danach die Verbindungen tauschen. Beides ist mir gleich recht.« Andreas sagte die Worte in tiefer Ruhe, aber er sprach sie so deutlich, dass an deren Unumstößlichkeit kein Zweifel bestand.

Die Schwester schaute erschrocken, murmelte nur ein »Okay« und ging mitsamt dem Bett wieder weg. Wir folgten ihr ungebeten. Wenige Augenblicke später standen wir in einem Patientenzimmer neben dem dort wieder hineingefahrenen Bett, der Schwester sowie einer weiteren männlichen Person in Funktionskleidung und einem Mann im Arztkittel. Es erfolgte die Übergabe, dann einigten wir uns auf Wunsch des diensthabenden Arztes auf ein Umkabeln auf die hauseigenen Geräte und Perfusoren. Wir stöpselten also eins nach dem anderen um, zuerst die Beatmung, dann drehten wir die Hähne der Perfusorenzuleitungen am ZVK zu und nahmen die Spritzen aus den Geräten.

Das Schließen der Dreiwegehähne ist beim Wechsel von Perfusorenspritzen zwingend nötig, auch wenn sie in diesem

Moment nicht aktiv laufen. Beim Einspannen der Spritzen in die neuen Geräte wird immer der Kolben der Spritze ein wenig betätigt, sodass eine gewisse Menge Substanz an den Patienten abgegeben wird, falls offene Verbindungen dies zulassen. Bei hochpotenten Kreislaufmedikamenten, zu denen auch Noradrenalin gehört, kann das durchaus eine starke Blutdrucksteigerung nach sich ziehen. Als alle Schläuche umgesteckt waren, kamen die Kabel dran, sodass wir die Vitalwerte von Herrn Bracht über die Klinikmonitore verfolgen konnten. Als alles getauscht war, hoben wir Herrn Bracht von der Trage ins Intensivbett. Jan und ich machten uns schnell daran, unsere Gerätschaften auf die Trage zu legen und den Raum zu verlassen. Unser Job war getan, und spätestens mit dem Umlagern war der Patient übergeben und stand nicht mehr in unserer Verantwortung.

Wir gingen zum Eingang der Station und warteten auf Andreas, der noch einen Moment dem Spiel von Übernahme und den ersten Maßnahmen beiwohnen wollte. Wir betraten die Stationswarte und blickten auf die Batterie von Monitoren, die alle Werte aller Patienten gleichzeitig anzeigte. Wir achteten dabei auf die Werte von Bettplatz 8, dem Platz von Herrn Bracht.

»Hm, Druck ist bisschen mau, was?«, sagte ich zu Jan, als ich die Werte sah. Dort sahen wir einen sich sekündlich leicht ändernden Wert für den Blutdruck von zu diesem Zeitpunkt 90/60 mmHg. Während unseres Transports hatten wir den systolischen, also den »oberen« Wert des Blutdrucks, zwischen 110 und 130 mmHg gehalten, der »untere«, der diastolische Wert, lag immer zwischen 75 und 90 mmHg.

»Wohl wegen der Umlagerei«, sagte er leichthin und setzte sich dreist auf einen der Stühle.

»Schau mal, steigt schon wieder«, sagte er wenige Sekunden später zu mir, als ein systolischer Blutdruckwert von 125 mmHg angezeigt wurde. Wir beobachteten, wie der Wert weiter stieg. Nicht nur der obere, sondern auch der untere

Wert stieg. Jan verzog sein Gesicht, als der Wert 180 mmHg überstieg.

»Jetzt meinen sie es aber zu gut. Hatte der Gasmann im OP nicht gesagt, wir sollten wegen der frisch angeschlossenen Blutgefäße mit dem Druck ein wenig vorsichtig sein?«, fragte Jan in den Raum hinein. Mit »Gasmann« meinte er den Anästhesisten, eine nicht unübliche Bezeichnung, da ein Teil der Arbeit der Narkoseärzte aus der Applikation von Luft, Sauerstoff und Narkosegasen besteht.

Andreas kam um die Ecke. Sein sonst immer Ruhe ausstrahlender Gesichtsausdruck wirkte erschrocken.

»Jungs, ich will, dass ihr sofort die Blutdruckwerte, die das Gerät gespeichert hat, ausdruckt. Ich will den Ausdruck auf Papier haben. Bekommt ihr das hin?« Seine Stimme passte zu seinem Gesichtsausdruck.

»Klar«, sagte Jan entspannt, stand auf und ging zu unserem Patientenmonitor. Er betätigte ein paar Tasten. Der Drucker sprang an und schob einen langen Streifen raus.

»Das hier ist der letzte Wert?«, fragte Andreas, als er auf das Papier deutete. »127/88 mmHg? Das war kurz vor dem Umlagern, richtig?«

»Richtig.«

»Die Zeit werden wir wahrheitsgemäß im Protokoll hinterlegen. Druckt bitte die Werte noch zweimal aus. Einmal für euer und einmal für mein Protokoll«, bat er.

»Du hast doch schon einen Ausdruck«, bemerkte Jan.

»Der ist für mich privat. Den lege ich mir in meinen Safe daheim und habe damit Sicherheit, wenn es zum Prozess kommt!«

»Hä? Was denn für ein Prozess?«, wollte ich wissen. Andreas sah mich an und deutete auf die Monitore der Warte.

»Schau hin«, sagte er lapidar.

Mein Blick fokussierte den Blutdruckwert. Mein Verstand erfasste die Zahlen im ersten Moment nicht, denn der Blick des Rettungsdienstlers ist auf gewisse Werte geprägt. Ein

Blutdruckwert von 262/134 mmHg passte da nicht ins Bild. Ich schüttelte leicht den Kopf.

»Was? Das gibt's doch nicht. Das muss ein Messfehler sein!«, behauptete ich.

»Ist es nicht«, sagte Andreas. »Der Kollege«, er sprach das Wort betont abwertend aus »hat bei dem niedrigen Blutdruck eine Portion Noradrenalin aus der Hand gegeben.« Er meinte damit, dass der Arzt nicht am Perfusor einen definierten Bolus, also eine gezielte Menge, appliziert hatte, sondern aus einer Spritze einfach eine gewisse Menge injiziert hatte.

»Ich habe keine Ahnung, wie viel er ihm gegeben hat, aber wenn ich so grob richtig liege, hat er ihm eine etwa 20-fache Überdosis gegeben.«

Wir starrten alle drei auf die Anzeige. Die nächsten Sekunden sah ich Blutdruckwerte, die ich in den Jahren zuvor und seither nie wieder sah. In mittlerweile neun Jahren ärztlicher Tätigkeit, einem halben Jahr auf Intensiv, unzähligen Operationen und miterlebten Situationen im OP und nicht mal aus aufmerksamkeitsheischenden Erzählungen anderer Kollegen hatte ich systolische Blutdruckwerte jenseits der 280 mmHg gesehen oder auch nur von ihnen gehört.

Herrn Brachts Blutdruckwerte stampften wie der gigantische Motor eines Ozeandampfers weiter und weiter. Ich schüttelte ungläubig den Kopf, als ich den Wert auf 306 mmHg steigen sah. Ich hörte, wie im Zimmer von Herrn Bracht Hektik ausbrach und Befehle zuerst gerufen, dann gebrüllt wurden. Der Blutdruck stieg unaufhörlich weiter. Andreas, Jan und ich starrten auf die Anzeige, wie die Darsteller im Film »Das Boot«, als dieses, von Wasserbomben getroffen, unhaltbar immer tiefer sank und dabei die Zahl der Wassertiefe immer höher wurde.

Andreas musste wegschauen, als der Monitor 348/161 mmHg anzeigte.

»Das kann doch gar nicht sein«, sagte ich zu Jan, der gebannt auf die Anzeige schaute. »Das sind doch Messfehler!«

»Das glaube ich nicht«, sagte Andreas, der sich wieder umgedreht hatte.

Als die Werte tatsächlich und ungelogen 387/192 mmHg erreichten, war die Spitze erreicht. Wenige Sekunden später fiel der Blutdruck wieder.

»Wir gehen, Jungs«, sagte Andreas. »Die Suppe müssen die jetzt selber auslöffeln. Um Herrn Bracht tut es mir unsagbar leid, aber da können wir jetzt auch nichts mehr tun. Wichtig ist nun, dass wir auf der sicheren Seite sind. Wir dokumentieren alles so sauber wie möglich. Vielleicht schreibt ihr zu dem DIVI-Protokoll zusätzlich noch was auf dem Computer oder von mir aus auch handschriftlich. Aber da wird es sicher zu einem Verfahren kommen. Ich habe keine Lust, dass man nachher uns dafür verantwortlich macht und uns vorhält, wir hätten den Patienten in diesem Zustand übergeben.«

»Meinst du, dass das passiert?«, fragte ich mit einem vorsichtigen Lächeln. Andreas sah mich scharf an.

»Ist der Papst katholisch?«, fragte er zynisch. »Ich wünsche mir deine gutgläubige Art! Das Erste, was passiert, wenn das hier knallt, ist, dass man fragen wird, was wir«, er deutete mit dem Finger einen Kreis zwischen uns dreien an, »falsch gemacht haben!«

Wir verließen die Klinik, und als wir vor der Tür waren, zückte Andreas sein Handy und rief in der Uniklinik an. Er ließ sich seinen Kollegen der Anästhesie geben, der die Narkose zum Schluss geführt und uns Herrn Bracht übergeben hatte. Fassungslos und emotional, wie ich Andreas nie wieder erlebt habe, schilderte er, was passiert war. Ich habe auch heute noch seine Worte im Ohr, als er sagte: »Ja, Mann! Drücke über 350, ob du es mir glaubst oder nicht!«

Herr Bracht kämpfte, tief in Narkose, seinen letzten Kampf. Die Nähte der Gefäßanschlüsse im Bereich des

Leberbetts hielten dem hohen Blutdruck nicht stand und rissen auf. Er blutete in die Bauchhöhle. Der Blutdruck, den man so stark gesteigert hatte, fiel nun ins Bodenlose. Man brachte den Patienten noch schnell in den hauseigenen OP, und ein mutiger Chirurg öffnete den Bauch. Er war nicht ungeschickt und tat alles, was er konnte. Doch diese Blutungen konnte er nicht mehr stillen. Man transfundierte Herrn Bracht noch mehrere Beutel Blut, doch es nützte alles nichts. Herr Bracht verstarb auf dem OP-Tisch an der nicht stillbaren Blutung.

Wir erfuhren ein paar Tage später von Andreas, dass ein Ermittlungsverfahren eingeleitet worden war. Andreas wurde zu seinem Chef zitiert. Das Gespräch dort verlief kurz. Andreas schilderte die Situation, gab sein Notarztprotokoll, unser Rettungsdienstprotokoll, sein persönliches Gedächtnisprotokoll und die von Jan und mir erstellte und unterzeichnete Auflistung der Geschehnisse rund um die Übergabe sowie den nicht fälschbaren Ausdruck der im Gerät gespeicherten Vitalwerte ab. Weder Andreas noch wir hörten jemals wieder von der Sache. Ob das Verfahren eingestellt worden war oder unsere Dokumentation für einen Prozess ausgereicht hatte, erfuhren wir nie. Nach den kurzen Gesprächen mit Andreas in den folgenden Wochen, wenn man sich im Einsatz oder im Krankenhaus traf, mutmaßten wir, dass die Sache zumindest strafrechtlich im Sande verlaufen war.

Fazit des Tages:
Man sollte wissen, was man tut!

Fleischwurst am Tubus

Von der in einer weiteren Geschichte erläuterten Aspiration ist eine andere lebensbedrohliche Form des »Verschluckens« abzugrenzen: das Bolusgeschehen. Überlebt man ein solches nicht, so spricht man vom »Bolustod«.
Anders als bei der Aspiration gerät hierbei ein Fremdkörper nicht in die Luftröhre, sondern bleibt am Übergang zur Speiseröhre stecken. Oftmals geschieht dies mit unzureichend gekauter Nahrung bei Menschen, die bereits unter Schluckstörungen leiden.
Pathophysiologisch wird ein Nahrungsbrocken hinuntergeschluckt, welcher aufgrund seiner Größe den Eingang zur Speiseröhre nicht passieren kann. Hierbei kann dann eine mechanische Reizung der Rachenhinterwand zu einer überschießenden Reaktion des X. Hirnnervs, des Nervus vagus, führen. Dieser bremst u. a. die Frequenz des Herzens. Bei einer zu starken Reizung kann also eine Bradykardie, eine deutliche Reduktion der Herzfrequenz, einsetzen. Diese kann derart stark ausgeprägt sein, dass es zum Herzstillstand kommt. Eine solche Situation ergibt sich auch gelegentlich durch die Reizung der Rachenhinterwand bei einer Intubation im Rahmen einer Narkose. Auf diesen Umstand ist der Anästhesist jedoch in der Regel vorbereitet.

»Ich sehe nichts!«, rief Jürgen. »Scheiße, ich sehe gar nichts.« Hektik brach aus. Normalerweise braucht man diese nicht an einer Einsatzstelle, aber die Tatsache, dass Jürgen Winscheid, ein enorm erfahrener Anästhesist und Notarzt seit Mitte der 1980er Jahre, in Nervosität und Hektik verfiel, steckte uns alle an.

»Noch mal konzentrieren«, sagte er mantraartig zu sich selbst und nahm den Laryngoskopspatel aus dem Hals des Patienten. Er schloss für wenige Wimpernschläge seine Augen und ging dann wieder konzentriert an die Sache.

Rückblick. Die Schicht hatte für mich bereits unglücklich begonnen. Als ich die Wache an diesem frühen Morgen gegen 6:30 Uhr betrat, traf ich in der Männerumkleide auf Bastian.

»Was machst du denn hier?«, fragte ich ihn.

»Gernot hat sich gestern Abend wohl krankgemeldet. Ich bin eingesprungen«, war seine Antwort, woraufhin er sich demonstrativ von mir wegdrehte und seine Klamotten anzog.

Bastian und ich waren keine Freunde. Wir waren es nie und sollten es auch nie werden. Es gibt immer Kollegen, mit denen man sich schlechter versteht als mit anderen. Bastian war ein Kollege, dem ich nicht nur bewusst aus dem Weg ging, sondern bei dem ich es aktiv vermied, mit ihm zusammen eingeteilt zu werden.

Bastian war eine der wenigen Aushilfen im Status eines Rettungssanitäters. Damit war er weniger flexibel einsetzbar als die Rettungsassistenten-Aushilfen. Wenngleich er der Letzte auf der Liste war, der von der Wachleitung angerufen wurde, wenn es um eine Dienstübernahme ging, ergab sich leider immer mal wieder die Situation, mit ihm zusammen fahren zu müssen. Es gab nicht viele Kollegen, die dies freiwillig taten.

Bis zum späten Vormittag hatten wir uns bereits zweimal angebrüllt, nachdem er mich in einem Einsatz vor dem Patienten bloßgestellt und in einem anderen Einsatz die ihm von mir auferlegten Aufgaben nicht umgesetzt hatte. Ein Scheidungsrichter würde sagen: »Das Verhältnis ist zerrüttet.«

Dies lag zum einen an der unfassbar arroganten Persönlichkeit von Bastian, der sich wohl bereits bei seiner Geburt medizinisch sattelfester als die ihn auf die Welt holende Hebamme empfunden haben musste. Zum anderen ergänzte sich diese Arroganz mit einer zum Himmel schreienden Inkompetenz. Komplettiert wurde das Ensemble von Arroganz und Unfähigkeit durch einen empathielosen Humor, der zumeist nicht nur unter die Gürtellinie ging, sondern auch weit über die Grenze von Sarkasmus, Ironie und Zynismus hinaus reichte. Natürlich nutzte diese Persönlichkeit die Bühne des Blaulichtmilieus, den Rettungsdienst, um sich insbesondere (aber nicht ausschließlich) bei Frauen zu profilieren.

Nicht wenig schadenfroh war ich daher an diesem Mittag, als der Melder Bastian von seinem soeben organisierten Mittagessen riss. Ein Klassiker: Döner mit Fritten. Schlecht wieder aufzuwärmen und in kaltem Zustand nur in Grenzen genießbar. Meine Nudeln mit Hackfleischsauce standen soeben in der wenige Sekunden laufenden Mikrowelle, die ich beim Verlassen des Aufenthaltsraums kurzerhand abschaltete. Nudeln sind geduldig, und nicht selten werden sie von einem zum anderen Aufwärmprozess besser und besser. Bastian entging mein Grinsen nicht. Seine gemurmelte Vulgärfloskel, deren Inhalt es war, dass ich selbst mit mir den Geschlechtsakt vollziehen möge, ging im Zuschlagen der Fahrertür unter. Ich wies ihn noch an, anständig zu fahren, da schoss er bereits mit durchdrehenden Reifen aus der Wagenhalle. Da war sie. Bastians Blaulichtbühne.

Wir erreichten das Pflegeheim nach wenigen Minuten. Die Meldung »bewusstlose Person« konnte wie immer alles bedeuten. Bastian stieg lustlos aus und musste von mir in aller Deutlichkeit aufgefordert werden, seine Schritte zu beschleunigen. Wir betraten das Foyer und wurden von einer Altenpflegerin in Empfang genommen. Auf dem Weg zum Patientenzimmer fragte ich:

»Ist er schon wieder wach?«

»Nein, reagiert nicht«, war die knappe Antwort der Altenpflegerin.

»Wie lange ist er schon bewusstlos?«, wollte ich wissen.

»Kann ich nicht genau sagen. Wir haben ihm das Mittagessen gebracht, und als wir abräumen wollten, lag er so im Bett«, war die Antwort.

Als wir am Zimmer ankamen, fiel unser Blick auf das neben der Zimmertür angebrachte Namensschild. »Frank van Bommeren« stand darauf.

»Holländer«, hörte ich Bastian abfällig sagen, doch hatte ich keine Zeit darauf zu reagieren, denn als ich den im Bett liegenden, pflegebedürftigen Mann im mittleren Alter sah, war mir schnell klar, dass es sich nicht nur um eine Bewusstlosigkeit, sondern um einen Herz-Kreislauf-Stillstand handelte. Auf die Gefahr hin, nun selbst eingebildet zu klingen, aber: So etwas sieht man nach einer gewissen Anzahl von Jahren im Rettungsdienst einfach.

Wir zogen Frank van Bommeren aus dem Bett und legten ihn auf den Boden.

»Du drückst«, wies ich Bastian an, der sich widerwillig an die Seite des Patienten kniete und seine Hände auf den Brustkorb des Patienten legte. Ich holte zügig den Beatmungsbeutel aus der Tasche und begann Herrn van Bommeren zu beatmen. Bereits beim ersten Zusammendrücken des Beutels verspürte ich einen hohen Atemwegswiderstand.

»Drück weiter«, forderte ich Bastian auf, der ausnahmsweise meine Ansage unkommentiert stehen ließ.

Ich zog mit meinen behandschuhten Fingern den Unterkiefer unseres Patienten auf und versuchte einen Fremdkörper auszumachen. Sehen konnte ich nichts. Also setzte ich erneut die Maske auf sein Gesicht und versuchte mich in einer Beatmung. Abermals quietschte das Überdruckventil und Luft blies seitlich aus der Maske heraus. Der Brustkorb unseres Patienten hob sich allenfalls minimal.

»Guedel-Tubus?«, fragte Bastian in seiner aufreizenden Art.

»Ach!«, antwortete ich, während meine Hände bereits danach gegriffen hatten.

Das Einlegen des Guedel-Tubus war jedoch unmöglich. In üblicher Art und Weise legte ich das Ende gegen den Gaumen und schob ihn in einer sanften Drehbewegung in Richtung Rachenhinterwand. Ein sehr deutlicher Widerstand ließ ein weiteres Vorschieben des Guedels nicht zu. Ich versuchte es mit sanftem Druck, doch auch so ließ sich das kleine Kunststoffutensil nicht platzieren. Als ich ihn schlussendlich herauszog wunderte ich mich einen kurzen Moment lang über die fleischfarbene Substanz, die am hinteren Ende des Hilfsmittels klebte. Es waren nur winzige Fragmente, daher fielen sie mir nicht wirklich auf.

Während ich mich abmühte, ausreichend Luft in Herrn van Bommerens Lungen zu bringen, hörte ich die schweren Schritte und laut gesprochenen Worte von Jürgen Winscheid. Ich war erleichtert. Mit meinem aktuellen Teampartner hätte ich es nicht gebraucht, auf einen Notarzt zu treffen, den ich ebenfalls nicht leiden konnte oder von dessen medizinischem Können der Rettungsdienstbereich allgemein nicht überzeugt war.

Doch Winscheid war quasi ein Garant für ruhige und gleichzeitig klar gesprochene Entscheidungen, für fachlich kompetentes Arbeiten und – für einen Notarzt – ausreichend Empathie, um auch emotional belastende Situationen menschlich zu meistern. Er ließ sich eine kurze Übergabe machen und übernahm dann das Ruder. Als er sich hinter den Kopf kniete und ich mit Bastian tauschte, der sichtlich erschöpft war, hatte ich ein gutes Gefühl. Jürgen nickte mir kurz zu und drückte dann zum ersten Mal selbst auf den Beutel.

»Hm? Was ist denn hier los?«, fragte er in die Runde und sah mich dann an. »Hast du mal in den Mund geschaut? Fremdkörper?«

Ich bejahte den ersten Teil der Frage, sagte ihm aber auch, dass ich nichts hatte sehen können. Ich fügte hinzu, dass ich mir aber nicht sicher sei und auch den Guedel-Tubus nicht einlegen konnte.

»Okay, also dann Intubation richten«, verfügte Jürgen.

»Schon dabei«, kam die prompte Antwort von seinem NEF-Fahrer. Als Tubus, Laryngoskop und Fixierung komplett waren, positionierte Jürgen sich und führte den Spatel des Laryngoskops in den Mund von Frank van Bommeren.

»Ich sehe nichts!«, rief er plötzlich. »Scheiße, ich sehe gar nichts.«

»Noch mal konzentrieren«, hörte ich ihn leise sagen und sah zu, wie er den Laryngoskopspatel aus dem Hals des Patienten nahm. Er schloss für wenige Wimpernschläge seine Augen und ging dann wieder konzentriert an die Sache. Erneut versuchte er, die Stimmritze einzustellen, doch konnten wir sehen, wie er seine Stirn in Falten legte.

»Drück mal drauf«, wies er Bastian an, der ihm den Tubus gereicht hatte.

»Draufdrücken?«, fragte Bastian nur blöde. Noch während Jürgen tief Luft holte, nahm ich kurz meine Hände vom Brustkorb von Frank van Bommeren.

»BURP-Manöver«, sagte ich, als würde das alles erklären.

Beim BURP-Manöver, einem Akronym aus den englischen Worten »backward, upward and rightward pressure«, drückt man gegen den Kehlkopf, richtigerweise gegen den Schildknorpel des Patienten, um den Kehlkopf damit nach hinten und rechtsoben zu bewegen. Dies erleichtert oftmals die Sicht auf den Eingang zur Luftröhre und macht mitunter eine Intubation erst möglich.

»Ich sehe immer noch nichts«, sagte Jürgen. Er hob kurz den Kopf, schloss erneut die Augen und atmete tief durch.

»Dann eben Blindflug«, hörte ich ihn sagen, als er den Tubus in den Mund von Frank van Bommeren einführte.

»Was ist denn das für ein Scheiße?«, fluchte Jürgen in den Raum hinein. Ich sah ihn in für ihn untypischer Art und Weise fast schon rabiat den Tubus in den Patienten vorschieben. Er kam nicht weiter. Mit einem wütenden Gesichtsausdruck wollte er den Tubus wieder zurückziehen, doch schien dieser festzustecken. Jürgen schüttelte leicht den Kopf und zog mit einem Ruck am Tubus. Auf einmal hatte er ihn in der Hand, und für einen Moment stand die Zeit still. Wir blickten allesamt auf den durchsichtigen Kunststofftubus, auf dessen Ende ein dickes, unzerkautes Stück Fleischwurst aufgespießt war. Jürgen hielt die Kombination aus Plastik und Fleisch wie ein Zepter hoch und starrte mit offenem Mund darauf. Er fing sich innerhalb von Sekundenbruchteilen, warf das groteske Kunstwerk in eine Zimmerecke und verlangte umgehend einen neuen Tubus, der ihm nach wenigen Augenblicken gereicht wurde.

Frank van Bommeren war keine fünf Sekunden später erfolgreich intubiert. Die Lagekontrolle mittels Abhören über Magen und beide Lungen erbrachte eine korrekte Platzierung, wobei sich der Brustkorb von Herrn van Bommeren bei jedem Zusammendrücken des Beutels hob und senkte. Die Sauerstoffsättigung, die zum Schluss bei 65% lag, stieg zunehmend an. Die Reanimation lief nun endlich in geordneten Bahnen. Es wurde der Tubus fixiert, ein Zugang gelegt, und unser Patient erhielt leitliniengerecht Adrenalin. Das während der Analysen auf dem Monitor sichtbare EKG-Bild zeigte ausnahmslos eine Nulllinie. Nach knappen 30 Minuten Herz-Lungen-Wiederbelebung nahm sich Jürgen Winscheid, der dieses Mal Mühe hatte sich vom Patienten zu lösen, die Zeit und warf einen Blick in die Pflegeakte von Frank von Bommeren.

»Zustand nach traumatischer Hirnblutung«, las Jürgen. Im Gespräch mit den Schwestern der Station kam heraus, dass Frank van Bommeren zwar in der Lage war, selbstständig zu essen, jedoch weder Körperpflege noch Gehstrecken jenseits der Zimmerebene hinbekam. Ausschlaggebend für die Entscheidung von Jürgen Winscheid, die Reanimation nach 40 Minuten abzubrechen, war jedoch der Umstand, dass die Zeit zwischen dem Einsetzen des Herz-Kreislauf-Stillstands und dem Beginn der Reanimation aller Wahrscheinlichkeit nach mehr als 15 Minuten betragen hatte. Ein Zeitraum, bei dem zu erwarten ist, dass die wichtigsten Zentren des Gehirns keine eigenständige Aktivität mehr aufweisen.

Er besprach sich kurz mit uns, und wir entschieden im Team, dass eine Fortführung der Reanimation keinen Sinn machen würde. Unklare Liegezeit, 40 Minuten Reanimation mit konstanter Asystolie sprachen prognostisch eine klare Sprache. Wir begannen die Einsatzstelle aufzuräumen, nachdem Jürgen sich vergewissert hatte, dass es sich mit an Sicherheit grenzender Wahrscheinlichkeit um eine natürliche Todesart handelte. Das eigenständige »Verschlucken« eines Stücks Fleischwurst mit am ehesten nachfolgendem Bolustod durch einen starken Vagusreiz war nicht nur nach Jürgens Meinung eine natürliche Todesart. Wir sahen jedenfalls keine Notwendigkeit, die Polizei zu alarmieren.

Als wir aufgeräumt und Frank van Bommeren würdevoll in sein Bett gelegt hatten, standen wir für einen kurzen Moment beisammen. Eine Stimme durchbrach die andächtige Ruhe.

»Zimmer frei, würde ich mal sagen«, sagte Bastian. Jürgen sah ihn mit zusammengekniffenen Augen an, drehte sich auf dem Absatz um und verließ ohne ein weiteres Wort den Raum.

Es blieb quasi der letzte Satz, den Bastian im Rettungsdienst sprach. Jürgen Winscheid beschwerte sich bei der Wachleitung über Bastian. Es war der so dringend benötigte Tropfen, der das Fass zum Überlaufen brachte. Bastian erhielt neben einer Abmahnung auch den inoffiziellen Hinweis, dass er keine weiteren Angebote zur Dienstübernahme mehr bekommen würde – selbst wenn absolut »Not am Mann« wäre. Es wurde ihm darüber hinaus nahegelegt, seinen Aushilfsvertrag zu kündigen. Dieser Bitte kam er wenige Tage später nach.

Fazit des Tages:
Manchmal steckt man (nicht) drin!

Der Zugriff

Die Leitstelle ist die Schnittstelle zwischen Hilfesuchenden und Helfern. Seit 1973 führen die bundeseinheitlichen Notrufnummern 110 und 112 flächendeckend zu einer Leitstelle der Polizei oder Feuerwehr. Hierüber sind mittelbar auch die Rettungsleitstellen zu erreichen. Die Entwicklung geht zunehmend in Richtung der »integrierten Leitstelle«, bei der alle Hilfsgruppen unter einer Nummer erreichbar sind und die jeweilige Problematik dann leitstellenintern weitergegeben wird. Hierbei sollen im Idealfall Feuerwehr, Rettungsdienst und ärztlicher Bereitschaftsdienst unter einen Hut gebracht werden.

Nicht selten bekommt man auch im Rettungsdienst ungewöhnliche Aufträge. So in dieser lausig kalten Nacht von Samstag auf Sonntag Ende Februar. Die ganze Nacht war bereits für die Füße. Nach Übernahme des Autos um 19 Uhr hatten wir eine knappe Stunde Ruhe. Dann ging es los. Ein Einsatz folgte dem anderen. Es ist ein gutes Gefühl, wenn es etwas zu tun gibt, wenn man das Gefühl hat, gebraucht zu werden, wenn man am laufenden Band Menschenleben rettet.

Die Realität ist – wie viele Retter wissen – eine andere. Es begann mit einer gestürzten Frau, 87, mit ziemlicher Sicherheit eine hüftgelenknahe Fraktur. Wir fuhren ein paar internistische Banalitäten, bis wir gegen 2 Uhr morgens den ersten Alkoholisierten aus einem der Tanzschuppen ziehen mussten und ihn auf der bodennahen Trage im Ausnüchterungszimmer der Uniklinik ablegten. Er blieb nicht der Einzige. Es folgte eine junge Frau, die sich ihr feines Seidenoberteil vollkommen vollgebrochen hatte und aussah wie das Leiden Christi. Wir mussten sie aus der Damentoilette einer größeren Diskothek holen. Dort lag sie. Zwischen Trennwand und dem Porzellan.

Gerade als wir uns in der Uniklinik ein weiteres Mal freimeldeten, sprach uns die Leitstelle an, ob wir nicht Lust hätten, bei ihnen vorbeizukommen. Jan und ich sahen uns fragend an. Dieses Angebot gab es selten von der Leitstelle. Wir bejahten vorsichtig.

»Dann fahren Sie doch am Kino vorbei. Dort gäbe es noch etwas mitzunehmen. Details dann vor Ort.« Diese letzte Anweisung machte die ganze Sache noch kryptischer. Jedenfalls fuhren wir von der Uni aus wieder runter in Richtung Altstadt. Als wir in einer langgezogenen Linkskurve langsam in Richtung des Kinos rollten, sahen wir etwa ein Dutzend Menschen davorstehen. Drei Personen standen etwas abseits.

»Ist das nicht Klara?«, fragte Jan, als wir der Gruppe von Menschen immer näherkamen.

»Ja, und da sind doch auch Lars und Dennis«, fügte ich hinzu. Alle drei kannten wir. Es waren Kollegen. Klara arbeitete bei uns, die beiden Jungs bei einer anderen Hilfsorganisation.

»Oh, Mann, ich drehe durch, die sind doch rotzevoll«, sagte Jan, der am Steuer saß, freudlos.

Wir fuhren längs des Kinos auf den Busstreifen und stoppten an der eigentlichen Haltestelle, an der die Gruppe junger Leute stand. Viele drehten ihren Kopf und wunderten sich bereits, was der Rettungswagen nun dort machen würde. Noch bevor ich auf der Beifahrerseite aussteigen konnte, waren Klara und Lars mit Dennis in ihrer Mitte auf den RTW zugewankt. Klara war offenkundig gut betrunken, wirkte jedoch im Vergleich zu den beiden Jungs fast nüchtern. Ich war halb ausgestiegen, da öffnete Klara die Seitentür des RTW und sprach mich parallel mit quietschiger und alkoholgelenkter Stimme an:

»Jan ssoll ssitzenbleiben. Wir fahren direkt los!«

Ich drehte mich kurz zu Jan um. Die nächsten Ereignisse geschahen in weniger als zehn Sekunden. Nachdem die Seitentür geöffnet war, sprang Klara in den Patientenraum und zog Dennis mit sich. Lars stand noch auf der Straße, doch griff er mir an die Schulter und stieg ebenfalls ein. Er zerrte mich fast in den Patientenraum.

»Schnell, schnell, wir müssen los!«, brüllte Lars auf einmal. Ich sah ihn entgeistert an. »Mach die Türe zu, fahr los, fahr los«, rief Lars wieder hektisch und laut. Ich war kaum im Auto, als er die Schiebetüre bereits zuschlug. Die umstehenden Leute waren verstummt, die Gespräche eingestellt. Alle starrten uns an. Jan gab Vollgas, kaum dass die Tür ins Schloss fiel.

»Was ist da hinten los?«, rief er durch das kleine Fenster in den Patientenraum.

»Dennis´s voll«, lallte Lars, während er sich an mir vorbeidrängelte und seinen Kopf durch das kleine Fenster in den Fahrerraum schob. Jan griff an seine Stirn und schob ihn unsanft zurück. Dann schloss er das kleine Fenster.

»Was zur Hölle ist hier los?«, fragte ich Lars.

»Alter, war ´s geil! Voll wie Ssugriff!«, lallte mir dieser entgegen.

»Was?«, fragte ich erneut.

»Ssugriff«, wiederholte Lars, als wäre ich der erste Mensch. »Ein Ssugriff. Wie Polissei. Weisste?« Ich verstand in Ansätzen.

»Aha, und deshalb haltet ihr uns vom Schlafen ab?«, wollte ich wissen.

»Nö, Dennis´s voll. Klara auch. Ich auch ein bissen. Die Jungs vonna Leitschelle hamesacht, ihr fahrt uns.«

Es war nicht das erste Mal, dass ich meinen Job in dieser Nacht verfluchte.

»Jan, halt mal an«, brüllte ich nach vorn in der Hoffnung, dass er meine Worte durch das geschlossene Fenster hören würde. Er bog gerade schwungvoll um die Ecke und fuhr auf die Rheinstraße auf.

»Ey, mach mal langsam«, rief ich vehement nach vorne. Dieses Mal schien er mich zu hören und fuhr langsamer. Klara, Lars und ich wuchteten den völlig betrunkenen, fast schon bewusstlosen Dennis auf die Trage. Ich griff ins Deckenfach und holte eine Brechtüte hervor. Er benötigte sie zum Glück erst deutlich später. Da waren wir aber schon außerhalb unseres Fahrzeugs.

Wir fuhren mit den drei Gesellen zur Leitstelle, parkten den Rettungswagen im Hof und versuchten Dennis aus dem Fahrzeug zu holen. Drei erwachsene Männer waren nötig, um den nicht gerade schmächtigen Kollegen aus dem Auto zu bugsieren. Letztlich schafften wir es, dass er sich vor die Wagenhalle der anderen Rettungsfahrzeuge legte. Mit gutem Zureden von Klara und der Verheißung eines Kusses, den Dennis einforderte konnten wir ihn motivieren aufzustehen und die wenigen Schritte bis zu den Räumlichkeiten der Leitstelle selbstständig zu gehen. Wir beförderten Dennis in die hintere Ecke des Großraumbüros, legten ihn in die stabile Seitenlage und platzierten die Brechtüte vor seinem Mund. So, dass er genug Luft bekam, nicht rückatmete und gleichzeitig ein erster Schwall Mageninhalt zielsicher seinen Weg in die Tüte und nicht auf den Boden der Leitstelle finden würde.

»Was zur Hölle war das denn jetzt?«, wollte Jan nun endlich wissen. Ich war nicht weniger neugierig. Klara, die – passend zu ihrem Namen – am klarsten war, begann zu erzählen. Sie war mit zwei Freundinnen unterwegs gewesen. Lars und Dennis waren das ebenso. Man hatte sich im KUZ getroffen und gemeinsam gefeiert. Zwei Dinge geschahen dann parallel: Der Alkoholisierungsgrad von Dennis überstieg eine Marke, die nicht mehr zu rechtfertigen war, und das KUZ schloss seine Tore. So saßen die drei Freunde auf der Straße. Man schleppte sich zur Bushaltestelle am nicht weit entfernt gelegenen Kino, wo man feststellte, dass der nächste Bus erst in einer Stunde fahren würde. Der letzte

Bus der Nacht war ihnen mehr oder weniger vor der Nase weggefahren.

Für ein Taxi hatte man nicht mehr genug Geld, daher entschied man, frei nach dem Motto »Einer für alle, alle für einen«, dass der Rettungsdienst doch nun mal helfen könne. Unter Kollegen war das nicht unüblich, jedoch insgesamt eher verpönt. Der Dienstgeber durfte in keinem Fall etwas davon mitbekommen. Daher liefen diese Transporte natürlich unter dem Radar. Wäre parallel ein Notfall in unserem Gebiet aufgelaufen, so hätte man Kollegen einer anderen Wache aus dem Schlaf gerissen. Natürlich war es völlig indiskutabel, den betrunkenen Kollegen in ein Krankenhaus zu fahren. In Mainz kannte man sich, und das Gerede wäre auch jenseits von Schweigeverpflichtungen schlimm gewesen.

Deshalb brachten wir Dennis an die einzige Stelle, die ihn vernünftig umsorgen konnte und von der er am nächsten Morgen wegkäme, ohne dass jemand nennenswert etwas davon mitbekam: in die Leitstelle. Das Trio infernale hatte von der Bushaltestelle aus also die Leitstelle angerufen. Da sowohl Dennis als auch Lars neben der klassisch-fahrenden Tätigkeit im Rettungsdienst auch auf der Leitstelle arbeiteten, war es klar, dass sie von dort »Hilfe auf dem kleinen Dienstweg« erhalten würden.

Es klingelte. Einer der Leitstellendisponenten nahm den Anruf entgegen. Er hob einen Arm und schnipste laut mit dem Finger, anzeigend, dass Ruhe erwünscht war.

»Was? ... Nein, davon wissen wir nichts … Entführung mit einem RTW? … Keine Ahnung, was die besoffenen Kids sich da immer so ausdenken … ja, klar. Euch auch ´ne ruhige Nacht!« Er schloss das Gespräch und drehte sich dann zu uns um.

»Das war die Polizei. Vom Kino aus haben wohl ein paar angetrunkene Jugendliche angerufen und gesagt, dass ein RTW da drei Leute reingezogen habe. Das hätte wohl ausgesehen wie eine Entführung.« Er begann zu lachen. Klara, Jan und ich schlossen uns dem Lachen an. Lars war bereits auf einem der Stühle eingenickt und Dennis fernab von Gut und Böse. Wir wechselten noch ein paar Worte mit den Kollegen und verabschiedeten uns dann. Klara boten wir an, sie auf dem Weg zur Wache bei sich zu Hause abzusetzen. Es war kein Umweg für uns.

Ich vergaß seinerzeit nicht, ein paar Bilder von Dennis in seiner stabilen Seitenlage mit der Brechtüte vor der Nase zu machen. Ich dachte mir, vielleicht könnte ich sie irgendwann einmal brauchen. Die Bilder zogen von meinem damaligen Handy um. Ich schleppe sie seither als vermeintlichen Datenmüll mit mir herum – wie das dekorative Stück, was bei jedem Umzug mitkommt – einfach, weil es mittlerweile Tradition ist. Keiner hat sie bislang gesehen, und ich zeige sie auch niemandem. Aber irgendwie gehören sie zu meiner Rettungsdienstvergangenheit wie all die anderen Geschichten auch.

Fazit des Tages:
Ssugriff!

Adrenalin

Das Gehirn nutzt zum Arbeiten hauptsächlich Glucose. Auch viele andere Zellen des Körpers nutzen diese Form der Energie. Um Zucker in Zellen zu überführen, ist neben dem eigentlichen Glucosetransporter auch eine weitere Substanz, das Insulin, nötig. Das Gehirn selbst kann jedoch über GLUT-3-Transporter Zucker insulinunabhängig aufnehmen. Insulin wird in den β-Zellen der Langerhans-Inseln der Bauchspeicheldrüse produziert und ins Blut ausgeschüttet. Eine »interne Blutzuckermessung« steuert diese Ausschüttung, die zumeist sehr ausgewogen geschieht und so, dass nicht aller Zucker im Blut in die Muskel- und Fettzellen transportiert wird, sondern immer noch genug Energie vorhanden ist, die vom Gehirn genutzt werden kann.
Nun gibt es Krankheitsbilder, bei denen der Insulinhaushalt gestört ist, als Beispiel der insulinpflichtige Diabetes mellitus. Bei der Typ-1-Form wird kein Insulin mehr produziert, sodass die Betroffenen Insulin spritzen müssen, um den Zucker in die Zellen zu transportieren. Schwierig wird es, wenn man sich entweder zu viel Insulin injiziert oder nach der Injektion nicht ausreichend isst. Denn das Zuviel an Insulin verfrachtet nun den Großteil des Zuckers im Blut in die Muskelzellen, sodass er dem Gehirn nicht mehr ausreichend zur Verfügung steht. Das Gehirn arbeitet langsamer, man wird zunächst hungrig und reizbar, später dann neurologisch auffällig und abschließend bewusstlos. Die Hypoglykämie ist eine häufige Todesursache des an Diabetes mellitus Erkrankten. Normwerte für den Blutzucker liegen bei ca. 70-120 mg/dl.

Der ärztliche Bereitschaftsdienst bietet ein Sammelsurium an ärztlichen Kollegen. Neben dem nicht unbekannten Dr. Todtmacher herrschte auch Frau Dr. Traudel mit eisernem Regime. Wenn man als Rettungsdienstler eine Wohnung betrat, in die zunächst der ärztliche Bereitschaftsdienst gerufen worden war, wusste man, dass Frau Dr. Traudel anwesend war, wenn man sie selbst oder den Patienten schreien hörte. Hierbei vernahm man jedoch nur selten Schmerzensschreie. Frau Dr. Traudel geriet regelhaft mit ihren Patienten in Streit.

Die fachliche Kompetenz von Frau Dr. Traudel war mitunter fragwürdig. Ihre nicht immer leitliniengerechte Medizin war jedoch zumeist nicht völlig falsch. Zumeist … bis auf diesen einen Tag, als sie durch einen dummen Zufall auf uns stieß und wir keine Chance hatten, ihr aus dem Weg zu gehen.

Die Alarmierung war »unklar internistisch«, also der Einsatz, bei dem die Leitstelle am Funk gern sagt: »Ach, du … Keine Ahnung, was da ist. Klingt nicht schlimm, schaut euch das mal an!« Wir fuhren an den Mainzer Hauptbahnhof und schauten es uns an. Im unmittelbaren Umfeld des Bahnhofs finden sich diverse Restaurants, Bars und Etablissements – quasi lokalisationstypische Gastronomie. Vor einer klassischen Bierkneipe lag auf dem Gehweg neben einem Baum ein nach erstem Eindruck mittelalter Mann und murmelte unverständliches Zeug vor sich hin.

Wir näherten uns mit der gebotenen Vorsicht, stellten jedoch schnell fest, dass der Patient harmlos erschien. Eine schnelle erste Einschätzung ergab keine grob auffälligen Verletzungen. Auffällig war jedoch ein leichter Alkoholgeruch, was durch die Aussage der aus der Kneipe kommenden Wirtin bestätigt wurde.
»Der hat schon ein bisschen was getrunken. Nicht viel, aber wer weiß, was der vorher so getankt hat!«, sagte sie dankbarerweise vor mehreren Passanten, die an diesem Abend den Bahnhofsbereich unsicher machten.

Insgesamt war der erste Eindruck klar und der Patient relativ schnell triagiert. »Besoffener am Bahnhof« wäre die Rückmeldung gewesen, wenn wir schon rückmeldebereit gewesen wären. Aufgrund der äußeren Temperaturen (kalt) und des Publikums (viele) verbrachten wir den bis dahin unbekannten Patienten schnell auf die Trage und in den

RTW. Dort versuchten wir eine Anamnese, die ins Leere lief. Nicht ins Leere lief jedoch die körperliche Untersuchung. Wir fanden für den klassischen Mainzer Besoffenen am Bahnhof eine insgesamt zu geordnete und hochpreisige Kleidung, eine zu teure Uhr und zu feine Lederschuhe. Dies machte uns stutzig.

Wir hatten weder die körperliche Untersuchung abgeschlossen noch die apparative Diagnostik begonnen, da stolperte Jan über einen länglichen Gegenstand in einer der Jackentaschen. Parallel dazu fand er den Geldbeutel mit einem Ausweis. Somit war schnell klar, dass Herr Mühler, 52 Jahre alt und wohnhaft in Bonn, insulinpflichtiger Diabetiker war. Sonst gab es nur wenige Gründe mit einem Insulin-Pen durch die Gegend zu laufen. Unsere Diagnostik wurde in Richtung einer Blutzuckermessung priorisiert, und so wurde bei einem Blutzuckerwert von 23 mg/dl der initial abgestempelte »besoffene Verwahrloste« zu einem echten Notfall.

Seinerzeit hatte der Ärztliche Leiter Rettungsdienst einzelnen Rettungsassistenten der Stadt bestimmte Maßnahmen für den Notfall »freigegeben«. Damals galt noch sehr ausgeprägt der »Arztvorbehalt«, das heißt, alle mehr oder weniger einschneidenden Maßnahmen waren einem Arzt vorbehalten. Die Gabe von Glucose bei einer Hypoglykämie ist heute in den allermeisten Rettungsdienstbereichen im Wege einer SOP (»standard operation procedure«) geregelt, sodass für diese eigentlich ärztliche Maßnahme nicht zwingend ein Arzt hinzukommen muss. Mitte der 2000er Jahre war das jedoch noch Neuland und Jan einer der wenigen Kollegen, die von Seiten des Ärztlichen Leiters die Freigabe erhalten hatten, in einer solchen Situation (nach Alarmierung, jedoch vor Eintreffen des Notarztes) einen venösen Zugang zu legen und Glucose zu spritzen.

Nun könnte man sagen, dass man bei der Gabe von Glucose nicht viel falsch machen kann. Das entspricht einigermaßen den Tatsachen – bis auf eine schwerwiegende Ausnahme: Der venöse Zugang muss absolut und 100% sicher in der Vene liegen. Wenn man die 40%ige Zuckerlösung spritzt und diese nicht direkt in die Vene und damit in die Blutbahn, sondern ins Muskel- oder Bindegewebe rings um die Vene läuft, kommt es aufgrund der starken osmotischen (wasseranziehenden) Wirkung der Zuckerlösung zu schwerwiegendem Gewebszerfall. Dieser geht im schlimmsten Fall so weit, dass man großflächig totes Muskelgewebe abtragen muss und der Patient ein hohes Maß an Funktionsverlust hinzunehmen hat. Im schlimmsten Fall droht eine Amputation. Selten, aber ein teurer Preis für die falsche Gabe von Zucker.

Wenn man jedoch ein paar kleine Sicherheitsregeln beachtet, kann tatsächlich nicht viel passieren. Nichtsdestotrotz ist die Gabe eines Medikaments (auch wenn es »nur« Zucker ist) in Deutschland einem Arzt vorbehalten und damit für einen Nicht-Arzt grundsätzlich einmal strafbar. Im Rahmen der genannten SOP kann man hierbei jedoch von einer Art delegierten Maßnahme sprechen. Diese SOP gab es aber damals eben noch nicht. Doch Jan hatte – wie sagt man in Mainz – »de Därfschein«. Der Jan »därf« (darf) das. Also zückte Jan freudestrahlend seine kleine Broschüre, in der alles klar geregelt war.

Wir waren in heller Aufregung. Zugang legen, Glucose spritzen, ein Leben retten. Alles ohne Arzt. Wenn wir nur schnell genug waren, denn der Notarzt war bereits auf dem Weg. Es fühlte sich nun wie ein Wettrennen an, ähnlich der Situation im Supermarkt, wenn die Ware auf dem Band liegt, man am Ende mit dem leeren Einkaufswagen steht und der Startschuss erfolgt: Das erste Teil wird über den Scanner gezogen. Wer ist schneller? Die Kassiererin und die Waren stapeln sich im Auslauf der Kasse oder man selbst und der Auslauf ist leer geräumt, noch bevor die Kassiererin nachlegen kann?

In diese freudige Erregung hinein erschall ein Klang, mit dem wir so gar nicht gerechnet hatten: ein nachdrückliches Klopfen an der Seitentür des RTW. Der Notarzt? Konnte nicht sein. Wir hätten das Martinshorn hören und das Blaulicht in der Nacht durch die Fenster sehen müssen. Jan und ich sahen uns für einen kurzen Moment an, dann öffnete ich die Seitentür einen Spalt. Ich blickte nach draußen und sah in das Gesicht von Frau Dr. Traudel, die in weißer Kleidung vor dem RTW stand und deren Kopf mit ihren knappen 1,55 Meter gerade so auf Höhe meiner Knie war.

Noch bevor ich Abwehrendes sagen konnte, zog sie die Tür weiter auf und stellte einen Fuß auf das Trittbrett.

»Guten Abend«, schnarrte ihre hohe, eher krächzende Stimme. »Ich war zufällig hier um die Ecke und habe meinem Fahrer gesagt, er soll doch mal halten. Vielleicht brauchen sie ja Hilfe?« Es war weniger eine Frage als mehr ein aufgedrängtes, nicht ablehnbares Angebot. Jan ließ die Schultern sinken. Ich spürte seine Enttäuschung durch den RTW wabern wie die Druckwelle einer Explosion.

»Frau Dr. Traudel«, sagte er, nachdem er sich innerhalb von Bruchteilen einer Sekunde gefangen hatte, in seiner unnachahmlichen Freundlichkeit. »Gut, dass Sie da sind. Wir haben uns bereits einen Notarzt nachbestellt.« Dr. Traudel schaute in die Runde. Ihre Laune war eher schlecht.

»Dann machen Sie doch mal eine anständige Übergabe, dann weiß ich auch, womit wir es zu tun haben.« Jan war nicht in der Verfassung, den Spannungsbogen aufzubauen, sondern antwortete ohne Umwege.

»Eine Hypoglykämie mit einem BZ von 23.« Dr. Traudel sah ihn durchdringend an.

»Aha«, sagte sie lediglich. »Das ist ihre Arbeitsdiagnose, ja?« Jan nickte zustimmend.

»Typische Symptome, ein Insulin-Pen in der Tasche und der von uns gemessene Blutzucker. Sollen wir noch mal messen?«

»Ach Quatsch«, ging Dr. Traudel uns barsch an. »Liegt der Zugang schon?«

»Das wäre die nächste Maßnahme, Frau Dr. Traudel«, sagte Jan in höflichem Ton, innerlich kochend.

»Na, dann mal los. Und Sie«, sie zeigte mit ihrem spitzen Zeigefinger, der leicht zitterte, auf mich, »Sie ziehen mir Adrenalin auf!«

Für einen Moment herrschte Stille im RTW. Nicht nur ich, sondern auch Jan hatte ihre Aussage wahrgenommen. Wir mussten uns verhört haben. Ich war der Erste, der es verbalisierte.

»Sie meinen Glucose, Frau Dr. Traudel?!«

»Was? Nein! Ich meine Adrenalin. Was auch sonst?«

Glucose! ging mir durch den Kopf und ich starrte Jan hilflos an. Ich wusste nicht, was ich tun sollte. Es gab eine ärztliche Anordnung, sie hatte sie sogar wiederholt. Auf der einen Seite wollte ich ihr nicht widersprechen, auf der anderen Seite befürchtete ich, dass sie sich falsch ausgedrückt hatte. Jan kam mir zuvor.

»Nur noch mal zur Sicherheit, Frau Dr. Traudel. Sie wollen sicher *Adrenalin* aufgezogen haben?« Jan betonte das Wort in aller Deutlichkeit. »Wir haben hier eine Hypoglykämie, einen Unterzucker mit einem BZ von 23! Meinen Sie nicht, dass hier eher die Gabe von Glucose …« Weiter kam Jan nicht, denn er wurde rüde unterbrochen.

»Wollen Sie meine ärztliche Kompetenz in Frage stellen?« Sie ließ die Worte kurz wirken, während Jan und ich das gleiche dachten: »JA!«

»Diskutieren Sie nicht mit mir. Ziehen Sie mir Adrenalin auf!«

Wir befanden uns in einer harten juristischen Zwickmühle. Ohne diese jetzt bis ins letzte Detail zu beleuchten, gab es eigentlich nur zwei Möglichkeiten:

1. Wir beugen uns der ärztlichen Anordnung und geben Adrenalin. Vorsichtig formuliert, hätte dies dem Patienten möglicherweise geschadet. Im sicheren Wissen, dass Adrenalin bei diesem Krankheitsbild keinerlei positiven Effekt gehabt hätte, hätten wir somit ein sogenanntes Übernahmeverschulden begangen. Selbst auf Anweisung darf man keine Maßnahme durchführen, wenn man weiß, dass sie schädlich ist.

2. Wir verweigern offenkundig die ärztliche Anordnung. Vielleicht gab es jedoch eine hochaktuelle Studie, die Adrenalin als ein Mittel zur Behandlung der Hypoglykämie empfahl. Dann hätten wir mit unserer Verweigerung dem Patienten auch geschadet. Dies war zwar gefühlt sehr unwahrscheinlich, aber irgendwie wollten wir uns in der Situation damals der ärztlichen Anordnung auch nicht verweigern. Es war eine Zeit, in der der nicht-ärztliche Teil des Rettungsdiensts gerade erst begann sich zu emanzipieren.

Jan fand die dritte Möglichkeit. Und sie war perfekt. Auch heute noch, mehr als 15 Jahre danach, ziehe ich den Hut vor seiner Idee, die innerhalb von Sekunden geboren wurde. Er drängelte sich an mir vorbei, griff in den Medikamentenschrank, nahm die drei kleinen 1 mg-Adrenalin-Ampullen heraus, drehte sich um und ließ sie fallen. Zwei zerplatzten mit einem leisen, fast nicht vernehmbaren Klirren. Die dritte Ampulle überstand den Sturz, jedoch nicht den nachdrücklichen Schritt von Jan, der mit seinem Stiefel auf die Mischung aus Adrenalin, Scherben und der noch intakten Ampulle trat.

»Huch. Wie ungeschickt von mir«, sagte Jan in den Raum hinein, während wir drei auf den Boden sahen. Wir hoben unsere Köpfe. Ich versuchte mir ein Grinsen zu verkneifen, während Jan entschuldigend in das wütende Gesicht von Frau Dr. Traudel blickte. Man spürte förmlich, wie ihr Blutdruck stieg.

»Haben Sie weiteres Adrenalin im Auto?«, wollte sie wissen. Jan schüttelte bedauernd den Kopf.

»Es tut mir leid, Frau Dr. Traudel. Die große 25 ml-Flasche haben wir bei einer Reanimation eben verbraucht. Wir kamen noch nicht zum Auffüllen. Mehr Adrenalin haben wir leider nicht im Auto.« Das war gelogen. Die im Rettungsdienst als »Partyfässchen« bekannte 25 ml-Durchstechflasche lag unangetastet im Schrank. Ebenso fand sich eine solche in der Medikamententasche des Notfallrucksacks. Sie lag direkt neben weiteren drei kleinen 1 ml-Ampullen. Davon sprachen wir aber nicht und hofften, dass Frau Dr. Traudel die Ausstattungsliste der Mainzer Rettungswagen nicht auswendig kannte.

»Dann geben sie halt Glucose!«, zischte sie Jan wutschnaubend an und drängte sich an uns vorbei. Ohne ein weiteres Wort riss sie die Seitentür auf und stieg aus dem RTW. Sie ließ sich nicht dazu herab, die Tür wieder zu schließen. In der Ferne hörten wir bereits das Martinshorn des herannahenden Notarztfahrzeugs. Jan und ich sahen uns an. Wir wandten uns wieder Herrn Mühler zu, der noch leichte Bewegungen seines Kopfes vollführte, jedoch nicht mehr weit von einer Bewusstlosigkeit entfernt war.

Jan konnte an diesem Abend leider keine Hilfeleistung für sich dokumentieren, die mit dem Ärztlichen Leiter Rettungsdienst im Nachhinein hätte besprochen werden müssen. Der Notarzt traf ein, noch bevor wir den Zugang auch nur vorbereitet hatten. Der Kollege war jedoch einer der jungen Notärzte, die verstanden hatten, dass sich das System Rettungsdienst zunehmend in Richtung mehr Kompetenzen für nicht-ärztliche Kollegen ändern würde. Er hielt sich zurück und ließ Jan machen. Er legte den Zugang und spritzte Glucose. Es dauerte kaum eine halbe Minute und Herr Mühler wurde zunehmend klarer. Nach wenigen Minuten saß er, sich das Gesicht reibend, auf der Trage.

Herr Mühler erzählte uns von seinem Tag. Er hatte als Mitarbeiter einer größeren Werbeagentur einen Termin in Mainz wahrgenommen. Aufgrund der guten Verbindung und der Nähe des Besprechungsorts zum Hauptbahnhof war er mit der Bahn gefahren. Als insulinpflichtiger Diabetiker kannte er sich gut aus und war sehr zuverlässig hinsichtlich seiner Blutzuckereinstellung. Sein Zug zurück nach Bonn sollte am späteren Abend Gleis 3 verlassen. Herr Mühler nutzte somit die Zeit und entschied, noch ein Bier trinken zu gehen. An diesem Abend jedoch hatte er sich aufgrund eines Versehens einige Einheiten Insulin zu viel injiziert. In der Kneipe wurde er darüber hinaus in ein spannendes Gespräch verwickelt, sodass sich eine unglückliche Kombination aus mangelnder Glucose, zuviel Insulin, zwei Bier und einem Korn ergab.

Diese unglückliche Kombination sorgte dafür, dass der gut situierte und vernünftige Herr Mühler auf der Straße neben dem Baum liegend und nach Alkohol riechend, fast verstorben wäre. Als »Besoffenen« hätte man ihn in einer Klinik abgelegt, wo er im schlimmsten Fall an der Hypoglykämie verstorben wäre.

Die Alternative in diesem Fall wäre der Tod durch eine Überdosis Adrenalin gewesen.

Fazit des Tages:
»Die Dinge sind nicht immer so, wie sie scheinen.« Phaedrus, Fabeln IV, II. Poeta.

Ein bitterer Nachgeschmack

Die schon mehrfach erwähnte Patientenverfügung soll die Vorstellungen eines Patienten bezüglich seiner medizinischen Behandlung mitteilen, wenn eine verbale Kommunikation nicht mehr möglich ist. Mit der Festschreibung der Gültigkeit einer Patientenverfügung im Bürgerlichen Gesetzbuch im Jahr 2009 und spätestens mit dem Patientenrechtegesetz im Jahr 2013 ist von allen medizinisch Tätigen das Vorliegen einer Verfügung zu prüfen und deren Inhalt umzusetzen. Die Schwierigkeit ist die Auslegung der Worte. Je allgemeiner, je ungenauer eine solche Willenserklärung verfasst wurde, desto mehr Interpretationsspielraum gibt es für die Behandler, und desto größer ist die Gefahr, dass die Intention des Patienten hinter der Verfügung nicht umgesetzt werden kann.

Wenig Gedanken machen sich die Menschen, die z. B. die pauschale Formulierung »Wenn ich im Rahmen einer unheilbaren Erkrankung einen Herz-Kreislauf-Stillstand erleide, will ich nicht reanimiert werden« verfügen, wie man in der folgenden Geschichte erleben wird.

Es war ein seltsames Gefühl für Stefan Dommer, seine Patientenverfügung zu schreiben. Dennoch fiel es ihm leichter als die Formulierung seines Testaments. Nachdem er den Schock der Diagnose »Lungenkrebs« einige Wochen zuvor in Ansätzen verarbeitet hatte, besprach er mit seiner Frau Heike und seinem Sohn Leif, welche Dinge er für seinen aus seiner Sicht bevorstehenden Tod wünschte. Die ersten Gespräche waren tränenreich und von Verzweiflung geprägt, doch Stefan Dommer hatte eine klare Vorstellung, wie sein Tod aussehen sollte. Jedenfalls wollte er nicht dahin vegetieren, siechen, leiden. Deshalb entnahm er einer Internetseite eine Patientenverfügung. Die Formulierung »Ich wünsche keinerlei Wiederbelebungsmaßnahmen, wenn ich im Rahmen einer unheilbaren Erkrankung einen Herz-Kreislauf-Stillstand erleide!« beschrieb genau das, was er wollte.

Er war zu diesem Zeitpunkt bereits in Therapie und die Ärzte sahen eine günstige Prognose. Sein Karzinom sprach gut auf die Chemotherapie an und verkleinerte sich zusehends. Der Plan war, den bösartigen Tumor operativ zu entfernen, sobald er eine bestimmte Größe unterschritten hatte. Auch Herr Dommer und der Rest seiner Familie waren guter Dinge. Er schöpfte neuen Mut und sah der Zukunft verhalten optimistisch entgegen. Die Patientenverfügung blieb jedoch bestehen. Man wusste ja nie.

»Helfen Sie meinem Vater, bitte!« schrie mich der junge Mann an, der in dem kleinen Gäste-WC über dem leblosen Körper kniete und verzweifelt auf den Brustkorb drückte.

Hubert und ich hatten das Einfamilienhaus betreten und waren direkt gegenüber des Eingangsbereichs über Leif Dommer gestolpert, der seinen Vater reanimierte. Die Einsatzmeldung hatte bereits auf »Herz-Kreislauf-Stillstand« gelautet, sodass Hubert und ich innerlich im Reanimationsmodus waren. Es war jedoch in dem kleinen Bad so eng, dass keinerlei Möglichkeit bestand zu agieren. Hubert und ich brauchten uns nicht anzuschauen, um zu entscheiden, dass wir unseren Patienten aus dem kleinen Raum in den wesentlich großzügigeren Flur ziehen mussten.

Hubert riss in einer einzigen kraftvollen Bewegung das Hemd von Herrn Dommer auf. Sein Sohn hatte dieses nicht ausgezogen oder hochgestreift, sondern auf die bekleidete Brust gedrückt. Der Monitor mit Defi stand neben dem Kopf von Herrn Dommer, sichtbar für alle. Ich hatte die Thoraxkompressionen übernommen, während Hubert die Defi-Elektroden auf den mittlerweile entblößten Oberkörper klebte.

»Kurz weg«, sagte er laut und startete eine Analyse.

»Schock empfohlen«, sagte die blecherne Stimme des halbautomatischen Geräts und lud unmittelbar danach die Kondensatoren hoch, bis der bekannte Dauerton laut zu hören war.

»Alle weg«, rief Hubert nachdrücklich und löste unmittelbar danach den Stromstoß aus. Das kräftige Zusammenzucken von Herrn Dommer ließ seine Frau kurz aufschreien. Ich nahm sie zu diesem Zeitpunkt erstmalig wahr. Leise und teilnahmslos hatte sie an einer Ecke des Flurs gestanden und die Szene beobachtet.

»Weiter drücken«, verfügte Hubert und griff sich aus dem Notfallrucksack den Beatmungsbeutel, kniete sich an den Kopf des Patienten und bereitete sich vor. Als er die Maske dicht schließend über Mund und Nase platziert hatte, hörte ich seine Stimme.

»Los geht's.«

Ich pausierte die Kompressionen kurz und Hubert beatmete Herrn Dommer zweimal.

»Geht gut, ab jetzt dreißig zu zwei.«

Wir waren nur zu zweit, das heißt, außer Beatmen und Drücken konnten wir nicht viel vorbereiten. Es dauerte knappe vier Minuten, also zwei Reanimationszyklen, bis der Notarzt eintraf. Bis dahin hatten wir Herrn Dommer bereits ein weiteres Mal defibrilliert, und gerade als der Notarzt zur Tür hereintrat, rief Hubert zum dritten Mal:

»Alle weg.«

Uns gegenüber stand Michael Kolening, frisch gebackener Notarzt. Wir hatten vor einigen Tagen schon einen eher unrühmlichen Einsatz mit ihm erlebt, und ich hätte nicht sagen können, dass ich mich über seine Anwesenheit besonders freute.

»Warum liegt denn noch kein Zugang?« war das Erste, was aus seinem Mund kam, noch bevor wir eine Übergabe machen konnten.

»Weil wir zu zweit sind und bislang nur Kapazitäten für den Standard hatten«, sagte Hubert in aller Deutlichkeit. »Guten Tag erst mal.« Hubert war gut und gern 20 Jahre älter als Michael und im Rettungsdienst ein alter Hase. Er hatte genug Selbstbewusstsein, um deutlich seine Meinung und seine Vorstellungen zu vertreten.

Wir versuchten eine Übergabe, die durch das hektische Handeln von Michael nahezu unmöglich gemacht wurde. Er verlangte, noch bevor er richtig am Patienten war, ein Laryngoskop. Die Intubation an sich war noch gar nicht vorbereitet, doch wünschte er bereits in den Hals des Patienten sehen zu können.

»Eins nach dem anderen«, sagte Hubert und tauschte mit Michael den Platz. Er überließ dem Notarzt den Beatmungsbeutel und widmete sich dem Notfallrucksack, um die Intubation zu richten. Als diese nach kurzer Zeit vorbereitet war und sich Basti, der NEF-Fahrer von Michael, an einem venösen Zugang versuchte, bat ich um Ablösung. Ich merkte, dass meine Kraft schwand und meine Thoraxkompressionen nicht mehr effektiv waren.

»Bei der nächsten Analyse kannst du mit Basti tauschen«, sagte Michael. Basti sah mich an und nickte kurz. Wenige Augenblicke später verkündete er, dass der Zugang lag.

»Gut, dann 300 Milligramm Amiodaron und ein Milligramm Adrenalin«, forderte Michael.

»Doktor, jetzt mach mal halblang«, sagte Hubert in aller Deutlichkeit. »Wir wissen alle, was zu tun ist, und ich bin dabei, die Medikamente vorzubereiten, obwohl mir keiner was gesagt hat. Aber ich kann nicht hexen.«

Michael Kolening sah von seiner Position aus nach schräg oben zu Hubert, der an einer kleinen Anrichte die Spritzen aufzog. Als die erste Substanz aufgezogen war, reichte Hubert Basti die Spritze mit der Mitteilung, dass es sich um das Amiodaron handeln würde. Basti injizierte die Spritze komplett. Wir reanimierten weiter. Mittlerweile war der Atemweg gesichert, der Zugang lag und Amiodaron sowie Adrenalin zirkulierten im Körper. Herr Dommer wurde mittlerweile das siebte Mal geschockt, prognostisch also eine eher günstige Situation, doch zeigte er noch keinerlei Anstalten, einen selbstständigen Kreislauf aufzubauen.

»Ich spreche mal mit den Angehörigen«, sagte unser Notarzt auf einmal und drückte ohne ein weiteres Wort Hubert den Beatmungsbeutel in die Hand. Dieser schüttelte fast unmerklich den Kopf und positionierte sich oberhalb von Herrn Dommer. Man hörte seine nicht mehr ganz taufrischen Knie knacken, als er sich hinkniete.

Basti und ich ließen Hubert den weniger anstrengenden Teil der Reanimation übernehmen und wechselten uns hinsichtlich der Thoraxkompressionen bei jedem Zyklus ab. So reanimierten wir weitere Minuten, bis plötzlich Michael um die Ecke kam. Hinter ihm gingen Leif Dommer und seine Mutter.

»Ihr könnt aufhören«, sagte Michael lapidar in den Raum.

»Was?« Hubert fand als erster seine Stimme wieder. »Wieso aufhören?«

»Es gibt eine Patientenverfügung. Darin steht klar, dass Herr Dommer nicht reanimiert werden will.« Michaels Worte drangen nur unzureichend in meinen Kopf, wenngleich ich ihn verstanden hatte.

»Bist du sicher, dass die Verfügung auch Gültigkeit hat?«, fragte Hubert ergänzend. »Der Mann ist doch noch keine 50. Wieso hat er eine Patientenverfügung?«

»Herr Dommer hat Krebs«, sagte Michael mit einem Schulterzucken, als wären damit alle Fragen beantwortet.

Hubert sah Basti und mich an. Ich spürte seine Unschlüssigkeit über das soeben Gesagte.

»Okay, wenn der Herr Doktor das entscheidet, dann fügen wir uns dem wohl.« Hubert schüttelte leicht den Kopf und ließ den Beatmungsbeutel los. Ich, der gerade mit den Thoraxkompressionen beschäftigt war, entlastete den Brustkorb ein letztes Mal und setzte mich aus meiner knienden Position nach hinten auf meine Unterschenkel. Ich sah betreten durch den Raum.

Leif Dommer stand neben seiner Mutter, schluchzte herzergreifend und hielt seine Tränen nicht zurück. Heike Dommer befand sich, den Arm um den Körper ihres Sohnes geschlungen, in einer Distanz von wenigen Metern zu uns und betrachtete ihren Mann. Ihr Blick fiel auf den Bildschirm des EKG, auf dem immer noch eine fein gezackte Linie als Ausdruck des Kammerflimmerns zu sehen war. Ein noch nicht endgültig gestorbenes Herz. Keine Hoffnung, wo es prinzipiell noch Hoffnung gab. Wir packten zusammen.

»Lassen wir alles so, wie es ist?« fragte Hubert Michael.

»Wieso?«, antwortete dieser mit einer Gegenfrage und hatte die Stirn gerunzelt.

»Willst du hier eine natürliche Todesart draus machen? Keine Polizei?« Hubert war überrascht. »Junger Mann?! Krebs hin oder her …«

»Wieso denn Polizei?«, hörte man auf einmal Heike Dommer entrüstet sagen. Sie blickte uns aus trockenen und aufmerksamen Augen an. Hubert sagte nichts und auch ich hielt mich zurück, als Michael wieder das Wort ergriff.

»Was der Kollege meint, ist, dass man bei Fällen, in denen man nicht sicher sein kann, ob jemand eines natürlichen Todes gestorben ist, die Polizei hinzuziehen muss«, erklärte Michael Kolening. Die Augen von Heike Dommer gingen schnell hin und her.

»Mein Mann hatte Krebs! Haben Sie etwa das Gefühl, dass wir ihm was angetan haben? Kann man an Krebs nicht sterben?«

»Mama?«, schaltete sich ihr Sohn auf einmal ein. »Papa war doch auf dem Weg der Besserung. Ihm ging es doch gar nicht so schlecht.« Seine Stimme war noch immer tränenerstickt.

»Du weißt überhaupt nicht, wie schlecht es ihm ging, Leif. Ich verstehe deine Reaktion, aber Papa ist an Krebs gestorben. Woran denn sonst?«

»Lungenembolie, Herzinfarkt, Hirnblutung, Aneurysma … Vergiftung«, dachte ich, doch hielt ich meine Gedanken zurück. Ich packte mit Hubert leise unsere Gerätschaften zusammen.

»Also sicher alles herrichten?«, fragte Hubert letztmalig.

»Habe ich doch gesagt!« Michaels Stimme war unnachgiebig.

»Was ist denn, wenn er an etwas ganz anderem gestorben ist?«, fragte ich Hubert leise und für die anderen im Raum nicht vernehmbar. »Was ist, wenn er einen Infarkt hatte? Das hat ja wohl kaum etwas mit seiner Krebserkrankung zu tun. Und wenn er auf einem guten Weg war, wird er ja wohl kaum gewollt haben, dass man ihn nicht reanimiert, oder?!«

»Jetzt weißt du, warum ich gefragt habe, ob die Patientenverfügung auch Gültigkeit für diesen Fall hier hat«, sagte Hubert mit müde-zynischem Lächeln.

Nachdem wir Herrn Dommer von allen Schläuchen, Kabeln und Klebeelektroden befreit hatten, lagerten Basti, Hubert und ich ihn auf unser Tragetuch und trugen ihn auf Wunsch seiner Frau und seines Sohnes auf die Couch im angrenzenden Wohnzimmer. Wir schlossen seinen Mund und seine Augen, falteten seine Hände und legten eine Decke über seinen Körper. Während ich mich zum Gehen wandte, sah ich, wie Hubert niederkniete, seine eigenen Hände faltete und ein leises Gebet sprach. Als er geendet hatte, berührte er sanft die Stirn von Herrn Dommer, schloss die Augen und drehte sich weg. Hubert schien seinen Frieden gemacht zu haben.

Das Verhalten von Michael Kolening warf Fragen auf. Die Tatsache, dass er lediglich den Wortlaut der Patientenverfügung umsetzte, ohne sich kritisch mit dem Hintergrund zu beschäftigen, aber vor allem das Verhalten von Heike Dommer, die um die Situation und die Hintergründe wusste und deshalb hätte einschreiten können, hinterließen zumindest bei Hubert und mir einen bitteren Nachgeschmack.

Fazit des Tages:
Wähle deine Worte weise!

Seven Hearts

Die Aufgabe des Rettungsdiensts ist es, die Lücke zwischen Ereignisort und Krankenhaus durch den Transport zu schließen und in der Zwischenzeit den Patienten »am Leben zu erhalten«. Nicht selten gibt es gar keine Notwendigkeit, den Patienten in die Klinik zu befördern. Dann war es ein Fehleinsatz, denn der Rettungsdienst fährt zu Notfällen. Ein Notfall gehört in ein Krankenhaus. Die Schwierigkeit sind die Grenzfälle. Sind die Patienten, die »nicht krank genug« fürs Krankenhaus sind und nicht völlig gesund, sodass man sagen kann: Was sollten wir denn jetzt hier?
Jeder Mensch hat grundsätzlich das Recht, die Mitfahrt mit dem Rettungsdienst zu verweigern. Man tut gut daran, sich dies schriftlich bestätigen und unterschreiben zu lassen. Der banale Anprall mit dem Kopf gegen eine Wand unter Einnahme eines »Blutverdünners« kann mitunter zu einer Hirnblutung führen, die sich erst Stunden später bemerkbar macht. War der Rettungsdienst da und hat der Patient die Mitfahrt verweigert, erleichtert ein unterschriebenes Dokument die Beweisführung vor Gericht ungemein, wenn der Patient einen schweren Schaden davongetragen hat und man hinterher behauptet: »Der Rettungsdienst hat gesagt, er kann zu Hause bleiben!«

Die Lage der alten Rettungswache der Malteser in der Mainzer Altstadt war seit jeher spannend. Feiernde, die durch die Altstadt zogen, gingen an der Wache vorbei, klopften nicht selten gegen die Scheiben oder kamen mit uns durchs geöffnete Fenster ins Gespräch. Auch dienstfreie Kollegen, die nach langer Nacht den Weg nicht mehr nach Hause fanden, lagen gelegentlich zum Dienstwechsel am frühen Morgen auf der gemütlichen, etwas erhöht gebauten Freifläche des Aufenthaltsraums.

»Alte« Rettungswache, weil im Jahr 2009 ein Umzug aus den strukturell viel zu kleinen Räumlichkeiten in einen Neubau erfolgte. Hier war nun deutlich mehr Platz, Infektionstransporte konnten nach gültigen Hygienemaßstäben nachbereitet und mehr Fahrzeuge in den Garagen untergebracht werden. Es handelt sich um einen zweckmäßigen Neubau, der leider nichts mehr von dem alten Charme des historischen Gebäudes mit echtem Stuck an den Decken an der Ecke Neutorstraße und Dagobertstraße besitzt.

Dieser Bereich der Mainzer Altstadt war überdies viele Jahre als Rotlichtviertel bekannt. Sicherlich reden wir nicht von einer so offenen Zurschaustellung wie auf der Reeperbahn in Hamburg, doch fand man in der Neutorstraße durchaus die eine oder andere … nennen wir sie »Bar«. So fuhren wir quasi regelhaft an diesen Etablissements vorbei, um nach Transporten und Einsätzen wieder zur Wache zu kommen und gelegentlich sah man auch zumeist männliche Gäste die Lokalitäten betreten oder verlassen.

Es begab sich also an jenem Abend im September, als die Alarmierung lautete »Neutorstraße, Bar Seven Hearts, dort chirurgischer Notfall«. Mit einer Fahrtstrecke von weniger als 200 Metern waren wir schnell am Ort des Geschehens. Natürlich war mir die Bar bis dahin bereits aufgefallen, jedoch hatte ich ehrlicherweise keine wirkliche Vorstellung, was dort passierte. Ich ging, unschuldig wie ich war, davon aus, dass es sich um einen gewöhnlichen Club handelte. An der Tür stand der Hinweis, dass der Eintritt nur für Volljährige gestattet sei. Aber eine Table-Dance-Bar durfte man ja auch nicht mit 16 betreten.

Wir schulterten unseren Notfallrucksack und betraten durch die kleine und enge Tür, die keinerlei Blick auf den Innenraum zuließ, die Lokalität. Eine durchdringende Wärme schlug uns ebenso entgegen wie Musik, die aus den 1980ern stammte. Der erste Blick fiel auf Sitzgruppen, die mit rotem Samt gepolstert waren. Diese reihten sich links an der Wand entlang, waren jedoch unbesetzt. Rechts war eine Bar, ebenfalls im Stil der 1980er Jahre. Klassische Barhocker, Metall und Spiegel, dazu holzvertäfelte Wände. Hinter der Bar stand eine Dame fortgeschrittenen Alters. Sie wirkte nicht nur alt, sondern auch verbraucht. An der Bar saßen drei Personen, zwei Frauen und ein Mann. Die Frauen sahen aus, als gehörten sie zum Inventar. Der Mann eher nicht.

Gerti hatte früh im Milieu begonnen. Schnell hatte sie aber gemerkt, dass es nicht ihr Ding war, zu dienen, sondern sie wollte selbst den Ton angeben. So übernahm sie in den frühen 1980er Jahren ein kleines Weinlokal in der Neutorstraße und baute es um. Sie hatte mit vielen Widrigkeiten in dieser Zeit zu kämpfen, schaffte es aber immer wieder aufzustehen und weiterzumachen, sodass die »Seven Hearts Bar« bereits seit vielen Jahren Gäste anzog. Gerti nickte uns mit einem Zwinkern zu und deutete auf den Herrn, der an der Bar auf einem Hocker saß, ein halbgeöffnetes Hemd trug und sich ein Taschentuch an den Hinterkopf hielt. An ihren Fingern prangten dicke Goldringe, an ihrem Handgelenk eine schwere goldene Kette. Zwischen ihren Fingern steckte eine Zigarette mit weißem Filter.

Gerti hatte ein für ihre Figur sehr gewagtes Oberteil an. Dies überließ, wie es sich hauteng an ihren gewaltigen Busen anschmiegte, nur wenig der Fantasie. Mit Rettungsdiensthose, Fleeceoberteil und der roten Jacke fühlte ich mich in dieser Situation irgendwie fehl am Platz. Ich setzte den Rucksack ab, während Jan uns kurz vorstellte und sich dann unserem Patienten, Herrn Hahn, zuwandte. Herr Hahn war moderat alkoholisiert und erzählte, dass er mit dem Barhocker leicht nach hinten gekippt und mit dem Hinterkopf gegen die Wand geprallt sei. Jan schaute sich den Hinterkopf im Licht seiner Taschenlampe an und fand eine kleine, eher oberflächliche Wunde. Er bat mich kurz um einen zweiten Blick, und wir entschieden gemeinsam, dass diese Wunde weder genäht noch anderweitig chirurgisch verschlossen werden müsse. Die Wunde blutete nicht mehr aktiv, sodass eigentlich kein wirklicher Handlungsbedarf für uns bestand.

Meine anfänglich unschuldigen Gedanken zur »Seven Hearts Bar« wurden im Keim erstickt, als ich plötzlich am Rand meines Gesichtsfelds eine Bewegung wahrnahm. Ich drehte meinen Kopf leicht zur Seite und blickte den Gang zwischen den Sitzgruppen und der Bar entlang. Am Ende fand sich ein kleiner Durchgang. Dort stand eine junge Frau, optisch allenfalls Anfang 20. Sie hatte lange, kupfern schimmernde Haare und eine atemberaubende Figur mit einer nicht unerheblichen Oberweite. Dies konnte ich relativ genau abschätzen, denn sie war nackt. Komplett nackt.

Für einen kurzen Moment trafen sich unsere Blicke und ich sah direkt beschämt zur Seite. Da meine Großhirnrinde jedoch Unglaube über das soeben Gesehene anmeldete, sah ich noch einmal hin. Die junge Frau stand immer noch da, beobachtete das Geschehen und lächelte mir zu. Ich lächelte zurück. Ich rutschte tief in einen Ambivalenzkonflikt. Der moralische Teil meines Ichs, quasi mein Über-Ich (nach Freud), schalt mich ein Spanner zu sein. Mein triebiges Es flüsterte mir jedoch ins Ohr »Schau hin, du willst es doch!« Um beiden Seiten gerecht zu werden, sah ich hin und auch wieder weg. Im schnellen Wechsel.

Meine Bemühungen, die Inhalte des Notfallrucksacks zu managen und gleichzeitig weder Patient noch die junge Frau aus den Augen zu verlieren, wurden von den auf meiner Seite sitzenden Damen an der Bar belustigt beäugt. Überraschenderweise sprach mich eine der beiden weit über 50-jährigen Frauen in tiefstem rheinischem Dialekt, meiner »Heimatsprache«, an.

»Wat häste denn, junger Mann? Kannste dich net konzentriere?« Sie grinste breit.

Gertis vehemente Stimme durchbrach die Situation.

»Lydia, geh´ hoch aufs Zimmer!«, rief sie. Die nackte junge Frau verzog enttäuscht das Gesicht und ging die an den Durchgang grenzende Treppe nach oben. Sie drehte sich ein letztes Mal zu mir um und zwinkerte mir zu. Dann war sie verschwunden. Enttäuscht schaute ich ihr nach, als ich auf einmal einen sich um meine Taille schlingenden Arm spürte.

Die Dame, die mich bereits angesprochen hatte, wurde zudringlicher.

»Trinkste jet mit mir?«, wollte sie wissen. Meine Gedanken überschlugen sich und schnell lehnte ich mit den Worten ab, dass ich im Dienst sei.

Sie lachte. Ein erstaunlich warmes und herzliches Lachen, hatte ich doch ein reibeisenartiges, verrauchtes Lachen erwartet. Ich fühlte, wie mir die Wärme ins Gesicht stieg und sah Jan flehend an.

»Junge Frau, lassen Sie doch mal meinen Kollegen los. Der muss mir jetzt mal helfen. Morgen früh ab 7 Uhr können sie den haben!« Ich sah Jan erschrocken an. Er grinste zurück. Wie schnell doch innerhalb von zwei Sätzen Dankbarkeit in Verachtung umschlagen kann.

»Hilde, komm´, lass den Jungen los, der kippt sonst noch um«, sagte die zweite Frau an der Theke, woraufhin Hilde den Arm von mir nahm und ich mich wieder Herrn Hahn zuwandte, der im alkoholisierten Zustand mit Jan diskutierte. Hilde ließ es sich nicht nehmen, mir noch leise »Du weißt, wo du mich findest!« zuzuraunen.

Die Notwendigkeit einer Mitnahme ins Krankenhaus diskutiert man oftmals mit Patienten. Nachdem wir seine Dauermedikation erfragt hatten und hierbei keinerlei gerinnungsaktive Substanzen wie Acetylsalicylsäure, Clopidogrel, Rivaroxaban oder Phenprocoumon zutage trat, sahen wir keinen Grund Herrn Hahn mitzunehmen. Er sah das auch so.

»Hier, ich fahr´ eh nicht mit ins Krankenhaus«, sagte er zu Jan. »Ich habe schließlich noch was vor.« Er zwinkerte uns zu.

»Aaaahjaaaa …«, sagte Jan, deutlich in die Länge gezogen.

»Aber glaub´ nich´, dass ich mit einer von den jungen Dingern …« Er ließ den Satz unbeendet und deutete auf Gerti. »Wegen ihr bin ich da«, sagte er mit einem huld-, ja fast sehnsuchtsvollen Klang in der Stimme und einem abschließenden Seufzen von tiefer Tragweite. Jan schüttelte nur den Kopf.

»Sie sollten sich aber heute nicht mehr überanstrengen. Und passen Sie auf, dass sie nicht noch mal stürzen.«

Jan und ich berieten uns kurz und entschieden, dass wir eine von Herrn Hahn unterschriebene Mitfahrverweigerung haben wollten. Nach einer kurzen Aufklärung unterzeichnete er ohne Widerworte das Dokument. Wir packten unsere Sachen zusammen, ich schulterte den Notfallrucksack. Höflich verabschiedeten wir uns, die Stimmung war gut. Hilde lächelte mich vielsagend an, ihre Nachbarin erhob das Glas und prostete sowohl Gerti als auch Herrn Hahn zu, und Jan und ich verließen das »Seven Hearts«. Spannend, was man so alles erlebt. Auch spannend, wenn man Freunden sagen kann: »Ich war im »Seven Hearts« – beruflich!«

Nur Lydia sah ich leider nie wieder.

Fazit des Tages:
Geschmäcker sind verschieden!

Hände weg vom Patienten

ICD. Diese Abkürzung steht in der Medizin neben der »International Statistical Classification of Diseases and Related Health Problems« als weltweit anerkannte Klassifikation aller medizinischer Diagnosen, auch für einen Implantierbaren Kardioverter-Defibrillator.

Letzteres ist ein kleines elektronisches Gerät, ähnlich einem Herzschrittmacher, das Patienten implantiert wird, um ein lebensbedrohliches Kammerflimmern oder -flattern zu erkennen und durch die Abgabe eines Stromstoßes zu terminieren. Das Gerät selbst, das sogenannte Aggregat, wird unter die Haut implantiert, die Sonden, die über Kabel damit verbunden sind, liegen direkt im Herzmuskel. Detektiert das Gerät eine der genannten lebensbedrohlichen Herzrhythmusstörungen, werden im Bruchteil einer Sekunde Impulse abgegeben, die ein frühes Kammerflimmern oder -flattern im Keim ersticken sollen. Der Patient verspürt hierbei eine nicht unerheblich intensive Schmerzempfindung, vergleichbar einem Stromschlag aus der Steckdose. Deaktivieren kann man sowohl einen ICD als auch einen »klassischen« Herzschrittmacher in der Regel durch Auflegen und Liegenlassen eines starken Magneten auf dem Aggregat.

Die Energie, die abgegeben wird, ist um ein Vielfaches geringer als bei einem externen Defibrillator, weil der Hautwiderstand nicht überwunden werden muss, dennoch ist das Auslösen eines solchen ICD oftmals eine große Belastung für den Betroffenen. Die lebensbedrohliche Herzrhythmusstörung wird erkannt und der Schock abgegeben, noch bevor der Mensch diese selber überhaupt wahrnimmt. Der plötzliche Stromschlag, der einen aus heiterem Himmel ereilt, ist also erschreckend, schmerzhaft und kann von weiteren Impulsen (falls das Flimmern oder Flattern noch nicht ausreichend behandelt wurde) gefolgt sein.

Hinzu kommt eine nicht geringe psychische Belastung bei der Vorstellung, dass ohne dieses Gerät und dessen schmerzhaften Einsatz ein Herz-Kreislauf-Stillstand eingesetzt hätte und somit wahrscheinlich der Tod die Folge gewesen wäre.

09.08.2004, 16:47 Uhr. Melder. Mehrfachauslösung eines ICD hieß es über Funk. Die Anfahrt war unspektakulär. Gernot fuhr, ich rettete.

Wir erreichten ein großzügiges Einfamilienhaus und betraten die untere Etage, nachdem uns eine mittelalte Dame eingelassen und ins Wohnzimmer geführt hatte. Auf der Couch direkt vor uns saß Wolfgang Fransen.

Wolfgang Fransen blickte uns aus ängstlichen Augen an. Sein Hemd war aufgeknöpft und ließ den Blick auf einen leichten Bauchansatz und eine mäßig behaarte Brust zu. Unter seinem linken Schlüsselbein fiel uns eine prominente Vorwölbung auf, die wir als den Ort des implantierten Aggregats des ICD werteten. Gernot und ich verfielen sofort in die übliche Herangehensweise. Während ich die EKG-Elektroden auf den Oberkörper von Herrn Fransen klebte, holte Gernot die ersten Informationen ein. Auf die Frage, welche Beschwerden ihn den Rettungsdienst hatten alarmieren lassen, begann unser Patient zu erzählen.

»Eigentlich geht es mir ganz gut, allerdings löst der blöde Defi alle paar Minuten aus. Das hat er jetzt schon insgesamt viermal getan.«

Gernot und ich sahen uns kurz an. Ich komplettierte die apparative Diagnostik, wobei nach Anlage von Blutdruckmanschette, EKG und der Sauerstoffsättigung einzig eine etwas erhöhte Herzfrequenz auffiel. Vom klinischen Erscheinungsbild her ging es Herrn Fransen eigentlich ganz gut. Er wirkte allenfalls ein wenig nervös. Gernot fragte ihn, warum man ihm den Defibrillator eingepflanzt hatte.

»Vor vier Jahren war ich bei einem Kardiologen in der Praxis für einen Check-Up. Er setzte mich damals auf einen Fahrradergometer und ich begann zu strampeln. Nach ungefähr zehn Minuten, bei 120 Watt, verspürte ich einen leichten Druck in der Brust. Noch bevor ich wusste, was da eigentlich los war, gab das Gerät einen schrillen Alarmton ab und ich merkte, wie mir so komisch wurde. Ich habe dann noch mitbekommen, dass der Arzt und eine Helferin in den Raum kamen und mich von dem Fahrrad herunterhoben und auf den Boden legten. Dann war auf einmal alles dunkel. Meine Erinnerung setzte dann wieder im Krankenhaus ein. Dort bin ich auf der Intensivstation aufgewacht, verkabelt und mit vielen Schläuchen, die in meinen Körper reichten.« Wolfgang Fransen machte eine kurze Pause und atmete tief durch, dann erzählte er weiter.

»Als ich dann so weit klar im Kopf war, sagte man mir, dass ich auf dem Fahrradergometer einen kleinen Herzinfarkt und gleichzeitig ein Kammerflimmern erlitten hätte. Der Oberarzt prophezeite mir damals, dass dies in Zukunft häufiger passieren könne. Deshalb wolle man mir einen internen Defibrillator implantieren. Das hat man dann auch getan. Die Operation und die Nachsorge verliefen ohne Probleme, und ich habe danach nie wieder irgendwelche Beschwerden gehabt. Man hat damals auch eine Herzkatheteruntersuchung durchgeführt und mir insgesamt drei Stents gesetzt. Als ich nach zwei Wochen im Krankenhaus dann wieder zu Hause war, habe ich in den ersten Tagen und Wochen in großer Angst gelebt, dass das wieder passiert. Aber seither habe ich nie wieder etwas gespürt.« Er machte eine kurze Pause und sah mich durchdringend an. »Bis heute.«

»Aber aktuell geht es Ihnen wieder besser?«, fragte Gernot, der sich den ausgedruckten EKG-Streifen ansah.

»Mir ging es eigentlich gar nicht schlecht«, antwortete unser Patient. »Ich saß gemütlich auf meiner Couch, als ich plötzlich so einen Schlag bekommen habe. Mein ganzer Körper hat gezuckt und alles hat wehgetan. Das ist viermal hintereinander passiert.«

Gernot zeigte mir den EKG-Streifen, auf dem ein normaler Sinusrhythmus zu sehen war, die Herzfrequenz lag bei 110 Schlägen pro Minute. Die getastete Pulsfrequenz ergab kein Pulsdefizit, Sauerstoffsättigung und Blutdruck waren in Ordnung.

»War denn irgendwas Besonderes heute oder gestern?«, wollte Gernot wissen.

»Heute Morgen saß ich beim Frühstück und hatte vielleicht so ein leichtes Druckgefühl in der Brust, was mir aber erst mal keine Sorgen bereitet hat. Ich habe das in den letzten Wochen öfter gehabt, und mein Hausarzt hat mich untersucht und gemeint, es sei eine Magenschleimhautentzündung.«

»Druckgefühl?«, fragte Gernot.

»Ja, aber das war nur heute früh. Ich bin dann zur Arbeit und da war alles in Ordnung. Als ich wieder zu Hause war, habe ich mich auf die Couch gelegt. Da hat es plötzlich angefangen. Ein erster Schlag und dann drei weitere innerhalb von vielleicht fünf Minuten. Ich habe keine Ahnung, ob das Gerät eine Fehlfunktion hat oder ob ich tatsächlich ein Kammerflimmern oder sowas hatte und mir der Defi das Leben gerettet hat.«

Wir sahen, wie Tränen in Herrn Fransens Augen glitzerten und eine über seine Wange lief. Ich legte meine Hand auf seine Schulter und sprach ihm gut zu.

»Wir sind jetzt da, Sie müssen sich keine Sorgen machen. Wir werden Sie ins Krankenhaus bringen, und da wird man die Funktion des Geräts überprüfen. Sie sind jetzt in guten Händen.«

Herr Fransen lächelte uns dankbar an, während Gernot mich kurz allein ließ und zum Auto ging, um Trage und Tragestuhl vorzubereiten bzw. in die Wohnung zu bringen.

»Sie haben keine Ahnung, was das mit einem macht«, sagte Wolfgang Fransen plötzlich zu mir. Sein Lächeln war verschwunden. Wir waren allein im Raum, denn seine Ehefrau war ins Schlafzimmer gegangen, um ein paar Wäschestücke zusammenzupacken.

»Wie meinen Sie das?«, fragte ich.

»Wenn der Defi auslöst.« Er sah mich verzweifelt an. Die mimische Muskulatur seines Unterkiefers zuckte leicht und ich spürte, wie er mit seinen Gefühlen rang. »Man sitzt ganz entspannt da und auf einmal kommt ein Schlag aus heiterem Himmel, und Sie haben keine Ahnung, was passiert. Sie kriegen Angst. Sie kriegen Angst vor dem Schmerz, vor dem, dass vielleicht ihr Herz ausgesetzt hat. Und dann, wenn Sie sich gerade wieder beruhigt haben, schlägt es erneut zu. Sie haben keinen Einfluss. Ich bin so angespannt, ich kann gar nicht lockerlassen, weil ich das Gefühl habe, dass es mich jederzeit wieder trifft.« Abermals rannen Tränen seine Wange hinab.

Mir fehlten die Worte und wieder einmal wollte ich nicht auf Floskeln wie »Das wird schon« zurückgreifen. Die unangenehme Situation der Sprachlosigkeit wurde unterbrochen, als Gernot wieder hereinkam und mir mitteilte, dass wir abfahrbereit wären. Herr Fransen bekam dies mit und rutschte in minimalen Bewegungen auf dem Sofa nach vorn. Mein Wunsch war es, ihm dabei behilflich zu sein, also hockte ich mich vor die Couch und lehnte mich leicht nach vorn. Meine Hände bewegten sich langsam auf ihn zu, um seine Schultern zu fassen und ihm hochzuhelfen, als Herr Fransen plötzlich und völlig unvermittelt stark zusammenzuckte und mich laut anschrie. Meine Hände, die weniger als fünf Zentimeter von seinem Oberkörper entfernt waren, zuckten zurück, und ich erschrak wie selten in meinem Leben. Reflexartig und unbeeinflussbar lehnte ich mich zurück und stieß mich mit den Füßen ab. Wie ein dicker Käfer landete ich auf dem Rücken.

»Es geht schon wieder los«, rief Wolfgang Fransen mit schmerzverzerrter und lauter Stimme. »Das Gerät hat gerade ausgelöst. Ich will das nicht mehr!« Seine Stimme klang verzweifelt.

Gernot hatte bereits das Handy am Ohr und telefonierte mit der Leitstelle. Er forderte einen Notarzt nach. Diesen Umstand erklärten wir Herrn Fransen mit einfachen Worten. Wir ließen ihn auf der Couch sitzen und veränderten zunächst nichts.

Gernot griff sich die Materialien, um einen Zugang zu legen, denn wir wussten, dass Jürgen Winscheid heute auf dem NEF saß. Jürgen erwartete quasi regelhaft von den Rettungsdienstlern, dass der venöse Zugang bereits gelegt war, wenn er erschien. Gernot machte sich daher daran und schaffte es auf Anhieb, die Nadel sicher in eine der Venen am Unterarm unseres Patienten zu legen. Als wir die Infusion angeschlossen hatten, hörten wir bereits das Sondersignal des heranfahrenden NEF.

Jürgen Winscheid betrat die Wohnung und erfasste die Situation mit einem Blick.

»Ausgelöster Defi, was?«, fragte er.

»Genau das ist das Problem«, antwortete Gernot.

Jürgen Winscheid ließ sich von uns eine kurze Übergabe machen und erbat dann weitere Informationen. Er ließ sich von der Ehefrau den Defi-Ausweis bringen und warf einen Blick hinein. Nach diesem hatten wir unseren Patienten gar nicht gefragt. Für mich persönlich wäre das auch kein Informationsgewinn gewesen, denn ich hätte mit den Details zu dem Gerät nichts anfangen können. Doch bei Jürgen Winscheid sah das etwas anders aus. Er sah sich das Dokument sorgsam durch und betrachtete die Buchstaben und Zahlen der Gerätebezeichnung. Dann wandte er sich wieder Wolfgang Fransen zu.

»Ich kenne den Geräte-Typus, den man Ihnen eingesetzt hat gut. Er neigt dazu Fehlfunktionen zu haben. Ich empfehle Ihnen dringend, dass wir Sie mit in die Klinik nehmen, damit das Aggregat überprüft werden kann. Wir werden Ihnen zur Sicherheit unsere eigenen Defibrillationselektroden aufkleben und den Defi deaktivieren. Aus dem, was Sie bislang erlebt haben und wie es Ihnen geht, kann ich aktuell noch nicht sagen, ob es sich wirklich um eine Fehlfunktion handelt oder eben vielleicht auch nicht.« Er wandte sich an uns.

»Könnt ihr mir einen EKG-Ausdruck von dem Moment machen, in dem das Gerät ausgelöst hat?«, bat er mich. Als der Papierstreifen den Drucker verließ und Jürgen einen Blick darauf geworfen hatte, nickte er zufrieden. Ein Kammerflimmern oder sonstige defibrillationswürdige EKG-Veränderungen hatte er nicht gesehen.

Wir lagerten Herrn Fransen nun ohne Zwischenfälle auf unsere Trage, fixierten ihn mit den Gurten und brachten ihn in den Rettungswagen. Dort klebten wir wie angekündigt unsere Standard-Defi-Elektroden auf den entblößten Oberkörper. Aus dem NEF wurde ein ringförmiger, hellblauer Magnet gebracht und auf das unter der Haut tastbare Aggregat aufgelegt. Wir fixierten den Magneten mit Pflasterstreifen, um ein Verrutschen zu verhindern. Jürgen, der sich abschließend davon überzeugte, dass es Herrn Fransen gut ging, setzte sich gemütlich auf den Transportbegleiterstuhl und bat Gernot alsbald loszufahren. Ich nahm auf der gegenüberliegenden Seite der Trage auf dem zweiten Stuhl Platz, und sowohl Jürgen als auch ich vertieften uns in die Dokumentation unserer jeweiligen Protokolle.

Herr Fransen hob plötzlich in leicht zuckender Art beide Arme. Weder Jürgen noch ich hatten ihn in der seit dem Losfahren vergangenen Minute konstant beobachtet und sahen folglich die Änderung seines Zustands nicht. Die erhobenen Arme gingen mit verdrehten Augen und einer beginnenden Schnappatmung einher. Warum auch immer, der Monitor hatte keinerlei Alarm gegeben, obwohl Herr Fransen bereits seit 20 Sekunden ein Kammerflimmern hatte. Jürgen Winscheid schnallte sich blitzartig ab und schlug dem Patienten einmal fest auf den Brustkorb. Im EKG sahen wir eine hohe Zacke, die die Energieaufnahme durch das Herz darstellte. Das Kammerflimmern jedoch blieb bestehen. Jürgen Winscheid lud schneller als ich es konnte den auf seiner Seite platzierten, im Monitor verbauten Defibrillator hoch. Als der Dauerton, der ein maximales Aufladen der Kondensatoren anzeigte, erschallte, rief er nur laut zu mir: »Finger weg!« und drückte auf den roten Knopf. Herr Fransens Körper zuckte einmal kräftig zusammen. Bruchteile einer Sekunde später war im EKG wieder ein Sinusrhythmus zu sehen. Ich rief nach vorn zu Gernot und bat ihn anzuhalten und nach hinten zu kommen.

»Was ist denn das für eine Scheiße?«, rief Jürgen laut in den Rettungswagen hinein. Er legte seine Hände auf die Arterie am Hals von Wolfgang Fransen und nahm beruhigt wahr, dass der Patient einen kräftigen Puls hatte. Dieser schlug derweil die Augen auf und verzog schmerzverzerrt sein Gesicht. Viel mitbekommen hatte er von der ganzen Sache nicht. Er wollte etwas sagen oder fragen, aber Jürgen hielt ihn davon ab.

»Was denn nun? Kammerflimmern? Fehlfunktion? Nervt mich voll ab, dass der sich nicht entscheiden kann. Den hau´ ich jetzt um«, sagte Jürgen leise zu mir. »Mach´ mir mal Propofol, Fentanyl und Rocuronium klar.«

Er bat mich damit darum, eine Narkose vorzubereiten. Er fügte hinzu, dass ich auch Medikamente für eine Reanimation aufziehen solle, darunter Adrenalin, Atropin und Amiodaron. Als Gernot angehalten und nach hinten ins Fahrzeug gekommen war, wandte ich mich folglich dem Medikamentenschrank zu und bereitete die von Jürgen gewünschten Substanzen vor. Währenddessen klärte Jürgen unseren Patienten über den Plan auf. Herr Fransen war jedoch von der Idee überhaupt nicht begeistert und lehnte eine Narkose vehement ab.

»Okay, wir können uns auf folgenden Deal einigen«, sagte Jürgen abschließend. »Wir bereiten alles vor, und wenn wir Sie ohne weiteren Zwischenfall in die Klinik kriegen, belassen wir es dabei. Wenn Sie allerdings noch einmal flimmern oder sonst irgendwas Besonderes passiert, will ich Sie unter meiner vollen Kontrolle haben. Einverstanden?«

»Damit kann ich leben«, sagte Wolfgang Fransen. Er lächelte gequält und fügte dann hinzu, warum er sich so gegen eine Narkose wehrte.

»Wissen Sie, wenn Sie einmal in der Situation waren, dass Ihnen ein paar Tage Ihres Lebens fehlen und Sie auf einer Intensivstation aufwachen und keine Ahnung haben, was passiert ist, wenn Sie so völlig ausgeliefert sind, dann überlegen Sie es sich dreimal, ob Sie sowas nochmal wollen.«

Seine Argumentation leuchtete mir ein. Die deutliche Gefahrenansprache unseres Notarztes sorgte auch scheinbar für Ruhe, denn bis wir Herrn Fransen in der Klinik übergeben hatten, ging es unserem Patienten konstant und stabil gut. Keine Defi-Fehlfunktion (der sowieso durch den Magneten ausgeschaltet war), kein weiteres Kammerflimmern. Abschließend erfuhren wir im Krankenhaus, dass es sich scheinbar wirklich um eine zufällige Doppelung gehandelt hatte. Herr Fransen schien tatsächlich an dem Morgen leichte Herzprobleme gehabt zu haben. Nachdem man den internen Eventrekorder des Geräts auslas, zeigte sich, dass die erste Auslösung des Defis Herrn Fransens Leben gerettet hatte. Tatsächlich erlitt er ein Kammerflimmern, das nach wenigen Augenblicken, in denen der Patient es noch gar nicht gespürt hatte, durch einen Stromschlag terminiert wurde. Die drei weiteren Auslösungen waren dann jedoch Fehlfunktionen gewesen. Auch der ausgelöste Schock, der mich mittelbar umgeworfen hatte, war eine Fehlfunktion. Das Kammerflimmern in unserem Auto war dann wieder echt. Ein Hin und Her auf ganzer Linie.

Fazit des Tages:
Touch me, I wanna feel your body!

Hühnerhaut

Eine Aspiration haben die meisten Menschen bereits erlebt. »Ich habe mich verschluckt« ist die gängige Floskel dafür. Wie man sich »verfahren« kann und nicht dort ankommt, wo man hin will, so kann man sich auch »verschlucken«. Eigentlich für die Speiseröhre vorgesehene Substanzen geraten in die Luftröhre, die jedoch nur für den Aggregatzustand »gasförmig« ausgelegt ist. Geraten Flüssigkeiten oder Feststoffe in die oberen Atemwege, resultiert daraus ein meist heftiger Hustenanfall, der ein tieferes Vordringen verhindert. Beim Husten wird der Brustkorb durch starke Muskelkräfte rhythmisch zusammengepresst, sodass ein kräftiger Luftstrom aus der Lunge potenzielle Fremdkörper entfernt.
Das oftmals reflexartige Klopfen von Anwesenden auf den Rücken hat seinen Zweck in einer rhythmischen (zusätzlichen) Kompression des Thorax, was den Hustenstoß verstärken kann. Dies und auch das sogenannte »Heimlich-Manöver« sind geeignete Möglichkeiten, einen Fremdkörper, der die Atemwege verlegt, zu entfernen.

»Akute Atemnot« hieß es über Funk. Zumeist langweilig. Aber gelegentlich steckt auch wirklich etwas dahinter. Unterwegs war ich seinerzeit mit Klara, einer kleinen und insgesamt eher zarten Person. Ein Persönchen könnte man sagen. Doch Klara brachte genug Körperkraft mit, die teils schweren Patienten auch aus dem zweiten Stock zu tragen.

Das Haus an der Straße hatte keinerlei Einfahrt oder Parkmöglichkeit, sodass wir den Rettungswagen mit laufendem Blaulicht einfach auf der Straße stehen ließen. Auch damals, Mitte der 2000er Jahre, sorgte das bereits für Unmut. Heutzutage muss man davon ausgehen, dass man eine Anzeige wegen Verkehrsbehinderung erhält trotz laufendem Blaulicht und dem Ansinnen, Menschenleben zu retten. Wir stiegen aus, und bevor wir unser Equipment nehmen konnten, wuselte bereits ein atemloser Junge um uns herum.

»Kommen Sie schnell, meine Mama erstickt«, sprach uns der etwa achtjährige Junge an. Nachdem wir alle Taschen und Geräte gegriffen hatten, folgten wir dem Burschen, der sich als Philipp Binz vorgestellt hatte, in den ersten Stock. Bereits vor der Wohnung hörten wir durch die geöffnete Haustür einen ausgeprägten Stridor, also ein krankhaftes Atemgeräusch, begleitet von Husten.

Klara ging vor und traf im Schlafzimmer der kleinen Wohnung auf eine junge Frau. Ihre Gesichtsfarbe war livide-bläulich bis fahl-grau. Sie blickte zunächst Klara und dann mich mit weit aufgerissenen Augen an. Aus ihrem Blick sprach Panik und Todesangst. Sie versuchte sich mitzuteilen, doch gingen ihre Versuche zu sprechen in einem quietschenden Einatemgeräusch unter. Philipp hatte uns bereits auf dem Weg nach oben gesagt, dass seine Mutter und er beim Mittagessen gesessen hätten, als sie plötzlich stark gehustet habe. Dann habe seine Mutter kaum noch Luft bekommen, sodass sie selbst den Rettungsdienst nicht mehr alarmieren konnte. Sie wählte die Nummer und drückte Philipp das Telefon in die Hand. Nur gering aufgeregt hatte er der Leitstelle alle relevanten Details mitgeteilt und dann im Hauseingang auf unser Eintreffen gewartet.

Spätestens als die Frau auf ihren Hals deutete und ihr Versuch, sich abermals mitzuteilen, in einem Hustenschwall unterging, war uns klar, dass sie sich verschluckt haben musste.

»Frau Binz? Wir helfen Ihnen jetzt! Sie haben sich verschluckt, richtig?«, fragte Klara mit lauter, durchdringender Stimme. Frau Binz nickte nur. Während Klara auf die Frau zutrat, ihren Oberkörper leicht nach vorn beugte und begann auf ihren Rücken zu klopfen, öffnete ich die Sauerstofftasche und schloss eine frische Sauerstoffmaske an die Druckflasche an. Als ich fertig war und sah, dass Klaras Bemühungen nicht zum Ziel führten, nahm ich mir das Recht heraus, die Behandlung zu übernehmen. Gleichzeitig hörte ich in noch weiter Ferne eine Sirene erschallen, von der ich davon ausging, dass sie zum Notarzteinsatzfahrzeug gehören würde. Optisch nahm ich wahr, dass die Gesichtsfarbe unserer Patientin zunehmend blauer wurde.

Ich hockte mich hin und zog die Patientin nach unten. Als ich sie mir im wahrsten Sinne des Wortes »übers Knie legte«, spürte ich bereits, dass die Atembewegungen nachließen und der Körper zunehmend schlaffer wurde. Unsere Patientin war kurz davor bewusstlos zu werden.

»Husten!«, rief ich. »So fest Sie können!« Gleichzeitig schlug ich mit der flachen Hand und sehr viel Kraft auf ihren Rücken. Da ihr Brustkorb nun auf meinem Oberschenkel auflag, verlor sich die Kraft meiner Schläge nicht, sondern komprimierte den Brustkorb. Zum einen kehrte hierdurch für einen kurzen Moment wieder Spannung in die Muskulatur von Frau Binz zurück, zum anderen wurde sie animiert zu husten. Es benötigte vier kräftige Schläge zwischen die Schulterblätter, dann erntete ich die Früchte meiner Arbeit.

Frau Binz bäumte sich auf und in einem befreienden, fast vulgären Geräusch aus Husten, Geröchel und einem Schmatzen entlud sich der Inhalt ihrer Luftröhre. Keine zehn Zentimeter vor meinem aufgestellten Fuß lag plötzlich ein beigefarbenes Etwas, das ich zunächst nicht identifizieren konnte. Mit einem herzzerreißenden Keuchen holte Frau Binz tief Luft, und ich spürte, wie die Kraft wieder in ihren Körper floss. Sie richtete sich auf und setzte sich immer noch stark hustend mit tränennassem Gesicht auf die Bettkante. Sie versuchte zu sprechen, doch kamen nur kloßige Wortfetzen aus ihrem Mund.

»Lassen Sie gut sein, Frau Binz. Kommen Sie erst mal zu Atem, dann können wir alles klären. Nicken Sie einfach nur oder schütteln Sie den Kopf«, forderte ich sie auf.

»Kriegen Sie besser Luft?«

Ein Nicken.

»Haben Sie Schmerzen?«

»… ein …«. Frau Binz schüttelte den Kopf. »... ur ei … atzen … m … als.« Ihre Stimme klang stark abgehackt.

»Nicht sprechen sagte ich doch«, wiederholte ich mich. »Sie bekommen jetzt erst mal eine Sauerstoffmaske aufgesetzt, damit Sie ihre Reserven auftanken können. Gleich wird der Notarzt noch hinzukommen und wir werden Sie mit ins Krankenhaus nehmen, okay?«

Diesmal nickte Frau Binz nur, vielleicht auch dadurch bedingt, dass Klara ihr die Maske über Mund und Nase stülpte. Der Flow war auf 10 Liter pro Minute eingestellt und Frau Binz sog gierig die Luft ein. Ihre Gesichtsfarbe hatte sich bereits wenige Wimpernschläge nach dem befreienden Husten gebessert und wechselte nunmehr in eine fast verschämte Röte. Als ich in ihr Gesicht blickte, sah ich zahllose kleine rote Pünktchen. Ihre Augenbindehäute waren gerötet und Tränen hingen noch an ihrem Kinn.

Wenige Augenblicke später wurde der Notarzt, Dr. Pascal Rupp, von Philipp ins Zimmer geführt. Mit einem Blick taxierte er die Situation. Patientin. Szene. Beigefarbener Brocken auf dem Boden.

»Hühnerhaut verschluckt?«, fragte er in den Raum. Frau Binz nickte. Ich blickte fragend Pascal an.

»Riechst du das nicht?«, fragte er, meinen Blick sofort verstehend. »Die ganze Wohnung duftet doch wundervoll nach Brathühnchen.« Er machte eine kurze Pause und sah Frau Binz an. Sie hob ihren Kopf und erwiderte den Blick.

»Fehlen eigentlich nur noch die Pommes.« Pascal lächelte.

»… ir … atten … offel…üree dazu«, stammelte Frau Binz mit nach wie vor stark eingeschränkter Stimme.

»Auch nicht schlecht«, kommentierte Pascal die Situation, nahm die Kladde mit dem Notfallprotokoll und ging ins Wohnzimmer, um seine eigene »Untätigkeit« zu dokumentieren, wie er selbst sagte.

Wir besprachen mit Frau Binz die weiteren Schritte und erklärten ihr die Notwendigkeit einer Abklärung in der

HNO-Abteilung des städtischen Krankenhauses. Es brauchte nicht viel Überredungskunst. Philipp wurde sowohl von Pascal als auch von uns in den höchsten Tönen gelobt. Er hatte, während seine Mutter fast erstickt war, die Ruhe behalten, einen guten Notruf abgesetzt und uns vorschriftsmäßig auf der Straße »abgeholt«.

»Lebbe gereddet«, sprach mich Pascal beim Verlassen der Wohnung in rheinhessischem Dialekt kurz an und klopfte mir jovial auf den Rücken. »Kommt nicht so oft vor. Gut gemacht!«

»Danke. Allerdings glaube ich, dass wir sie auch kurz bei den Unfallchirurgen vorstellen sollten. Ich habe beim Klopfen auf den Rücken ordentlich hingelangt.« Pascal brummte nur zustimmend.

»Haste nich´ jetzt auch voll Bock auf Brathuhn mit Pommes?« Er sah mich an.

»Aber nur ohne Haut. Die scheint ganz schön gefährlich!«

»Die Haut ist das Allerbeste beim Brathühnchen!« Pascal sah mich fast ungläubig an. »Vielleicht mal abgesehen von den Pommes«, ergänzte er.

Fazit des Tages:
Manchmal rettet man Leben mit ein bisschen Gewalt!

Flüge

Zwei der zentralsten Fragen der Menschheit sind: Wo kommen wir her? Wo gehen wir hin?
Im Rahmen von erfolgreichen Reanimationen berichten Patienten immer wieder von sogenannten »Nahtoderlebnissen«. Ein dunkler Tunnel mit einem Licht am Ende, eine weiße Gestalt, das Gefühl von Liebe und Geborgensein. Oftmals berichten Patienten auch von einer »Dissoziation«, dem Gefühl, vom eigenen Körper getrennt zu sein und aus einer Ecke des Raumes oder von der Decke aus auf das Geschehen zu blicken. Objektivieren lässt sich das natürlich nicht. Dann kam eine Arbeitsgruppe jedoch auf eine simple und dennoch hoch spannende Idee: In großen Schockräumen von Krankenhäusern, in denen häufiger Menschen reanimiert werden, befestigte man auf den Oberseiten der Lampen, die die Arbeitsfläche beleuchteten, große und vor allem einfache Symbole wie Sterne, Quadrate oder Kreise. Diese wurden so angebracht, dass man sie von unten nicht sehen konnte. Befand man sich jedoch oberhalb des gesamten Geschehens, quasi »unter der Decke hängend«, so müsste man die Symbole sehen können. Die Menschen, die eine Reanimation in gutem Zustand überlebten, interviewte man und fragte sie, ob sie etwas Besonderes gesehen hätten.
Wer Interesse am Ausgang dieser spannenden Fragestellung hat, der sucht nach der »AWARE«-Studie, deren Ergebnisse 2014 veröffentlicht wurden.

Lisa betrachtete neugierig die Geräte, die ich ihr erklärte. Lisa war eine Studienkollegin, eine »Kommilitonin« und fuhr ihr Rettungswagen-Praktikum mit mir. Im Rahmen des Medizinstudiums an der Uni Frankfurt am Main war es Bestandteil des Querschnittbereichs »Notfallmedizin«, einen Tag auf einem Rettungswagen mitzufahren, um die Notfallmedizin »draußen« live und hautnah kennenzulernen. Die meisten Studenten leisteten ihren Rettungswachen-Tag auf einer der Frankfurter Wachen ab. Nachdem studierende Rettungsdienstler aufgrund ihrer Ausbildung diesen Tag nicht leisten mussten, fragte ich beim zuständigen Institut an, ob Kommilitonen den Tag auch mit mir mitfahrend verbringen dürften. Nachdem das haftungsrechtliche Problem auf allen Ebenen gelöst war, lag die Erlaubnis vor.

Sicherlich ein Dutzend Kommilitonen fuhren damals mit mir mit. Es ist eben doch ein Vorteil, wenn man als Praktikant jemanden kennt. Einziger Wermutstropfen war, dass die meist in Frankfurt wohnenden Kommilitonen den Weg nach Mainz auf sich nehmen mussten und die Dienste in der Regel am Wochenende lagen. Robert, Lars, Lisa, Laura, Sebastian und viele andere lernten den Rettungsdienst bei mir kennen. Zumeist gab es nichts wirklich Spannendes – wie der Rettungsdienst eben so ist. Aber einmal mit Blaulicht und Martinshorn durch die Stadt zu fahren war für die meisten schon spannend genug. Eine Ausnahme machte Lisa, denn sie hatte das große Los gezogen.

Es war ein schöner, frühlingshafter Morgen an einem Sonntag Ende April. Unser Einsatzort lag im rheinhessischen Hinterland, irgendwo zwischen Mainz, Oppenheim und Worms. Das war eigentlich nicht unser Gebiet, doch wenn die Rettungswagen der dortigen Wachen unterwegs waren, mussten wir mitunter dorthin und aushelfen. Das Einsatzstichwort war »Unklar Internistisch«, es war eine dringliche Anfahrt mit Blaulicht und Martinshorn.

Von unserer alten Wache in der Mainzer Altstadt führte uns die Fahrt auf die Rheinstraße, die auf die langgestreckte Weisenauer Straße in Richtung Weisenau und Laubenheim überging. An einem Sonntagmorgen um kurz vor 8 Uhr fuhren dort keine Autos, und es gab ehrlicherweise keinen wirklichen Grund, das Martinshorn dauerhaft laufen zu lassen. Wir hatten Sonderrechte gemäß §35 Abs. 5a StVO und hätten die Wegerechte gemäß §38 Abs. 1 StVO auch geltend gemacht, wenn es auch nur einen Verkehrsteilnehmer gegeben hätte, der uns im Weg gewesen wäre. Da gab es aber keinen.

Mit einer Ausnahme.

Auf der Wormser Straße, etwa auf halber Strecke zwischen der Eisenbahnbrücke und der Tankstelle auf der rechten Seite, kurz nach der Einmündung der Karl-Weiser-Straße, saß eine Taube. Ich fuhr unser 4-Tonnen-Schiff in zackigem Tempo (wir waren schließlich unterwegs, um Leben zu retten) und fragte mich, ob die Taube wohl realisieren würde, dass wir schnell, jedoch bei ausgeschaltetem Horn quasi »in Schleichfahrt« auf sie zu jagten.

Die Taube jedenfalls konnten wir nicht mehr fragen, denn als sie uns bemerkte, war es bereits zu spät. Mit langsamen Flügelschlägen erhob sie sich von der Straße und schlug keine Sekunde später am Übergang zwischen der A-Säule auf der Beifahrerseite und der Windschutzscheibe in eben jene ein. Durch die Steilstellung der Scheibe und die nach oben angrenzende Verkleidung schoss die Taube wie über eine Sprungschanze nach oben. Im Seitenspiegel sah ich, wie sie weit hinter uns auf dem Boden aufschlug und dort reglos liegen blieb. Jan, der auf dem Beifahrersitz saß, drehte sich zu mir und sah mich vorwurfsvoll an.

»Du hast eine Taube getötet. Kein guter Start in den Tag.«

Mit ambivalenten Gedanken aus schlechtem Gewissen und dem Gefühl, dass die Taube nun auch wirklich hätte aufmerksamer sein können, fuhren wir weiter und kamen letztlich an unserem Einsatzort, einem kleinen Einfamilienhaus am Ende einer Sackgasse in Ortsrandlage, an. Vor Ort begrüßte uns eine aufgeregte ältere Dame und ein älterer Mann, der bereits mit einer leichten Jacke bekleidet im Hausflur stand. Die Frau stellte sich als Hedwig Pies vor. Ihrem Mann ginge es nicht so gut. Dieser kam uns jedoch bereits entgegen und wir entschieden schnell, ihn lieber in den Rettungswagen zu bringen als wieder zurück in die Wohnung mit ihm zu gehen. Mein Teampartner Jan und Lisa stützten Herrn Pies ein wenig, während ich schnell die

Trage aus dem Auto holte und neben dem Eingang der Pies´schen Residenz platzierte.

»Der Mann am Telefon bei der Feuerwehr hat so schnell gesprochen, den habe ich überhaupt nicht verstanden«, äußerte Frau Pies ihren Unmut über den Disponenten der Rettungsleitstelle, während wir Herrn Pies anschnallten und in den Rettungswagen schoben. Bereits als wir Herrn Pies das erste Mal sahen, war uns relativ schnell klar, dass wir einen Notarzt brauchen würden. Als wir dann in der Ruhe des Rettungswagens neben der Kaltschweißigkeit unseres Patienten auch seine Aussage, dass er Schmerzen in der Brust habe, wahrnahmen, fragte ich Jan.

»Direkt Notarzt oder machen wir noch das EKG?« Jan warf einen kritischen Blick auf unseren Patienten.

»Ich telefoniere«, sagte Jan und zückte sein Handy.

»Weißt du, wie man ein 12-Kanal-EKG klebt, Lisa?«, fragte ich. Sie wusste es nicht. Woher auch? Medizinstudenten lernen so etwas nicht. Vielleicht im Physiologie-Praktikum, wenn man das Thema »Herz« durchnimmt. Daher erklärte ich es ihr, und noch während ich die zweite von zehn Elektroden klebte, sagte mir Jan, dass der Notarzt bestellt sei. Er zog die Fächer im RTW auf und bereitete alles vor, um den bei Herrn Pies aller Wahrscheinlichkeit nach vorliegenden Herzinfarkt zu behandeln. Er stach eine Infusion an und entlüftete das System, er nahm sich Zeit, einen venösen Zugang zu legen und hängte die Infusion an. Das EKG war mittlerweile geschrieben, zeigte jedoch nach unserem Dafürhalten keine offenkundig infarkttypischen Zeichen.

»Welche Medikamente bereiten wir jetzt vor, Lisa?«, wollte Jan von ihr wissen.

»Aspirin und Heparin?«

»Ja, genau. Und warum?« Es wirkte wie eine Konversation in der Schule. Herr Pies blickte zweifelnd.

»Sie wissen aber schon, was Sie da tun?«, fragte er.

»Natürlich«, antwortete Jan mit seinem üblichen Lächeln. »Wir bilden hier aber auch aus.« Er erklärte Lisa etwas genauer, was die jeweilige Wirkung war und welche Medikamente potenziell noch eingesetzt werden würden. Das Geräusch eines Hubschraubers, der sich zügig näherte, ließ Jan kurz innehalten.

»Echt jetzt?«, fragte er in den Raum.

Durch das Seitenfenster sahen wir, wie das gelbe Luftgefährt auf den angrenzenden Feldern landete und dabei reichlich Staub aufwirbelte. Es dauerte nicht lange und es klopfte an unserer Seitentür. Ein Notarzt in Overall und der begleitende HEMS oder damals noch »Flug-Rettungsassistent« betraten unseren RTW. Der HEMS besah sich die Situation und sagte in Anbetracht von Herrn Pies, zwei Rettern, dem Notarzt und der Praktikantin, dass er doch lieber draußen warten würde. Wir begrüßten uns und machten eine Übergabe. Der Notarzt war mit unserer Vorbereitung zufrieden und ließ uns Aspirin und Heparin geben. Er setzte sich auf den neben der Trage angebrachten Stuhl und begann ein Protokoll auszufüllen.

»Wollen wir dann in den Hubschrauber umlagern?«, fragte Jan, als alle Maßnahmen erledigt waren und der nächste Schritt war, den Patienten in die Klinik zu fahren.

»Ehrlicherweise überlege ich, dass ich euch im RTW begleite. Wir wollen los und das, was wir jetzt an Zeit verlieren, wenn wir umlagern, geht auf keine Kuhhaut. Bis wir in der Luft sind, sind wir mit dem RTW fast da.« Er stand auf, verließ kurz den RTW und sprach mit seinem Assistenten sowie dem Piloten. Noch bevor er wieder einsteigen konnte, nahm ich mir Lisa zur Seite.

»Bist du schon mal mit einem Hubschrauber geflogen?«, fragte ich sie.

»Nein.«

»Schnelle und spontane Entscheidung: Ich verspreche nix, aber wenn du die Chance hast, mit dem Ding da draußen zu fliegen, würdest du es tun? Du hast keine Höhen- oder

Flugangst oder sowas?«, fragte ich sie. Sie blickte mich mit großen Augen an.

»Nein … ich meine ja … ich meine nein. Also, ich habe keine Flugangst und ich würde sofort mitfliegen.«

Ich sah Jan kurz an, der nur nickte. Dann stieg ich aus und ging zur Besatzung des Hubschraubers.

»Hey Jungs, ihr fliegt doch jetzt allein zurück. Unsere Praktikantin könnte nicht zufällig mit zurück zur Uni fliegen?« Pilot und HEMS sahen sich kurz an.

»Solange sie mir die Bude nicht vollkotzt«, sagte der Pilot. »Wegen mir gern. Dann drehen wir ´ne kleine Runde mit ihr und fliegen zum Flugplatz nach Finthen, um zu tanken.«

Ich stieg wieder in den RTW ein und trat mit enttäuschtem Gesichtsausdruck auf Lisa zu. Ihr vorfreudiges Lächeln verdunkelte sich und Enttäuschung schob sich in ihr Gesicht. Dann lächelte ich.

»Ab nach draußen. Aber brich denen nicht in den Hubschrauber. Viel Spaß!« Ihr Gesicht leuchtete auf.

»Quatsch. Echt jetzt?«

»Na, los, sonst fliegen sie ohne dich.«

Mit einem für die Situation fast unangebrachten leisen Jubel sprang Lisa aus dem RTW und ging zu Pilot und HEMS. Der Notarzt stieg wieder bei uns ein. Wir fuhren los, sodass wir den Start des Hubschraubers nicht mehr mitbekamen, hörten ihn aber kurz vor der Stadtgrenze über uns fliegen.

»Die waren ja doch recht schnell«, sagte ich.

»Ja, ohne Umlagern und Verkabeln des Patienten muss man auch nur starten. Das geht schnell«, sagte der Notarzt mit einem Zwinkern. »Da kann sich die junge Frau aber mächtig bedanken. Dieser Zufall kommt nicht oft vor.«

»Richtig, allerdings hatte ich auch schon einmal das Glück. Damals war ich gerade eine Woche hier in Mainz und noch dritter Mann auf dem Auto. Da hat Jan es geschafft, mir den Platz zuzuschustern. Damals bin ich auch mit Tanken geflogen, und es war abends so spät, dass wir im Dunkeln wieder an der Uni gelandet sind. Das war ziemlich stark so über das beleuchtete Mainz zu fliegen.« Ich schwärmte.

Über diese Gedanken hinaus vergaßen wir Herrn Pies natürlich nicht und begannen unsere Fahrt in Richtung Uniklinik. Es war unumgänglich, dass wir erneut über die Weisenauer Straße fuhren. Die Taube lag an der gleichen Stelle, an der ich sie auf dem Boden hatte aufschlagen sehen. Während ich mich wirklich schlecht fühlte, streckte Jan zum richtigen Zeitpunkt seinen Kopf durch das Fenster, welches den Fahrer- vom Patientenraum trennt und raunte mir zu: »Da liegt sie. Getötet hast du sie, die arme Taube!« und verschwand leise kichernd wieder im Patientenraum.

Mein Trost war, dass die Taube einen schnellen Tod gefunden hatte, der nicht allen vergönnt ist. Ich flüchtete mich in eine Fantasie und versetzte mich in die Taube: »Boah, was ´ne lange Nacht. Gleich mal nach Hause fliegen. Oh, da kommt ja ein Auto. Na, dann werd´ ich mal ...« ZACK. Schwarz.

Herrn Pies übergaben wir in gutem Zustand auf der Chest-Pain-Unit der Uniklinik. Wir reinigten die Trage und räumten den RTW auf, dann fuhren wir den Notarzt zum damals etwas abgelegenen Hubschrauberlandeplatz. Dort holten wir auch Lisa wieder ab. Sie stand neben dem Hubschrauber und der Pilot machte mit ihrem Handy ein paar Bilder. Lisa grinste breit. Sie hatte von der Taube nichts mitbekommen.

Fazit des Tages:
So dicht liegen Freude und Leid beieinander!

Mimics

Der Begriff Polyneuropathie bezeichnet verschiedene Erkrankungen des peripheren Nervensystems, bei denen sowohl motorische als auch sensible sowie vegetative Nerven einzeln oder gemeinsam betroffen sein können. Pathophysiologisch verändert können sowohl die Myelinschicht als auch der Zellkörper (Axon) selbst sein, sie kann proximal (körpernah) und distal (körperfern) sowie symmetrisch oder asymmetrisch auftreten. Gemeinsam ist allen Ausprägungen der Polyneuropathie, dass stets mehrere (»Poly ...») Nerven beeinträchtigt sind. Die Symptome sind vielfältig und jeweils passend zu dem betroffenen Nerv und seiner »Informationsaufgabe«. Bei der Schädigung von sensiblen Fasern werden Sinneseindrücke wie Wärme, Berührung, Druck und auch Schmerz nicht mehr adäquat vermittelt und werden entweder falsch, nicht ausreichend oder gar nicht wahrgenommen.
Polyneuropathien basieren oftmals auf einer Grunderkrankung wie Alkoholmissbrauch, Medikamenteneinnahme, Vitaminmangelzuständen, Vergiftungen sowie Chemo- oder Strahlentherapien. Nicht selten findet man keine Ursache, dann nennt man es »idiopathisch«. Die Pathogenese, also die genaue Schadensentstehung, ist oftmals unbekannt, so auch im Detail bei der diabetischen Polyneuropathie.

Die Bezeichnung »Mimics« ist abgeleitet vom englischen »to mimic« (»nachahmen«), entlehnt aus dem Altgriechischen μίμος (mímos), was Nachahmer, Imitator oder Schauspieler bedeutet.
(Quelle: Wikipedia)

Frau Carola Fischer lag mit leicht erhöhtem Oberkörper und einem Kissen unter ihren Knien in einer Stufenlagerung in ihrem Bett, als Jens und ich ihr Schlafzimmer betraten. Wir besetzten den 8/83-1 und waren zu besagter Patientin gerufen worden, nachdem diese die Leitstelle mit starken Bauchschmerzen und Unwohlsein um Hilfe gebeten hatte. Eine Weitervermittlung an den ÄBD, den Ärztlichen Bereitschaftsdienst, war erfolgt, jedoch hatte dieser der Leitstelle rückgemeldet, dass ein Besuch frühestens in vier bis fünf

Stunden erfolgen könne, da die aktuelle Auftragsdichte zu hoch sei. Die Leitstelle sah sich nach Rücksprache mit der Patientin nicht in der Lage, diese so lange warten zu lassen und schickte daher einen Rettungswagen. Ein hochqualifiziertes Rettungsmittel. Zu Bauchschmerzen.

Nicht selten geschieht genau das, dass aus Mangel an Kapazitäten heraus qualifizierte Rettungsmittel wie zum Beispiel ein Rettungswagen zu Banalitäten geschickt werden. Jens und ich hatten unseren Unmut über die Einsatzmeldung »Unklares Abdomen«, also eine *unklare* Bauchproblematik, kundgetan. Nicht selten kann hinter einem *akuten* Abdomen, einem *akuten* Bauch, eine schwerwiegende und lebensbedrohliche Grunderkrankung stecken. Jedoch hielten uns die wenigen Informationen der Leitstelle davon ab, nervös zu werden.

»8/83-1 von Leitstelle. Für Sie einmal zum unklaren Abdomen. ÄBD hat an uns verwiesen. Normale Fahrt.«

»Das kann doch wieder nur Müll sein!«, machte ich meinem Frust Luft, während ich das Kartenmaterial auspackte und Jens zu der uns unbekannten Adresse in einem Vorort lotste.

»Das kannste glauben!«, bestätige Jens, der am Steuer saß und lustlos das Vier-Tonnen-Fahrzeug durch die Straßen zirkelte. Der Eindruck bestätigte sich, als wir Frau Fischer sahen. Unsere Motivation hielt sich stark in Grenzen.

»Guten Tag, Frau Fischer«, begrüßte Jens die Patientin und stellte uns kurz vor. »Was können wir denn für Sie tun?«

»Ich habe seit etwa zwei Stunden so komische Bauchschmerzen. Ich war draußen bei der Gartenarbeit und auf einmal war da so ein Druck im Bauch. Direkt unterhalb der Rippen.«

»Aha«, ging Jens fachmännisch und empathisch auf unsere Patientin ein. »Und weiter? Wie fühlt sich der Schmerz an? Stechend, drückend, kolikartig?«

»Was ist denn kolikartig?«, fragte Frau Fischer

»Der Schmerz kommt und geht, aber nicht gleichförmig, sondern er beginnt leicht, wird immer stärker und ist dann plötzlich deutlich besser. Dann fängt es wieder neu an. Ist der Schmerz so?«

»Nein, er ist eher drückend. So ein starkes Druckgefühl und ich kriege auch schlecht Luft.«

Jens sah mich kurz an und wandte sich dann wieder Frau Fischer zu.

»Haben sie denn auch einen Druck in der Brust?«

»Nein, das nicht. Nur direkt unter der Brust.«

Sie deutete mit ihren Händen auf den Bereich direkt unterhalb der Brust, den Oberbauch.

»Legen Sie sich mal flach hin«, forderte Jens Frau Fischer auf, die tat, wie ihr geheißen.

»Tut es hier weh, wenn ich da drücke?« Jens hatte seine Hände auf den Oberbauch der Patientin gelegt und schob seine Hand mit augenscheinlich moderatem Druck in das Gewebe.

»Nein«, sagte Frau Fischer gequält. »Ich kriege nur schlechter Luft.«

Jens legte eine Hand flach auf den Bauch und klopfte mit den Fingern der anderen Hand darauf. Es entstand ein dumpfes Geräusch, nicht unähnlich einer angeschlagenen Trommel.

»Der ganze Bauch ist ja voller Luft«, konstatierte Jens nach dieser alles entscheidenden Untersuchung. »Haben Sie in den letzten Tagen blähende Speisen gegessen?«

»Nein, nicht übermäßig«, erklärte Frau Fischer. »Darf ich mich wieder aufsetzen, ich kriege wirklich schlechter Luft in dieser Position.« Wir lagerten sie daraufhin in eine 45°-Oberkörperhochlage und berieten uns kurz und leise.

»Die spinnt doch!«, sagte Jens für Frau Fischer unhörbar. »Für Blähungen ´nen Rettungswagen zu rufen.« Er schüttelte zur Bestätigung seiner Aussage den Kopf. »Schmalspurprogramm. Blutdruck und ein kleines EKG. Dann ab ins Auto und in die Klinik.«

Ich nickte in aller Deutlichkeit und verzog das Gesicht zu einer die Aussagen von Jens bestätigenden Grimasse. Auch ich empfand mich für diesen »Notfall« völlig überqualifiziert und fragte mich, wie oft wir im Leben noch Krankentaxi spielen würden. Aber das war zunehmend die Tendenz im Rettungsdienst.

»Wir schreiben ein EKG und messen den Blutdruck, gell, Frau Fischer?!«, sagte Jens in leicht rheinhessisch angehauchtem Dialekt. »Wird nix Schlimmes sein. Wahrscheinlich nur viel Luft im Bauch. Das drückt dann gern auch mal nach oben in Richtung Brustkorb und schnürt einem die Luft ab.«

Ich klebte das »kleine EKG«, also drei Elektroden, und blickte auf den Monitor. Offenkundig sah ich keine schwerwiegenden Auffälligkeiten in der Kurve, aber irgendwie sah das EKG nicht so aus, wie es hätte aussehen sollte. Ich druckte einen kurzen Streifen und gab ihn Jens. Als dieser die Wellen und Zacken ansah, runzelte er leicht die Stirn.

»Was nehmen Sie denn so an Medikamenten?«, fragte er Frau Fischer.

»Hier ist meine Liste«, sagte sie und reichte ein kleines Blatt Papier, das auf ihrem Nachttisch lag.

»Warum spritzen Sie denn Insulin?«, fragte Jens konsterniert.

»Meinen Sie die Frage ernst? Weil ich Diabetes habe?!«

»Wie lange haben Sie den denn schon?«

»Die Diagnose wurde vor etwas mehr als 30 Jahren gestellt.«

»Mach mal ein großes EKG«, sagte er an mich gewandt. »Frau Fischer, hatten Sie schon einmal Probleme mit dem Herzen?«, wollte er dann wieder von unserer Patientin wissen.

»Ich hatte vor ein paar Jahren mal eine Herzkatheteruntersuchung. Wieso?«

Jens ließ ihre Frage unbeantwortet. Ich sah ihn fragend an.

»Stiller Infarkt bei diabetischer Neuropathie?!«, warf er mir zu. Damals noch Rettungsassistent im Praktikum, erinnerte ich mich an meine schulische Ausbildung. Ein langjähriger, zumeist Jahrzehnte bestehender Diabetes mellitus führt in der Folge oft zu einer Polyneuropathie. Diese betrifft nicht selten auch die Nozizeptoren, die Schmerzrezeptoren. Typische Schmerzsymptome wie der im rechten Oberbauch gelegene und in die rechte Schulter ausstrahlende Schmerz bei einer Gallenkolik oder die kolikartigen Flankenschmerzen mit Ausstrahlung ins Genital bei Nierensteinen können sich im Rahmen einer Polyneuropathie gänzlich anders darstellen. Auch der Herzinfarkt mit seinen typischen (jedoch nicht immer regelhaft auftretenden) Beschwerden wie Druck im Brustkorb und einer Ausstrahlung in den linken Arm, den Rücken oder den Schulter-Nacken-Bereich kann mitunter anders aussehen.

Unsere belächelnden, fast verspottenden Aussagen zu der Beschwerdesymptomatik von Frau Fischer wurden von uns revidiert, als wir das 12-Kanal-EKG sahen. In den im »kleinen EKG« angezeigten Ableitungen I, II, III, aVL, aVR und aVF hatte man leichte Veränderungen gesehen, die uns zwar stutzig gemacht, jedoch nicht auf die Diagnose gestoßen hatten. Wie so oft galt auch bei Frau Fischer der Grundsatz: »Nur ein 12-Kanal-EKG unter Einbeziehung der Brustwand ist ein Qualitäts-EKG!« In aller Deutlichkeit wurden wir uns dieses Satzes bewusst, als wir die ausgeprägte ST-Streckenhebung in den Brustwandableitungen V1 bis V4 sahen. Frau Fischer hatte einen Vorderwand-Herzinfarkt, dass es krachte, und wir hätten sie fast mit »ein bisschen Bauchschmerzen« in die Klinik gefahren.

»Notarzt«, warf Jens mir zu, der sich dann Frau Fischer widmete und ihr erklärte, was das EKG zu bedeuten hatte und was nun passieren würde. Ich zog mein Handy aus der Tasche, rief die Leitstelle an und forderte ein Notarzteinsatzfahrzeug. Nachdem Jens mit Frau Fischer gesprochen hatte, ging alles sehr schnell und seinen routinierten Gang.

Herzinfarkt konnten wir. Jens bereitete alles für einen Zugang vor, während ich Medikamente wie Aspirin und Heparin aufzog. Es dauerte nicht lange, da betrat Andreas die Wohnung, dicht gefolgt von einem weiteren Kollegen. Wir spritzten Aspirin und Heparin, außerdem erhielt Frau Fischer Morphin als Schmerzmittel.

Der Einsatz verlief insgesamt wenig spektakulär, und die actionreiche, spannungsgeladene Wendung, die Sie als Leser nun vielleicht erwarten, fehlt in dieser Geschichte. Doch war dieses Erlebnis für mich prägend wie nur wenige andere in meinem Rettungsdienstleben. Den Herzinfarkt unter besonderen Umständen und versteckt in der Banalität von Bauchschmerzen völlig vernachlässigend, hat mir dieser Einsatz vor Augen geführt, wie wichtig es ist, obwohl das Tier riecht und bellt wie ein Hund, mit dem Schwanz wedelt und sabbert, zu überlegen, ob es sich wirklich um einen Hund handelt oder ob es nicht vielleicht auch ein Wolf sein könnte.

Fazit des Tages:
Know your enemy!

670 Gramm Mensch

Bei der intrauterinen Entwicklung des Menschen überschreitet der neue Organismus etwa um die 22. Woche herum eine gewaltige Hürde – die Grenze zur Lebensfähigkeit durch die beginnende Lungenreife. Beim Fötus differenzieren sich etwa ab der 22. Woche angelegte Epithelzellen zu sogenannten Pneumozyten aus, also spezialisierten Lungenzellen, die in der Lage sind, Sauerstoff ins Blut übertreten zu lassen. Bis dahin ist der Mensch außerhalb der Mutter nicht lebensfähig, weil er nicht ausreichend Sauerstoff aufnehmen könnte. Ab besagter Woche ist dies grundsätzlich möglich, wenngleich diese Kinder jedoch noch nicht wirklich lungenreif sind und ohne Probleme selbstständig atmen. Die Lunge benötigt zum Entfalten zusätzlich das sogenannte »Surfactant«, eine Flüssigkeit, die bei Kindern ab ca. der 32. Woche ausreichend von der Lunge selbst gebildet wird.
Ein reifes Neugeborenes kommt mit einem Gewicht von etwa 3.000-4.000g zur Welt.

Die lockersten Einsätze in meiner Zeit als Rettungsassistent waren Verlegungen von Kindern aus dem einem zum anderen Krankenhaus. Hierbei gab es zwei typische Einsatzformen:

1. Die Verlegung eines reifgeborenen Kindes zur weiteren Versorgung, zumeist mit der Mutter.
2. Die Verlegung eines frühgeborenen Kindes mit Arzt, Krankenschwester und Inkubator.

Bei Version 1 fuhr man nach der Alarmierung entspannt ins Krankenhaus und ging ins »Kinderzimmer«, dem Ort, wo Mütter ihre Kinder auch außerhalb des eigenen Zimmers stillen konnten, in dem Untersuchungen stattfanden und Kinder gepflegt, also z. B. gewaschen wurden. Die Kleinen lagen meist schon in einer Babyschale, Gattungsname »Maxi-Cosi«, und schliefen oder schauten umher. Den Kindern ging es in der Regel gut, teilweise erfolgte statt einer Verlegung auch nur ein Transport für eine spezielle Untersuchung in der Uniklinik. Oftmals wurden die Kinder dabei dann nicht von der Mutter, sondern von einer der Kinderkrankenschwestern begleitet, die entspannt zum Auto ging, während einer von uns starken Rettungsdienstlern die Babyschale trug.

Nach der Fixierung der Babyschale mit Gurten auf einem Transportbegleiterstuhl oder der Trage fuhr man los und brachte das Kind in die entsprechende Klinik an den Zielort. Gelegentlich kam es vor, dass man während der Untersuchung kurz wartete und das Kind auf gleichem Weg wieder zurück in die Ursprungsklinik fuhr. Diese Transporte waren medizinisch völlig herausforderungslos. Etwas anders, wenngleich nicht viel, sah es zumeist bei den Fahrten mit dem Inkubator, also bei Einsätzen der 2. Version aus.

In der Geburtsklinik wurde in dem Moment, in dem klar war, dass eine Frühgeburt anstand, ein entsprechender Kontakt mit einer versorgenden Klinik aufgenommen. Wenn die äußeren Rahmenbedingungen geklärt waren, sah die Arbeit für uns regelhaft immer gleich aus. Man fuhr in die Uniklinik, nahm dort den Inkubator (»Brutkasten«), einen Neonatologen (Kinderarzt) sowie eine Kinder-Intensivkrankenschwester der neonatologischen Intensivstation auf. Die beiden Personen setzte man hinten auf die Transportbegleiterstühle und verstaute deren Equipment sicher im Fahrzeug. Der Inkubator als durchsichtiges »Aquarium« war auf einem Tragenunterbau montiert. Wie bei einer normalen Trage konnte man diese hoch- und runterfahren sowie durch die Gegend rollen.

Tragen gibt es von verschiedenen Herstellern mit unterschiedlicher Ergonomie. Mittlerweile finden sich zunehmend auch hydraulisch betätigte Tragen, die man nicht mehr selbst anheben muss, sondern über einen Knopf in der Höhe verstellt. Bei den jeweiligen Modellen gibt es natürlich (wie bei Autos) individuelle Präferenzen. Patienten transportieren alle sicher von A nach B, doch sind die unterschiedlichen Modelle für die Anwender, namentlich die Rettungsdienstmitarbeiter, mehr oder weniger schwierig zu bedienen. Das Untergestell der am unkomfortabelsten zu bedienenden Trage war damals unter dem Inkubator der Uniklinik verbaut. Danke.

Anders als bei einer Patiententrage jedoch war dann auch noch reichlich weiteres Gewicht am Inkubator angebracht: Monitore, Gerätschaften, Equipment und vor allem zwei große Sauerstoffflaschen. Der Inkubator wog gemeinsam mit allen Auf- und Anbauten schlanke 100 kg. Die Ergonomie erschwerend, waren die Sauerstoffflaschen so angebracht, dass man sich beim Herausziehen des ganzen Geräts aus dem RTW in die Gefahr begab, die Arme zu brechen.

Dazu muss man wissen, dass eine Trage im RTW auf einen Tragetisch geladen wird. Der Tragetisch kann nach hinten aus dem RTW herausgezogen werden. Dabei steht der Tisch leicht schräg, die Trage folgt beim Lösen der Arretierungen der Schwerkraft und rutscht nach hinten heraus. Dies kann man bei handelsüblichen Gestellen ganz gut abfangen, jedoch waren beim genannten Inkubator maximaler Kraftaufwand und eine unphysiologische Haltung der Arme nötig. Griff man eine Trage wie üblich, so drückten die Sauerstoffflaschen auf die Handgelenke und verhinderten eine Ausweichbewegung, was schlimmstenfalls zu einem Bruch der Unterarme geführt hätte. Glücklicherweise ist das nie passiert.

Dennoch sieht man, dass das Ein- und Ausladen der genannten Komponente durchaus seine Tücken hatte und körperlich nicht unanstrengend war. Dies war jedoch bei den Fahrten der einzig unangenehme Teil. Man war bei diesen Einsätzen nämlich nur Logistiker, denn der begleitende Kinderarzt und die Kinderkrankenschwester kümmerten sich um die kleinen Patienten. Diesbezüglich war man nur Zaungast und konnte staunen. Die Einsätze hatten darüber hinaus noch einen Vorteil – sie waren sehr zeitraubend, sodass man bei wenig Stress und überschaubarer körperlicher Arbeit auch noch viel Zeit der Schicht hinter sich bringen konnte.

Wenn sich die Geburt eines Frühchens anbahnte, holte man das Team und den Inkubator der Uniklinik ab und fuhr sie zum entsprechenden Krankenhaus. Teilweise fuhr man sogar zuerst nur das Team, schipperte dann wieder zur Uniklinik, um in aller Ruhe den Inkubator einzuladen und diesen erneut in die Geburtsklinik zu bringen. Spätestens ab diesem Zeitpunkt begann die Langeweile. Das Neugeborene wurde zunächst im OP bzw. dem Kreißsaal stabilisiert und versorgt. Wartezeiten von 60 und mehr Minuten waren keine Seltenheit. Man wartete vor dem Kreißsaal bzw. vor dem OP darauf, dass der mit Kind »beladene« Inkubator und das Team wieder herauskamen. Dies geschah dann mitunter ganz plötzlich. Die Tür ging auf, der Inkubator wurde herausgeschoben. Wir hatten dann manchmal ein paar Augenblicke Zeit, das neugeborene Wesen zu betrachten und zu bestaunen, da das Team aus Arzt und Schwester abwechselnd noch die Funktionskleidung mit der eigentlichen Kleidung tauschen musste.

So staunte ich gegen 23 Uhr an einem der ersten Tage des Aprils im Jahr 2004 und sah mir Mia gut an. Mia lag eingehüllt in ein paar weiche Decken in der Mitte des Acrylglaskastens und hatte die Augen geschlossen. Ihre Atembewegungen gingen schnell. Sie wirkte sehr unfertig als Mensch, denn Mia war in der 27. Schwangerschaftswoche zur Welt gekommen. Nach der Geburt hatte man sie gewogen. 670 Gramm. 670 Gramm Mensch lagen vor mir, und ich konnte die Winzigkeit der voll entwickelten Arme, Hände und Finger kaum fassen. Natürlich hatte man Bilder gesehen. Aber live? Es war beeindruckender, als ich es mir immer vorgestellt hatte.

Mia hatte es schön warm. Die Innentemperatur des sehr gut isolierten Inkubators lag bei 36,5°C, der Raum wurde mit einer minimalen Menge Sauerstoff geflutet, sodass es ein Überangebot an O_2 gab. Mia brauchte es. Man sah ihrer schnellen Atmung an, dass sie Mühe hatte, genug von dem lebenswichtigen Gas aufzunehmen und über ihre Lungen in ihr Blut zu transportieren. Als der Kinderarzt und die Krankenschwester umgezogen waren, fackelten wir nicht lange und fuhren langsam und sehr behutsam zur Wagenhalle der Notfallanfahrt. Man hat das Gefühl, dass man etwas Zerbrechlicheres und Wertvolleres fährt als die klischeebehaftete Ming-Vase. Man hebt bei jeder noch so kleinen Stufe im Bodenbelag die Trage an, dass nur ja keine Bodenwelle das Gefährt und das darin liegende Kind erschüttert.

Wir schoben den Inkubator mit Mia so sachte auf den Tragetisch und mitsamt diesem in den RTW, dass ein volles Glas Wasser nicht übergeschwappt wäre. Als der Inkubator im Fahrzeug war, kontrollierten der Arzt und die Krankenschwester die Vitalfunktionen von Mia. Der Arzt runzelte leicht die Stirn und sah nicht übermäßig glücklich aus.

»Können wir los, Doc?«, fragte ich ihn.

»Hmmm«, brummelte er vor sich hin. »Moment noch.« Er drückte mehrere Knöpfe auf den Monitoren und sah sich weitere Werte an.

»Ja, wir fahren erst mal los«, verkündete er nach wenigen Augenblicken. Ich gab meinem Kollegen ein Zeichen, der Motor wurde gestartet und wir rollten langsam aus der Fahrzeughalle.

Die Strecke zwischen der Notfallanfahrt des Krankenhauses und dem Gebäude der neonatologischen Intensivstation beträgt 1,5 km. Nicht gerundet, nicht geschätzt, sondern exakt vermessen. 1,5 km. Eine Fahrt mit Blaulicht von vielleicht 4-5 Minuten, 6-7 Minuten, wenn man besonders schonend fährt. Wir kamen kaum 800 Meter weit, da wurden die Sorgenfalten auf der Stirn des begleitenden Kinderarztes größer und er bat mich anzuhalten. Ich gab seine Bitte an meinen Kollegen weiter und spürte, wie der RTW relativ schnell zum Stehen kam. Ich sollte die Notfalltasche auf der kleinen Ablagefläche positionieren und festhalten.

Es begann die typisch-knisternde Geschäftigkeit, die einsetzt, wenn ein Patient droht, kritisch zu werden. Der Kinderarzt öffnete nicht nur die beiden kleinen Fenster des Inkubators, sondern öffnete direkt einen größeren Teil des Kastens. Ich drehte zeitnah die Heizung im Patientenraum hoch, nachdem ich mir vom Arzt ein kurzes Ok hatte geben lassen. Mia schien sich zunehmend respiratorisch zu erschöpfen. Ihre Atmung wurde schwächer, ihre Sauerstoffsättigung im Blut sank. An sich kein Wunder, hatte ihr junges Leben außerhalb des Körpers ihrer Mutter doch erst vor weniger als einer Stunde mit dem ersten Atemzug so richtig begonnen, und ihr kleiner Körper war noch nicht stark genug, die Anstrengungen der regelmäßigen Atemarbeit durchzuhalten.

Der Arzt ließ sich von der Intensivschwester einen winzigen Beatmungsbeutel mit einer ebenso winzigen Maske geben.

»Kann ich helfen?«, fragte ich motiviert. Ich erntete ein Lächeln der Krankenschwester.

»Gerade nicht, vielen Dank. Wir sagen Bescheid«, vernahm ich den Arzt. Beide arbeiteten konzentriert und mir blieb nur übrig, der Situation tatenlos zuzusehen. Mein Kollege saß auf dem Fahrersitz und hatte sich so umgedreht, dass er durch das kleine Fenster mitbekam, was los war.

Ich erlebte, wie der Kinderarzt leise vor sich hin fluchend versuchte, Mia wieder mehr Sauerstoff zur Verfügung zu stellen.

»Richte mir bitte die Intubation, es nützt nichts«, sagte er abschließend zu seiner Kollegin. Diese tat wie geheißen und griff in eine Tasche, aus der sie bereits fertig aufgezogene Spritzen zog.

»Haben wir in einem ruhigen Moment schon in der Klinik vorbereitet«, sagte sie, meinen fragenden Blick beantwortend.

Mia erhielt winzige Mengen der Substanzen und hörte plötzlich ganz auf zu atmen. Die Narkose war eingeleitet. Geschickt intubierte der Arzt das winzige Menschlein mit Gerätschaften einer Größe, die man getrost als »Spielzeug« hätte bezeichnen können.

Es dauerte einige Minuten, bis sich die Situation wieder entspannte und Mia vom Beatmungsgerät mit Sauerstoff versorgt wurde.

»Weiter geht's«, sagte der Akademiker und blickte mich mit schweißnasser Stirn an. »Ganz schön warm hier drin«, ergänzte er mit einem Lächeln, als er sich ein Papiertuch aus dem Spender an der Wand griff.

»Wir wollen ja auch nicht, dass ihr kalt wird«, sagte ich, während ich auf Mia deutete.

Die fehlenden 700 Meter verliefen unproblematisch und unter viel Geächze und Gestöhne wuchteten wir den Inkubator samt Mia wieder aus dem Auto. Wir fuhren mit ihr hoch auf die eigentliche Intensivstation und gaben den Inkubator dort ab. Damit war unser Job getan. Reinigung und Aufbereitung des Geräts übernahmen die Kollegen der Intensivstation der Uniklinik.

Auch bei dieser Geschichte stolperte ich über den Zufall und traf den Kinderarzt wenige Wochen später beim Einkaufen.

»Hallo, vielleicht erinnern Sie sich an mich?«, sprach ich ihn unvermittelt an. »Wir haben vor ein paar Wochen das Frühchen gefahren. Ich weiß, Sie dürfen mir wahrscheinlich nichts sagen, aber lief alles gut mit … wie hieß sie noch? Mia?«

»Hallo, ja, ich erinnere mich. War ein guter Transport, wenn auch ein wenig stressig.« Er lachte. »Eigentlich hatte ich nicht vor, sie zu intubieren.« Er machte eine kurze Pause und überlegte wohl, wie viel er mir sagen durfte.

»Ich habe Mia vor drei Tagen mit ihren Eltern nach Hause entlassen. Sie ging mit einem Gewicht von 2.300 Gramm. Das ist sehr ordentlich. Mia hat sich gut gemacht, konnte schnell vom Beatmungsgerät entwöhnt werden und hat gut zugenommen. Die neurologischen Tests waren alle super, jedenfalls hat nichts drauf hingedeutet, dass Mia irgendeinen Schaden davongetragen hat. Den Rest«, er machte eine weitreichende Geste mit seinen Händen, »muss man in den nächsten Jahren sehen.«

Was aus Mia wurde, weiß ich nicht. Ich spekuliere an dieser Stelle: Da ihr Lebensweg normal verlaufen ist, ist sie etwa 16 Jahre alt. Sie genießt ihr junges Leben, muss zu ihrem ersten Freund aufgrund der aktuellen SARS-CoV-2-Pandemie Abstand halten und fragt sich, wann die Schule wieder ihren normalen Gang geht, um ihrem Berufswunsch, Architektin, näher zu kommen. Für sie und für alle anderen lohnt sich das Maximum an Anstrengung und Therapie, was aufgewendet wird, um 670g-Menschen, wie Mia einst einer war, die Chance zu geben, erwachsen zu werden.

Fazit des Tages:
So klein, so zerbrechlich und doch so viel Kraft!

Zu weit weg

Eine Lungenarterienembolie oder kurz Lungenembolie entsteht, wenn ein Blutgerinnsel in der Strombahn vom rechten zum linken Herzen im Bereich der Lunge steckenbleibt. Ursächlich hierfür ist zumeist ein Thrombus, der sich in den Beinen in Form einer »tiefen Beinvenenthrombose«, gebildet hat, sich dort löst und aufgrund der Anatomie mehr oder weniger (bis auf wenige spezielle Ausnahmen) immer in der Lunge endet. Da das gesamte Blut aus dem Körper vom rechten Herzen in die Lunge gepumpt wird und sich die Gefäße dort so weit verästeln und verengen, dass gerade noch so ein zusammengequetschtes Blutkörperchen hindurch passt, bleibt einem Blutgerinnsel nichts anderes übrig, als dort die Gefäße zu verstopfen. Die Folgen einer Lungenembolie sind sehr von der Lage der Embolie abhängig und reichen von einer fehlenden Oxygenierung über ein regelrechtes »Leerlaufen« des linken Ventrikels bis hin zum akuten Rechtsherzversagen durch die akute Belastung der rechten Herzhälfte. Das rechte Herz, das eigentlich nur wenig Arbeit leisten muss, pumpt in diesem Fall gegen einen gewaltigen Widerstand an und wird dadurch größer. Es wächst jedoch nicht, sondern »leiert aus«. Dies führt in der Folge zu einem Pumpversagen des Herzens und damit zum Tod.

Ich befand mich im Praktischen Jahr, dem Teil des Medizinstudiums, der dem theoretischen Part nachgeschaltet ist und auf die eigentliche ärztliche Tätigkeit praktisch vorbereiten soll. Die zweite Hälfte des mittleren von drei Tertialen, und ich fühlte mich ausgebrannt. Deshalb entschied ich, einen Kurzurlaub nach Mallorca zu wagen. Vier Tage. Allein. Zum Tauchen und Sonne tanken.

Mitte September fliege ich bei trüb-regnerischem Wetter in Frankfurt ab und erreiche Mallorca bei 26°C und schönstem Sonnenschein. Nach insgesamt fünf Tauchgängen an zwei Tagen ist mein »Seelen-Akku« zu 90% aufgeladen. Ich sitze nach dem Abendessen auf der Terrasse meines Hotels bei einem Bier, bin müde vom Tag und lasse die wundervollen Erlebnisse Revue passieren. Ich fühle mich zurück in diesen Nachmittag, als ich in dem kleinen Lokal gegenüber der Tauchschule sitze. Vor mir befinden sich ein paar Tapas und ein herrlicher Rotwein. Das Meer liegt direkt vor meinen Augen, ein leichter, warmer Wind, der den trockenen Geruch der Insel in sich trägt, weht mir in die Nase. Dieser ist gepaart mit dem Salz- und Fischgeruch des nahen Meers. Ein perfekter Moment.

Ich gehe, nachdem ich mein Bier ausgetrunken habe, mit einem Lächeln in Erinnerung an diesen Moment auf mein Zimmer und lege mich mit lautem Seufzen auf das bequeme Bett. Meine Gedanken wandern ziellos umher, und ich will nur mal kurz meine Augen schließen. Das Klingeln meines Handys weckt mich. Mein Vater ist am Telefon. Katharina, meine Schwester, sei kollabiert. Was nun zu tun sei, fragt er. Ich sage, dass man sie auf die Couch setzen und abwarten solle. Wenn das noch mal passieren sollte, dann wäre es in meinen Augen richtig, ein Rettungswagen zu rufen und mit ihr in die Klinik zu fahren. Ich bin verwundert. Gedanken gehen mir durch den Kopf. Einer substantiiert sich immer mehr: So etwas ist meiner Schwester noch nie passiert. Eigentlich fällt sie ihrer Statur nach auch nicht in das Schema einer kollabierenden jungen Frau. Ich dämmere über diesen Gedanken wieder weg.

Erneut klingelt mein Handy, einige Zeit später. Wieder mein Vater, der mir sagt, dass man Katharina nun mit dem RTW ins Krankenhaus bringen würde. Sie sei noch einmal zusammengeklappt und es wäre ihm komisch vorgekommen.

»Na ja, dann kriegt sie dort ´ne Infusion und ist morgen wieder fit«, sage ich. Schließlich wollte sie am Sonntag darauf selbst in den Urlaub fliegen. Ich lege mich bequem hin und schlafe richtig ein, als mich mein Vater gegen 23 Uhr abermals anruft. Mein erstes Gefühl ist Ärger darüber, was denn nun schon wieder ist, als ich seine Nummer im Display sehe.

»Oliver, du musst nach Hause kommen, unsere Katharina stirbt«, höre ich seine tränenerstickte Stimme. Ich bin schlagartig hellwach und frage, was los ist. Er erzählt mir, dass man ihm gesagt habe, sie hätte keinen Kreislauf. Ich will anständige Informationen, aber ein Arzt ist nicht zu sprechen. Ich beruhige meinen Vater und sage ihm, dass sie eine junge, starke Frau ist und dass das alles vielleicht gerade übertrieben dargestellt wird. Ich sage ihm, er solle anrufen, wenn es mehr Infos gibt. Mein Reflex ist zu helfen. Ich will losstürmen zu meiner Familie, doch realisiere ich, dass ich mich 1.500 Kilometer entfernt auf einer Insel befinde. Ich bin zu weit weg.

Meine Müdigkeit ist dahin und ich bin hellwach, starre die Wand im Zimmer an und versuche meine Gedanken zu sortieren. Ich suche nach einem Grund, nach (ungefährlichen) Alternativen für »hat keinen Kreislauf mehr«. Etwa eineinhalb Stunden später ruft mein Vater mich erneut an. Ich höre die Geräusche seines Autos und eine Sirene im Hintergrund. Sie seien jetzt auf dem Weg in die Uni Köln. Herzzentrum. Man plane, Katharina an die Herz-Lungen-Maschine zu nehmen. Ich verstehe immer noch nicht und brauche Informationen. Gibt es nicht. Papa ruft aus dem Auto aus an. Vor ihm der notarztbesetzte Rettungswagen, in dem meine Schwester unter Reanimationsbedingungen verlegt wird. Mein Vater fragt mich, ob es richtig sei, was sie machen würden.

»Natürlich, egal was Katharina hat, wenn sie einen Kreislaufstillstand hat, ist die Herz-Lungen-Maschine ihre einzige Chance«, antworte ich, ohne zu wissen, was ich da eigentlich sage.

Mein Vater stimmt leise zu und legt auf. Eine Dreiviertelstunde später ruft er wieder an und berichtet mir, was die Ärzte gesagt haben. Auch, dass die Wahrscheinlichkeit, dass Katharina je wieder wach wird, bei nahezu Null liege. Vater und Sohn reden sachlich miteinander, wenngleich wir emotional gar nicht verstehen können, was da gerade passiert.

Mein Vater spricht von einem Testament meiner Schwester, in dem steht, dass sie unter keinen Umständen an Maschinen hängen will. Warum zur Hölle hat sie ein Testament? Dann erinnere ich meinen Vater, dass Katharina einen Organspendeausweis hat. Wir reagieren auf das jeweils Gehörte und ringen um Worte. Mein Vater sagt, dass ich diese Entscheidung nicht treffen müsse, sondern dass ich meine Meinung dazu sagen solle.

»Egal was ist, Katharina würde niemals im Bett liegen und apathisch die Decke anstarren wollen. Niemals«, äußere ich meine Gedanken. Mein Vater beendet das Gespräch.

Ich bin allein mit meinen Gedanken in diesem holzvertäfelten Hotelzimmer im Stil der späten 1980er Jahre. Ich lege mich erneut aufs Bett, unfähig, einen klaren Gedanken zu fassen. Im Fernsehen läuft eine Serie. »Alarm für Cobra 11 – Die Autobahnpolizei«. Folge: »Der Anschlag«. Ich starre auf den Bildschirm, versuche der Sendung zu folgen, deren Inhalt aber nicht in meinen Kopf dringt. Gegen 4 Uhr morgens ruft mein Vater mich wieder an. Bis dahin habe ich geduscht, und meine Sachen sind gepackt. Ich will so schnell wie möglich zum Flughafen, da erinnere ich mich, dass ich wenige Stunden zuvor den letzten von drei Tauchgängen hinter mir hatte und deshalb eine gewisse Sicherheitszeit einhalten muss. Sonst kann es im Flugzeug zu Embolien kommen. Ich weiß, dass ich vor Freitagmittag nicht fliegen kann und verzweifele innerlich.

Ich spreche einige wenige Worte mit meinem Vater, der mich an eine andere Person weiterreicht. Am Telefon ist der behandelnde Oberarzt des Herzzentrums. Mein Vater hat ihm bereits gesagt, dass ich fachkundig sei, Medizin studiere, im PJ sei. Der Oberarzt fragt mich, ob er offen mit mir reden dürfe.

»Natürlich«, sage ich. Er spricht offene und ehrliche Worte.

»Ihre Schwester hatte eine fulminante Lungenembolie. Sie wurde vom Rettungswagen ins Krankenhaus gebracht, ist dort beim Umlagern kollabiert und hatte einen Herz-Kreislauf-Stillstand. Bis zum Eintreffen hier bei uns im Herzzentrum wurde sie insgesamt zweieinhalb Stunden durchgängig reanimiert. Der neurologische Status bei Aufnahme war – bitte verzeihen sie meine Wortwahl – beschissen. Weite, lichtstarre Pupillen, kein Cornealreflex. Bereits da mussten wir vom Hirntod ausgehen. Aber wir haben sie dennoch in den OP gefahren und an die Herz-Lungen-Maschine angeschlossen. Aus den Stammarterien der Lungen haben wir dabei thrombotisches Material von bis zu 18 cm Länge entfernt. Das Herz ist völlig dilatiert und schlaff. Wenn, dann wird sie nur mit einem Spenderherz weiterleben können, wobei man bei dem neurologischen Status nicht davon ausgehen kann, dass ihre Schwester je wieder auch nur in Ansätzen am Leben teilhaben wird. Nach Anlage der Herz-Lungen-Maschine hätte sich der neurologische Status verbessern müssen. Hat er aber nicht. Wir machen in 45 Minuten einen Auslassversuch, wie mit ihren Eltern besprochen. Ihre Eltern haben gesagt, dass wir dann jedes Ergebnis hinnehmen, egal ob positiv oder negativ.«

Ich fühle, wie sich eine kalte Hand um meinen schon angegriffenen Magen legt, habe das Gefühl, dass man mich zusammenschlägt, so weh tut es. Und gleichzeitig fühle ich mich so leicht, so weit entfernt von dem, was ich da höre. Ich komme kurz zu mir, danke dem Arzt für seine offenen Worte und lasse mir wieder meinen Vater geben. Ich sage ihm, dass sie zu Katharina gehen und bei ihr bleiben sollen. Dann lege ich auf. Meine Mutter habe ich seit dem Beginn der Ereignisse nicht mehr gesprochen. Mein Vater sagt, dass sie nicht in der Lage sei, einen klaren Gedanken zu fassen und nicht reden könne. Ich verstehe das, und es zerreißt mich innerlich, wenn ich daran denke, wie sehr meine Mutter leidet.

Ich setze mich aufs Bett, mein Mund steht offen und ich beginne die gesagten Worte zu realisieren. Sie dringen in meinen Verstand und tief in meine Seele wie ein rostiges, stumpfes Messer, das sich in einen Körper bohrt. Tränen beginnen lautlos zu laufen. Speichel rinnt aus meinem Mund, tropft auf mein Bein und den Boden, und ich merke es nicht einmal. Nach einer unbestimmten Zeit beginne ich im Zimmer auf und ab zu laufen. Ich will raus, wage es aber nicht, das Zimmer zu verlassen. Warum, weiß ich nicht. Wo sollte ich auch hin? Die Uhr tickt ungnädig weiter. Es ist 5:45 Uhr, und meine Angst wird immer größer. Ich liege die Wand anstarrend auf dem Bett und bin voller Hoffnung. Gleichzeitig weiß ich, dass es keine Hoffnung gibt. Ich kratze mich plötzlich, schlage gegen die Wand in dem unbändigen Wunsch, aus diesem Alptraum aufzuwachen. Ich bin wach.

Um kurz vor 6 Uhr sagt mir mein Vater mit leiser, aber sehr klarer Stimme: »Unsere Katharina ist tot!« Ich sage, dass ich die früheste Maschine nehme, die ich buchen kann und lege einfach auf. Ich lege mich todmüde und unfähig einen klaren Gedanken zu fassen aufs Bett und schließe die Augen. Dann beginnen meine Gedanken plötzlich zu rasen. Es schießen Bilder in meinen Kopf, und ich überlege, was ich alles erledigen muss. So liege ich etliche Zeit auf meinem Bett und finde dennoch nichts Substanzielles für meine »To-do-Liste«. Ich weine zwischendurch und denke immer und immer wieder, dass das alles nicht wahr sein kann.

Eine knappe halbe Stunde nachdem ich erfahren habe, dass meine Schwester nicht mehr lebt, stehe ich auf und gehe an die Rezeption des Hotels, um meinen Rückflug zu organisieren. Dort sagt man mir, dass so früh niemand von der Reiseleitung da sei. Ich solle es gegen 9 Uhr probieren. Also noch einmal gut eineinhalb Stunden warten. Warum ich mir damals nicht einfach selbstständig und ohne auf die Reiseleitung zu warten ein Taxi an den Flughafen gerufen und vor Ort einen Rückflug gebucht habe, weiß ich nicht mehr. Vielleicht weil ich wusste, dass ich vor Mittag sowieso nicht hätte fliegen dürfen. Luftembolie. So etwas können meine Eltern jetzt nicht auch noch gebrauchen. Nach einem Telefonat mit der verständnisvollen Reiseleiterin erhalte ich einen Flug für den frühen Nachmittag, glücklicherweise direkt nach Köln. Ich telefoniere mit Robert, meinem Freund und Kommilitonen, und bitte ihn sich schlau zu machen, ob ich gefahrlos um diese Zeit fliegen kann. Er nimmt seine Tauchtabellen und sagt mir, dass es kein Problem geben dürfte.

Als ich meine Sachen zusammenpacke, stelle ich fest, dass ein Teil meiner Tauchutensilien, meine Flossen, Füßlinge und auch meine Maske noch in der Tauchschule liegen. Dort hatte ich sie am Abend vorher gelassen, denn ich wollte am heutigen Tag ja mit meinen Tauchgängen fortfahren. Ich rufe mir ein Taxi und fahre die wenigen Kilometer bis nach Mal Pas. Meine Augen bleiben trocken, doch als ich in der Tauchschule ankomme, sieht man direkt, dass etwas mit mir nicht stimmt. Jelly, einer der Tauchlehrer, kommt auf mich zu und fragt mich stirnrunzelnd, was passiert ist. Ich erzähle, soweit mir das auf Englisch möglich ist. Es spüre die Betroffenheit der Menschen, die zuhören. Ich habe mein Deo an diesem Morgen vergessen, und ich rieche meinen von Angst und Trauer durchsetzten Schweiß. Ich frage, ob mir jemand ein Deo borgen kann, und Jelly läuft die wenigen Meter zu sich nach Hause und kommt mit einer entsprechenden Dose zurück. Ich packe mein Tauchequipment zusammen, verabschiede mich von Jelly, Josu, Noël und den anderen. Als ich zurück im Hotel bin, dauert es nicht mehr lange, bis mich der Bus aufsammelt.

Auf dem Transfer zum Flughafen schaue ich mir die Landschaft von Mallorca an. Ich empfinde sie als schön, und gleichzeitig empfinde ich nichts. Mir drängt sich ständig ein Gedanke in den Kopf:

»So also fühlt es sich an, einen geliebten Menschen zu verlieren.« Einchecken, Rückflug, Gepäck abholen. Alles Mechanik. Auf der Fahrt vom Flughafen zu meinen Eltern glaube ich immer noch, dass alles ein Traum oder ein böser Scherz ist. Ich bekomme immer mehr Angst, meine Eltern und ihre Reaktionen zu sehen und zu erleben.

Als ich zu Hause ankomme und meinem Vater in die Augen blicke, wird auf einmal alles Gewissheit. Ich sinke vor ihm zusammen, stürze auf die Knie, kralle mich an seinen Beinen fest und weine hemmungslos. Er versucht mich hochzuziehen, aber ich bin zu schwer. Völlig kraftlos liege ich zu seinen Füßen und will meine Augen nicht wieder öffnen. Nach kurzer Zeit schaffe ich es mich zu beruhigen. Ich betrete unser Haus und treffe dort auf meine Mutter. Diesen emotionalen Teil behalte ich für mich.

Wir sitzen am Tisch zusammen und unterhalten uns leise. Dabei werden eigentlich nicht viele Worte gesprochen. Nach einiger Zeit wünsche ich mir, meine Schwester zu sehen. Also machen wir uns auf den Weg zu dem mit meinen Eltern befreundeten Bestatter, bei dem Katharina aufgebahrt liegt. Wir erhalten die Schlüssel zum Raum. Das bleibt den Angehörigen normalerweise verwehrt. Aber wir dürfen allein dorthin. Jederzeit.

Ich stehe mit Angst vor der endgültigen und absolut unverrückbaren Gewissheit an der Tür zum Aufbahrungsraum. Meine Mutter öffnet sie leicht und ich blicke um die Ecke. Ich sehe meine Schwester in einem Sarg liegen, friedlich, die Augen geschlossen und die Hände gefaltet. Meine Hände fangen an zu zittern, meine Unterlippe bebt, Tränen füllen meine Augen und tropfen auf den Granitboden. Ich spüre, wie sich das ohnehin schon flaue Gefühl in meinem Magen verstärkt, spüre, wie meine Beine anfangen weich zu werden und mich die Kraft verlässt. Ich sacke erneut an diesem Tag zusammen und nur dank der starken Arme meiner Mutter sinke ich nicht zu Boden. Ich trete in den Raum und an ihren Sarg. Ich berühre zunächst das kühle, glatt gehobelte Holz, und das Bild brennt sich in meinen Verstand ein. Ein

Sarg. Mit meiner Schwester. Ich stehe minutenlang mit offenem Mund und blicke sie an. Katharina. Schwester. Tot. Alles an und in mir, Körper, Geist, Seele, Verstand, alles wehrt sich gegen dieses Bild.

Die folgenden Tage sind geprägt von Vorbereitungen für die Beerdigung. Wir telefonieren etliche Bekannte, Freunde und entfernte Verwandte ab. Wir als Familie funktionieren und als die Beerdigung vorüber ist, kehrt Ruhe ein. Der Schmerz bleibt.

Wenige Wochen später betrete ich erneut die Rettungswache, um meine Tätigkeit dort wieder aufzunehmen. Ich habe ein mulmiges Gefühl. Ich habe zum ersten Mal Angst vor einem Notfall. Nicht vor Notfällen generell, sondern vor einem ganz speziellen. Was passiert mit mir, wenn ich zu einer Lungenembolie fahre? Wie objektiv behandle ich den Patienten? Wie frei kann ich mich von meiner noch bestehenden Trauer machen? Im folgenden Dienst eine Woche später sind die Gedanken noch stärker. Ich sitze in völliger Ruhe auf der Couch und erlebe Schweißausbrüche. Ich entscheide, dass dieser Dienst im Oktober 2010 mein letzter Dienst als Rettungsassistent ist. Er endet mit einem Krankentransport einer älteren Dame von der Dialyse nach Hause. Es endet so, wie es begonnen hat.

Fazit des Tages:
10 Jahre ohne Dich. Es ist unerträglich!

Teil 3
Notarzt

Bewacher

Eigenschutz ist ein zentrales und doch immer wieder vernachlässigtes Thema im Rettungsdienst. Was das in Kauf nehmen von Gefahrensituationen angeht, kann man vom Rettungsdienstpersonal mehr erwarten als von »Otto Normalverbraucher«. Ein Ersthelfer muss und soll sich nicht in Gefahr begeben, der professionelle Helfer aber hat doch ein gewisses Risiko in Kauf zu nehmen. Dies alles endet jedoch immer, wenn man für sich selbst oder die Kollegen eine offenkundige Gefahr für die Gesundheit oder sogar für das Leben erkennt. Bei der ersten Einschätzung eines Ereignisorts gilt daher der Grundsatz »SSS«: Scene – Safety – Situation. Man verschafft sich vor dem »Betreten« der Einsatzsituation einen ersten Überblick und versucht möglichst schnell zu ermitteln, ob die Lage für die beteiligten Personen sicher ist. Der Rettungsdienst betritt kein ungesichertes Gleisbett der Bahn. Der Rettungsdienst betritt kein verrauchtes Haus. Der Rettungsdienst betritt keine Polizeilage, in der vielleicht noch Gewalttäter herumlaufen.

Es heißt: Gut gemeint ist nicht immer gut gemacht. Mein erster Dienststellenleiter sah das etwas deutlicher.

»Gut gemeint ist das völlige Gegenteil von gut gemacht. Beide Dinge stehen in diesem Universum diametral auf der komplett anderen Seite!« Dies sagte er mir zum ersten Mal, als ich meine Rettungsdienstjacke besonders gut waschen wollte und sie bei 90° in die Waschmaschine steckte. Die Konsequenz war, dass mir eine neue Jacke bezahlt werden musste. Heute aus hygienischen Gründen mehr oder weniger undenkbar, wuschen wir damals unsere Dienstkleidung noch zu Hause oder eben auf der Wache in einer normalen Waschmaschine.

Die Leitstelle teilte dem Rettungswagen und uns als Notarzteinsatzfahrzeug mit, dass in einer Kellerwohnung wohl eine akute Atemnot vorliegen würde. Die Situation sei jedoch etwas unklar, weil die Information im Stille-Post-Verfahren über die Mutter des Patienten und die Leitstelle der Polizei nunmehr bei der Rettungsleitstelle eingegangen sei. Der Patient habe seine Mutter angerufen und mitgeteilt, dass er schlecht Luft bekomme. Als er mehr oder weniger plötzlich auflegte, verfiel die Mutter in Panik und rief zunächst bei der Polizei an. Diese gab den Anruf direkt an die Rettungsleitstelle weiter, die daraufhin uns alarmierte. Der zeitliche Verzug war zwar marginal, jedoch der erste Schritt in einer Kette von Zeitverlust.

Wir fanden uns an einem Einfamilienhaus ein, in deren Souterrain die Wohnung des Patienten gelegen war. Als auf ein Klingeln niemand öffnete, gingen wir rund ums Haus und konnten dabei über ein kleines Fenster Einblick in das Wohnzimmer des Patienten nehmen. In dem eher karg eingerichteten Raum herrschte Unordnung. In einer Ecke lag eine Matratze, darauf ein schwer übergewichtiger Mann. Er wirkte im ersten Moment leblos, jedoch zeigte sich nach wenigen Augenblicken intensiven Beobachtens, dass sich der Oberkörper doch leicht bewegte. Bei genauer Betrachtung war dies als Schnappatmung im akuten Sterbeprozess zu werten. Der Geist ist hierbei bereits tief bewusstlos, jedoch versucht das Atemzentrum durch regelmäßige Muskelkontraktionen die Atmung aufrechtzuerhalten. Dies war das, was wir beobachteten.

Herr Bolko hatte sich auf den kurzen Weg zwischen Leben und Tod begeben. Zu diesem Zeitpunkt gab es Möglichkeiten, ihn auf seinem Weg aufzuhalten und das Ruder herumzureißen. Dafür mussten wir aber an den Patienten. Zwei Dinge machten dies schwierig bzw. unmöglich. Die Haus- und die Wohnungstür waren verschlossen, und selbst mit roher Gewalt (die bei der aktuellen Notstandssituation gerechtfertigt gewesen wäre) hätten wir diese nicht aufbekommen. Auf unser wildes Klingeln bei der anderen Wohnung hin, der einer älteren Dame, die die Eigentümerin des Hauses war, öffnete sich nach kurzer Zeit zumindest die Haustür. Wir erklärten in Windeseile unser Ansinnen, und noch bevor die Frau verstand, was geschehen würde, rannte einer der stabiler gebauten Kollegen des Rettungswagens mit Nachdruck gegen die zart wirkende Wohnungstür, die mit einem Krachen aufflog. Wir waren am Ziel und hoch motiviert, diesem Menschen nun das Leben zu retten. Alle wussten, dass wir reanimieren würden. Die üblichen Sekunden des Realisierens dieses Umstands waren bereits verflogen, denn wir wussten durch unsere Beobachtungen, was uns erwarten würde.

Was wir von außen nicht gesehen hatten und uns akut den weiteren Zugang zum Patienten limitierte, waren geschätzte 40 kg, die sich uns zwar schwanzwedelnd, jedoch misstrauisch schauend in den Weg stellten. Balou war ein liebes und treues Tier, der seinem Besitzer über viele Jahre die Tristesse des eigenen Lebens bunter gestaltet hatte. Balou war nur dummerweise so treu, dass er sich zwischen uns und sein Herrchen stellte. Wir konnten das Wohnzimmer betreten und nahmen wahr, dass Herr Bolko sich mittlerweile nicht mehr bewegte und ein deutlich blau-livide verfärbtes Gesicht aufwies, jedoch wurde jedes weitere Annähern an den Patienten auf mehr als einen Meter mit einem Knurren quittiert. Balou war nicht offenkundig aggressiv, im Gegenteil. Die meiste Zeit trappelte er, den Schwanz leicht hin- und herpendelnd, durchs Zimmer. Doch sobald wir Anstalten machten, Herrn Bolko näherzutreten, kam er hinzu und zeigte, dass er sein Herrchen beschützen würde.

Wir versuchten alles. Gutes Zureden, Herauslocken aus dem Wohnzimmer mit einem Spielzeug. Ein Kollege fand Hundesnacks in der kleinen Küche und wedelte damit vor Balous Schnauze. Erschwert wurden alle unsere Maßnahmen durch die Tatsache, dass es in der Wohnung quasi keine verschließbaren Türen gab. Wenn wir Balou für wenige Augenblicke aus dem Wohnzimmer gelockt hatten, konnten wir dennoch nicht tätig werden, denn wir hätten den Hund nicht dauerhaft von seinem Herrchen trennen können. Einzig das Badezimmer war mit einer Tür versehen, jedoch schaffte es keiner von uns, Balou dort hinein zu locken. Der Hund schien zu spüren, dass etwas mit seinem Herrchen nicht stimmte und dass sich die anwesenden Menschen ihm nähern wollten. Dass wir dabei nur die allerbesten Absichten hatten, konnte Balou natürlich nicht wissen.

Wir alarmierten die Polizei und forderten einen Hundeführer an, in der Hoffnung, dass dieser als geschulte Person besser mit dem Hund umgehen konnte. Als die Streife etwa 15 Minuten nachdem Herr Bolko seine letzten Bewegungen gemacht hatte, eintraf, wurde schlussendlich auch die Option verworfen, den Hund aus dem Notstand der Menschenrettung heraus zu erschießen. Die Vorstellung fiel und fällt noch immer schwer, doch geht es wirklich um ein Menschenleben (ein akut einsetzender Herz-Kreislauf-Stillstand zählt sicherlich dazu), so muss man entscheiden, ob man ggf. ein Tier tötet oder einen Menschen sterben lässt.

Diese Option kam jedoch nicht mehr in Frage, denn nach der Zeit der Sauerstoffunterversorgung stand zu erwarten, dass Herr Bolko irreparable Hirnschäden hatte und mit einem qualitativ hochwertigen Leben kaum noch zu rechnen war. Folglich gab es nach Abwägung des Für und Wider keinen Grund, das Leben des Hundes zu beenden. Als ein hundeerfahrener Kollege der Polizei wenige Minuten später ebenfalls eintraf, merkten wir alle den Unterschied zwischen Amateur und Profi. Ob es Können oder rein die Ausstrahlung war, lässt sich nicht mehr sagen, jedenfalls dauert es keine zwei Minuten und Balou und damit auch der Einsatzort waren gesichert.

Als wir an Herrn Bolko mit verhaltenem Ehrgeiz herantraten, war schnell klar, dass jedwede Maßnahme nicht mehr zielführend sein würde. An den abhängigen Körperpartien hatten sich nach nunmehr 25 Minuten des Kreislaufstillstands die typischen livide-bläulichen Verfärbungen eingestellt, die man gemeinhin als Toten- oder Leichenflecken bezeichnet und die als sichere Zeichen des Todes gelten. Herr Bolko wurde von mir in Anbetracht des gut dokumentierten Verlaufs und der fehlenden Hinweise auf eine äußere Einflussnahme für tot erklärt, wobei ich gleichzeitig eine natürliche Todesart attestierte. Auch die bereits vor Ort befindliche Polizei hatte keinen Einwand.

Wir verließen die Einsatzstelle in betretenem Schweigen. Die im Anschluss geäußerten Gedanken waren bei uns allen nahezu identisch. Wir hätten so gern geholfen und auch Balou hätte es sicher gern gehabt, weiterhin mit seinem Herrchen spazieren zu gehen.

Fazit des Tages:
Der Hund hat es ja nur gut gemeint!

Luchten und die alte Frau im Hausflur

Der Mensch kann auf zwei Arten versterben. Natürlich und nichtnatürlich. Jedenfalls nach Recht und Gesetz. »Natürlich« stirbt man aus innerer Ursache heraus, also durch Krankheiten, Missbildungen oder Lebensschwäche, jedenfalls ohne eine schädliche Fremdeinwirkung. Auch der Tod durch eine Infektionskrankheit, wenngleich eine »Fremdeinwirkung« durch Erreger, ist ein natürlicher Tod.

»Nichtnatürlich« verstirbt man, wenn es eine äußere Einflussahme bzw. Fremdeinwirkung gab oder aber auch ein Unterlassen zum Tod geführt hat. Unfälle, Angriffe, auch Vergiftungen und Suizide gehören dazu. Diese Unterscheidung ist wichtig, denn eine natürliche Todesart impliziert immer, dass keinerlei strafbare Handlung dahintersteht. Bei der nichtnatürlichen Todesart ist zu prüfen, ob jemand nachgeholfen hat und ob daraus resultierend die Strafverfolgungsbehörden, namentlich die Staatsanwaltschaft, ein Ermittlungsverfahren einleiten will. Dem Arzt kommt hier eine große Verantwortung zu, denn er entscheidet in erster Linie, ob es sich um eine natürliche oder nichtnatürliche Todesart handelt. Dabei ist es erst einmal unerheblich, was die eigentliche Todesursache ist, also woran der Mensch effektiv starb, wenngleich die Todesursache nicht selten die Todesart vorgibt.

Zu Beginn der notärztlichen Tätigkeit muss man 50 Einsätze mit erfahrenen Notärzten mitfahren, um selbst Erfahrung in der Behandlung von Notfallpatienten zu sammeln. Dies gilt sowohl für ärztliche Kollegen, die keinerlei Vorstellung haben, was der Rettungsdienst leistet, als auch für angehende Notärzte, die schon viele Jahre im nicht-ärztlichen Teil des Rettungsdiensts unterwegs waren.

Es war Einsatz Nummer 37. Unterwegs mit Dr. Ludwig Luchten. Facharzt für Anästhesie. Notarzt seit vielen Jahren. Erfahren. Luchten war stets tiefenentspannt und hatte die Lage eigentlich immer unter Kontrolle. Fachlich kompetent, doch menschlich oftmals fragwürdig und insgesamt wenig empathisch. Dr. Ludwig Luchten. Oftmals hörte man einen seiner Lieblingssätze: »Ob der Patient wohl krank genug ist, dass er meine Kompetenz braucht?«

Unterwegs waren wir zu einer Türöffnung. Bei einer solchen wird hinter einer Wohnungstür ein Mensch in einer Notlage vermutet. Voraussetzung ist, dass es keine Möglichkeit gibt, einfachen Zugang zur Wohnung, z. B. mit einem Schlüssel zu erhalten, sodass zumeist die Feuerwehr kommt und insbesondere bei »Gefahr im Verzug« die Tür mehr oder weniger brachial öffnet. Türöffnungen bei Personen, zu denen längere Zeit kein Kontakt bestand, enden fast ausschließlich in einem von zwei Strängen. Entweder ist die Person nicht zu Hause oder sie liegt tot in ihrer Wohnung. Türöffnungen mit wirklich hilfsbedürftigen Personen sind eher selten und kündigen sich akut an. Dies meint zum Beispiel, dass es telefonischen Kontakt gab, der plötzlich abbrach oder die betreffende Person eine Hausnotruf-Einrichtung besitzt und den entsprechenden Alarmknopf gedrückt hat.

Wir waren auf dem Weg zu einer Türöffnung erster Art. Frau Kosslowski war eine alleinlebende ältere Dame. Ihre Tochter, Frau Heike Gilles, wohnte in Heide, am nördlichen Ende von Deutschland. Sie telefonierten sehr regelmäßig, nahezu täglich. Zwei Tage zuvor, an einem Sonntag, hatte Frau Kosslowski ihre Tochter zuletzt gesprochen. Am frühen Nachmittag des darauffolgenden Dienstags rief Frau Gilles ihre Mutter erneut an, erreichte sie jedoch nicht. Dies stimmte sie misstrauisch, denn Frau Kosslowski war sehr schlecht zu Fuß und verließ ihre Wohnung eigentlich nicht mehr. Frau Gilles nahm telefonisch Kontakt zu den Menschen auf, die ihrer Mutter nahestanden und entschied, nachdem keiner die Dame in den vergangenen Tagen gesehen oder gehört hatte, sich an den Rettungsdienst zu wenden.

Nun waren wir da. Ein Rettungswagen (zwei Rettungsassistenten und ein Praktikant) und ein Notarzteinsatzfahrzeug (ein Rettungsassistent, ein Notarzt und ich als Notarzt-Praktikant). Hinzu kam die Feuerwehr mit zwei Fahrzeugen und insgesamt acht Mann Besatzung, davon drei im direkten Angriff auf die Tür. Das Treppenhaus war voller Einsatzkräfte.

Die Feuerwehr erfüllte ihre Aufgabe und öffnete innerhalb weniger Augenblicke die Tür. Sie wurde einen Spaltbreit aufgeschoben, dann zogen sich die Kollegen zurück. Nun war es an uns, die Wohnung zu betreten, um Menschenleben zu retten. Luchten schob die Tür ganz auf und ließ somit auch mir die Möglichkeit, einen Blick in den kleinen Flur zu werfen. Frau Kosslowski lag auf dem Boden und war offenkundig tot. Luchten sagte nur: »Wieder eine Verschwendung von Ressourcen«, und meinte damit sich selbst.

Rot war die den Flur beherrschende Farbe. Frau Kosslowskis Kopf lag auf der von der Tür entfernten Seite des Flurs. Rund um ihren Kopf war viel geronnenes Blut, die Wände hatten zahlreiche Spritzer abbekommen. Das war der erste Eindruck. Luchten betrat mit den Worten »Was für eine Sauerei« die Wohnung und versuchte, einem Balletttanz gleich, den größten Blutansammlungen aus dem Weg zu gehen. Ich folgte ihm und stand nun im Wohnzimmer.

Mit einem seltsamen Gefühl sah ich, wie Luchten sich zu der alten Dame herunterbeugte und dabei mit seinen Schuhen einige Blutspuren stark verwischte. Er drehte ihren Kopf hin und her.

»Da hat sie ´ne dicke Platzwunde am Kopf.« Er blickte auf und sah sich im Flur um. An einer der Wände schienen sich die Blutspitzer zu konzentrieren.

»Ah, siehste. Da ist sie gegengedonnert. Klare Sache.« Luchten stand auf und rief unserem Fahrer zu: »Jens, bring mal die Sachen für den Vorläufigen hoch!« Unabhängig davon, dass ein »bitte« angebracht gewesen wäre, wunderte ich mich über seine sehr oberflächliche Untersuchung. Mit »Vorläufigem« meinte er das Formular für die vorläufige

Todesbescheinigung, auf der ein Notarzt den Tod bescheinigt, jedoch ohne eine umfängliche Leichenschau gemacht zu haben. Der Notarzt ist primär für Lebende da und nicht für Tote.

Rechtsmedizin ist ein spannendes Fach, welches insbesondere durch die vielen Serien und Dokumentationen in den letzten Jahren eine gewisse Faszination ausübt, der auch ich mich nicht entziehen konnte. Neben den Kursen und Vorlesungen im Studium habe ich darüber hinaus auch eine Hospitation während meiner ärztlichen Tätigkeit absolviert. Die Eindrücke hierbei waren noch mal prägnanter. Mit einer gewissen Erfahrung aus der klinischen Medizin heraus und mit schon einigen ausgefüllten Leichenschauscheinen nahm man die Dinge anders wahr – als Student versuchte man nur den Kurs zu bestehen.

»Sagt mal«, fragte ich die Kollegen der Feuerwehr, die immer noch am Eingang standen, »war die Tür eigentlich richtig abgeschlossen oder nur ins Schloss gezogen?« Der Kollege, der die Tür geöffnet hatte, schaute mich an.

»Die war nur ins Schloss gezogen. Wäre sie richtig abgeschlossen gewesen, hätten wir deutlich länger als 30 Sekunden gebraucht.«

Ich runzelte die Stirn. Eine nicht abgeschlossene Wohnungstür, mindestens eine große Platzwunde auf dem Kopf von Frau Kosslowski (bei genauer Betrachtung oberhalb der Hutkrempenlinie) und viele Blutspritzer, die an unterschiedlichen Stellen im Flur verteilt waren. Irgendwie wirkte das nicht, als wäre die alte Dame mit dem Kopf angeprallt. Jedenfalls nicht gegen die Wand.

»Siehste, Oli, das ist halt die Kehrseite der Medaille ‚Notarzt'«, begann Luchten zu philosophieren. »Ich erkläre Menschen nur ungern für tot. Aber«, er seufzte fast theatralisch, »was soll man machen?!« Er setzte ein Kreuz bei »natürliche Todesart«.

»Ähm, Ludwig, woran, glaubst du, ist die Frau gestorben?«, fragte ich ihn.

»Das zu beurteilen ist nicht meine Aufgabe«, gab er schnippisch zurück. »Dafür gibt es nachher den Hausarzt oder die Kollegen vom ÄBD, die sich eine Todesursache ausdenken müssen. Ich fülle nur den Vorläufigen aus.« Ich zog meine Augenbrauen zusammen.

»Ja, okay, aber wenn du schreibst, dass sie eines natürlichen Todes gestorben ist, musst du doch zumindest eine Idee haben. Jedenfalls musst du einen nichtnatürlichen Tod ausschließen.« Luchten war genervt. Das passierte schnell.

»Ist das nicht offensichtlich? Kreislaufversagen, dann mit dem Kopf gegen die Wand gedonnert.« Er zeigte auf die etwas enger beieinanderliegenden Blutspritzer an einer Stelle.

»Ist es nicht viel plausibler, dass jemand in die Wohnung kam und ihr was über den Kopf gezogen hat? Die Blutspritzer an der Wand deuten für mich irgendwie nicht auf einen Anprall hin. Dann würde ich dort vielleicht eine kleine Fläche vermuten und keine Spritzer. Und wenn sie wirklich ein Kreislaufversagen hatte, warum ist die Frau dann so krass ausgeblutet?« Luchten sah mich einen Augenblick an, und ich spürte die Hoffnung aufkeimen, er würde auf meine Worte hören. Ich wurde herb enttäuscht.

»Weißt du, das ist der Grund, warum die Erfahrenen die Jungen unter ihre Fittiche nehmen und anlernen.« Er nickte arrogant, sich selbst zustimmend. »Mach dir keinen Kopf, das passt schon alles.« Er wandte sich wieder den Unterlagen zu und füllte die rosafarbene Bescheinigung zu Ende aus. Dann klappte er die Mappe zusammen, sah sich einmal in der Wohnung um, fand jedoch kein Ziel, was einer längeren Aufmerksamkeit würdig gewesen wäre. Mit geschürzten Lippen und einem erneuten Nicken, untermalt von den Worten »Jo, sind wir durch, ne?!« ging er erneut durch den Flur und verließ die Wohnung. Kopfschüttelnd folgte ich ihm.

Im Hausflur kam uns die Polizei entgegen.

»Nix für euch. Ist natürlich«, sagte Luchten im Vorbeigehen.

Vor dem Haus streckte sich Luchten ausgiebig und scharrte mit seinen Rettungsdienststiefeln über die Rasenfläche, vermutlich um angetragenes Blut los zu werden. Jens, unser NEF-Fahrer, trat auf uns zu. Er hielt das NEF-Handy in der Hand und wollte es Luchten reichen. Dieser blickte Jens fragend an.

»Die Leitstelle«, sagte er. »Die Tochter der Patientin ist in der Leitung. Sie will mit dem zuständigen Arzt sprechen.«

Luchten verzog das Gesicht. Er nahm widerwillig das Handy entgegen und hörte einen Augenblick zu, nachdem er sich mit »Doktor Luchten« vorgestellt hatte.

»Was passiert ist?«, sagte er dann. »Das dürfen wir Ihnen nicht sagen.« Seine Stimme klang großspurig. »Schließlich haben wir eine Schweigepflicht, die auch über den Tod hinausgeht.« Erneut machte er eine kurze Pause, hielt das Mikrofon des Handys zu, drehte sich zu uns und sagte nur lapidar: »Heult.« Seine Aussage wurde von einem Augenrollen begleitet. Es dauerte einige Augenblicke, bis er weitersprechen konnte.

»Ich benötige übrigens noch Ihren Namen und die Adresse für die Rechnung.« Erneut entstand eine kurze Pause, bis Luchten genervt weitersprach.

»Frau Gilles, ich muss Sie leider darüber informieren, dass die ärztliche Leichenschau eine private Leistung ist. Die gesetzliche Krankenkasse deckt alle Kosten für medizinische Leistungen. Das tut sie bis zum Tod des Patienten.« Luchten dozierte. Es fehlte nur noch, dass er seinen Finger hob.

»Mit dem Moment des Todes enden jedoch die allermeisten Verträge, so auch der mit der Krankenkasse. Das heißt, die Leichenschau, die gemäß der Gebührenordnung für Ärzte abgerechnet werden *muss*«, er betonte das Wort, »muss dem Patienten selbst in Rechnung gestellt werden. Da dieser ja in der Regel dann bereits verstorben ist, geht die Rechnung an einen Angehörigen. Das wären ja dann wohl Sie, oder?«

Wenige Augenblicke später beendete er das Gespräch, nicht ohne sich Name und Adresse von Frau Gilles in sein kleines Notizbüchlein geschrieben zu haben. Ich musste an mich halten, um gegenüber Luchten nicht handgreiflich zu werden. In diesem Moment traten die beiden uniformierten Polizisten auf uns zu, die wir im Hausflur getroffen hatten.

»Okay, also ich kann Ihrer ärztlichen Einschätzung natürlich nicht widersprechen«, sagte Polizeioberkommissar Trassek zu Luchten. »Aber ganz ehrlich«, er deutete in den Hausflur, »das da drin sieht offenkundig nach einem Tötungsdelikt aus. Wir informieren die Kripo. Die kümmert sich um alles andere.« Er lächelte gekünstelt. »Vielen Dank für Ihre Arbeit, Herr Luchten.« Er las den Namen am Namensschild auf der Jacke ab.

»Doktor Luchten«, sagte Luchten mit Bestimmtheit.

»Von mir aus«, sagte POK Trassek und drehte sich von ihm weg.

Etwa drei Stunden später waren wir auf dem Weg zu einem Einsatz wenige Straßenzüge von der Adresse von Frau Kosslowski entfernt. Wir kamen nicht umhin, an ihrem Wohnhaus vorbeizufahren. Davor standen mehrere Fahrzeuge, und die Menschen, die das Haus betraten und verließen, trugen alle die weißen Einweg-Schutzoveralls, die man auch aus dem Fernsehen kennt. Ich sah, wie Luchten für einen Moment zu der Szenerie hinüberblickte, kurz verweilte, dann jedoch seinen Kopf wieder wegdrehte. Für einen Moment erkannte ich ein Lächeln in seinem Gesicht, als wolle er sagen: »Ihr übertreibt alle maßlos.«

Fazit des Tages:
Arroganz und Ignoranz liegen so oft nah beieinander!

Hinweis:
Die aktuelle Lage zur Leichenschau im Rettungsdienst ist schwierig und Ländersache. Grundsätzlich gilt, dass ein Notarzt nicht zu einer Leichenschau (jedoch zur Ausstellung einer vorläufigen Todesbescheinigung) verpflichtet ist. Sollte der Notarzt jedoch eine Leichenschau durchführen, so muss er diese gemäß der Gebührenordnung für Ärzte auch in Rechnung stellen. Die Leistung der Leichenschau wird tatsächlich regelhaft nicht von den Krankenkassen oder privaten Versicherungen gezahlt, da Vertragsverhältnisse mit dem Tod enden. Da der Patient selbst nicht mehr lebt und somit keine Rechnung mehr empfangen kann (wie Luchten korrekt dozierte), wird die Rechnung gewöhnlich an die Angehörigen gestellt. Dies kann aber auch (pietätvoller) mittelbar über ein Bestattungsunternehmen erfolgen.
Viele Rettungsdienstträger untersagen im Übrigen ihren Notärzten die Leichenschau und geben damit diesen »letzten Dienst am Patienten« an die Hausärzte oder die Kollegen des Hausärztlichen Bereitschaftsdiensts weiter.
Die Situation mit Dr. Ludwig Luchten in dieser Geschichte spiegelt also nicht unbedingt die ganze Wahrheit wider. Zumal die oberflächliche Untersuchung, die er vornahm, keineswegs den geforderten Inhalten einer richtigen Leichenschau standhält. Er hätte allenfalls eine Rechnung für eine »vorläufige Todesbescheinigung« an die Angehörigen stellen können.
Eine Rechnungsstellung durch den Hausarzt, den hausärztlichen Bereitschaftsarzt oder beispielsweise auch durch das Krankenhaus für die ärztliche Leichenschau kann jedoch erfolgen und die Angehörigen mitunter schockieren.

Jagdfreunde

Benzodiazepine sind organische Verbindungen, die über ihre Bindung am GABA-Rezeptor des Zentralnervensystems angstlösend, beruhigend, muskelentspannend, schlafördernd und teilweise auch krampflösend wirken. Sie haben in den vergangenen Jahren die Barbiturate aufgrund des größeren Abstands zwischen therapeutischer und toxischer Dosis weitgehend aus der medizinischen Praxis verdrängt. Drei Substanzen dieser Medikamentenklasse sind sogar in der »Liste der unentbehrlichen Arzneimittel« der Weltgesundheitsorganisation aufgeführt. Nichtsdestotrotz haben auch die Benzodiazepine eine nicht unerhebliche Anzahl an unerwünschten Nebenwirkungen. Zentral hierbei ist die Atemdepression, da nahezu alle Benzodiazepine dämpfend auf das Atemzentrum wirken. Benzodiazepine, zu denen u. a. die Medikamente Valium, Tavor, Rohypnol, Xanax und Dormicum gehören, besitzen darüber hinaus auch ein hohes Abhängigkeits- und Toleranzbildungspotenzial.

Zu den Notfällen, die ich am wenigsten mag, gehören akute Psychosen oder psychische Dekompensationen. Diese Einsätze verlaufen zumeist blöd und enden oftmals im Drama. Nicht selten gibt es auch körperliche Auseinandersetzungen. Da steht man dann als Retter in der ersten Reihe, will eigentlich nur helfen und sieht sich der Gefahr ausgesetzt, eins auf die Nase zu kriegen, weil die Person gerade in einer psychischen Ausnahmesituation ist.

Ich möchte nicht falsch verstanden werden, bei Eigen- oder Fremdgefahr ist selbstverständlich dringend Hilfe geboten! Doch zumeist erhalten die Menschen Besuch vom Rettungsdienst, die auf einmal Stimmen hören oder Wahnvorstellungen haben, wenngleich sie keine Gefahr für sich und andere darstellen. Vermutlich die Tatsache, dass diese Personen anders sind und nicht in unser Weltbild passen wollen, erregt die Gemüter und sorgt dafür, dass die Betroffenen oftmals gegen ihren Willen behandelt werden sollen. Aber ich will hier keine Grundsatzdiskussionen eröffnen, sondern Tatsachenberichte schreiben.

2015. Ein trüber Herbsttag. Es ist Sommer und wir schreiben den Monat April. Soviel Verwirrung muss sein, um definitiv nicht auf den Patienten schließen zu können. Nennen wir ihn Marcel. Marcel war damals 17 Jahre alt und wohnte bei seinen Eltern. Zumindest zum Teil. Außer bei seinen Eltern lebte er in einer Wohngruppe für psychisch erkrankte Jugendliche. Marcel litt unter einer Schizophrenie. Die kindlichen Verhaltensweisen mit Gegenständen zu sprechen, sie zu personifizieren oder mit Personen zu reden, die faktisch nicht da sind, sind mehr oder weniger normal, auch wenn es mich als Vater immer wieder verunsicherte, dass meine dreijährige Tochter eine Zeitlang mit ihrer imaginären Freundin »Ella« redete.

Bei Marcel hörten die Stimmen und die Gespräche mit den unbekannten Personen jedoch nicht auf, sodass seine Eltern ihn einem Kinderpsychiater vorstellten. Nach einiger Zeit kam die erschreckende Diagnose der Schizophrenie. Mutter und Vater von Marcel lernten damit umzugehen, wenngleich die Vorstellung allein wahrscheinlich allen Eltern bereits einen kalten Schauer über den Rücken laufen lässt. Bei der Schizophrenie sprechen wir schließlich von einer chronischen, oftmals das Leben beherrschenden Erkrankung, die in lediglich etwa einem Drittel aller Fälle ausheilt. Die meisten Patienten werden medikamentös eingestellt. So auch Marcel. In unregelmäßigen Schüben hatte der junge Mann jedoch akute Symptome wie akustische Halluzinationen – das oftmals etwas spöttisch betrachtete »Stimmen hören«.

Als wir die Wohnung von Marcels Eltern betraten, war diese bereits mit Einsatzkräften gefüllt. Hintergrund des Einsatzes war der Notruf von Marcels Mutter. Marcel hatte seinen Vater unvermittelt attackiert und sich nach einer kleinen Rauferei, bei der lediglich eine Vase sowie ein Beistelltisch zu Bruch gegangen waren, in seinem Zimmer verbarrikadiert. Verletzt wurden weder Marcel noch sein Vater. Marcel hatte die Tür von innen mit einem Stuhl gesichert und dann begonnen sein Zimmer zu verwüsten. Die Kollegen vom Rettungswagen hatten bereits festgestellt, dass keine akute Lebensgefahr vorlag, sodass man sich zunächst abwartend verhielt. Die Polizei war ähnlicher Ansicht. Ich wurde voller Hoffnung erwartet. Der Notarzt wird's schon richten. Auch damals war meine erste Frage (die ich oft und gern im Einsatz stelle, wenn sie angebracht erscheint): »Und was soll *ich* jetzt hier machen?«

Man klärte mich kurz und oberflächlich über die Situation auf. Bevor ich jedoch irgendwelche Details erfragte, näherte ich mich zunächst unbedarft Marcels Zimmer. Ich stellte mich mit Namen und Funktion vor und fragte durch die geschlossene Tür, ob er mich auf ein Gespräch hereinlassen würde. Gegen die Innenseite der Zimmertür krachte ein schwerer Gegenstand. Dazu schalmeite es mir wirklich freundlich und sehr höflich entgegen: »Verpiss dich, du Arschloch!«

Ich zuckte mit den Schultern und ging wieder ins Wohnzimmer, wo Eltern, die Kollegen vom Rettungswagen und die beiden Polizisten mich mit erwartungsvollen Blicken ansahen.

»Er will nicht mit mir reden«, sagte ich und erntete böse Blicke.

Nach einem klärenden Gespräch mit seinen Eltern erfuhr ich, dass Marcel in diesen akuten Situationen extrem gut auf ein Benzodiazepin reagierte. Dies sorgte in nahezu allen Fällen dafür, dass er lammfromm wurde, sich, verzweifelt über die Geschehnisse, an seine Eltern klammerte und nach kurzer Zeit einen Wechsel in seine therapeutenbegleitete Wohngruppe wünschte. Ein halbes Dutzend Augenpaare sahen mich nun erwartungsvoll an. Man wünschte sich, dass ich Lorazepam, das von den Eltern benannte Beruhigungsmittel, aus meiner Tasche zaubern und Marcel damit behandeln sollte.

»Soll ich eine Spritze aufziehen und die mit unserem »Distanzapplikator« verabreichen?«, fragte ich zynisch und drehte mich zu meiner Teampartnerin des NEF. »Helena, hol das Blasrohr, endlich können wir es einsetzen!« Ich erntete erneut wenig begeisterte Blicke, woraufhin ich die Situation aufklärte.

»Ah ja?!«, stellte ich entrüstet in den Raum. »Was soll ich denn da jetzt machen? Mir ist schon klar, dass ihr da alle auch nichts ausrichten könnt, aber nur weil bei mir Doktor vor dem Namen steht, heißt das ja nicht, dass der Bursche bei mir spurt, oder?«

Allgemein zustimmendes Gemurmel. Ich startete einen Versuch und sprach die Eltern an.

»Gibt es irgendwas, womit man mit ihm ins Gespräch kommen kann? Irgendwelche Interessen? Autos? Sport? Flugzeuge? Natur? Jagd?«

Das letzte von mir genannte Thema, die Jagd, hatte ich nur so ins Blaue hinein gesagt. Marcels Mutter hob ihren Kopf.

Marcel hatte aus unerfindlichen Gründen ein großes Interesse für die Jagd. Weder Vater noch Mutter noch Verwandte hatten relevanten Kontakt zur Jagd, und auch in der Wohngruppe war »Jagd« kein Thema. Marcel hatte einfach ein eigenes Interesse entwickelt. Die Mutter berichtete, dass man im Nachhinein herausgefunden habe, dass ein Freund der Familie zur Jagd ging. Er hatte Marcel ein paar Mal mitgehen lassen und wusste nur zu berichten, dass der Junge voller Ruhe und Gelassenheit mit ihm durch Feld und Wald gegangen war und ruhig beobachtet hatte. Als die Mutter mir das erzählte, verspürte ich einen Ruck der Erinnerung.

Mein Vater war mit mir auf der Decke vor dem Zelt auf dem Campingplatz am Lago Maggiore eingeschlafen. Als er aufwachte, war sein dreijähriger Sohn weg. Panik brach aus, denn mein Interesse für Wasser war schon immer groß – schwimmen konnte ich hingegen noch nicht. Vater und Mutter begannen die Suche, und nach wenigen Minuten war der halbe Campingplatz eingebunden. Es waren die längsten Minuten im Leben meiner Eltern, da sie ihren Sohn ertrunken am Grund des Sees wähnten. Ein Italiener kam dann zu meinen Eltern und sagte, dass etwas oberhalb des Campingplatzes ein Angler auf einem Steg säße und ein kleiner Junge bei ihm sei. Bis heute ist es meinen Eltern und auch mir unklar, woher das Interesse für das Fischen kommt, was seither bei mir neben der Jagd Bestand hat. Nur nebenbei erwähnt: Diese Aktion sorgte für eine drastische Reduktion meines Aktivitätsradius. Mein Vater, alter Pfadfinder, band ein Stück Seil an mir fest. Wenngleich die Menschen uns mit verwunderten und teilweise strafenden Blicken ansahen: Weglaufen und meinen Eltern Todesängste bereiten konnte ich so nicht mehr.

Bei Marcel jedenfalls war es die Jagd, die ihn ohne offenkundige äußere Einflussnahme so faszinierte. Ich als Jäger witterte meine Chance, ging wieder zum Zimmer und rief durch die geschlossene Tür:

»Marcel? Wollen wir uns nicht doch mal zusammensetzen?«

»Hau ab!«

»Wann ranzt der Fuchs?«

Ich erwartete erneute Beschimpfungen, doch sorgte meine Frage für Schweigen im Zimmer. Ich drehte mich kurz zu den Anwesenden um und lächelte gewinnend in die Gruppe der hinter mir Stehenden. Ich erntete belustigte bis fragende Blicke. Als keine Antwort kam, fragte ich provokanter.

»Na, was denn, Marcel?! Als Waidmann wirst du doch wohl wissen, wann der Fuchs ranzt?!«

Ich hörte es leise im Zimmer rascheln und räumen. Gegenstände wurden zur Seite geschoben. Ich drehte mich aus der Erfahrung der letzten Jahre in der Zusammenarbeit mit der Polizei um und fixierte die beiden Kollegen in der blauen Uniform, die sich bereits in Position brachten.

»Sie beide halten sich zurück. Solange keine akute Gefahr für mich oder jemand anderen besteht, machen Sie nichts! Das hier ist jetzt meine Sache.«

Man hörte ein Scharren und Knistern hinter der Zimmertür, und auf einmal öffnete sich diese ein wenig. Ein Kopf kam zum Vorschein. Marcel sah mich mit gehetzten, aber gleichzeitig neugierigen Augen an.

»Im Januar und Februar ranzt der Fuchs. Bist du Jäger?«

»Ja, ich bin auch Jäger.«

»Hast du hier ein Revier?«, fragte er.

»Nein, ich gehe in der Eifel auf die Jagd. In einem Revier in der Nähe des Nürburgrings.«

»Hast du auch schon mal einen Hirsch erlegt?«, wollte Marcel wissen.

»Nein, einen Hirsch habe ich noch nicht erlegen können. Aber mein Vater hat schon einen gestreckt. Bei mir lagen bislang nur Rehböcke und Sauen. Hast du schon Sauen in freier Wildbahn gesehen?«

Marcels Augen weiteten sich in schierer Faszination. Ich war unsicher, ob er überhaupt noch etwas zum Beruhigen benötigte, denn er war auf einmal wie gefangen von meinen Worten.

»Nein, aber ich habe sie schon gehört, als ich mit Thomas draußen gesessen habe. Da hat es im Gebüsch geraschelt und Thomas hat gesagt, dass das Sauen sind.«

Ich näherte mich seinem Zimmer noch mehr und fragte, ob ich nicht reinkommen dürfe. Er zögerte einen kurzen Augenblick, dann zog er die Tür gegen den Widerstand der Möbel, die er zum Verkeilen genutzt hatte, auf. Kraft hatte der Bursche. Die Türe ging so weit auf, dass ich das chaotische Zimmer betreten konnte. Marcel setzte sich auf seine Couch, eines der wenigen Einrichtungsgegenstände, die an seinem Platz geblieben zu sein schienen. An der Wand fielen mir Poster von Wildtieren auf. Wo andere männliche Jugendliche Bilder von schnellen Autos, Popstars oder manchmal sogar von halbnackten Frauen hängen haben, blickten mich Bock, Keiler und ein strammer Hirsch vom elften Kopf an.

»Pass auf, Kumpel. Ich schlag´ dir folgenden Deal vor: Du nimmst die Tablette hier, dann erzähle ich, wie ich meine erste Sau erlegt hab´. Und ein paar Bilder kann ich dir auch zeigen.« Ich zückte mein Smartphone und wedelte damit vor seiner Nase. Ich sah seiner Mimik an, wie er innerlich mit sich rang. Schließlich nickte er. Ich reichte ihm die Tablette, die er in seiner Wangentasche verschwinden ließ. Ich musste nicht kontrollieren, ob er sie dort ließ oder sie herunterschluckte. Bei dieser Verabreichungsform von Lorazepam legt man die Tablette in den Mundraum, wo sie sich sofort auflöst und der Wirkstoff von der Mundschleimhaut aufgenommen wird.

Ich lehnte mich ein wenig zurück, entsperrte mein Handy, suchte in meinen Bildern und zeigte ihm nach kurzer Zeit das Foto meines ersten erlegten Wildschweins. Er schaute gebannt auf das Bild und lauschte meinen Worten, als ich damit begann, dass ich mich auf den Weg zum Hochsitz mit dem wohlklingenden Namen »Ärztezentrum« machte. Diesen Namen trägt der Hochsitz übrigens wirklich, weil vor vielen Jahren vier Freunde, Steffi, Juliane, Robert und ich, mithalfen, das Untergestell dafür zu bauen. Damals waren wir noch keine Ärzte, doch standen wir alle kurz vor dem Examen. Als wir dem neuen Hochsitz einen Namen geben wollten, war »Ärztezentrum« irgendwie naheliegend.

Marcel jedenfalls hing gebannt an meinen Lippen, als ich von der aufkommenden Dunkelheit berichtete, von den warmen Kissen in der isolierten Kanzel und den Geräuschen des Walds in dieser wolkenverhangenen Vollmondnacht. Seine Aufmerksamkeit war ganz bei mir, als ich erzählte, wie ich im Dickicht einige Dutzend Meter vor mir leise das typische Rascheln und Schlagen der Sauen gegen

Holz vernahm, mich bereithielt und anlegte, als die Sauen auf die Freifläche kamen. Marcel wurde während meinen Erzählungen immer ruhiger, seine Bewegungen langsamer und seine Augen blinzelten zunehmend. Ich zog die Erzählung nicht künstlich in die Länge, sondern fand ein rasches Ende. Ich nahm kurz Blickkontakt mit seiner Mutter auf, die ins Zimmer kam und sich neben ihren Sohn setzte. Dieser seufzte tief, legte seinen Kopf auf den Schoß seiner Mutter und bat darum, in seine Wohngruppe gebracht zu werden.

Die Polizisten waren sich unsicher, ob man die Lage nun einfach so belassen könne, doch sprach ich mit den beiden Beamten und fragte offen, ob sie glauben würden, dass es jetzt hilfreich sei, den Jungen in Gewahrsam zu nehmen oder in die Psychiatrie zu bringen. Die Eltern kannten diesen Zustand jedenfalls und hatten bisher mehrere Male selbstständig genauso gehandelt, wie wir das getan hatten. Dieses Mal war es nur so, dass sich Marcel nicht so einfach helfen lassen wollte und die Mutter den Notruf gewählt hatte. Der Rest verlief in einer Kaskade, die niemand mehr so richtig aufhalten konnte.

Die Polizisten verließen die Wohnung, die Kollegen vom Rettungswagen schulterten die Gerätschaften und ich füllte mein Protokoll aus. Der Vater stand auf einmal neben mir, legte mir seine Hand auf die Schulter und sagte nur »Danke«. Ich presste die Lippen aufeinander und nickte bestätigend. Als ich die Schreibunterlage zusammenklappte und die Wohnung verließ, warf ich einen letzten Blick ins Zimmer von Marcel. Er war auf der Couch eingeschlafen.

»Waidmannsheil, Kumpel«, sagte ich zum Abschluss und verließ die Wohnung.

Fazit des Tages:
Finde den gemeinsamen Nenner!

Zeitbombe

Ein Aortenaneurysma ist eine Aussackung der großen Hauptschlagader im menschlichen Körper. Man unterscheidet hierbei ein thorakales (im Brustraum gelegenes) und ein abdominelles (im Bauchraum gelegenes) Aneurysma. Als Ursache wird die zunehmende Sklerose, also eine Verhärtung der Gefäßwand, insbesondere im Alter sowie auch Bluthochdruck diskutiert. Eine anatomisch nicht ganz korrekte, die Situation aber doch recht plastisch beschreibende Vorstellung ist der Vergleich mit einem Gartenschlauch, dessen stabilisierendes Netzgewebe einen Defekt aufweist und sich somit eine Beule bildet. Die Schlauchwand ist an dieser Stelle aufgrund der Aufweitung deutlich dünner. Die große Gefahr des Aortenaneurysmas ist die Ruptur, also ein Aufreißen der Wand. Dies kann gedeckt und frei erfolgen. Bei der gedeckten Form liegt noch Gefäßwandgewebe über dem Defekt, sodass der Blutaustritt nur gering oder vielleicht sogar gar nicht vorhanden ist. Bei der freien Ruptur blutet es aus einem Loch im dicksten Gefäß unseres Körpers entweder in den Brust- oder Bauchraum.
Setzt man die Werte vom Gesamtblutvolumen eines Menschen (ca. 5 Liter) und das Herzminutenvolumen (ca. 5 Liter), also die Menge an Blut, die pro Minute durch den Körper gepumpt wird, in Beziehung, stellt man fest, dass der Mensch bei der freien Ruptur eines Aortenaneurysmas innerhalb von einer Minute komplett verblutet ist. Die freie Ruptur ist ein innerhalb von weniger als einer Minute zum Tod führendes, medizinisch im Prinzip nicht behandelbares Ereignis.

Die halbe Nacht wälzte ich mich hin und her. Das hatte zwei Gründe. Zum einen begann um 7 Uhr mein allererster Dienst als Notarzt überhaupt, zum anderen wollte ich genau diesen auf keinen Fall verschlafen. Die Angst davor zu verschlafen und den bis dahin diensthabenden Kollegen zu spät abzulösen, gegebenenfalls sogar zu riskieren, dass dieser am frühen Morgen noch einmal alarmiert würde, erzeugte derart viel Stress in mir, dass meine Nacht die Hölle war. Als der Wecker um 5:45 Uhr an diesem 23.07.2014 klingelte, war ich bereits seit einer halben Stunde hellwach. Aufstehen, duschen, anziehen, kleiner Kaffee, Fahrt in die Klinik, umziehen und den Kollegen kontaktieren, um den Treffpunkt für die Übergabe des Melders zu vereinbaren.

23.07.2014. 7 Uhr. Dienstbeginn als Notarzt.

Um die gleiche Zeit wurde Frau Elisabeth Frall-Zopp wach, streckte ihre steifen Extremitäten und setzte sich gut gelaunt an die Bettkante. Zu diesem Zeitpunkt hatte sie keinerlei Vorstellung, was an diesem Tag passieren und mit wem sie zusammentreffen würde und dass die Unfähigkeit dieser Person sie fast das Leben kosten würde.

Nicht ganz 15 Jahre Krankentransport und Rettungsdienst hatte ich zu diesem Zeitpunkt auf meiner Uhr stehen, und eigentlich gab es keinerlei Grund, nervös zu sein. Rettungsdienst kannte ich. Doch nun galt es, nicht auf Anweisung zu arbeiten, sondern die Anweisungen zu geben. Die 50 Einsätze als Notarzt-Praktikant waren gut gelaufen, und ich hatte mich jederzeit sicher gefühlt – vielleicht auch, weil ständig ein erfahrener Notarzt mit dabei war. Doch nun war ich auf mich allein gestellt. Sicher, man handelt im Team, doch die letzte Entscheidung und somit auch die Verantwortung liegt beim Notarzt. Auch die bisherige ärztliche Tätigkeit im Krankenhaus hatte nicht darauf vorbereitet. Dort stand man als Assistenzarzt auch unter dem Rettungsschirm eines Chefarztes. Beruflich war ich an diesem Tag erstmals in der Pflicht, eine Entscheidung vollumfänglich selbstständig zu verantworten.

Meinen ersten Einsatz, eine Blutdruckkrise bei einer 62-jährigen, meisterte ich voller Nervosität und Unsicherheit. Dabei war es meine einzige Aufgabe, neben Anamnese und Untersuchung ein Protokoll zu schreiben. Ich gab weder Medikamente noch führte ich eine sonstige Therapie durch. Gutes Zureden und meine bloße Anwesenheit beruhigten die Frau, sodass wir ohne weitere Maßnahmen ins Krankenhaus fuhren und dieses gegen 10:25 Uhr erreichten. Zum gleichen Zeitpunkt verspürte Frau Frall-Zopp erstmalig ein unangenehmes Ziehen im Oberbauch und dem Rücken, das sie auf die Arbeit in ihrem Garten zurückführte.

Den restlichen Vormittag und den Nachmittag hindurch fuhren wir zu weiteren fünf Einsätzen. Keiner davon war inhaltlich spannend und somit erzählenswert. Ich genoss in Ruhe mein Abendessen, und als ich mich gegen 19:30 Uhr auf das Bett im Dienstzimmer der Rettungswache legte, war ich bereits entspannter. Im Grunde meines Herzens wusste ich, dass die Notarzttätigkeit zumeist nicht viel stressiger war. Die Alarmierung um 20:31 Uhr tat meiner zunehmenden Entspannung keinen Abbruch, wenngleich die Einsatzmeldung über Funk »Akute Atemnot« in mir die Sorge hochkommen ließ, ich müsste vielleicht intubieren. Doch dazu kam es nicht.

Frau Elisabeth Frall-Zopp war um 20:31 Uhr noch nicht an dem Punkt, den Rettungsdienst zu alarmieren, obwohl sie sich zunehmend schlechter fühlte. Im Laufe des Tages waren die von ihr morgens verspürten Schmerzen erneut aufgetreten und hatten an Intensität zugenommen. Da sich die Schmerzen jedoch jederzeit nach einer kurzen Episode von wenigen Augenblicken wieder gebessert hatten, sah Frau Frall-Zopp keine Notwendigkeit, das Medizinsystem mit derlei »Kinkerlitzchen«, wie sie sich gegenüber ihrer Tochter ausdrückte, zu belasten. Es sollten lediglich 90 weitere Minuten vergehen, bis die Dame im fortgeschrittenen Alter ihre Beschwerden als ernstzunehmend klassifizierte und sich von ihrer Tochter ins Krankenhaus fahren ließ.

Als Frau Frall-Zopp gemeinsam mit ihrer Tochter an der Zentralen Notaufnahme klingelte, war es 22:40 Uhr und ich etwa 400 Meter Luftlinie entfernt in mein Buch vertieft. Man nahm die Daten von Frau Frall-Zopp auf und bat sie im Wartezimmer Platz zu nehmen. Vordergründig beklagte sie Schmerzen im oberen Rücken. Da die Patientin als »nicht-kritisch« gewertet wurde, dauerte es bis 23:30 Uhr, bis sie der diensthabende Unfallchirurg, der bis dahin in dieser lauen Sommernacht alle Hände voll zu tun gehabt hatte, erstmalig zu Gesicht bekam. Frau Frall-Zopp hatte Glück, dass es ein erfahrener Kollege war, der sie befragte, untersuchte und schnell zu dem Schluss kam, dass es sich nicht um banale Rückenschmerzen handelte. Er veranlasste nach Rücksprache mit dem diensthabenden Allgemeinchirurgen sowie dem Radiologen, den er aus dem Bett geklingelt hatte, eine Computertomographie von Brust- und Bauchraum mit der speziellen Fragestellung nach einem Aortenaneurysma. Die Kontrastmittel-CT beantwortete diese Frage hinreichend. Danach ging alles schnell.

Der Radiologe teilte den beiden chirurgischen Kollegen mit, dass bei der Patientin ein gedeckt-perforiertes Brustaortenaneurysma vorliegen würde. Die Hauptschlagader war eingerissen, doch hatte sich ein kleiner sogenannter *Flap*, ein Gewebestückchen, so von innen vor das Loch gelegt, dass es nur minimal blutete. Nun hieß es »höchste Eisenbahn«, wie meine Mutter in solchen Situationen sagen würde. Die Patientin wurde verkabelt und erhielt diverse venöse Zugänge. Auf chirurgischer Ebene diskutierte man, ob man dieses Problem im eigenen Haus versorgen konnte, doch der einzige chirurgische Kollege, der dies eventuell zu operieren vermochte, war auf Gran Canaria im Urlaub und somit unerreichbar.

Nach einigen Telefonaten hatte man eine Versorgungsmöglichkeit gefunden. Frau Frall-Zopp sollte in einem auf Gefäßeingriffe spezialisierten Krankenhaus operiert werden. Man fuhr dort die interne Maschinerie bereits hoch und plante den Notfalleingriff noch für die frühen Morgenstunden. Zwischen Frau Frall-Zopp und ihrer lebensrettenden Operation stand lediglich eine Distanz von etwa 43 Kilometern. Da die Distanz zwischen ihr und dem nächstgelegenen Notarzt 400 Meter betrug, traf es mich, den Transport zu begleiten.

24.07.2014. 1:22 Uhr. Alarmierung RTW und NEF zur Verlegung eines Aortenaneurysmas.

Als ich vom Melderpiepen aufgeschreckt verschlafen diesen Text las und über Funk hörte, welches Ziel unser Transport hatte, markierte ich vor meinem Team den starken Mann, gleichzeitig ging mir aber mein Gesäß auf Grundeis. Meine erste Verlegung. Aortenaneurysma. Tickende Zeitbombe. Aber ich wusste, ich war nicht allein. Tobias und Thorsten saßen auf dem RTW, Freddie auf dem NEF. Ich hatte ein gutes Team. Wir fuhren die kurze Strecke von der auf dem Klinikgelände gelegenen Wache bis zur Notaufnahme und machten uns für die Übernahme der Patientin bereit.

»Frau Elisabeth Frall-Zopp, 76 Jahre, hat sich heute Abend mit Schmerzen im oberen Rücken vorgestellt. CT-morphologisch hat sie ein gedeckt-perforiertes thorakales Aortenaneurysma, Typ III nach Crawford und Safi. Sie war bis vor etwa 15 Minuten jederzeit kreislaufstabil, steigt jedoch seither ein wenig mit dem Blutdruck. Wir haben daher einen Perfusor mit Urapidil angehängt, der aktuell mit einer Rate von 7,5 mg pro Stunde läuft. Die arterielle Druckmessung zeigt euch ja jederzeit den aktuellen Druck, sodass man die Rate gegebenenfalls anpassen kann. Wir streben einen systolischen Zieldruck von 110 bis maximal 130 mmHg an.«

Die Übergabe durch den Intensivmediziner, den sich die Kollegen der Notaufnahme für die Dauer bis zur Verlegung hinzugerufen hatten, war allumfassend und beinhaltete alle Infos, die wir brauchten. Wir klärten letzte Fragen und ließen uns abermals bestätigen, dass das Zielkrankenhaus, das wir gemeldet bekommen hatten auch das Haus war, das wir anfahren sollten und dass die Kollegen vor Ort auch wirklich Bescheid wussten. Ich persönlich hatte mir darüber keinerlei Gedanken gemacht, sondern darauf vertraut, dass das schon alles stimmen würde. Die RTW-Besatzung jedoch hatte in der Vergangenheit bereits völlig falsche oder nicht informierte Krankenhäuser angefahren. Die Kollegen waren daher sensibilisiert.

»Sie sind jetzt in guten Händen«, sagte der Kollege der Intensivstation, drückte dabei kurz die Hand von Frau Frall-Zopp, die bereits auf unserer Trage lag und zwinkerte mir zu. Wenn er gewusst hätte. Oder er wusste und sagte es nicht. Ich jedenfalls wandte mich an unsere Patientin.

»Wie geht es Ihnen?«

»Wie schlimm steht es eigentlich wirklich um mich?«, stellte sie unvermittelt eine Gegenfrage, ohne meine eigene zu beantworten. »Bislang hat keiner was zu mir gesagt oder mir richtig erklärt, worum es geht.«

»Wissen Sie, was ein Aortenaneurysma ist?«

»Nein.«

Ich erklärte es ihr. Ich erklärte es ihr in Worten, die sie verstand und die Tränen in ihren Augen entstehen ließen.

»Das heißt, es kann sein, dass ich auf der Fahrt ins nächste Krankenhaus sterbe?« Ich schluckte kurz und überlegte, wie ich ihre Frage beantworten sollte. Ich entschied mich für die Wahrheit.

»Ja, das ist möglich. Aber ich kann nur noch mal wiederholen: Sie sind in guten Händen, und wir werden alles tun, um Sie wohlbehalten und sicher ans Ziel zu bringen.«

Mit Urapidil, einem α1-Adrenozeptor-Antagonist, das durch eine direkte Reduktion des Gefäßwiderstands eine sofortige Blutdrucksenkung nach sich zieht, kannte ich mich einigermaßen aus. Doch mit der Echtzeit-Blutdruckmessung über eine arterielle Kanüle, damit kannte ich mich nicht aus. Mein größter Fehler im Moment der Übergabe war, dass ich mir nicht die Blöße geben und zugeben wollte, dass ich keine Ahnung hatte, wie man das Schlauchsystem so an unseren Rettungsdienst-Monitor anschloss, dass es zuverlässige Werte anzeigte. Der Trick dabei besteht in erster Linie in einer Eichung zum Umgebungsdruck, die nach jedem Wechsel des Geräts zu erfolgen hat. Natürlich war ich offiziell eingewiesen. Ich hatte schlicht und ergreifend vergessen, wie es zu machen war. Ich verließ mich auf mein Team. Doch manchmal ist man auch vom besten Team verlassen.

»Habt ihr eine Ahnung, wie man das System eicht oder kalibriert?«, fragte ich leise meine Kollegen, damit Frau Frall-Zopp nichts mitbekam. Leises Kopfschütteln von Tobias, Thorsten und Freddie. Ich überlegte, doch noch einmal kurz in die Notaufnahme zu gehen und um Hilfe zu bitten, doch fiel mir ein, dass keiner der ärztlichen Kollegen dort als Notarzt fuhr und somit auf die Geräte des RTW bzw. NEF nicht eingewiesen war. Ich versuchte es mit einem billigen Trick.

»Wir machen an den anderen Arm eine reguläre Blutdruckmanschette und stellen den Timer für die automatisierte Messung auf die kleinste Stufe. Das ist nicht optimal, aber immerhin.«

Die Manschette wurde umgelegt und eingestellt. Wir fuhren los und kamen nicht einmal bis zur Autobahn. Unsere Patientin war nicht nur hart im Nehmen, sondern auch wenig klagsam. Die Tatsache, dass sich an einem ihrer Arme alle zwei Minuten eine Blutdruckmanschette aufblies und den Arm quetschte, ließ sie unkommentiert. Doch zeigten die Werte mittlerweile Drücke von 150 mmHg an. Dies erschien mir deutlich zu hoch, weshalb ich das Urapidil nicht nur hinsichtlich der dauernden Flussrate hochdrehte, sondern auch einen Bolus gab. Bei der übernächsten Messung zeigte der Blutdruck dann einen systolischen Wert von 95 mmHg an. Dies erschien mir zu wenig.

»Jungs, so können wir nicht weitermachen. Das gibt ein Drama. Hat irgendeiner eine Idee?«, fragte ich mein Team. Eigentlich nur Tobias, denn Thorsten saß in der Fahrerkabine des RTW und Freddie fuhr mit dem NEF hinter uns her. Tobias zuckte die Achseln und schüttelte den Kopf, als er bei Thorsten durch das kleine Fenster nachgefragt hatte. Ideen gab es keine. Jedoch wurden die Blutdruckschwankungen von Frau Frall-Zopp immer größer, genauso wie die wechselhaften Gaben von Urapidil. Das System schaukelte sich immer mehr hoch. Immer größere Blutdruckunterschiede erzeugten größere Unterschiede hinsichtlich der Medikamentengabe. Als unsere Patientin äußerte, dass es ihr nicht gut ginge, zog ich die Reißleine und gleichzeitig mein Handy aus meiner Tasche. Ich wählte meine persönliche Nummer gegen Kummer: Dr. David Berlin, Facharzt für Anästhesie mit der Zusatzbezeichnung Intensivmedizin.

»Berlin?«, fragte eine verschlafene Stimme, als ich meinen Kumpel um 2:04 Uhr anrief.

»Nein, kurz hinter Frankfurt«, konnte ich mir den kleinen Scherz nicht verkneifen, wenngleich ich eigentlich nicht zu Scherzen aufgelegt war. »David? Oli hier. Du musst mir helfen«, ergänzte ich.

»Oli? Alter, spinnst du? Es ist …«. Ich vernahm genuschelte, unverständliche Worte und das Rascheln von Bettdecken. »Es ist 2 Uhr, Mann! Was willst du von mir?«

»Ich brauche deine Hilfe mit der Kalibrierung einer Arterie an einem C3. Weißt du, was ich meine?«, fragte ich ihn.

»Weiß ich«, antwortete er und gähnte herzhaft. »Was ist dein Problem?«

»Ich kriege die Kalibrierung einfach nicht hin. Ich bin hier unterwegs mit einem thorakalen Aortenaneurysma, laufendem Urapidil-Perfusor und kriege einfach keine Messung über die Arterie. Das ist hier alles mit der heißen Nadel gestrickt, denn ich wurschtle mich mit der manuellen Messung durch.«

»Okay, langsam, langsam. Also erst mal musst du die ganzen Schläuche richtig anschließen. Ist das passiert?« Ich bejahte. »Wundervoll, dann geht es weiter. Du nimmst nun …«

Es dauerte keine Minute und das System war kalibriert. Ich dankte David überschwänglich.

»Ja, ja, ist ja schon gut. Du kennst meinen Preis. Rot, trocken und in einer Flasche, auf der ein Etikett mit der Bezeichnung ‚exzellenter und sehr teurer Tropfen' klebt.« Er legte einfach auf.

Ich steckte mein Handy weg und sah auf die nun im Sekundentakt angezeigten Echtzeitwerte von Frau Frall-Zopps Blutdruck. Während wir weiter mit Blaulicht und Martinshorn durch die Nacht über die Autobahn fuhren, justierte ich die Dosis des Urapidil-Perfursors, sodass der systolische Blutdruck letztlich stabil bei 120 mmHg lag.

Während der ganzen Fahrt kreisten meine Gedanken darum, was ich machen würde, wenn das bislang gedeckt-perforierte Aneurysma frei rupturieren würde. Die Patienten spüren dies oftmals nicht, sondern äußern nur ein Unwohlsein und werden wenige Augenblicke später durch den starken Blutverlust bewusstlos. Ich lebte in dem innerlichen Konflikt aus »helfen wollen« und »keine Chance haben«. Die freie Ruptur ist, wenn man nicht gerade am OP-Tisch bei offenem Bauch oder Brustkorb direkten Blick auf die Blutung hat, eine nicht behandelbare Situation, die regelhaft zum Tod führt. Auch Reanimationsmaßnahmen führen hier nicht mehr zum Erfolg, da der Patient innerlich verblutet.

»Das Glück ist mit die Doofen!« habe ich irgendwo mal gelesen. Wir hatten Glück, denn wir brachten Frau Frall-Zopp wohlbehalten und mit stabilem Blutdruck ins Gefäßzentrum. Ihre Dankesworte nach der Übergabe fühlten sich hinsichtlich meiner Unfähigkeit, eine arterielle Blutdruckmessung in Gang zu bringen, komisch an.

Fazit des Tages:
Gut, wenn man Freunde hat!

Asystolien und andere Späße

Im Kapitel »Intensivstation« bin ich bereits auf die elektrische Aktivität am Herzen eingegangen. Die Therapie des dort erwähnten Kammerflimmerns ist in erster Linie eine elektrische Defibrillation.
Doch diese oder auch eine Kardioversion mittels Strom ist nicht die einzige Form der Therapie von Herzrhythmusstörungen. Geläufiger ist oftmals eine medikamentöse Therapie, insbesondere bei den nicht akut lebensbedrohlichen Formen. Doch wie unterscheidet man, ob eine Herzrhythmusstörung lebensbedrohlich ist oder nicht? Wie unterscheidet man, ob Strom oder Medikamente eingesetzt werden?
»Je kränker, desto Strom!«, ist ein einfacher Satz, den man sich gut merken kann. Er besagt, dass die Entscheidung zwischen Medikamentengabe und einer elektrischen Therapie von Herzrhythmusstörungen daran bemessen werden sollte, wie instabil, also wie »krank« ein Patient ist. Je instabiler, je kränker, je näher der Patient am Tod ist, desto weniger Zeit bleibt, mit Medikamenten zu arbeiten, die oftmals eine Zeitlang brauchen, bis sie wirken. Stattdessen nutzt man Strom, der sofort wirkt.

Alle großen Dinge beginnen irgendwann.

Nein, keine Sorge. Keine Wiederholung des Kapitels »MRS …was?« Aber auch wenn man seit mehr als 20 Jahren im Rettungsdienst unterwegs ist, erlebt man doch immer wieder Dinge zum ersten Mal. In meinem Fall gibt es nicht mehr viele offene »erste Male«.

Was mir immer noch fehlt, ist eine Geburt. Eine Geburt im Rettungsdienst wohlbemerkt. Denn die Geburten unserer Töchter habe ich im Krankenhaus ebenso miterlebt wie Geburten im Rahmen meines Gynäkologiepraktikums im Studium. Mehrere Dutzend Schwangere und mehr oder weniger akut kreißende Patientinnen habe ich schon selbst ins Krankenhaus gefahren oder als Notarzt begleitet. Doch bislang blieb mir eine Geburt außerhalb der schützenden Mauern eines Kreißsaals erspart. Man möge mich nicht falsch verstehen – scharf auf eine Geburt im Rettungsdienst bin ich nicht, auch wenn ich keine Angst vor der Situation habe.

Zurück zum eigentlichen Thema. Die meisten werden den Einsatz im Kopf haben, bei dem sie etwas Besonderes zum ersten Mal gemacht haben. Was mir eindrucksvoll im Kopf geblieben ist, ist mein erster Einsatz von Adenosin. Adenosin ist ein sogenanntes Nukleosid und damit Bestandteil von vielen energiereichen Verbindungen im Körper. Als Medikament wird es zur Behandlung von spezifischen Herzrhythmusstörungen eingesetzt. Hierbei wirkt es direkt am Herzen und sorgt in der Reizweiterleitung am AV-Knoten für eine völlige Blockade der Übertragung. Wem das alles zu hochtrabend und medizinisch ist, für den hier noch mal einfach ausgedrückt: Spritzt man Adenosin, hört das Herz auf zu schlagen.

Nun sind wir uns alle recht einig darin, dass der Sinn des Rettungsdiensts nicht ist, ein zu schnell schlagendes Herz dauerhaft auszuschalten – nur weil es zu schnell schlägt. Hierbei kommt dem Adenosin die Eigenart zugute, dass es eine extrem kurze Halbwertszeit hat. Praktisch ist die Wirkung von Adenosin nach wenigen Sekunden bereits komplett verflogen. Daraus folgen zwei Dinge:

1. Man muss Adenosin in einer größeren Menge und sehr schnell spritzen.
2. Die Wirkung des Herzstillstands hält nur wenige Sekunden an, dann schlägt das Herz (im Idealfall) wieder in einem normalen Rhythmus.

Versuchen Sie jedoch nun erst mal diese vielen Informationen zu vergessen und stellen Sie sich lieber Frau María Sofía Concepción de los Ángeles López Fernández vor, die wir auf dem Parkplatz eines Supermarkts antrafen und die über Herzrasen klagte. Sie hatte (ehrlich!) einen unfassbar langen Namen und einen wundervollen spanischen Akzent in ihrer Stimme, als sie uns erklärte, dass sie das kenne und schon öfter gehabt habe. Ich tastete ihren Puls und bestätigte ihre Einschätzung. Ihr Herz raste.

Spätestens nachdem wir sie ans EKG geklemmt hatten, war klar, dass Frau María Sofía Concepción de los Ángeles López Fernández tatsächlich eine Tachykardie hatte. Ihr Herzschlag lag bei strammen 180 Schlägen pro Minute. Sie war jedoch weder 400 Meter gesprintet noch aufs Dach des Supermarkts geklettert, noch hatte sie sich nennenswert über die angestiegenen Preise für Milchprodukte geärgert. Bei genauer Analyse ihres EKG fanden sich Hinweise auf einen Zustand namens »AV-Knoten-Reentry-Tachykardie«. Dies bezeichnet nicht nur ein zu schnell schlagendes Herz, sondern eine im Herzen kreisende Erregung. Die genannte Herzrhythmusstörung ist sicherlich nicht so gefährlich wie ein Kammerflimmern, jedoch nicht unerheblich unangenehm und natürlich therapiewürdig.

Frau María Sofía Concepción de los Ángeles López Fernández war nicht instabil. Sie war weder bewusstlos noch bewusstseinseingeschränkt. Ihr Blutdruck war im mittleren Bereich. Sie klagte auch nicht über Schmerzen, allenfalls über ein dem schnellen Herzschlag geschuldetes diffuses Unwohlsein. Wir hatten also Zeit. Bitte verstehen Sie mich nicht falsch: Ich will ihre Beschwerden nicht herunterspielen und auch nicht sagen, dass Frau María Sofía Concepción de los Ángeles López Fernández kein Problem hatte. Sie war zu diesem Zeitpunkt jedoch so gut dran, dass sie nicht das volle Repertoire der Notfallmedizin abbekommen musste. Deshalb versuchten wir zuerst ein paar Tricks.

Man kann die Reizweiterleitung des Herzens mitunter ganz ordentlich bremsen, indem man einen spezifischen Nerv aktiviert. Wir reden hierbei vom X. (10.) Hirnnerv, dem *Nervus vagus*. Dessen Aufgabe ist es unter anderem, das Herz, das von sich aus mit ca. 120 Schlägen pro Minute schlagen würde, auf die üblichen 60-80 Schläge pro Minute abzubremsen. Wenn man den *Nervus vagus* reizt, spricht man von einer vagalen Reaktion. Diese vagale Reaktion ist bei Menschen unterschiedlich ausgeprägt. Es gibt Extremfälle, bei denen Personen ein starkes Absinken der Herzfrequenz erleiden und teilweise sogar kollabieren, wenn sie sich nur eine Zahnbürste zu tief in den Hals schieben. Der *Nervus vagus* läuft nämlich im hinteren Bereich des Rachens nach unten.

Beeinflussen kann man den Nerv zum Beispiel auch dadurch, dass man einen Schluck eines kalten Getränks zu sich nimmt. Wer auf einem Sportgerät wie einem Fahrrad oder einem Crosstrainer einmal bemerkt hat, dass nach einem Schluck kaltem Wasser während des Trainings die Pulsfrequenz kurzzeitig deutlich heruntergeht, der hat genau diesen Effekt erzielt. Nun haben wir im Rettungsdienst zumeist kein kaltes Wasser dabei und sind auch nicht so begeistert, wenn sich Notfallpatienten noch den Magen füllen. Hier hatte Frau María Sofía Concepción de los Ángeles López Fernández bereits vorgegriffen und eine Dose kalte Limonade getrunken. Sie kannte den Trick, denn ihr Hausarzt hatte ihn ihr verraten, doch war sie hinsichtlich ihrer Herzfrequenz damit wenig erfolgreich gewesen. Wir probierten es mit dem sogenannten »Valsalva-Pressversuch«, der auch eine vagale Reaktion erzielen kann, doch blieben wir erfolglos. Das Herz unserer Patientin mit dem wohlklingenden Namen raste weiter.

Eigentlich war es mein Plan, die Patientin lediglich ins Krankenhaus zu fahren. Doch als mein Teampartner und Fahrer des NEF mir fragend »Adenosin?« zuwarf, dachte ich mir: »Wieso eigentlich nicht?!« Hatte ich noch nie gemacht. War zwar nicht ganz ungefährlich, aber Frau María Sofía Concepción de los Ángeles López Fernández war jung und vorerkrankungsfrei, sodass man das schon mal machen konnte. Es geschah ja auch nicht völlig ohne Grund. Spielereien mache ich im Rettungsdienst nicht. Ich bin Freund von pragmatischer Medizin und sage: Die Aufgabe des Rettungsdiensts ist es, den Patienten in ein Krankenhaus zu bringen und keine große Medizin zu machen. Wenn große Medizin allerdings erforderlich ist, um den Patienten überhaupt erst ins Krankenhaus bringen zu können, dann mache ich sie. Alles andere kostet draußen nur Zeit.

Bei Frau María Sofía Concepción de los Ángeles López Fernández befand ich mich in der Zwickmühle. Ich war mir sicher, dass es ihr bedeutend besser gehen würde, wenn wir ihr Herzrasen terminieren würden, gleichzeitig wollte ich aber auch keine übertriebenen Risiken eingehen. In diesem Fall bewegte sich das Pendel jedoch in Richtung Behandlung. Also entschied ich mich und kommunizierte meine Entscheidung dem Team. Vor allem besprach ich kurz mit allen, sich auf eine eventuelle Reanimation vorzubereiten.

Selten gibt es bei der Anwendung von Adenosin die Gefahr, dass das Herz eben nicht wieder normal anfängt zu schlagen, sondern der Herzstillstand fortbesteht. Für diesen Fall teilte ich die Mitglieder des Teams klar zu, so dass es erst gar nicht zu einem anfänglichen Gewusel kommen würde, wer welche Aufgabe übernehmen sollte. Ich bestimmte Tobias als die Person, die mit den Thoraxkompressionen beginnen würde, meinen Teampartner des NEF als denjenigen, der mir bei der Atemwegssicherung helfen und Patrick, den zweiten Kollegen des RTW, als den, der uns die Medikamente aufziehen sollte. Die Aufgaben für den »worst case« waren verteilt und ich bat Patrick, mir 6 mg Adenosin, also eine ganze Ampulle aufzuziehen.

Der Zugang lag in der Ellenbeuge. Farbe Grün, also genügend Durchflusspotenzial. Die Infusion lief im Schuss ein. Es kam schließlich darauf an, dass das Medikament »in einem Rutsch«, also wirklich schnell in die Blutbahn appliziert wurde und nicht etwa langsam und gemächlich. Ich klärte Frau María Sofía Concepción de los Ángeles López Fernández über das auf, was wir vorhatten. Ich sagte ihr, dass sich wahrscheinlich ein unangenehmes bis leicht schmerzhaftes Gefühl in ihrer Brust breitmachen würde. Vielleicht würde sie auch das Gefühl eines Schwindels haben. Ich nahm ihre Hand, sah ihr tief in die Augen und versprach ihr, dass ich bei ihr sei und dass es nicht gefährlich sei, was wir machen würden. Ich naiver Tropf …

Das EKG piepste mit lautem Ton. Zur Dokumentation ließen wir den Drucker laufen, der das Bild auf dem Monitor auf Papier bannte. Die Infusion wurde maximal aufgedreht und ich stellte mich neben die Trage. Ich setzte die Spritze auf das Zuspritzventil, sah in die Gesichter meiner Kollegen, nickte kurz und sagte dann leise zur Patientin: »So, geht jetzt los!« Mit aller Kraft drückte ich auf den Kolben der Spritze und gleichzeitig auf die Spritze selbst, sodass durch den hohen Druck der Flüssigkeit, die auf dem Ventil lastete, die Spritze nicht vom Ventil weggedrückt werden konnte und ihren Inhalt im RTW verteilte. Innerhalb von weniger als zwei Sekunden waren 6 mg Adenosin in María Sofía Concepción´s Vene verschwunden und wir starrten gebannt auf den Patientenmonitor.

Die Literatur sagt, dass innerhalb von wenigen Augenblicken die Wirkung einsetzt. Nach 30 Sekunden purer, fast greifbarer Anspannung im Patientenraum des RTW, dem durchdringend schnellen Piepsen von Frau María Sofía Concepción de los Ángeles López Fernández´ Herzschlag, ließ die Patientin mich zusammenzucken, als ich maximal fokussiert auf Situation und Monitorbild leicht von ihr am Arm berührt wurde. Ich riss meinen Kopf zu ihr herum und starrte sie an. Frau María Sofía Concepción de los Ángeles López Fernández lächelte etwas schief und sprach in ihrem nach wie vor wundervollen spanischen Akzent mit den scharfen S-Lauten und dem nicht gesprochenen H.

»Junger Mann, is´ spüre gar nix. Mein ´erz is´ immer noch snell!«

Das brachte mich ein wenig aus dem Konzept, hatte ich doch erwartet, dass ihr Herz aussetzen würde und ihr Problem hiernach gelöst wäre. Es war tatsächlich nichts geschehen. Sie hatte nichts gespürt, wir hatten im EKG nichts gesehen. Patrick, der neben mir stand, flüsterte mir leise nur ein Wort zu: »Mehr?« Ich überlegte kurz und erinnerte mich an die Dosierung. Es war durchaus erlaubt, mehr zu geben, wenn 6 mg nicht zum Ziel führten.

»12 mg«, sagte ich zu Patrick, der nickte und zwei Ampullen aufzog.

Die Lage war abermals angespannt, es wiederholten sich alle Schritte. Ich starrte auf das EKG und wollte nach einer knappen Viertelminute meinen Blick enttäuscht abwenden, da hörte ich plötzlich anhand der Frequenz des Piepens, wie die Herzfrequenz von Frau María Sofía Concepción de los Ángeles López Fernández sank. Es dauerte keine weiteren fünf Sekunden und die vielen Zacken waren auf einmal weg und wir sahen eine Nulllinie mit nur kleinen P-Wellen, ein Zeichen, dass der Vorhof weiter schlug, die Erregung jedoch nicht auf die Kammer übertragen werden konnte. Fast eine Nulllinie. Asystolie. Das untrügliche Zeichen, dass das Herz, zumindest die Kammern, elektrisch nicht mehr erregt wurden. Keine elektrische Aktion, keine mechanische Aktion. María Sofía Concepción hatte sozusagen einen Herzstillstand. Lediglich die Vorhöfe schlugen noch.

Der Monitor gab einen lauten Warnton ab. Tobias, der neben dem Gerät stand, reagierte auf meine Kopfbewegung und quittierte den Alarm. Es herrschte wieder Stille im Auto. Mein Blick wechselte im Sekundentakt zwischen dem Monitor, auf dem nun seit sieben Sekunden eine Asystolie zu sehen war, und dem Antlitz von Frau de los Ángeles López Fernández. Diese verzog leicht ihr Gesicht und klagte über ein unangenehmes Gefühl im Brustkorb. Ich drücke ihre Hand und schaute erneut auf den Monitor. 11 Sekunden.

15 Sekunden. In der Literatur gibt es unterschiedliche Angaben zur Dauer der einsetzenden Asystolie nach der Gabe

von Adenosin. Bei sehr unterschiedlichen Zahlen und keinen konkreten Angaben muss man also abwarten, was passiert. Das macht nervös. 17 Sekunden. Ich sagte zu meinem Team, dass wir nach 25 Sekunden Asystolie anfangen würden zu drücken. Tobias machte sich bereit. María Sofía Concepción äußerte bereits großen Unmut über die Maßnahme, die ihr nun wirklich Angst zu machen schienen. Sie wand sich unruhig auf der Trage hin und her. Sie spürte, dass ihr Herz aktuell nicht mehr schlug und ihre Augen begannen sich wegzudrehen. 20 Sekunden waren vergangen und Tobias bewegte seine Hände langsam in Richtung des Brustkorbs der Patientin, deren Augenlider langsam, aber sicher zu flattern begannen.

25 Sekunden. Tobias schob seine Hände nach vorn und berührte ihren Oberkörper. Weitere zwei Sekunden später durchbrach ein Piepen die Stille. Tobias, der kaum einen Sekundenbruchteil später mit den Thoraxkompressionen begonnen hätte, stoppte in der Bewegung. 27 Sekunden. 27 Sekunden lang hatte die Asystolie von Frau María Sofía Concepción de los Ángeles López Fernández angedauert, bevor ein regulärer Sinusrhythmus mit einer Frequenz von knapp 70 ihr Herz wieder zum Schlagen brachte. Sie schüttelte leicht ihren Kopf und sah mich dann an.

»Was war das denn?«

Ich überlegte, ob ich ihr sagen sollte, dass dies der erste Schritt auf dem Weg in den Tod gewesen sei. Ich verzichtete drauf. Es hätte sie unnötig beunruhigt. Wenige Augenblicke später äußerte die Patientin, dass es ihr ja schon wieder deutlich besser ginge und unsere Therapie geholfen habe. Sie war voll der dankenden Worte und ich nahm diese ebenso dankbar an. Frau María Sofía Concepción de los Ángeles López Fernández wusste nicht, wie nah sie dem Tod an diesem Tag wirklich gewesen war.

Fazit des Tages:
Nicht alles, was man mal ausprobiert hat, muss man wiederholen!

Luchten und der Weg ins Krankenhaus

Das Berliner Institut für Gesundheits- und Sozialforschung (IGES) hat im Jahr 2019 die Studie »Zukunftsfähige Krankenhausversorgung« im Auftrag der Bertelsmann-Stiftung vorgestellt. Zentrale Aussage dieser Studie ist, dass sich die Zahl der deutschen Kliniken von aktuell knapp 1.400 auf weniger als 600 reduzieren muss. Dies würde zwangsläufig eine Reduktion der Krankenhausdichte und damit rechnerisch längere Fahrtzeiten mit Notfallpatienten nach sich ziehen.
Aktuell muss ein Krankenhaus der Grundversorgung in 30 Minuten Fahrzeit erreichbar sein. In den meisten Ballungszentren ist dies möglich.
Die Studie scheint herausgearbeitet zu haben, dass die schnelle Erreichbarkeit eines Grundversorgers jedoch nur vermeintliche Vorteile bietet. Oftmals sei die Ausstattung nicht optimal und es sei auch nicht immer ein Facharzt anwesend, sodass die etwas längere Fahrzeit zu einem Maximalversorger mit entsprechend »kompetenter Behandlung« sinnvoll sein könnte.
Hierbei wird auch auf die hohe Zahl der Verlegungen hingewiesen. Im Jahr 2017 mussten insgesamt 770.000 bereits in eine Klinik aufgenommene Patienten sekundär für komplexere Behandlungen in andere Krankenhäuser weiterverlegt werden.
Die Entscheidung, ob man das um die Ecke liegende Haus der Grundversorgung ansteuert oder doch ein paar Minuten länger zum Maximalversorger fährt, ist jedoch nie pauschal zu beantworten, sondern muss immer individuell und aus der Situation heraus entschieden werden.

»Das lass ich dich jetzt mal machen«, sagte Dr. Ludwig Luchten zu mir. Seine Beine waren lässig übereinandergeschlagen und er hatte sich tief und gemütlich in die Polster des Beifahrersitzes gedrückt. Ich blickte von der Rückbank nach vorn und sah tatsächlich seine Hand mit zwei erhobenen Fingern, der Geste der römischen Kaiser gleich, wenn sie das Volk in der Kampfarena des *Circus maximus* grüßten.

Wir befanden uns auf dem Weg zu einer vermeintlichen Reanimation.

In den vergangenen Einsätzen hatte ich Luchten über die Schulter schauen dürfen, wie er die Notfallmedizin »an den Patienten brachte«. Wir waren im Rahmen der Türöffnung bei Frau Kosslowski ein wenig aneinandergeraten, doch war er nicht nachtragend. Er war schwierig und nicht selten verletzend, wenn er zum Beispiel auf die Frage der Kollegen des RTW, ob er einen Patienten zum Krankenhaus begleiten wolle, auf diesen zeigte und sagte: »Wenn er kränker wäre, würd´ ich auch mitfahren.« Dieser eine Satz sagte eigentlich alles über Dr. Ludwig Luchten.

Er empfand mich scheinbar als ausreichend ausgebildet, die nun kommende Reanimation als Notarzt zu leiten. Großzügig überließ er mir das Feld und hielt sich im Einsatz tatsächlich zurück. Aber Zurückhaltung war nie ein Problem für Luchten, es sei denn, er hatte die Möglichkeit, im Interesse der Öffentlichkeit zu stehen. Bei Verkehrsunfällen mit vielen Zuschauern tat er großspurig, bei Einsätzen im häuslichen Umfeld eher gelangweilt. Doch nun war ich an der Reihe. Ich konnte zeigen, was ich gelernt hatte und betrat die Wohnung des Ehepaars Banghausen. Frau Elvira Banghausen führte uns mit tränennassem Gesicht und panischem Blick ins Wohnzimmer, wo ihr Mann Josef auf dem Boden lag. Er war zum Teil verdeckt von einer kräftig gebauten jungen Frau, die neben ihm kniete und seinen Brustkorb rhythmisch komprimierte. An seinem Kopf fand sich ein hagerer junger Mann, der gerade dabei war, einen Beatmungsschlauch in den Hals von Herrn Banghausen einzuführen.

»Übergabe!«, forderte plötzlich Luchten mit einem peitschenknallartigen Ausruf, der die Kollegin, die gerade die Thoraxkompressionen durchführte, zusammenzucken ließ. Sie hatte ihn nicht sehen können und stoppte für einen kurzen Moment ihre Tätigkeit.

»Weiterdrücken!«, bellte Luchten. Soviel zum Thema »*Das lass´ ich dich jetzt mal machen*«. Ich schob mich an Luchten vorbei, sah ihm einen Augenblick lang in die Augen und stellte mich dann dem Team kurz vor. Ich wiederholte seine Aufforderung für eine Übergabe, jedoch in wesentlich ruhigerem und freundlicherem Tonfall.

Nico, der hagere Kollege am Kopf von Herrn Banghausen, informierte uns kurz über die Auffindesituation. Herrn Banghausen war es nach dem Aufstehen schon »nicht so gut« gegangen. Als er sich nach dem Frühstück nochmal auf die Couch legen wollte, hörte seine Ehefrau plötzlich den dumpfen Aufschlag seines Körpers auf dem Boden. Seine leicht zuckenden Bewegungen und die Tatsache, dass er auf ihre laute Ansprache nicht reagierte, bewogen Frau Banghausen dazu, zum einen den Notruf zu tätigen, zum anderen laut um Hilfe zu rufen. Wie es der Zufall manchmal so will, hatte Familie Banghausen just an diesem Tag eine Gartenbaufirma zu Gast, die den Garten des Banghausen´schen Anwesens winterfest machen sollte. Die doppelt glückliche Fügung war, dass nicht nur Hilfe direkt vor Ort war, sondern Rainer Blatt, einer der beiden Gartenbauer, nicht nur ein gutes Händchen mit Pflanzen, sondern auch mit Menschen hatte. Neben seiner Tätigkeit im genannten Betrieb arbeitete er nämlich auch noch im Rettungsdienst, sodass Rainer nicht nur schnell, sondern auch qualitativ hochwertig mit einer kardio-pulmonalen Reanimation begonnen hatte.

Die Kollegen vom Rettungswagen waren in weniger als vier Minuten nach Anruf vor Ort und übernahmen die Herz-Lungen-Wiederbelebung von Rainer, den ich erst im Rahmen der Übergabe neben dem Sofa, über den Notfallrucksack gebeugt, wahrnahm. Er war dabei, Nico die Materialien für die Atemwegsicherung anzureichen. Einen Augenblick lang wartete ich auf gute Ratschläge von Luchten, doch dieser hatte sich noch vor Ende der Übergabe Frau Banghausen gewidmet und war mit ihr in die Küche gegangen. So stand ich da, mein erstes Teamleading einer Reanimation übernehmend, und versuchte Ruhe in die Situation zu bringen. Ich hielt mich aus dem eigentlichen Geschehen heraus, denn ich erinnerte mich an früher und daran, wie ich es gehasst hatte, wenn der Notarzt sich übermäßig einbrachte und uns nicht unsere Arbeit machen ließ.

Es lief, wie die Leitlinien es vorgaben. Das lag nicht primär an mir, denn ich musste eigentlich nicht viel sagen. Rainer, Nico und Verena, die Kollegin, die mit Nico unterwegs war, arbeiteten Hand in Hand. Nach der dritten erfolglosen Defibrillation injizierte Rainer etwas über den von ihm gelegten Venenzugang. Ich gab einen Laut von mir, woraufhin Rainer mich ansah.

»300 Milligramm Amiodaron. War okay, oder?«, sagte er zu mir.

Ich hatte weder die Ampulle gesehen noch die Anweisung gegeben, doch war ich froh über Rainers Eigenmotivation. Ich sah ihn dankbar an und nickte. Ich selbst hätte die Gabe des Medikaments vergessen.

Noch während die Reanimation in vollem Gange war, nahm ich eine Bewegung am Rande meines Sehfelds wahr. Ich drehte mich ein wenig und sah Luchten. Er hatte eine geblümte Kaffeetasse von Villeroy & Boch in der Hand. Modell »Mariefleur«. Zarter Dampf entstieg ihr. Verzückt betrachtete Luchten das Motiv und trank einen Schluck. Als sich unsere Blicke trafen, schloss er fast sinnlich die Augen und nickte mir leicht zu.

»Wir haben einen Rhythmus«, rief Verena und riss mich aus meiner Verwunderung. Luchten hatte sich tatsächlich von Frau Banghausen einen Kaffee machen lassen und sah uns zu. Ich drehte mich von ihm weg und widmete meine Aufmerksamkeit der Szene zu meinen Füßen.

»Dann drücken wir den Zyklus zu Ende und machen dann die Kontrolle«, gab ich die weitere Marschrichtung vor.

»Kräftiger Puls an der Carotis«, rief Nico kurze Zeit später in den Raum. Verena, die ihre behandschuhten Finger in die

Leiste von Herrn Banghausen gelegt hatte, bestätigte dies mit einem Nicken.

»Okay, dann einmal Blutdruck messen und großes EKG schreiben«, forderte ich niemand Bestimmten auf.

»Du denkst an eine Narkose?«, fragte Luchten plötzlich aus dem Hintergrund. Ich drehte mich erneut zum ihm um und sah, wie er abermals genüsslich einen Schluck Kaffee zu sich nahm. Das Bild hätte surrealer nur noch sein können, wenn Frau Banghausen ihm zum Kaffee ein Stück Gebäck oder ein belegtes Brötchen gereicht hätte.

»Du siehst schon, dass Josef auf dem Tubus rumkaut?«, ergänzte Luchten seinen Hinweis.

Ich nahm Herrn Banghausen erneut in Augenschein und sah tatsächlich, dass sich sein Unterkiefer leicht bewegte. Ich bat Rainer, Midazolam und Esketamin vorzubereiten. Luchten kommentierte dies mit einem einzigen Wort: »Unfallchirurg«. Er rollte mit den Augen.

Gerade als wir Herrn Banghausen mit der richtigen Dosis Medikamente wieder ruhiggestellt hatten und er transportfähig war, rief Nico laut in den Raum: »Er flimmert wieder. Verena, du fängst an zu drücken, ich lade den Defi.«

Noch bevor ich etwas anderes verlauten lassen konnte, hatte Verena bereits ihre Handballen auf dem Oberkörper von Herrn Banghausen und begann zu drücken. Im Hintergrund hörte man den ansteigenden Piepton des Monitors, der das Aufladen der Kondensatoren anzeigte. Als der Dauerton erschallte, rief Nico laut: »Alle weg vom Patienten!« und löste die Defibrillation aus, nachdem er sich in Bruchteilen einer Sekunde vergewissert hatte, dass Verenas Hände nicht mehr auf dem Patienten lagen. Die Extremitäten von Herrn Banghausen zuckten einmal sichtbar. Danach ging es weiter wie zuvor. Thoraxkompressionen, Defibrillationen. Nach weiteren knapp zehn Minuten hatten wir Herrn Banghausen wieder in einem stabilen Rhythmus.

Das EKG hatte einen großen Vorderwandinfarkt gezeigt, sodass klar war, dass dies die Ursache des Kreislaufstillstands von Herrn Banghausen sein musste. Es war auch klar, dass er in ein Zentrum mit der Möglichkeit der Rekanalisierung seiner Herzkranzgefäße gebracht werden musste. Ich sprach kurz mit Marc, unserem NEF-Fahrer, und bat ihn, ein entsprechendes Haus mit freier Herzkatheter- und Intensivkapazität bei der Leitstelle anzufragen. Es dauerte keine Minute, da gab Marc mir die Rückmeldung: »Die Uniklinik erwartet uns!«

Im Hintergrund hörte ich das Klicken von Porzellan. Es klang, als habe man eine Tasse etwas unsanft auf einer Untertasse abgestellt.

»Wir fahren sicher nicht in die Uniklinik«, sagte Luchten aus dem Hintergrund. Erneut hörte ich das Geräusch von feinem Porzellan. Diesmal in Verbindung mit dem Holz des Esstischs von Familie Banghausen, denn Luchten hatte das Tassen-Untertassen-Ensemble auf dem Tisch platziert. Als er meinen fragenden Blick sah, erklärte er sich.

»Also bislang hast du deine Sache ja ganz brauchbar gemacht.« Er ließ seine Worte wirken. »Aber hier um die Ecke ist ein Krankenhaus. Genau dort fahren wir hin und lassen den Patienten erst mal stabilisieren. Was mit Herzkatheter ist, sehen wir dann. Verlegen geht immer.«

Ich hatte Mühe, mein noch ungeschliffenes notärztliches Inneres durchzusetzen. Deshalb sammelte ich mich einige Augenblicke. Ich ging zu Luchten und sprach ihn leise an.

»Meinst du nicht, dass es sinnvoller ist, mit ihm«, ich deutete mit dem Kopf in Richtung von Herrn Banghausen, »direkt in ein Haus der Maximalversorgung zu fahren? Ich meine …« Luchten unterbrach mich.

»Da meine *ich* jetzt mal, dass das keine gute Idee ist. Wir sind in weniger als zehn Minuten im Haus um die Ecke und können den Patienten erst mal stabilisieren lassen. Weiterverlegt ist er dann immer noch. In die Uni fahren wir doch locker 15 bis 20 Minuten länger.« Er sah mich durchdringend an. Ich merkte an seinem Blick, dass er nicht nachgeben würde. Er war der Notarzt in diesem Einsatz und ich letztlich nur Praktikant. Er hatte die Aufsicht und die Verantwortung, so war es nur recht und billig, dass er seine Entscheidung durchsetzen wollte.

Wir begannen Herrn Banghausen ins Auto zu bringen. Parallel telefonierte Marc mit der Leitstelle und disponierte das Fahrtziel um. Er drehte sich mit dem Handy am Ohr zu uns um und sagte, dass nach Rücksprache der Leitstelle mit dem aufnehmenden Krankenhaus ein Arzt-Arzt-Gespräch stattfinden solle. Luchten verzog sein Gesicht, nickte dann aber doch zustimmend und nahm das Handy entgegen. Die Leitstelle hatte beide bei ihr einlaufenden Gespräche miteinander verbunden, sodass ich nun Luchten zuhören konnte, wie er mit dem Kollegen im Krankenhaus um die Ecke sprach.

»… ja, ja, das ist mir klar, dass es keine Intensivkapazität gibt … habe hier einen instabilen Patienten … ist doch nicht so schwer, das zu verstehen … ist mir egal … ist mir total egal … ist mir noch egaler … können wir dann gern eine Dienststufe über uns klären … sind jetzt auf dem Weg.«

Er legte auf und gab Marc das Handy zurück.

»Man freut sich auf uns.« Luchten lächelte. Außer ihm lächelte sonst niemand.

Herr Banghausen blieb während des Transports dankenswerterweise stabil. Er benötigte Gaben von Narkosemittel und auch Katecholaminen zur Steigerung des Blutdrucks. Aber im Großen und Ganzen hielt er sich tapfer. Als wir die Rettungswagenanfahrt des Krankenhauses erreichten, stand bereits ein großes Aufgebot vor der Tür. Ins Auge stach mir Dr. Rohani, der leitende Arzt der Notaufnahme. Er war ein in sich ruhender Mensch, den so ziemlich nichts aus dem Konzept brachte. Noch bevor das Fahrzeug zum endgültigen Stillstand gekommen war, trat er an die Seitentür des RTW, klopfte höflich an und wartete, bis ihm geöffnet wurde.

»Liebe Kollegen«, begann er. »Möglicherweise sind Sie einem Irrtum erlegen, dass sie mit dem Patienten unser schönes Haus anfahren.« Er sah Luchten und mich an. Nachdem ich seinem Blick nicht standhalten konnte und Dr. Rohani realisierte, dass Luchten der »eigentliche« Notarzt war, fixierten seine Blicke ihn.

»Kollege Luchten«, sprach er weiter. »Wie Sie wissen, hat dieses Haus aktuell keinerlei Intensivkapazität. Auch die Möglichkeit einer Herzkatheteruntersuchung besteht derzeit nicht. Daher frage ich sie ganz höflich, aber doch in aller Deutlichkeit ...«, Rohani machte eine kurze, aber prägnante Pause und sprach in harschem Ton weiter, »...was dieser Scheiß hier soll?«

Ich war erstaunt, denn der persische Kollege war wie gesagt ein Ruhepol, dessen Stimme ich eigentlich noch nie derart erhoben gehört hatte und der immer freundlich war. Umso mehr stachen seine letzten Worte inhaltlich heraus. Hatte er wirklich gefragt, »was dieser Scheiß Mist solle?«

Luchten hielt seinem Blick zunächst stand, holte tief Luft und begann sich dann zu erklären.

»Primärer Arbeitsauftrag an Sie wäre, den Patienten zunächst zu stabilisieren und dann zu entscheiden, ihn weiter zu verlegen. Nachdem die Reanimation bislang erfolgreich ...« Weiter kam Luchten nicht.

»Ich bitte um Verzeihung, Herr Kollege Luchten, dass ich Sie unterbreche«, unterbrach Rohani ihn, »aber ich möchte ungern noch mehr Zeit verlieren. Sie sind Anästhesist, richtig?« Er sprach weiter, ohne die Antwort auf seine Frage abzuwarten. »Ihre vordringlichste Aufgabe neben einer Narkoseführung ist die Stabilisierung eines instabilen Kreislaufs. Ihr Rettungswagen, die Mannschaft und die Materialien, die Sie mit sich führen, sind ausreichend geeignet, um diese Aufgabe zu übernehmen. Ihre Fachkompetenz vorausgesetzend, sollten Sie also in der Lage sein, diese Stabilisierung adäquat selbst durchzuführen.« Er machte eine erneute Pause.

»Dieser Patient benötigt einen Herzkatheter und eine nachfolgende intensivmedizinische Betreuung. Beides können wir aktuell nicht bieten. Der Patient ist nach meinem ersten Eindruck aktuell vollkommen stabil. Sollte sich daran etwas ändern, nutzen Sie ihre persönlichen und die strukturellen Möglichkeiten der Fahrzeuge und Materialien, die Sie mit sich führen. Ich habe soeben mit den Kollegen der Leitstelle und auch mit den Kollegen der Aufnahme der Uniklinik gesprochen. Man erwartet Sie dort. Sie müssen also keine weitere Zeit verschwenden, um zu telefonieren. Und nun, in Gottes Namen und mit Verlaub ...« Dr. Rohani atmete tief durch. »... bewegen sie Ihren Allerwertesten endlich in Richtung Uniklinik!« Er drehte sich auf dem Absatz um, schob die Seitentür des Rettungswagens zu, klopfte in der typischen Art eines »Alles fertig, bitte losfahren!« zweimal dagegen und ging ruhigen Schritts wieder ins Gebäude.

Luchten sah zwischen mir, dem Patienten und den restlichen Mitgliedern des Teams hin und her. Alle schauten betreten weg oder vollführten unnötige Handgriffe.

»Na schön, dann eben in die Uniklinik«, sagte Luchten und setzte sich auf den Transportbegleiterstuhl.

Es dauerte knappe 20 Minuten, bis wir die Einfahrt der Uniklinik erreichten. Nachdem wir Herrn Banghausen, der bis dahin stabil geblieben war, mitsamt Trage und allen Gerätschaften aus dem Rettungswagen geholt hatten, fuhren wir in Richtung Schockraum. Dort wurden wir erwartet. Luchten war beleidigt und beteiligte sich nicht mehr am Einsatz. Mir oblag also die Übergabe. Sie war alles andere als gut, denn ich war überrascht, vor etwa 20 Personen zu sprechen, die im großen Raum versammelt waren. Dennoch konnten wir Herrn Banghausen in einem stabilen Zustand an die Kollegen übergeben, die sofort mit den weiteren Maßnahmen starteten.

Luchten war seltsam schweigsam auf der Rückfahrt von der Uniklinik zu unserer Notarztwache, und ich traute mich nicht, ihn auf eine »Manöverkritik« meiner ersten geleiteten Reanimation anzusprechen. Ich glaube, Dr. Rohani hatte an diesem Abend dem Ego von Dr. Ludwig Luchten hart zugesetzt. Wer weiß, wozu es gut war?!

Drei Tage später telefonierte ich mit einem Kollegen und Freund, der auf der Intensivstation der Uniklinik arbeitete. Herr Banghausen war kaum 20 Minuten nach unserem Eintreffen katheterisiert worden und man konnte den gewaltigen Verschluss einer Koronararterie erfolgreich beseitigen. Inwieweit sich sein Herz davon erholen würde, blieb abzuwarten. Auf der Intensivstation hatte er sich zunächst gut gemacht und war auch dort stabil geblieben. An diesem Morgen hatte man den Beatmungsschlauch entfernt und war guter Dinge, dass Herr Banghausen mehr oder minder glimpflich aus der Sache herauskommen würde.

Fazit des Tages:
Nicht immer ist »schnell loswerden« die Lösung aller Probleme!

Sergeant-at-Arms

Die Verpflichtung, über die Dinge, die man als Arzt erfährt, den Mantel des Schweigens auszubreiten, ist fast so alt wie die Medizin selbst. Bereits im ärztlichen Eid, von Hippokrates um 400 v. Chr. formuliert und im 1. Jahrhundert n. Chr. erstmals bezeugt, wird verlangt, dass der Arzt das, was er bei der Behandlung sieht oder hört, nicht weitergeben darf und solches als Geheimnis betrachten soll. Gemäß § 203 des Strafgesetzbuchs sind Ärzte zur Verschwiegenheit verpflichtet – bei Androhung von Geldstrafe oder Haft bis zu einem Jahr. Die Schweigepflicht geht weit, sie beinhaltet alles, was dem Verpflichteten in seiner beruflichen Eigenschaft anvertraut oder auf andere Weise bekannt wurde. Bereits die Tatsache, dass man einen Menschen behandelt, fällt unter die Schweigepflicht. Diese gilt übrigens auch über den Tod hinaus. Gründe zur Entbindung von der Schweigepflicht können neben der Einwilligung des Patienten auch ein Gerichtsbeschluss, die Anzeige einer geplanten (nicht vollendeten!) Straftat, die eigene Verteidigung vor Gericht oder der Schutz höherwertiger Rechtsgüter sein.

Diese Geschichte unterscheidet sich ein wenig von den bisherigen Geschichten, denn sie spielt mehr im Krankenhaus als »draußen auf der Straße«. Warum das so ist, möchte ich kurz erklären. In der Unfallchirurgie meines alten Krankenhauses gab es (und gibt es noch immer) zwei Diensthabende. Es gibt den Kollegen für den Hausdienst und den Kollegen für das NEF. An diesem Tag trug es sich zu, dass ich Hausdienst hatte, also in bequemer Funktionskleidung in der Notaufnahme des Krankenhauses herumlungerte und auf unfallchirurgische Patienten wartete. Mein Kollege und Freund Robert, der an diesem Tag das NEF als Notarzt besetzte, hatte einen Gesprächstermin mit unserem Chef, sodass er mich bat, für die Zeit des Gesprächs den NEF-Funk zu übernehmen.

In der Notaufnahme war nichts los, sodass Robert in aller Ruhe mit unserem Chef reden konnte. Mich hingegen traf es, als der Piepser an meinem Gürtel aufging und mit lautem Trara einen Einsatz vermeldete. Zügigen Schritts ging ich nach draußen und wartete auf das Fahrzeug, das mich aufsammelte und mit mir in den nahe gelegenen Stadtpark fuhr. Die Situation sei unklar, dort gebe es vermutlich eine gestürzte Person. Wir trafen auf den Rettungswagen, der sich mitten in den Park gestellt hatte und lernten Ingo kennen.

Ingo war das, was man wohl einen »Rocker« nennt. Sagen wir besser so: Ingo fühlte sich einem Motorradclub zugehörig und trug dessen Embleme auf seiner Jacke offenkundig zur Schau. Auch ansonsten passte er in das klischeehafte Bild. Er war groß, sicherlich 190 cm, und sein tätowierter und muskelbepackter Körper wog irgendwas deutlich jenseits der 120 kg. Allerdings sah Ingo ziemlich ramponiert aus, als wir ihn von unserer Hilfe überzeugen wollten. Ingo war im Kontakt »schwierig«. Alle Maßnahmen mussten mehrmals, fast bettelnd, erfragt werden. Angebote, die wir Ingo machten, mussten quälend oft wiederholt werden, bis er einwilligte. Einsichtig war er in letzter Konsequenz, doch benötigte es für jeden kleinen Schritt etliche Überredungsversuche.

Ingo wollte nicht damit herausrücken, was passiert war, aber seine Erklärungen hinsichtlich eines Sturzes waren wenig plausibel. Er hatte Schürfungen, etliche Hämatome, Prellungen, zwei Schnittwunden am Unterarm und war an mehreren Stellen blutverschmiert. Nach einigem Hin und Her konnten wir ihn davon überzeugen, uns ins Krankenhaus zu begleiten. Die Notwendigkeit sah er nicht, er beugte sich vielmehr dem Argument, dass wir ansonsten die Polizei informieren müssten, wenn er nicht mitfahren würde.

Ingo sprach Deutsch mit niederländischem Akzent. Seine Stimme und seine Ausatemluft waren leicht alkoholumnebelt, aber er konnte sich klar artikulieren. Wir fuhren mit ihm ins Krankenhaus, wo Robert nach seinem Gespräch wieder bereitstand den Melder zu übernehmen.

»Gab´s was Besonderes?«, wollte er wissen.

»Nö, außer dem da«, ich deutete auf Ingo. »Ich springe schnell in die bequeme Klamotte und kümmere mich dann um ihn.« Ich sah Robert durchdringend an. »In zwei Stunden gemeinsames Abendessen? Du organisierst den Dönerteller, okay?«

»Geht klar«, antwortete er mit einem breiten Grinsen. Der Melder ging in diesem Moment erneut auf, Robert verdrehte die Augen und verabschiedete sich.

»Keine Sekunde zu früh«, rief ich ihm hinterher. Ich schälte mich aus der strapazierfähigen Rettungsdiensthose und zog mir wieder die bequeme Funktionskleidung der Notaufnahme an. Ein angesehener akademischer Beruf mit Titel, bei dem man den größten Teil der Zeit in schlafzimmerartiger Kleidung und Schlappen herumlaufen kann. So habe ich mir Arbeiten immer vorgestellt …

Ich ging ins Untersuchungszimmer, wo zwei Schwestern gerade auf Ingo einredeten und ihn davon überzeugen wollten, einen Teil seiner Klamotten auszuziehen, um seine Wunden und Schrammen zu versorgen. Er weigerte sich vehement. Erst mein zusätzliches Zureden sorgte für ein Mitmachen. Ingo sah nur wenig schlimmer aus, als es der erste Eindruck vermittelte. Isabell und Caro begannen kleinere Schrammen zu säubern und zeigten mir die zwei Schnittwunden am Unterarm.

»Was ist denn da passiert?«, wollte ich wissen.

»Ich bin gefallen, habe ich doch gesagt!«

»Kumpel, jetzt hör mal zu. Wir wollen dir hier nur helfen. Welche Scheiße dir passiert ist, ist mir letztlich egal. Mir geht es nur darum, dass du nicht kränker wirst als du bist. Vor allem habe ich keinen Bock auf Stress, wenn du einen Wundinfekt entwickelst oder später tot in der Gosse liegst, nur weil du keinen Bock auf ein wenig Untersuchung hattest.«

Erst nachdem ich diese quasi flammende Rede beendet hatte und mein Verstand meine Zunge einholte, merkte ich, dass ich vielleicht zu deutlich gewesen und zu weit raus im Raubfischteich geschwommen war. Ingo sah mich mit leicht zusammengekniffenen Augen an und grinste dann überraschend breit.

»Schick' die zwei Ladies raus. Wir besprechen das unter Männern!«

Ich sah die beiden Krankenschwestern an und zuckte mit den Schultern. Caro ging ohne eine Gemütsregung, nur Isabell war anzusehen, dass sie mit Ingos Verhalten unzufrieden war. Als sich die Tür des Untersuchungsraums letztlich geschlossen hatte, drehte Ingo sich zu mir.

»Alles, was ich sage, bleibt bei dir, verstanden? Kein Wort an die Bullen!« Sein Blick war mehr als deutlich. Ich sagte ihm, dass ich unter ärztlicher Schweigepflicht stünde, mich also strafbar machen und meine Zulassung riskieren würde, wenn ich irgendwas ausplauderte.

»Ich will dein Wort als Mann«, verlangte er. »Das ist mir mehr wert als das juristische Gefasel.«

»Hast du. Ich gebe dir mein Wort!«

Ingo begann zu erzählen.

»Mit drei Jungs habe ich mich auf den Weg hierher gemacht. Es ging um ein …« Er machte eine kurze Denkpause. »Es ging um ein Ding. Mehr musst du nicht wissen. Jedenfalls hatte ich eine Menge Geld dabei. Das ist irgendwie weg.« Er dehnte sich auf der Trage ein wenig und gab leicht stöhnende Geräusche von sich.

»Weißt du, was ein Sergeant-at-Arms ist?«, fragte er mich.

»Keinen Plan!«

»Das ist der, der sich in einem Club um gewisse Dinge kümmert. Gewisse Dinge wie Sicherheit und Disziplin. Meine Aufgabe ist es, die Mitglieder auf die Regeln hinzuweisen und den Club nach außen wie auch nach innen zu verteidigen.« Er sah mich durchdringend an. »Notfalls mit allen Mitteln«, fügte er hinzu.

Ich hörte ihm gebannt zu. Er erzählte mir von seinen genauen Aufgaben und ging auch hinsichtlich des »Dings«, was zu erledigen gewesen war, ein wenig ins Detail. Ich wurde kein Mitwisser, aber erfuhr doch mehr, als ich als Normalsterblicher erfahren hätte.

»Jedenfalls packen die auf einmal die Fäuste aus. Ich wehre mich. Da sehe ich das Messer und versuche nur mein Leben zu retten. Ich dresche wie wild auf die Penner ein und hab auch ein paar saftige Treffer erzielt. Irgendwann haben dann Passanten gerufen, da sind sie abgehauen. Und ein paar Minuten später wart ihr da.« Ich sah Ingo ein paar Augenblicke an.

»Die wollten dich umbringen?« Es war mehr eine Feststellung als eine Frage. Ingo zuckte nur die Achseln.

»Ehrlose Arschlöcher. Mehr sage ich dazu nicht.« Er griff in die Tasche und zog eine Packung Zigaretten hervor. Er hielt sie mir hin.

»Nein, danke.« Ingo nahm sich eine aus der Packung. »Auch nicht hier drin«, fügte ich hinzu. Ingo rollte mit den Augen.

»Jetzt sag mir nur noch, dass es hier nichts zu saufen gibt. Außerdem muss ich mal telefonieren. Mein Handy ist weg.«

»Pass auf, wir machen folgenden Deal. Du lässt mich deine Wunden versorgen, die Mädels von draußen helfen mir dabei. Wenn das erledigt ist, telefoniere ich für ein Bettchen für dich hier im Haus. Du pennst hier ´ne Nacht, und morgen schauen wir, wie es weitergeht. Derweil gebe ich dir ein Telefon. Telefonieren und rauchen kannst du draußen. Okay?«

»Bier?«

»Alter, das ist ein Krankenhaus. Wo soll ich denn hier ein Bier herzaubern?«

»Das ist mein Preis. Eine Flasche Bier und ich bleibe hier.« Er sah mich belustigt an. »Reimt sich sogar!« Sein Lächeln verschwand. »Doc, ich gebe dir noch einen Tipp. Mir ist aufgefallen, dass du ständig alles verniedlichst. Wenn du ernst genommen werden willst, hör auf mit diesem ‚Bettchen'-Gelaber!« Ich sah ihn mit großen Augen an.

»Geht klar, Kumpel!«

Ich rief Isabell und Caro wieder herein. Sie säuberten seine Wunden und verbanden ihn. Bei den zwei Schnittwunden am Unterarm einigte ich mich mit Ingo auf einen Wundverschluss mittels Gewebekleber. Eine Wundnaht kam für ihn nicht in Frage.

Als wir fertig waren, bekam er von mir ein Telefon und ging vor die Tür. Ich sah durch das Milchglas seine Silhouette auf- und abgehen. Ich schüttelte den Kopf über die Situation und rief auf der unfallchirurgischen Station an.

»Hi Anne, hast du noch ein Bettch … äh, ich meine ein freies Bett für einen Mann? ... Okay, super. Ach, noch was, wir haben nicht zufällig noch ´ne Flasche Bier irgendwo auf Station? … Das ist egal wofür, haben wir eine oder nicht? … Ach, sogar kalt? Super. Nehme ich. Also, nicht ich, die ist für den Patienten, der gleich zu dir hochkommt. Lass ihn einfach im Bett, gib ihm die Flasche Bier, wenn er rauchen will, soll er das auf dem Balkon. … Ja, ich weiß, dass man das nicht darf, aber ihr Schwestern macht das doch auch ständig. … Okay, alles klar. Vielen Dank.«

Ingo kam fast zeitgleich mit dem Ende meines Gesprächs wieder ins Behandlungszimmer.

»Ich habe alles geklärt und du hast mich zusammenflicken dürfen, Doc. Hast du deinen Teil der Abmachung eingehalten?« Seine Stimme klang unnachgiebig.

»Station 4, Zimmer 403. Aktuell liegst du da allein. Schwester Anne kümmert sich heute Nacht um dich. Sie gibt dir eine, ich wiederhole, genau eine Flasche Bier. Die ist dafür aber auch kalt. Keine Extrawünsche sonst. Wenn ich mitkriege, dass du auf dem Zimmer rauchst, haben wir zwei Ärger, verstanden?«

Ingo verzog das Gesicht und ging einen Schritt auf mich zu. Für einen Moment packte mich die Angst. War ich vielleicht ein wenig zu weit gegangen? Hatte ich mich im Ton vergriffen? Ingo lehnte sich etwas nach vorn und schwang seinen Arm vor.

In seiner Hand hielt er das Telefon.

»Na also. Geht doch«, sagte er mit einem Grinsen. »So gefällst du mir!«

Ich nahm ihm das Telefon ab, und als er sich leicht zur Seite drehte, rief ich den Nummernspeicher auf, um nachzusehen, wohin er telefoniert hatte. Der letzte Eintrag war eine interne Nummer. Hatte er etwa die angerufene Nummer aus dem Speicher gelöscht?

»Doc?« Ich sah vom Telefon auf, drehte mich ein wenig und sah direkt in seine dunklen Augen. »Lass es lieber. Du willst nicht wissen, mit wem ich telefoniert habe.«

Ich spannte mein Gesicht an und zog die Ohren hoch.

»Zimmer 403 auf der Station 4, ja?«, fragte er noch mal nach. »Wehe, das Bier ist nicht wirklich kalt, dann komme ich wieder.« Er drehte sich um und stand plötzlich vor Caro.

»Ich bringe Sie hoch«, sagte sie. Ingo blickte anerkennend an ihr herunter und wieder hoch. Er drehte sich erneut zu mir um und zwinkerte mir zu.

Ich hörte die Nacht über nichts von Ingo. Als mich die Stationsschwester Anne wegen einer anderen Patientin in den frühen Morgenstunden wecken musste, sagte sie, er habe das Bier getrunken, sich höflich bedankt, noch eine Zigarette auf dem Balkon geraucht und sei dann ins Zimmer gegangen. Bei allen Rundgängen habe er tief und fest geschlafen.

Am nächsten Morgen, einem Samstag, berichtete ich in unserer kleinen Übergabe nur kurz und allenfalls oberflächlich von Ingo. Ich erzählte, dass ich bei Zustand nach Schlägerei einen jungen Mann zur Überwachung aufgenommen hatte. Er wolle heute gehen. Ich hatte wohlweislich den Entlassungsbrief schnell in der Nacht schon vorbereitet, sodass es für den Kollegen, der den Dienst übernahm, quasi nichts mehr zu tun gab. Man war mir dankbar.

Ich zog mich nach kurzer Nacht müde um und verließ das Krankenhaus in Richtung Parkhaus. Draußen auf dem großen Vorplatz stand ein schwarzes Auto im Halteverbot. Niederländisches Kennzeichen. Drumherum standen zwei Männer und Ingo. Sie unterhielten sich leise und gestikulierten verhalten. Gerade als ich das Parkhaus betreten wollte, rief Ingo mir hinterher.

»Doc, komm´ mal her.« Es entstand ein mulmiges Gefühl in meinem Bauch. Die zwei bei Ingo stehenden Männer sahen nicht weniger … sagen wir »dubios« aus. Das Auto war ein schwarzer AMG-Mercedes der G-Klasse mit einer Leistung irgendwas jenseits von 500 PS.

Ingo legte mir seine linke Hand auf die Schulter und hielt mir die rechte hin.

»Danke«, sagte er mit einem sehr ehrlichen Blick.

»Kein Thema. Ist mein Job. Dafür bekomme ich Geld und Urlaub«, antwortete ich.

Er sah mich durchdringend an. Dann griff er in seine Jackentasche und zog eine kleine Karte heraus. Es war eine Visitenkarte.

»Wenn du mal ein Problem hast, bei dem ich dir helfen kann, dann melde dich. Ich vergesse nicht. Weder die Schlechten noch die Guten.« Er griff abermals meine Hand und drückte fest zu. Dann wandte er sich ohne ein weiteres Wort ab, öffnete die Seitentür der G-Klasse und stieg ein.

Das Röhren der Endrohre des Fahrzeugs riss mich aus meinen Gedanken. Ich stand in der Morgensonne vor dem Krankenhaus und blickte dem langsam davon rollenden schwarzen Kasten hinterher. In meiner Hand lag die Visitenkarte. Ich verstaute sie gut in meiner Tasche und ging in Gedanken zu meinem Auto.

Ingo gibt es wirklich. Ich aber werde mein Wort nicht brechen. Er heißt wie nahezu alle Personen in diesem Buch anders, und er kommt auch nicht aus den Niederlanden. Vielleicht ist er Mitglied eines Motorradclubs, vielleicht ist er dort der Sergeant-at-Arms, vielleicht gehört er aber auch einer ganz anderen Gruppierung an. Die Details sind belanglos. Die Inhalte hingegen und die Geschichte um Ingo entsprechen der Wahrheit. Ich gab ihm mein Wort, und es wird niemals jemand erfahren, wer oder was Ingo wirklich war.

Fazit des Tages:
Es kann nie schaden, Freunde in besonderen Positionen zu haben!

Bordsteinkante

A-B-C-D-E. Fünf Buchstaben. Der Anfang des Alphabets und für den Rettungsdienst bzw. die Notfallmedizin ein seit einigen Jahren zentraler Baustein in der Beurteilung von Patienten. Notfälle, vor allem in den ersten Augenblicken, sind bisweilen wenig überschaubar, emotional, hektisch und tendieren zum Chaos. Wo fängt man an? Worum kümmert man sich zuerst? Von ABCDE hörte ich das erste Mal irgendwann in meiner Zeit als Rettungsassistent. Ende der 1990er Jahre wurde das einfache System noch nicht gelehrt, jedenfalls erlernte ich es nicht.
Anhand der Buchstaben betrachtet man wichtige Vitalfunktionen und deren Vorhandensein. Man nutzt die englischen Begriffe, da die deutschen Pendants hinsichtlich ihres Anfangsbuchstabens nicht ganz passen.

A steht für »Airway« oder Atemwege. Sind die Atemwege frei?
B steht für »Breathing« oder Atmung. Atmet der Mensch normal? Ist die Atemmechanik in Ordnung? Braucht der Mensch Sauerstoff?
C steht für »Circulation« oder Kreislauf. Wie ist die Kreislaufsituation? Gibt es einen tastbaren Puls? Wie ist der Blutdruck?
D steht für »Disability« oder Neurologie. Ist der Mensch wach? Wie reagiert er? Gibt es neurologische Auffälligkeiten wie Lähmungen, Sprach- oder Sehstörungen?
E steht für »Exposure« bzw. Environment oder Umgebung. Welche Verletzungen/Erkrankungen hat der Mensch? Welche Rahmenbedingungen muss ich in Betracht ziehen (Außentemperatur, Umgebung)?

Es bietet sich an, jeden Notfall nach diesem Schema abzuarbeiten. Dabei vergisst man nichts und kann die primären Probleme nach Erkennen auch direkt behandeln. Gerade in Stresssituationen, wenn der Notfall droht »aus dem Ruder zu laufen« oder man selbst keinen Plan hat, was man zuerst machen soll oder kann, besinnt man sich auf ABCDE und arbeitet das Schema ab. Natürlich muss man nach Erreichen von E wieder bei A anfangen, denn Notfallmedizin ist hochdynamisch.

»Okay, A ist trotz der wahrscheinlichen Aspiration erst mal unauffällig, B ebenso. C ist auch unauffällig, nur D bleibt weiterhin ein Problem!«

»Ob sich D je wieder erholen wird?«, fragte mich Sebastian. Ich versuchte, den aufdringlichen Geruch von alkoholhaltigem Erbrochenem zu ignorieren.

»Das ist erst mal egal. Also Leute, 10 für 10. A und B adressieren wir mit einer Intubation, auch wenn da aktuell kein Problem ist. Marko, du ziehst mir eine Narkose auf. Ich will zwei Spritzen mit jeweils 15 mg Midazolam und zwei Spritzen mit jeweils 100 mg Esketamin. Wenn die Sachen parat sind, sag mir Bescheid. Sebastian, du bereitest mir eine Intubation vor. 4er Spatel, 7,5er Tubus. Tubussicherung nicht vergessen. Ich will außerdem einen roten Larynxtubus mit Spritze in der Nähe liegen haben. Noch nicht aufreißen, aber ich will, dass er für dich griffbereit liegt. Wenn du fertig bist, Rückmeldung an mich. Helena, du rufst bei der Leitstelle an. Offenes Schädel-Hirn-Trauma, Patientin intubiert und beatmet. Wir brauchen einen Schockraum mit Neurochirurgie. Jemand Fragen?«

Ich blickte kurz in die Runde. Die Aufgaben waren verteilt und ich konnte über das Gesagte kurz nachdenken. 10 für 10 bedeutet, zehn Sekunden Zeit nehmen und klar kommunizieren, was man in den nächsten zehn Minuten vorhat. Das nimmt für einen kurzen Moment Hektik aus der Sache, fokussiert und informiert alle auf und über den Ist-Zustand. Ich gebe offen und ehrlich zu, dass ich sehr viel kommuniziere. Manchmal sicherlich zu viel. Aber ich bin der festen Überzeugung, dass insbesondere in stressigen Momenten ein kurzes Herausnehmen aus der Situation für einige wenige Sekunden alle auf das Geschehen und vor allem auf die unmittelbar anstehenden Aufgaben vorbereitet. Ob man damit wirklich Menschenleben rettet, ist statistisch nicht erwiesen, aber gefühlt läuft es damit besser.

Annegret Lorenz hatte gemeinsam mit ihrem Mann Horst den ganzen Tag über im Garten gearbeitet. In den vielen

Jahren der Tätigkeit als Chefarztsekretärin eines alphamännchenartigen, allgemeinchirurgischen Professors mit goldenen Händen und losem Mundwerk hatte sie zwei Dinge gelernt: die ruhige, liebevolle und fürsorgende Art ihres Mannes Horst zu schätzen und sich mit stoischer Ruhe und distanzierter Deutlichkeit ihrem Chef gegenüber abzugrenzen. Vor zwei Monaten hatte er Frau Lorenz mit einem großen Blumenstrauß und noch blumigeren Worten in den Ruhestand verabschiedet. Seither genoss sie die gemeinsame Zeit mit ihrem Horst, die sie beide spätestens seit den ersten warmen Tagen des Jahres hauptsächlich in ihrem Garten verbrachten.

Nach der anstrengenden Tätigkeit des Tages hatten Annegret und Horst sich entschieden, abends essen zu gehen. Ihr Stammitaliener hatte den beiden ein vorzügliches Ossobuco mit einem Risotto kredenzt. Dazu gab es eine Flasche eines 2013er Primitivo. Satt, zufrieden mit ihrem Tagwerk und fast schon ein wenig verliebt schwangen sich Annegret und Horst auf ihre E-Bikes und machten sich auf den Weg nach Hause. Die körperliche Anstrengung und die Wärme des Tages, die halbe Flasche Rotwein und der Ramazzotti zum Abschied ließen Annegret Lorenz sehr beschwingt auf dem Fahrrad fahren. Der E-Bike-Motor unterstützte dabei sehr. Zu sehr. An einer Kurve musste Annegret kurz stark bremsen und geriet dabei ins Straucheln.

Vielleicht war es der Elektroantrieb ihres Fahrrads, der ihr einen deutlichen Schub gab, als sie leicht in die Pedale trat, vielleicht war es aber auch der Alkoholisierungsgrad, der dafür sorgte, dass Annegret Lorenz die plötzliche Beschleunigung nicht ausgleichen konnte. Die Instabilität des Fahrrads wurde größer, es kippte zur Seite und Frau Lorenz stürzte. Der Augenblick ließ in ihr nur noch einen kurzen, letzten Gedanken zu: »Wie ungünstig, dass ich den Helm nicht aufgesetzt habe.« Dieser lag in dem kleinen Korb, der auf dem Gepäckträger befestigt war und wurde durch den Sturz herausgeschleudert. Weit flog er nicht und er prallte auch nur mit geringer Energie auf. Materialforscher hätten keinerlei nennenswerte Beschädigung am Helm feststellen können.

Über Annegrets Kopf, den der Helm mutmaßlich suffizient geschützt hätte, konnte man das nicht sagen. Frau Lorenz war mit der rechten Kopfhälfte gegen eine Bordsteinkante geprallt. Sie hatte sich dabei ein schweres Schädel-Hirn-Trauma zugezogen. Sie selbst hatte den Aufprall noch gespürt, war jedoch unmittelbar danach in eine tiefe Bewusstlosigkeit hinübergeglitten. In dieser tiefen Bewusstlosigkeit mit ansonsten unauffälliger Atmung und kräftigem Puls hatten die Kollegen des RTW die Patientin aufgefunden. Ihr Mann saß neben ihr, nachdem er sie auf Anraten des Leitstellendisponenten in die Stabile Seitenlage verbracht hatte. Ein RTW stand zufälligerweise kaum 400 m vom Unfallort entfernt, um das bestellte asiatische Abendessen abzuholen. Aus dem Abendessen wurde nichts.

Die Anfahrt unseres NEF dauerte einige Minuten, und als wir eintrafen, lag Frau Lorenz bereits auf Spineboard und Trage im RTW. Ihr Mund war mit rot-brauner Flüssigkeit verfärbt. Eine moderat große Menge davon war auch über Wangen und Trage gelaufen und bildete auf dem Boden eine Pfütze, die einen beißend-säuerlichen Geruch verströmte. Die Kollegen hatten sie von der Straße aufgelesen und auf das Spineboard, das feste Brett zum Schutz der Wirbelsäule, gelegt und sie dann mit der Trage in den Rettungswagen geschoben. Während des Umlagerns hatte Frau Lorenz sich erbrochen. Auf der Straße hatten die Kollegen sie noch auf die Seite drehen können, doch war man sich sicher, dass nicht die komplette Menge ihres Mageninhalts den Mundraum verlassen hatte. Man war sich sogar ziemlich sicher, dass ein Teil davon in ihre Lunge gelaufen war.

Ohne die Diskussion der Halswirbelsäulen-Stabilisierung bei einer Gewalteinwirkung auf den Kopf, die seit jeher kritisch geführt wird, aufzugreifen, hatten die Kollegen im

Rahmen des schweren Schädel-Hirn-Traumas den Hals nicht stabilisiert und Frau Lorenz lieber zügig ins Auto gebracht. Als ich in den RTW eingestiegen war und die Übergabe der Kollegen erhielt, war mir klar, dass es nach vielen Einsätzen mit leichteren Beschwerden, Befindlichkeitsstörungen und Blutdruckkrisen nunmehr wieder um etwas ging.

Wenn ich einen Patienten vom Rettungsdienst oder einem Kollegen übernehme, versuche ich mir immer einigermaßen objektiv selbst ein Bild zu machen. Ich ging also für mich nach dem ABCDE-Schema vor und fand weder unter A, B oder C offenkundig akute, schwerwiegende Probleme. Ich hörte über beiden Lungen ein leichtes Rasseln und war mir im Klaren, dass Frau Lorenz tatsächlich einen Teil des Mageninhalts eingeatmet haben musste. Dennoch bekam sie zum aktuellen Zeitpunkt ausreichend Luft. Zu D stellte ich fest, dass Frau Lorenz tief bewusstlos war. Bei der nachfolgenden körperlichen Untersuchung fiel mir die große, mittlerweile nur noch leicht blutende Kopfschwartenverletzung auf. Ebenfalls auffällig und für mich wesentlich relevanter war jedoch die cremeweiße bis gräuliche Substanz, die in kleineren Mengen aus dem rechten Ohr von Frau Lorenz sickerte.

»Die Medikamente sind bereit, Oli«, unterbrach Marko meine Gedanken. Bevor ich dankend antworten konnte, grätschte Sebastian rein.

»Die Intubation auch. Kannst loslegen!«

Ich bat Marko, zuerst einen Teil des Midazolams zu spritzen und hiernach Esketamin zu geben. Die Kombination der beiden Substanzen (in ausreichender Dosis) sorgt für eine Narkose. Midazolam ist ein starkes Beruhigungsmittel, das Esketamin ist eine Mischung aus Schlaf- und Schmerzmittel. Der große Vorteil dieser Kombination ist, dass es den Blutdruck nicht absinken lässt, was die meisten Narkotika tun.

Bei schweren Schädel-Hirn-Traumata mit einer Verletzung des Gehirns schwillt dieses oftmals an und drückt sich schlimmstenfalls hierdurch selbst die Blutzufuhr ab. Um dieser Tatsache entgegenzuwirken, erhöht der Körper den Blutdruck. Mehr Blutdruck heißt mehr Durchblutung. Wenn man nun diesen (teilweise enorm hohen) Blutdruck senkt, besteht die große Gefahr, dass das Gehirn gar nicht mehr durchblutet wird. Also nutzt man in diesem Fall Narkosesubstanzen, die keine Blutdruckabfälle nach sich ziehen. Esketamin und Midazolam in Kombination haben sich hier mittlerweile fast standardmäßig durchgesetzt.

An keiner Stelle war zu merken, ob die Medikamente bei Frau Lorenz angekommen waren. Sie war derart tief bewusstlos, dass wir durch die Narkose keinerlei äußere Veränderungen wahrnahmen. Ich führte vorsichtig das Laryngoskop ein und sah Reste einer bräunlichen Flüssigkeit in ihrem Rachen und Spuren davon auch am Übergang zur Luftröhre. Tatsächlich schaffte ich es, Frau Lorenz auf Anhieb sicher zu intubieren. Frau Lorenz ließ sich gut beatmen, wir fixierten den Tubus und schlossen sie an das Beatmungsgerät an. Ich begann eine vorsichtige Hyperventilation, also eher eine zu schnelle Beatmung. Dies senkt der Theorie nach den intrazerebralen Druck, also den Druck im Schädel.

Als die kritische Phase überwunden war, nahm ich mein Team kurz zusammen.

»Okay, nochmal 10 für 10. Was haben wir? Schweres Schädel-Hirn-Trauma nach Fahrradsturz. Patientin hat sicher aspiriert. A und B haben wir mit Tubus und Beatmung adressiert. C bislang kein Problem und auch aktuell nicht. D nach wie vor ein Problem, jedoch aufgrund der Verletzung durch uns nicht zu behandeln. Gibt's irgendwelche Hinweise zu E? Wärmeerhalt haben wir konsequent gemacht. Gibt es noch Ideen? Wünsche? Anregungen? Kritik?« Ich blickte in die Runde.

»Wir sind in Höchst angemeldet. Die erwarten uns in 20 Minuten«, fügte Helena hinzu. Den Teil mit der Einsatztaktik vergesse ich ganz gern. Da niemand sonst etwas hinzuzufügen hatte, räumten wir grob auf, während Marko nach vorn auf den Fahrersitz des RTW wechselte. Mittlerweile war auch die Polizei eingetroffen, die sich kurz an der Seitentür bemerkbar machte. Für die Beamten hatte ich ausnahmsweise wirklich mal keine Zeit. Ich sagte nur, dass wir ins Krankenhaus fahren würden, der Ehemann draußen stünde und man über den zuständigen Arzt im Krankenhaus weiteres in Erfahrung bringen könnte.

Für gewöhnlich versuche ich immer, alle Beteiligten unter einen Hut zu packen. Allen voran natürlich Patient und mein Team. Dann sind besorgte Angehörige und die Kollegen der Polizei dran, die wissen wollen, was passiert ist und den Unfall aufnehmen. Es gibt ansonsten noch die Ersthelfer, die man niemals vergessen sollte. Sie haben einen essenziellen Anteil in der Hilfeleistungskette und müssen wahrgenommen werden. Gleichzeitig gilt es ihnen Hilfe anzubieten für den Fall, dass die Eindrücke des Notfalls nachhaltiger sind. Dann sind da die Schaulustigen, die ihr Voyeurbedürfnis befriedigen und Anwohner, die nachts um 23 Uhr ihre Ausfahrt geräumt haben wollen usw. …

Ich schloss die Seitentür mit sanftem Nachdruck und forderte noch währenddessen Marko auf loszufahren. Mit Blaulicht und Martinshorn ging es in Richtung Schockraum, in der Hoffnung, dass die Substanz, die aus Annegret Lorenz´ Ohr lief, keine Gehirnmasse, sondern irgendetwas anderes sein möge.

Das CT im Krankenhaus, dem wir noch beiwohnten, sprach leider eine andere Sprache. Frau Lorenz´ Befund (diffuse schwere Hirnschwellung mit zunehmender Einklemmung) war nach Einschätzung von zwei anwesenden Neurochirurgen nicht operationsfähig. Annegret Lorenz wurde auf die neurochirurgische Intensivstation übernommen. Dort versuchte man in den kommenden Stunden alles, um ihr Gehirn zum Abschwellen zu bringen.

Annegret Lorenz wurde zwölf Tage vor ihrem 66. Geburtstag für hirntot erklärt.

Fazit des Tages:
10 für 10! Auch wenn es statistisch nicht erwiesen ist, dass es Menschenleben rettet!

Red Flags

Es gibt verschiedene Formen von Hirnblutungen. Die traumatischen und die nicht-traumatischen. Bei einer traumatischen Hirnblutung übersteigt die Gewalteinwirkung auf einen Kopf die Widerstandskraft der dortigen Blutgefäße. Die Gefäße nehmen Schaden und es blutet in den Schädel ein. Das Gehirn ist in seiner knöchernen Schale, umringt von Liquor, dem »Gehirnwasser«, allerdings so gut eingepackt, dass Volumenzunahmen nicht gut kompensiert werden können. Es benötigt zwar eine gewisse Menge und mitunter auch Zeit, aber viel Platz ist eben nicht in der »Rübe«. Für die traumatischen Hirnblutungen gibt es anamnestisch zumeist einen Hinweis. Sturz, Anprall, Gewalteinwirkung.

Die nicht-traumatischen Blutungen sind tückisch. Sie treten oftmals völlig ohne Vorboten auf, und erst im Nachhinein finden sich Gründe, warum sie entstanden sind.

Um eine Blutung im menschlichen Organismus zu stillen, setzt sich ein diffiziles Räderwerk in Gang, genannt Hämostase – die Blutgerinnung. Die Gerinnung ist die Folge eines komplexen Zusammenspiels von Blutplättchen und vielen Faktoren, das fein aufeinander abgestimmt sein muss. Beeinflussen kann man die Hämostase durch verschiedene Medikamente, also gerinnungsaktive Substanzen, im Volksmund »Blutverdünner« genannt. Ein klassisches Beispiel hierfür ist Acetylsalicylsäure, das Aspirin, welches nach Einnahme die Fähigkeit aller Blutplättchen, sich zu einem »gesunden Klumpen« zusammenzuballen und somit Blutungen aus Wunden zu reduzieren, irreversibel hemmt.

Miriam war Kopfschmerzpatientin. Bereits seit ihrer Kindheit litt sie unter diesem Problem. Eigentlich ihr einziges Problem. Miriam war 19 Jahre, hatte gerade erst ein hervorragendes Abitur mit einem Schnitt von 0,9 hingelegt. Sie war gutaussehend, konnte vor Menschen sprechen, engagierte sich ehrenamtlich in der Jugendhilfe und hatte liebevolle, umsorgende Eltern. Eigentlich lief alles super. Bis auf diese Kopfschmerzen. Möglicherweise fanden sich die

Gründe hierfür darin, dass sich Miriam schon immer etwas überfordert hatte. Miriam nahm lieber zwei Stufen als nur eine. Miriam wollte aber auch hoch hinaus.

Als sie an diesem Morgen erwachte, fühlte sie sich bereits nicht wohl. Vielleicht lag es daran, dass sie seit einigen Wochen, nach Abschluss des Abiturs und nun wartend auf den Studienplatz für Psychologie, nicht so recht wusste, was sie tun sollte. Sie war ein Arbeitstier und gewöhnt, ständig »in Action« zu sein. Schule, Schulaufgaben, Sport, Ehrenamt. Der Tag war durchgeplant. Seitdem die Schule jedoch weggefallen war, hatte Miriam Schwierigkeiten, diesen fehlenden Teil zu kompensieren. Aktuell waren auch noch Sommerferien und sie fühlte sich von vielen Freunden, die im Urlaub waren, verlassen. Nachdem sie aufgestanden war und sich einen Tee gemacht hatte, saß sie deprimiert am Küchentisch und spielte mit dem Teebeutel.

»Hey, wollen wir heute eine Radtour machen?«, fragte ihre drei Jahre jüngere Schwester Natalie, die in die Küche trat. Miriam sah sie gequält an und verzog die Mundwinkel.

»Irgendwas müssen wir doch machen, bis Mama und Papa heute Abend von der Arbeit wieder da sind«, sagte Natalie ergänzend.

»Lass mich in Ruhe, ich habe Kopfschmerzen«, antwortete Miriam.

»Du hast immer Kopfschmerzen. Los, lass uns raus, dann wird's dir besser gehen.«

Miriam atmete tief ein und wollte soeben ihre Stimme erheben, da fühlte sie plötzlich einen starken, fast explosionsartigen Druck in ihrem Kopf. Leichtere Attacken hatte sie schon mehrfach erlebt, doch das hier war irgendwie anders. Sie presste ihren Schädel zwischen ihren Händen zusammen und verzog das Gesicht.

»Was ist los?«, fragte ihre Schwester besorgt.

»Nichts, es ist nur eine richtig schlimme Attacke«, presste Miriam zwischen den Zähnen hervor. »Wird gleich besser sein.«

Natalie machte sich, wie eigentlich immer, Sorgen um Miriam. Sie überredete sie, bei der Hausärztin anzurufen. Das Telefonat verlief wie üblich. Die Hausärztin kannte die Familie, speziell Miriam, seit vielen Jahren.

»Schon wieder Kopfschmerzen?«, fragte sie Natalie. »Sie soll erst mal eine Tablette Aspirin nehmen und sich ein wenig hinlegen. Feuchtes Handtuch um den Kopf und, wenn ihr welches da habt, Pfefferminzöl auf die Schläfen.« Diese Tipps gab die Hausärztin oft und Natalie kannte sie. In der Vorstellung, dass die Hausärztin schon wusste, was sie tat, folgte Natalie der Aufforderung, löste eine Aspirintablette in Wasser auf und holte das Pfefferminzöl.

Natalie half ihrer Schwester aufs Sofa und verschwand ins Badezimmer. Sie duschte sich, zog sich an und schminkte sich dezent für die geplante Radtour. Als sie das Bad verließ, rief sie kurz nach Miriam. Sie wunderte sich, weil sie keine Antwort erhielt und rief nochmal nach ihr. Ihr erster Gedanke war, dass sie bestimmt eingeschlafen sei und ging daher zunächst wie geplant in ihr Zimmer. Sie packte einige Dinge in ihren Rucksack und beantwortete noch ein paar Nachrichten auf ihrem Handy. Als sie wenige Minuten später ins Wohnzimmer kam, lag Miriam tatsächlich immer noch auf der Couch und hatte die Augen geschlossen. Der feuchte Waschlappen, der ursprünglich auf ihrer Stirn lag, war verrutscht und drohte auf Mund und Nase zum Liegen zu kommen.

Natalie schüttelte den Kopf und ging ein paar Schritte auf ihre Schwester zu.

»Miriam, wir wollen doch gleich los«, sprach sie ihre Schwester laut an. Die reagierte nicht. Sie ging zu ihr und berührte sie an der Schulter. Auch dabei reagierte Miriam nicht. Erst als Natalie ihre Schwester unsanft schüttelte und sie laut ansprach, kam eine leichte Reaktion. Miriam gab einen brummenden, gequälten Laut von sich, der Natalie ängstlich zurückschrecken ließ.

Sie zog ihr Handy aus der Hosentasche und wählte erneut die Nummer der Praxis und ließ sich zur Ärztin durchstellen. Sie schilderte die Symptomatik so gut sie konnte.

»Also, das klingt alles ganz komisch, Natalie. Ich komme gleich mal rüber«, versprach die Hausärztin. Sie hatte ihre Praxis wenige Straßenzüge weiter und wollte sowieso gerade ihre Hausbesuch-Runde beginnen. Also fuhr sie zuerst zu Natalie und Miriam. Als Natalie ihr die Tür aufmachte, spürte sie, dass irgendwas nicht in Ordnung war.

»1/82-1, für Sie einmal internistisch unklar, eventuell bewusstlos, Hausärztin vor Ort.«

»Eventuell bewusstlos und die Hausärztin ist vor Ort?«, fragte ich meinen Teampartner und wusste in dem Moment, dass es wieder einen Einsatz geben würde, der es wert war, ihn sich zu merken. Wie recht ich doch hatte. Die Anfahrt war unkritisch, der Rettungswagen kam von einer anderen Wache. Kurz vor dem Einsatzort sahen wir ihn in die Zielstraße einfahren. Zum Glück war der RTW parallel da. Das ersparte uns die Schlepperei von Notfallrucksack, Sauerstoff, Monitor und dem ganzen anderen Zeugs. Es blieb die NEF-Notfalltasche mit ein paar speziellen Gerätschaften und Medikamenten.

Die Kollegen des RTW hatten etwa 30 Sekunden Vorsprung, und als ich ein fröhliches »Der Notarzt weiß nicht, wo er hin soll« in die offene Haustür rief, hörte ich die Spannung in der Stimme von Tim, einem der Kollegen des RTW.

»Wir sind hier hinten im Wohnzimmer. Den Flur nach hinten durch.« Ich betrat den Raum, in dem die zwei Kollegen vom RTW gerade das Equipment auf dem Boden abgestellt hatten und sich einer jungen Frau auf einer Couch zuwandten. Anwesend waren noch ein junges Mädchen am

Übergang zur Frau und eine etwa 50-jährige Dame, die an einem Tisch saß und etwas aufschrieb.

»Miriam?«

Der laut gesprochene Name der Patientin führte dazu, dass ich mich auf die junge Frau fokussierte. Miriam lag in Rückenlage auf der Couch. Sie war tief bewusstlos, denn sie zeigte keinerlei Reaktion auf manuelle Reize. Ihr Kopf wackelte hin und her, als Tim sie deutlich an den Schultern schüttelte. Noch bevor ich irgendetwas sagen konnte, überstreckte Tim ihren Kopf.

»Sie atmet. Atemfrequenz normal.« Ich hatte noch keine Ahnung, was los war, deshalb sprach ich zu Tim, den ich recht gut kannte und von dem ich eine hohe Meinung hatte.

»Okay, ABCDE wie immer. Wenn sie ausreichend sättigt, kommt sie erst mal in die Seitenlage. Atemwege freihalten. Ich kläre, was Sache ist, und dann bin ich wieder bei euch.«

Ich fragte also in die Runde, ob mir einer sagen könne, was los sei. Natalie begann unter Schluchzen zu erzählen. Sie berichtete von Miriams Kopfschmerzen und dem plötzlichen, starken Ereignis heute früh. Sie sagte, dass sie mit der Hausärztin gesprochen habe und deutete dabei auf die Dame am Tisch, die immer noch in Schreibarbeiten vertieft war. Der Satz: »Ich habe ihr dann eine Aspirin gegeben«, ging in der Situation irgendwie nicht an mich. Ich wandte mich an die Kollegin.

»Hallo, Matt ist mein Name. Sie sind die Hausärztin?«

»Hallo, ja. Ich kenne Miriam seit ihrer Kindheit. Sie hat schon immer mit Kopfschmerzen zu tun. Ich denke, dass es ein akuter Migräneanfall ist.« Sie machte eine kurze Pause, unterschrieb die vor ihr liegenden Formulare und drückte sie mir in die Hand. Es war eine Einweisung für die stationäre Krankenhausbehandlung und ein Transportschein. Angekreuzt war »Krankenwagen«.

»Haben Sie bemerkt, dass sie bewusstlos ist?«, fragte ich die Hausärztin direkt. Diese wich meinem Blick aus.

»Ich … Ich hatte nicht das Gefühl, dass es so schlimm um sie steht. Aber ich dachte, dass sie ins Krankenhaus gehört.«

Mir fehlten die Worte. Ich wusste, dass eine weitere Kommunikation mit der Kollegin ins Leere laufen würde, deshalb drehte ich mich von ihr weg, ignorierte die mir hingehaltenen Unterlagen und ließ mir von Tim eine kurze Übergabe machen.

»Okay, also ABC erst mal keine Probleme. In der Seitenlage sind die Atemwege frei, die Atemfrequenz liegt bei 16, Sättigung ist bei 98. Radialispulse sind beidseits sehr kräftig tastbar, gemessener Blutdruck aktuell bei 186 zu 103. Zu D: Sie ist bewusstlos, GCS bei 3. Keine Anzeichen für äußere Verletzungen, kein Einnässen, kein Zungenbiss.«

Ich sprach kurz mit der Schwester und fragte, ob Miriam Kontakt zu Drogen habe. Natalie erschrak und verneinte dies vehement. Ich ließ mir noch einmal genau erklären, wie der Morgen ausgesehen hatte. Eine böse Ahnung beschlich mich, als Natalie von dem plötzlichen starken Kopfschmerz ihrer Schwester berichtete.

»Was hat sie heute schon gegessen oder getrunken?«, fragte ich.

»Nichts bis auf das halbe Glas Wasser mit dem Aspirin«, antwortete Natalie.

»Aspirin?«, fragte ich entgeistert.

»Ja, habe ich doch eben gesagt. Sie hat mir gesagt, ich soll ihr eine geben.« Natalie deutete dabei auf die Hausärztin, die die Einweisungsunterlagen mittlerweile auf den Tisch gelegt und ihre Sachen zusammengepackt hatte. Sie stand mit ihrem Arztkoffer in einer Ecke des Raums und wartete.

»Okay, Leute, also ich vermute eine SAB. Patientin hat noch Aspirin genommen. Wir holen die Trage vor die Tür, Patientin zackig in Seitenlage aufs Tragetuch, auf die Trage und dann ab ins Auto. Dort reevaluieren wir.« Meine Ansage war freundlich und ohne Härte in der Stimme, jedoch so deutlich, dass jeder wusste, was er zu tun hatte und allen klar war, dass eine Subarachnoidalblutung, also eine Hirnblutung, die oftmals ohne äußere Einflussnahme eintrat und die ich in diesem Fall vermutete, ein absoluter Notfall war. Es kam nun in erster Linie auf Zeit an, denn nichts auf dieser Welt würde Miriam das Leben retten. Nichts außer einem Neurochirurgen, der die Blutung durch eine Operation entlastete. Es dauerte keine vier Minuten und die Trage mit Miriam wurde ins Auto geschoben. Als die Türen geschlossen waren und ich mit Tim, seinem Kollegen und meinem Teampartner vom NEF allein im Patientenraum stand, fluchte ich los. Mein Fluchen hielt jedoch nur wenige Augenblicke an, denn letztlich war das in dieser Situation wenig hilfreich.

»Fred«, sprach ich meinen Teampartner an. »Du suchst uns ein Haus mit freiem Schockraum und Neurochirurgie. Verdacht auf SAB. Patientin bewusstlos, aktuell noch nicht intubiert und beatmet. Da würde ich auch gern drum herumkommen, um ehrlich zu sein. Rückmeldung, sobald du weißt, wohin es gehen kann.« Ich machte eine kurze Gedankenpause.

»Tim, Beatmungsbeutel und Maske holen wir raus und legen sie zusammengesetzt hier auf den Tisch. Die Frau kriegt einen Zugang und Flüssigkeit. Auf keinen Fall senken wir den Blutdruck. Ich will den alle drei Minuten gemessen haben. Lautstärke von EKG und Sättigung hochdrehen. Wir lassen sie in der Seitenlage, solange sie eine gute Sättigung hat und die Atemfrequenz stabil bleibt.«

»Wieso nicht intubieren?«, fragte Tim vorsichtig.

»Weil mir das hier zu lange dauert und das nicht mein täglich Brot ist. Solange die Atemwege frei sind, die Frau quasi nüchtern ist und in der Seitenlage suffizient atmet, überlassen wir das den Kollegen im Schockraum. Aktuell profitiert die Frau davon, dass wir zügig hier weg und ins Krankenhaus kommen. Die Intubation dort wird vorbereitet sein, wir müssten sie erst noch vorbereiteten und das kostet mir zu viel Zeit …«

Fred unterbrach meine Rede.

»Krankenhaus Höchst kann aufnehmen, Schockraum frei, wann sind wir da?«

»In 15 Minuten«, antwortete ich. »Los, auf geht's. Zugang, Patientin anschnallen und los!« Ich feuerte meine Mannschaft an und wandte mich an Tim. »Ich hoffe nur, dass wir nicht im Schockraum ankommen und sich herausstellt, dass die doch irgendwas eingeworfen hat.«

»Im Leben nicht«, sagte Tim und schüttelte den Kopf. »Ich glaube, wir liegen mit SAB sehr richtig.«

Wir fuhren in dem Moment los, als der Zugang mit einem Pflaster fixiert war. Während der Fahrt hängten wir die Infusion an die Halterung an der Decke und setzten Miriam noch eine Sauerstoffmaske auf. Eigentlich hatte sie keinen Bedarf, doch fühlten wir uns damit alle wohler. Wir erreichten nach knapp zehn Minuten Fahrtzeit das Krankenhaus und rollten 17 Minuten nach meiner Ansage in den Schockraum. Nach der Übergabe und Übernahme durch die Kollegen teilte der Kollege der Anästhesie meine Ansicht, dass eine Intubation vor Ort mehr Zeit gekostet als Vorteile gebracht hätte. Er übernahm diese Maßnahme dann, da klar war, dass Miriam in Rückenlage zur Computertomographie musste.

Die CT zeigte eine große linksseitige Massenblutung mit bereits leichter Verlagerung der Mittellinie.

»Machen wir sofort!« Der Neurochirurg fand nur wenige Worte. Miriam wurde auf direktem Weg hoch in den OP gefahren. Nur eine Trepanation, also ein Eröffnen des knöchernen Teils des Schädels, würde ihr Leben retten. Es war zwei Minuten vor zwölf für Miriam.

Wie schon oft erwähnt, bleibt das weitere Schicksal der Patienten im Dunkeln. Der Behandlungsvertrag endet und das Recht zu erfahren, wie es dem Menschen geht, erlischt. Aufgrund der Schweigepflicht dürfen auch die behandelnden Kollegen offiziell hierzu keine Aussage machen. Manchmal hilft man sich innerhalb einer juristischen Grauzone. Die ältere Dame zum Beispiel, um die es seinerzeit nach einer Reanimation eher schlecht stand, sei laut Mitarbeiterin der Patientenverwaltung des Krankenhauses weder aktuell noch auf der Intensivstation noch auf sonst einer Station. Gesund entlassen oder verlegt worden sei sie aber auch nicht. Mir war damals klar, dass dies bedeutete, dass die seinerzeit kritisch kranke Frau verstorben sein musste.

Im Fall von Miriam war es leichter. Wenige Wochen später traf ich den Neurochirurgen wieder, der Miriam im Schockraum übernommen und anschließend operiert hatte und fragte, was aus der jungen Frau geworden sei.

»Die ist gut geworden«, sagte er in der typisch-sachlichen Art, die Chirurgen mitunter haben. »Als wir sie von Intensiv runtergenommen haben, war sie klar und konnte sich adäquat äußern. Sie hatte eine leichte Kraftminderung am rechten Arm.« Abschließend sagte er, dass er davon ausgehe, dass die neurologische Reha das noch ausbügeln werde. Mit einem Lächeln bedankte ich mich und ging.

Fazit des Tages:
Red Flags? Was sind denn Red Flags?

**Red Flags (»Rote Flaggen«) sind Warnzeichen innerhalb einer Symptomatik, die eine dringend behandlungsbedürftige Erkrankung kennzeichnen, z. B. eine Bewusstlosigkeit bei Kopfschmerzen.*

Drehleitern

Rettungsdienst, Feuerwehr, Polizei, DLRG, THW und andere. Eigene Organisationen und Behörden mit ihren Aufgaben und letztlich doch alle ein großes Team, das dafür arbeitet und manchmal auch kämpft, dass es den Menschen gut oder besser geht. Es gibt viele Überschneidungspunkte, an denen die einzelnen Institutionen miteinander arbeiten. Die Polizei, die vom Rettungsdienst zum Schutz gerufen wird. Der Rettungsdienst, der die Feuerwehr bei einem Brand unterstützt und hierbei nicht nur für eventuell verletzte Betroffene, sondern auch für die Kollegen der Feuerwehr selbst da ist und diese versorgt, wenn Verletzungen im Einsatz auftreten. Wir alle ergänzen uns und jeder trägt seinen Teil dazu bei, dass das Leben ein klein wenig sicherer wird.

Eigentlich habe ich keine Höhenangst. Also, nicht so richtig. Vielleicht ein kleines bisschen. Hmm. Ich sehe das so: Ich habe einen gewissen Respekt vor der Höhe und bin eher misstrauisch. An einem Balkon teste ich manchmal, ob das Geländer auch wirklich fest ist, bevor ich mich richtig dagegen lehne. Bei irgendwelchen Hängebrücken habe ich immer eine gewisse Restsorge, dass vielleicht der TÜV doch etwas länger her ist. Wenn es überhaupt einen »TÜV« gibt?! Was ich schwierig finde, sind Drehleitern. Es begann im Januar 2000 während meiner kurzen Zeit bei der Feuerwehr. Rettungssanitäter-Rettungswachenpraktikum. Ich war damals quasi »M3«.

Im Rahmen dieser Zeit, bei der ich im Rettungsdienst einer Feuerwache eingesetzt war, probierte ich einiges aus. Es war ein wenig wie ein »Tag der offenen Tür«. Ich stieg in eine komplette Feuerwehrschutzausrüstung, setzte die Vollgesichtsmaske auf und atmete Pressluft. Ich versuchte mit dem ganzen Material, das ein Feuerwehrmann im Angriffstrupp mit sich schleppt, einen Parcours zu durchlaufen. Ich durfte alle Winkel der Feuerwache und alle Ecken der

Feuerwehrfahrzeuge inspizieren, die damals noch zugelassene Rutschstange ausprobieren und nahm das Angebot an, eine Fahrt auf der Drehleiter mitzumachen.

So stand ich nun, gesichert über einen Gurt, im Korb der Drehleiter und sah zu, wie diese sich langsam immer höher hob. Die Leiter ließ sich bis auf knappe 30 Meter ausfahren. Man machte sich den Spaß und fuhr mit mir in diese Höhe, die Leiter senkrecht stehend. Meine Aversion gegen Drehleitern ergab sich in dem Moment, als ich spürte, wie der eisige Wind im Januar den Korb an dem langen Gestänge hin und her bewegte und sich die Leiter gleichzeitig in sich selbst verdrehte. Ich spürte, wie sich meine Hände damals um die Holme des Korbs krampften. Aber man war schließlich kein Weichei und äußerte kein Wort des Widerwillens. Ich war sehr froh, als ich wieder festen Boden unter den Füßen hatte.

Der erste richtige Kontakt zu einer Drehleiter hiernach ergab sich erst viele Jahre später nach einer Reanimation. Wir befanden uns in einem Hochhaus und hatten den älteren Herrn mit einem EKG-gesicherten ST-Hebungsinfarkt erfolgreich wieder ins Leben geholt. Achter Stock. Zu kleiner Aufzug für einen liegenden Menschen. 120 Kilogramm wiegender Patient. Unabhängig von der Gefahr verrutschender Beatmungsschläuche hatten wir keinerlei Motivation, den Patienten mittels Tragetuch – auch unter Zuhilfenahme einer Tragehilfe durch andere Kollegen – acht Stockwerke hinunter zum Rettungswagen zu befördern. Deshalb hatte Jörn, mein Fahrer, selbst bei der Feuerwehr des Ortes beschäftigt, die Drehleiter alarmiert.

Als er mir das mitteilte, schaute ich ihn nur an und vermeldete meinen Unmut darüber in gutturalen Lauten.

»Öh, öh«, sagte ich ablehnend. »Das kannst du vergessen. Da fahre ich aber nicht mit.« Er sah mich überrascht an und sagte, dass da ja nichts passieren könne. Ich glaubte ihm. Ich wollte dennoch nicht mitfahren. Daher nahm ich das Team zusammen, nachdem unser Patient ausreichend stabilisiert war.

»Einer von euch hat das große Los gezogen und darf mit dem Burschen hier«, ich deutete auf unseren Patienten, »auf der Drehleiter mit nach unten fahren!«

Maja, eine junge Praktikantin, sah mich mit leuchtenden Augen an.

»Darf ich?«, fragte sie leise.

»Von mir aus«, antwortete ich nach kurzem Überlegen. »Fall nur nicht aus dem Korb. Dann geht's dir schlechter als ihm hier. Es gibt nur zwei Dinge, auf die du achten musst: Der Tubus darf nicht verrutschen, geschweige denn rausfliegen, und du musst konstant an die Beatmung denken. Das Beatmungsgerät machen wir erst unten dran. Okay?«

»Okay, das schaffe ich.«

»Dann übernimmst du jetzt mal den Beutel und zeigst mir, bis die Drehleiter da ist, dass das gut klappt.« Eigentlich bin ich nicht so besserwisserisch oder oberlehrerhaft. Aber ich wollte, dass ihr klar war, dass das kein Spaß ist. Es ging nicht ums Drehleiterfahren, sondern darum, die Verantwortung für einen Menschen zu übernehmen. Auch wenn man nun sagen kann: »Was soll schon passieren?«, entgegne ich: »Wenn der Tubus rausrutscht und die Drehleiter auf 20 Metern ist, kann die Zeit, bis der Mensch wieder Sauerstoff über eine Beatmung erhält, sehr lang sein!«

Als die Drehleiter aufgestellt und ausgefahren war, halfen uns die Kollegen der Feuerwehr den Patienten auf eine Trage umzulagern und ihn auf das Gestell des Drehleiterkorbs zu wuchten. Ich war ehrlicherweise ganz froh, dass Maja mit ihren 1,60 m und allenfalls 50 kg den Beatmungsjob übernommen hatte. So konnte ich von außen delegieren und stand mit meinem dicken Körper den schuftenden Kollegen nicht im Weg. Maja wurde in den Korb gehoben und war auf Tubus und Beatmung fokussiert.

»Enjoy your flight«, sagte ich zu ihr, dann drehte ich mich um und verließ die Wohnung. Ich war schneller als die Drehleiter und empfing die wertvolle Fracht unten neben dem Rettungswagen. Wir lagerten erneut mit allen Beteiligten um. Ein insgesamt erfolgreicher Einsatz.

--

Etwas aufwendiger war da schon der folgende Einsatz. Herr Fricke hatte Wochen zuvor einen schweren Schlaganfall erlitten. Er hatte von dem Ereignis zwar eine sehr deutliche Halbseitenlähmung davongetragen, war jedoch kurz nach der Reha in der Lage gewesen, seine kleine Wohnung im ersten Stock im Haus der Eltern wieder selbstständig aufzusuchen. Neben den Einschränkungen durch die halbseitige Lähmung reduzierte auch ein nicht unerhebliches Übergewicht die Bewegungsmöglichkeiten von Herrn Fricke. Vor allem die Treppe zu seiner Wohnung stellte sich als Nadelöhr heraus, denn diese war steil und eng. Innerhalb der Familie machte man sich schnell Gedanken, wie man diesem Umstand Rechnung tragen konnte. Der Sohn sollte einerseits nicht ausquartiert werden, andererseits war klar, dass die Situation im ersten Stock langfristig keine Lösung war.

Gerade als man ein tragfähiges Konzept mit kleineren Umbauten und einem Umzug der Eltern in die Räumlichkeiten nach oben erarbeitet hatte, ereilte Herrn Fricke eine Lungenentzündung. Sein Zustand verschlechterte sich innerhalb von zwei Tagen, und als wir bei gemeldeter »Akuter Atemnot« die Wohnung betraten, war Herr Fricke aufgrund des Sauerstoffmangels bzw. des Übermaßes an CO_2 bereits in einem somnolenten bis soporösen Zustand, das heißt, er war schläfrig und nur noch auf sehr lauten Zuruf oder einen äußerlichen Reiz hin erweckbar. Es war ersichtlich, dass er sich zunehmend atmungstechnisch erschöpfte. Eine Patientenverfügung gab es nicht und die Eltern wünschten die Maximaltherapie. Herr Fricke war schließlich auch erst Anfang 50.

Also unterstützten wir Herrn Frickes Atmung und gaben ihm zunächst hochdosiert Sauerstoff. Dies besserte die Werte, die auf dem Monitor angezeigt wurden, jedoch nicht seinen Gesamtzustand. Es wurde immer offenkundiger, dass wir ihn intubieren mussten. Als die Entscheidung getroffen und die Aufgaben verteilt waren, durchbrach Timo meine Konzentration.

»Schon ´ne Idee, wie wir den ins Auto kriegen, wenn der in Narkose liegt?« Timo war nicht mein liebster Kollege. Wir hatten keine offenkundigen Probleme miteinander, doch bestand zwischen uns eher eine Antipathie denn eine Sympathie.

»Darüber mache ich mir Gedanken, wenn der Mann schläft und wir das Atemproblem adressiert haben«, sagte ich in leicht bissigem Tonfall. Timo zuckte nur die Schultern und bereitete die Intubation vor.

Die Narkoseeinleitung und die Intubation klappten nach anfänglichen Schwierigkeiten letztlich, und nachdem wir Herrn Fricke an die Beatmungsmaschine genommen hatten, ging ich das weitere Vorgehen durch. Timo mischte sich ein.

»Über die Treppe kommen wir nicht runter. Ich hab´s mir angeschaut. Geht nur über die Fenster. Also Drehleiter.«

»Okay, das sehe ich mir selbst noch mal an. Aber die Feuerwehr werden wir in jedem Fall zur Tragehilfe brauchen. Alarmiert sie und von mir aus auch die Drehleiter«, gab ich genervt zurück. Ich schaute mir die kleine, schmale Treppe an und war mir klar, dass wir Herrn Fricke darüber niemals ohne Probleme herunterbekommen würden. Ich gab innerlich zerknirscht zu, dass ich Timo recht geben musste. Als ich dann die Fenster in der Wohnung in Augenschein nahm, überkam mich plötzlich ein Gefühl des Erfolgs.

»Hey, Timo, sag mir mal, durch welches Fenster wir den Mann denn rausbringen sollen«, forderte ich ihn provokant auf. Meine Provokation ging jedoch völlig ins Leere, und unsere Machtspielchen bewegten sich mittlerweile im Bereich des Lächerlichen. Timo zuckte erneut mit den Schultern.

»Das ist jetzt ehrlicherweise nicht mein Job, das zu entscheiden. Der Mann liegt hier oben, ist in Narkose und muss wohl ins Krankenhaus. Treppe geht nicht, Fenster zu klein. Einen Tod muss man sterben.« Er machte eine demonstrative Pause und sah mich herausfordernd an. »Egal, wie wir es drehen und wenden, über die Treppe klappt es eben nicht. Also muss ein Fenster erweitert werden.«

»Erweitert? Wie stellst du dir das vor? Soll die Feuerwehr hier ein Fenster rausbrechen?«

»Du bist der Notarzt.« Er lächelte mich süffisant an. »Du sagst, wie wir es machen und wir machen es. Wenn du eine bessere Idee hast, nur her damit.« Ich hasste ihn. Aber er hatte leider recht.

»Herr Fricke«, sprach ich den Vater an. »Wir haben ein Problem. Wir werden Ihren Sohn in diesem Zustand nicht über die Treppe nach unten transportieren können. Eine Rettung durchs Fenster und dann auf die Drehleiter scheitert an den zu kleinen Fenstern. Da werden wir mit der Trage nicht durchpassen.«

»Was ist Ihre Idee?«, fragte auch er mich.

»Na ja, wir werden vielleicht nicht daran vorbeikommen, ein Fenster etwas zu beschädigen«, begann ich zaghaft.

»Sie meinen, Sie werden ein ganzes Fenster rausbrechen müssen?«, vergewisserte sich Herr Fricke bei mir.

»Darauf könnte es hinauslaufen, ja«, gab ich ehrlich zu. Herr Fricke Senior sah mich erstaunlich ruhig und wenig beeindruckt an.

»Dann bauen Sie die Fenster aus, wenn es sein muss. Es geht hier um meinen Sohn. Sie werden wohl nicht leichtfertig solche Entscheidungen treffen. Also stehe ich dahinter.«

Wir versuchten, die Zeit zu überbrücken, so gut es ging. Die Zielklinik war bereits informiert, auch darüber, dass unsere Ankunft im Schockraum noch dauern würde. Wir mussten schließlich ein Fenster ausbauen lassen. Die Feuerwehr traf ein und brachte die Drehleiter in Position. Es dauerte nicht lange, dass man gemeinschaftlich entschied, ein mit einem Mittelsteg versehenes Fenster herauszunehmen. Die Feuerwehrkollegen brauchten nicht lange. Als das Fenster herausgenommen war und die Drehleiter an das offene Loch in der Hauswand fuhr, trugen wir gemeinschaftlich Herrn Fricke zum Durchlass. Wir lagerten ihn auf den Drehleiterkorb und ich übergab ihn an einen Feuerwehrmann. Für die Fahrt aus dem ersten Stock musste niemand von uns mitfahren. Der Tubus war gesichert, das Beatmungsgerät tat seinen Dienst. Die Sauerstoffflasche hatten wir kurz vorher kontrolliert. Sie würde reichen.

Wir nahmen Herrn Fricke auf der Straße wieder in Empfang, lagerten ihn erneut um und machten uns auf den Weg in die Klinik. Es ging ihm den Umständen entsprechend gut. Ich hatte Herrn Fricke Senior telefonieren gehört, kurz nachdem die Entscheidung des Ausbaus des Fensters getroffen worden war. Als wir aus der Straße fahren wollten, sah ich ein Fahrzeug eines Fensterbauers. Ob Herr Fricke direkt jemanden für einen Wiedereinbau bestellt hatte?

Fazit des Tages:
Feuerwehr, Rettungsdienst, Polizei … wir dienen alle dem Menschen!

Hyung-Soon

Das Muenke-Syndrom ist eine seltene, autosomal-dominant vererbte, genetische Erkrankung, basierend auf einer Mutation auf Chromosom 4 (4p16.3) in einem Gen, das für einen spezifischen Wachstumsfaktoren-Rezeptor, den »Fibroblasten-Growth-Factor-Rezeptor-3« codiert. Die Folge dieser genetischen Mutation ist eine vorzeitige Verknöcherung der Schädelnähte bei Kindern. Einfach ausgedrückt: Der knöcherne Schädel wächst nicht mit dem Gehirn mit. Dies führt zu Deformierungen des Kopfes mit teilweise groteskem Aussehen. Die Kinder sind von ihrer geistigen Entwicklung jedoch oft nicht eingeschränkt, sofern man dem Gehirn durch regelmäßige Operationen genug Platz zum Wachsen gibt.

Wenn man die Statistik fragt, vor welchen Einsätzen die meisten Notärzte Angst haben, so wird an erster Stelle der Kindernotfall genannt. Relativ dicht darauf folgt die Geburt im Rettungsdienst. Letztere habe ich nach wie vor noch nicht erlebt. Vor Kindernotfällen habe ich tatsächlich immer etwas Bammel. So ziemlich jeder Kollege des Rettungsdiensts wird dieses Gefühl teilen können – mit einer Ausnahme vielleicht: Kinderärzte, die als Notarzt unterwegs sind. Für die ist es eben ein Brot-und-Butter-Geschäft. Wenn man sich allerdings mit diesen Kollegen unterhält, geht nicht wenigen bei so etwas wie »Herzinfarkt« der Stift. Der ist bei Kindern ja doch eher eine Rarität.

Warum ängstigen uns Kindernotfälle so? Es gibt ein paar Aspekte, die Kindernotfälle so besonders machen, auf die ich im Detail an dieser Stelle nicht näher eingehen möchte. Nur so viel: Die Seltenheit von Kindernotfällen, der emotionale Druck durch Eltern, das besonders schutzbedürftige »kleine Menschlein« und die Heile-Welt-Vorstellung der Kindheit machen Kindernotfälle zu einem heißen Feld. Aus der Rückschau von vielen Einsätzen heraus kann ich jedoch sagen, dass die meisten Alarmierungen eher unspektakulär und die wenigsten Kinder wirklich »krank« waren. Aber im Leben fast jedes Rettungsdienstlers kommt dieser eine Tag. Dieser eine Patient. Meiner hieß Hyung-Soon.

Als der Melder gegen 4 Uhr morgens in dieser kalten Novembernacht aufging und mich aus dem Schlaf riss, war die Nacht bis dahin gut. Um 22 Uhr den letzten Patienten mit Herzstolpern im Krankenhaus abgegeben, lag ich gegen Mitternacht im Bett und hatte meine Augen schnell geschlossen. Wirklich tief schläft man auf einer Rettungswache ja ohnehin nicht, doch konnte mein vegetatives Nervensystem bis zum enervierenden Melderton ganz gut herunterfahren.

Als ich im Auto saß, hörte ich über Funk »kindliche Atemnot«. Für einen kurzen Moment spürte ich das Adrenalin durch den Körper fluten. Mein Geist war wach, mein Magen verkrampfte sich ein klein wenig. Dann aber lehnte ich mich zurück und überlegte. Es war Winter, die letzten Monate des Jahres.

»Was selten ist, ist selten. Was häufig ist, ist häufig.« Zu dieser Jahreszeit ist der Pseudokrupp-Anfall häufig. Ein eindrucksvolles Krankheitsbild, wenngleich selten gefährlich. Aber für Kind und Eltern ein einschneidendes Erlebnis. Die Kinder haben gruselige Atemgeräusche mit pfeifendem Einatmen, sind leicht fiebrig und haben einen charakteristisch-bellenden Husten. Wenn man diese Symptome nicht kennt, machen sie Angst und sorgen für eine Alarmierung des Rettungsdiensts.

Mit einer gewissen Erfahrung sieht man einem Kind (und generell jedem Notfallpatienten) schnell an, ob es wirklich lebensbedrohlich erkrankt ist oder ob es sich lediglich um ein eindrucksvolles Bild handelt. Wenn es ein klassischer Pseudokrupp ist, sind die Kinder selten vital bedroht, und mit der Erzeugung feucht-kalter Luft kann man bereits eine Verbesserung erzeugen. Der Klassiker, den man auch aus dem Lehrbuch kennt, ist, ein Fenster im Bad zu öffnen und die Dusche heiß aufzudrehen. Der entstehende Wasserdampf feuchtet die Atemwege an und sorgt für Linderung. Natürlich gehören diese Kinder ins Krankenhaus, denn die Ursache der Atemproblematik ist meist ein fieberhafter Infekt, den es zu therapieren gilt. Ich war also auf der Fahrt nur moderat angespannt. Meine bisherigen Einsätze zum Thema »kindliche Atemnot« waren eher unspektakulär, daher erwartete ich Ähnliches. Wie sehr sollte ich mich doch täuschen ...

Unsere Anfahrt dauerte etwa 12 Minuten. Kurz vor dem Eintreffen teilte uns der RTW über Funk mit, dass man das Kind im Auto hatte. Als wir parkten und ich ausgestiegen war, sah ich bereits drei Personen in Schlafkleidung vor dem RTW stehen. Dem ersten Eindruck nach handelte es sich um Menschen aus dem asiatischen Raum. Ich wurde mit großen, ängstlichen Augen angeschaut, jedoch nicht aktiv angesprochen. Ich stieg in den Rettungswagen ein.

Die Kollegen, die in der Notfallrettung tätig sind oder waren, werden nachvollziehen können, was ich meine, wenn ich sage, dass bereits die erste Sekunde, das Wahrnehmen der Schwingung im Patientenraum, ein stressiges Gefühl aufkommen lässt. Ich hatte in dieser Sekunde weder das Kind gesehen noch hatte einer der Kollegen im Auto auch nur einen Ton gesagt, da wusste ich bereits, dass es ernst war. Im nächsten Augenblick wurde mein Gefühl bestätigt. Ich sah das Kind und den Gesichtsausdruck der beiden sehr erfahrenen Kollegen des RTW.

Auf der Trage lag ein Junge, dem ersten Eindruck nach ungefähr vier Jahre alt. Über Mund und Nase war eine Sauerstoffmaske platziert, und das zischende Geräusch verriet mir, dass der *Flow*, also die Menge des Sauerstoffs, sehr hoch war. Das Gesicht des Kindes erschreckte mich im ersten Moment, denn es sah grotesk deformiert aus. Mein erster Eindruck darüber hinaus war: Dieses Kind ist krank. Richtig krank. Die Atemfrequenz lag oberhalb von 60 Atemzügen pro Minute und man konnte unter der Maske leicht bläuliche Lippen erahnen. Vor allem die Einziehungen zwischen den Rippen bereiteten mir Sorgen. Das Kind versuchte so verzweifelt Luft zu bekommen, dass das Gewebe zwischen den Rippen kaum nachkam. Blaue Lippen, also eine Zyanose, und die interkostalen Einziehungen waren der Beweis für mich, dass dieses Kind ein akut lebensbedrohliches Problem hatte. Ich ließ mir von den Kollegen eine kurze Übergabe machen.

»Okay, also pass auf. Das ist Hyung-Soon, keine Ahnung, wie man das richtig ausspricht. Er hat ein Muenke-Syndrom. Das macht aber wohl nicht das Atemproblem, ich hab´s eben nachgelesen«, begann Dieter, der Notfallsanitäter auf dem Auto.

»Die Anamnese war quasi nicht zu erheben. Die Eltern sprechen nur Koreanisch und Portugiesisch, aber kaum einen Brocken Englisch. Deutsch schon gar nicht. Es ist eine Nachbarin dabei, die rudimentär auf Englisch übersetzt hat. Was wir herausfinden konnten, war, dass er mit seinen Eltern vor etwa zwei Wochen von Madeira, wo sie bislang gelebt haben, hierhergezogen ist. Er hat vor ein paar Tagen einen Infekt entwickelt und hatte gestern bereits den ganzen Tag über Fieber, Husten und leichte Atemprobleme. Die haben sich dann wohl über den Abend hinweg gesteigert. Einen Kinderarzt haben sie nicht, und sie wussten auch nicht, wo ein Kinderkrankenhaus ist. Gegen Mitternacht ist es dann so schlimm geworden, dass der Kleine nicht mehr richtig reagiert hat. Er war wohl total apathisch. Um 4 Uhr hat man dann die Nachbarin gerufen, die den Rettungsdienst alarmiert hat.«

Ich sah ihn erschrocken an, doch hatte ich keine Zeit, etwas dazu zu sagen, denn Dieter fuhr fort:

»Wir haben ihn vom Arm des Vaters übernommen. Die Eltern standen draußen auf der Straße mit dem Jungen. Wir haben ihm direkt Sauerstoff über die Maske mit 15 Litern pro Minute gegeben. Die erste Sättigung, ca. 20 Sekunden, nachdem der Sauerstoff lief, war bei 76 % und bessert sich seither auf die 88 %, die du siehst. Mehr haben wir bislang nicht geschafft. EKG sieht unauffällig aus, Herzfrequenz ist hoch, der Blutdruck ist soweit okay.« Dieter machte eine kurze Pause und überlegte. »Ach ja, 40,5° Fieber hat der Kleine noch!« Er sah mich betroffen an.

Ich ließ die Aussagen für wenige Augenblicke sacken. Infekt der Atemwege, Fieber, Atemnot über den Abend hinweg, apathisches Kind seit Mitternacht, den Rettungsdienst erst vier Stunden später alarmiert. Ich machte meinen aufkeimenden Emotionen Luft.

»So eine Scheiße!«, rief ich laut in den RTW hinein und beruhigte mich umgehend wieder. »Okay, also erst mal bis hierhin gute Arbeit. Wir gehen jetzt strukturiert vor. Wir haben wahrscheinlich ein A- und sicher ein B-Problem! Wie sieht es mit C aus?« Dieter sah mich an und deutete auf den Monitor.

»Sieht bislang ganz gut aus. Puls ist tachykard bei 140 und der Blutdruck im Normbereich.«

»Okay. D?«, fragte ich. »Das Kind ist somnolent bis soporös«, beantwortete ich mir die Frage selbst und versuchte eine Reaktion von Hyung-Soon auf einen manuellen Reiz zu erzeugen. Er reagierte nur sehr eingeschränkt auf mein Schütteln an seinen Schultern.

»Erhöht den Sauerstoff auf Maximum. Ich muss zwei Sätze zu diesem Muenke-Syndrom lesen«, sagte ich zu meinem Team und drehte mich kurz weg. Während ich die Worte in mein Handy eingab, fokussierten sich meine Gedanken nur auf eine Frage: »Load and Go« oder »Stay and Play?« Fahren wir mit dem Sauerstoff auf dem Gesicht des Kleinen los und suchen so schnell wie möglich Hilfe im pädiatrischen Zentrum mit erfahrenen Leuten oder versorgen wir den kleinen Mann vor Ort, stabilisieren ihn, soweit es geht, und fahren dann in die Klinik? Ich entschied mich für die mittlerweile im Rettungsdienst etablierte Zwischenlösung: »Treat and Run.« Behandle und gib dann Gas!

Noch während die Informationen zum Muenke-Syndrom auf meinem Handy luden, nahm ich mein Team zusammen und band es in die Entscheidungsfindung ein.

»Glaubt ihr, dass wir den Burschen nur mit Sauerstoff heil in die Klinik bekommen?« Ich erntete pessimistische Blicke. Damit war meine Entscheidung klar.

»Okay, dann intubieren wir den Jungen. Dieter, du bereitest mir die Intubation vor, Größen für Spatel und Tubus sage ich dir gleich. Freddie? Du kümmerst dich um die Narkose. Ich will Sufentanil, Propofol und Rocuronium. Dosierungen sage ich dir auch gleich. Hat er schon einen Zugang?« Als niemand antwortete, sagte ich: »Wir bohren!«, und meinte damit, dass wir uns nicht mit einem intravenösen Katheter aufhalten sollten, sondern direkt einen Zugang zum Knochen finden würden.

Die Möglichkeiten, im Notfall Substanzen in einen Körper zu applizieren, beschränken sich in der Regel auf die Gabe über einen Venenzugang. Wenn man aufgrund der äußeren Umstände, der Anatomie oder anderer Gründe jedoch keine Vene findet, die man punktieren kann, steht einem die Möglichkeit des sogenannten intraossären Zugangs zur Verfügung. Den gibt es schon seit einigen Jahrzehnten, jedoch kam er erst in den letzten Jahren so richtig in Mode. Wegweisend hierfür war vor allem eine kleine Bohrmaschine, vor wenigen Jahren auf den Markt gebracht, die das Einbringen der sehr starren und dicken Nadel deutlich erleichtert. Seither ist der »i.o.-Zugang« gar nicht selten im Rettungsdienst anzutreffen.

Ehrlicherweise nutze ich den »Bohrer«, wie man im Rettungsdienst sagt, zwar nur selten, dann aber sehr gern. Der Zugang ist schnell, einfach und sicher zu etablieren. So entschied ich auch bei Hyung-Soon. Während die Kollegen die Medikamente und die Intubation vorbereiteten, suchte ich eine Stelle am linken Unterschenkel, desinfizierte großflächig und sorgsam und setzte dann die Nadel an. Das Durchstechen der Haut tut in der Regel kaum weh, auch das eigentliche Bohren in den Knochen stellt man sich schmerzhafter vor als es ist. Die wenigsten Patienten verspüren hierbei einen Schmerz. Man muss jedoch über die Nadel kleine Knochenkanäle einmalig aufspülen, bevor eine Infusion einlaufen kann. Dieser kurze Moment des Aufspülens der Knochenkanäle ist schmerzhaft, sodass auch Hyung-Soon kurz und leise aufstöhnte. Seine nur sehr zurückhaltende Schmerzäußerung war ein weiterer Beweis dafür, dass es dem Jungen nicht gut ging. Ein waches, körperlich nicht eingeschränktes Kind hätte bereits beim Einstechen der Nadel laut geschrien.

Den Kollegen hatte ich mitgeteilt, welche Medikamentendosierungen und Gerätegrößen ich wünschte. Das habe ich natürlich nicht im Kopf, dafür nutze ich gern eine Smartphone-App, die mir nach dem Einstellen von Alter, Größe und/oder Gewicht des Patienten alle anderen Parameter ausrechnet. Um sicherzugehen, dass ich darin keine Fehler hatte, griff ich mir die im RTW mitgeführte Dosierungshilfe für Kinder. Meine gewünschten Dosierungen und Größen sollten passen. Mein Team zog die Medikamente so auf, dass man bei der Applikation nicht mehr denken, sondern lediglich einfach den ganzen Spritzeninhalt applizieren musste.

Ich nahm mir einen Augenblick Zeit und machte mit meinem Team ein 10 für 10.

»Also Leute, wir schaffen das! Freddie, ich will, dass du an die Seite gehst und erst das Sufentanil, dann das Propofol und abschließend das Rocuronium gibst. Genau die Menge in der Spritze, einfach alles rein. Du sagst mir laut an, wenn der Stoff jeweils drin ist. Klar?« Ich bekam ein »Klar« zur Antwort und drehte mich leicht zu Dieter.

»Du assistierst mir bei der Intubation. Ich schaue mit dem Laryngoskop rein und versuche es mit dem normalen Tubus. Ich will, dass direkt in Griffweite für dich eine Larynxmaske liegt. Offen und vorbereitet. Ich will nicht, dass dann erst noch irgendwas aufgerissen werden muss. Klar?«

»Larynxmasken haben wir nicht. Du kannst einen Larynxtubus haben.«

Ich zog die Augenbrauen zusammen und schüttelte den Kopf darüber, dass es nur Larynxtuben gab und nicht die wesentlich häufiger genutzten Larynxmasken.

»Dann eben einen LT, wenn wir nichts anderes haben!«

»Okay!«

»Tobias«, sprach ich meinen NEF-Fahrer an. »Du kannst schon mal das nächste Haus mit Kinderintensiv anfragen und uns anmelden. Ankunftszeit noch nicht klar, aber intubiert und beatmet. Ich will, dass wir direkt losfahren, wenn der Kleine intubiert und alles fixiert ist.«

»Bereits erledigt, wir werden schon erwartet.« Ich sah ihn dankbar an.

»Wenn das passiert, was wir alle nicht wollen, dann fängst du, Freddie, an zu drücken. Dieter kümmert sich mit mir um die Beatmung und die weiteren Medikamente. Tobias, wenn uns der Kleine ausgeht, dann alarmierst du über die Leitstelle den Kindernotarzt, okay?«

»Geht klar!«

»Alle fertig? Irgendwas noch zu klären?« Ich hörte keinerlei Wortmeldung, also gab ich Freddie das Kommando, mit dem Narkosemittel zu starten.

Ich warf einen Blick auf den Monitor und beobachtete die Sauerstoffsättigung. Durch die Menge an Narkosemitteln wurde Hyung-Soon wie gewünscht bewusstlos und hörte zusätzlich auf zu atmen. Im Rahmen einer Narkose war das normal, nur hatte der kleine Mann kaum noch Sauerstoffreserven. Mit jeder Sekunde, die verstrich, sank die Sauerstoffsättigung um 1-2 %. Ich sah kurz in den Mund des Jungen und konnte vor geschwollenen Rachenmandeln kaum etwas erkennen. Ob die Anatomie des Mundraums durch das Muenke-Syndrom zusätzlich verändert war, wusste ich gar nicht zu sagen. Mutig nahm ich das Laryngoskop in die Hand und versuchte den Kehlkopf einzustellen. Ich sah nichts. Ich sah nur gerötetes Weichgewebe ohne auch nur den Hauch einer Chance, einen Blick auf den Eingang zur Luftröhre zu erhaschen.

»LT«, sagte ich laut und deutlich zu Dieter, hielt ihm das Laryngoskop hin, ohne ihn anzublicken. Er nahm es mir ab, und kaum eine Sekunde später hatte ich den Larynxtubus in meiner Hand. Ohne noch einmal genau zu schauen, schob ich ihn vorsichtig, aber doch mit einem gewissen Nachdruck in den Mund von Hyung-Soon. Ich schaffte es, trotz der widrigen Bedingungen den Larynxtubus zu platzieren und gab die Anweisung, die Atemwegshilfe zu blocken. In dem Augenblick, als Dieter den Beatmungsbeutel auf den Konus des LT aufsetzte, hörten wir den schrillen Alarm des Monitors.

Hyung-Soon hatte einen Herzstillstand. Der »worst case« war eingetreten. Über viele Stunden hatte sein Körper versucht, die Sauerstoffunterversorgung zu kompensieren. Er hatte gekämpft und sich gewehrt. Und nun kam ich daher und riss ihm mit der Narkose die letzten Elemente heraus, auf denen sein wackliges Kartenhaus stand. Der kleine Körper dekompensierte schlagartig und sein Herz quitterte einfach seinen Dienst. Wir hatten das eine Problem, die Atmung, nun gerade adressiert, da meldete sich das nächste Problem. Freddie reagierte mechanisch und ohne dass ich etwas sagen musste. Er stellte sich neben unseren kleinen Patienten und begann mit den Thoraxkompressionen.

»Scheiße«, ging es mir durch den Kopf. »Scheiße. Scheiße. Scheiße. War es die richtige Entscheidung, den Jungen zu intubieren? Warum bist du nicht einfach in die Klinik gefahren?«, fragte ich mich. Hinterher ist man immer schlauer. Mein Team arbeitete Hand in Hand, und besser hätte es nicht laufen können. Es herrschte im Patientenraum eine fast greifbare Anspannung und doch blieben alle ruhig, keiner verfiel in Hektik. Dieter verkündete, dass er Adrenalin aufziehen würde und bei der ersten Rhythmusanalyse nach zwei Minuten dafür bereit sei. Dann würde er auch mit Freddie wechseln.

Tobias hatte wie abgesprochen das Handy in die Hand genommen und über die Leitstelle den Kindernotarzt alarmiert. Dessen Standort war von uns zwar recht weit entfernt, aber unter den aktuellen Umständen würden wir noch nicht losfahren. Wir reanimierten Hyung-Soon nach Leitlinien. Das Atemproblem hatten wir tatsächlich ganz gut adressiert. Seine Sauerstoffsättigung stieg bis auf 92 % an. Das war nicht die Welt, aber schon eine andere Hausnummer als 76 %. Sein Herz wollte aber nicht. Die Reanimation hielt an, doch nach nur knapp zehn Minuten ging die Seitentür des RTW plötzlich auf. Ich wollte protestieren, doch als ein gesetzter Mann in zivil eintrat und sich mit seinem Namen vorstellte, begann ich eine Übergabe an den Kindernotarzt.

Nachdem er alles ruhig aufgenommen hatte, sagte er nur lapidar: »Gute Arbeit bis hierher!« Irgendwie gab mir das ein klein wenig Selbstvertrauen wieder, denn bis dahin versuchte ich mit dem Gefühl des völligen Versagens klarzukommen. Der kinderärztliche Kollege übernahm die Leitung der Reanimation. Es änderte sich nichts. Wir machten genauso weiter wie bisher. Doch irgendwie fühlten wir uns nun alle sicherer. Ich selbst hatte ein Gefühl, als ob mein Vater da sei, mich an die Hand nähme und sagte: »Junge, wir schaffen das schon!«

Es dauerte weitere fünf Minuten, bis Hyung-Soon einen ROSC hatte, also die Wiederkehr eines Spontankreislaufs. Sein Herz schlug wieder und wir sahen uns freudestrahlend an. Bis dahin hatten wir den Kleinen ungefähr 15 Minuten reanimiert.

»Losfahren«, sagte der Kollege in bestimmtem Ton. Freddie verließ den Patientenraum und sprang auf den Fahrersitz. Ich bat Tobias mit der Familie zu reden. Diese Entscheidung fiel mir sehr schwer. Auch in stressigen Situationen versuche ich immer, die Angehörigen, speziell Eltern, mit einzubinden. In der aktuellen Lage war mir das allerdings nicht möglich. Doch Tobias war erfahren und wusste, wie er das Thema angehen musste. Die Eltern würden schließlich auch zeitnah in die Klinik fahren.

Die Fahrt verlief zunächst unproblematisch. Ich fragte den ärztlichen Kollegen, warum er so schnell vor Ort gewesen sei. Er sagte mir, dass er im Nachbarort wohnen würde und die Kollegen, die Dienst hätten, das Blaulichtauto nachts mit nach Hause nähmen. Ich versuchte es mit ein wenig Smalltalk, um meine eigene Anspannung zu übertünchen. Als der Monitor etwa zwölf Minuten vor unserem Eintreffen in der Kinderklinik erneut Alarm gab, sanken meine Hoffnungen, dass wir Hyung-Soon lebend in die Klinik bekommen würden. Ich selbst übernahm die erste Runde der Thoraxkompressionen, eine ziemliche Herausforderung, stehend, im fahrenden Rettungswagen.

Nach zwei Zyklen hatte unser kleiner Patient, unterstützt von einer weiteren Gabe Adrenalin, wieder einen Kreislauf und ich schöpfte neuen Mut. Wir erreichten das Krankenhaus und ich sah meinen Kollegen an.

»Wollen Sie die Übergabe machen?«, fragte ich.

»Das machen Sie«, gab er zurück. »Sie haben alles von Anfang an gemacht. Ich war ja mehr oder weniger nur seelische Unterstützung.« Er lächelte mich an. Ich lächelte kurz zurück.

Hyung-Soon wurde mitsamt der Trage, dem Beatmungsgerät, dem Monitor und einem Absauggerät aus dem Rettungswagen geholt. Ich bat Dieter den Kindernotfallrucksack mitzunehmen. Ich wollte für alle Fälle gewappnet sein. Selbst wenn der Weg von der Notfallanfahrt bis hoch auf die Intensivstation nicht mal eine Minute dauern würde, wollte ich alles dabeihaben, um notfalls Maßnahmen zu ergreifen. Erfreulicherweise brauchten wir nichts. Als wir die Intensivstation mit ihrem Aufnahmezimmer erreichten, stand dort eine Masse von Menschen. Im Nachhinein erinnere ich mich an die beiden Chefärzte von Kinderklinik und Anästhesie. Weiterhin waren die diensthabenden Kollegen beider Kliniken sowie der Kollege der Kinder-Intensivstation vor Ort. Im Raum standen ansonsten noch ein Kollege der HNO-Abteilung und insgesamt vier Pflegekräfte von Intensiv, Anästhesie und der HNO-Klinik. Der Raum war voller Menschen und alle starrten mich an.

Eigentlich kann ich gut vor Menschen reden und fühle mich nicht unsicher. Doch diese Situation, nach kurzer Nacht, nach unbändigem Stress seit dem Eintreffen an der Einsatzstelle, und die versammelte Prominenz ließ mich schlucken. Ich gab wieder, was die Kollegen des Rettungsdiensts erzählt hatten, ich berichtete von meinem eigenen Eindruck, von meinen Entscheidungen und deren Umsetzung, vom Kreislaufzusammenbruch und den eingeleiteten Maßnahmen. Ich sagte in aller Deutlichkeit, dass der Atemweg extrem schwierig aussähe und dass ich deshalb – in Ermangelung einer Larynxmaske – nur einen Larynxtubus hatte einlegen können, damit die Atmung jedoch gut adressiert sei. Im Hintergrund nahm ich wahr, dass sich die Kollegen der Anästhesie bereits mit dem HNO-Arzt besprachen.

Als ich Hyung-Soon übergeben hatte, zog ich mich aus dem Raum zurück, denn nun drängten sich alle um den kleinen Körper. Ich setzte mich auf den Boden und lehnte mich an eine Wand. Stühle gab es nicht. Ich vernahm Wortfetzen aus dem Behandlungsraum.

»… umintubieren … vielleicht doch fieberoptisch … bestimmt nicht so schwer … ich nehme die Maske jetzt raus … ich sehe nichts, verdammt, ich sehe nichts … Fieberoptik, schnell die Fieberoptik …«

Meine Gedanken ließen Ort und Situation los und wanderten zu meinem eigenen Kind. Ich hatte eine unbändige Sehnsucht, meine Tochter in den Arm zu nehmen. Es war

5:50 Uhr. Ich stellte mich an ein Stehpult und begann das Rettungsdienst-Protokoll auszufüllen. Mir war klar, dass ich bei diesem Fall nicht nur die wenigen Standardzeilen ausfüllen, sondern ein längeres Gedächtnisprotokoll schreiben würde. Wenn im Nachhinein Fragen aufkommen, ggf. auch noch nach Jahren, dann kann man anhand von vier Zeilen auf dem klassischen »DIVI« wenig nachvollziehen, was passiert ist.

Eine Kollegin kam aus dem Raum und ging an mir vorbei. Sie lächelte mir vorsichtig zu.

»Wie sieht´s da drinnen aus?«, fragte ich.

»Hm, na ja … der Atemweg ist ein Problem gewesen. Die Kollegen haben den Kleinen jetzt normal intubiert. Dabei ist er noch mal asystol geworden. Nach ein paar Zyklen hatten wir ihn dann wieder. Jetzt erscheint er erst mal stabil, aber er ist echt krank.« Sie machte eine kurze Pause. »Die Eltern haben den Jungen wirklich vier Stunden in dem Zustand zu Hause beobachtet?«

»Sie sind neu hier in Deutschland«, sagte ich, die Eltern entschuldigend und zuckte mit den Schultern. »Wahrscheinlich wussten sie nicht, was sie machen sollten.« Die Kollegin sah mich betroffen an.

»Haben Sie länger Dienst? Vielleicht darf ich später mal anrufen und fragen, wie es dem Kleinen geht?«, fragte ich sie. Sie schrieb mir ihre Durchwahl auf und ich versprach, dass ich mich am frühen Nachmittag melden würde.

Wir verließen die Intensivstation und stellten uns beim RTW draußen noch einmal zusammen. Keiner traute sich, das Gespräch zu beginnen, doch Dieter ergriff nach einigen Augenblicken das Wort.

»Also, ich finde, dass wir sehr gut zusammengearbeitet haben. Die Kommunikation war klar, die Ansagen deutlich, bestimmt und trotzdem freundlich. Für die Situation können wir nichts, wir haben alle das Beste aus dem gemacht, was wir vor uns hatten.« Es herrschte ein paar Sekunden Schweigen. Ich sah Dieter tief in die Augen und sagte, dass ich es nicht besser hätte ausdrücken können. Ich dankte meinem Team, und während die beiden Jungs vom RTW anfingen, diesen aufzuräumen und die Geräte zu säubern, fuhren Tobias und ich bereits wieder gen Wache.

Auf dem Weg zurück schwiegen wir. Ich war in Gedanken und meine große Hoffnung war, dass wir nicht zu einem weiteren Notfall gerufen werden würden. Einen wirklichen Notfall konnten wir in der aktuellen Lage genauso wenig gebrauchen wie irgendeine Banalität. Für die Behandlung eines lebensbedrohlichen Ereignisses waren wir zu ausgelaugt, zu sehr in unsere Gedanken vertieft, und bei einer Banalität wäre ich wahrscheinlich ausgerastet, wie man sich hatte erdreisten können, *dafür* den Rettungsdienst zu alarmieren. Wir und alle Patienten hatten Glück, denn wir erreichten die Wache, wo bereits die Ablösung auf uns wartete.

Ich zog mich um, packte meine sieben Sachen und fuhr voller Gedanken, todmüde und gleichzeitig hellwach nach Hause. Meine Familie war bereits wach, und meine Frau sah mich nur verwundert an, als ich unsere sechsmonatige Tochter aus dem Stubenwagen hob und sie mit Tränen in den Augen im Arm hielt.

Wenige Stunden später rief ich die Kollegin im Krankenhaus an und fragte, wie es meinem kleinen Patienten ginge. Mit trauriger Stimme sagte sie mir, dass Hyung-Soon trotz aller Maßnahmen und Versuche etwa zwei Stunden nach unserem Eintreffen gestorben war.

Fazit des Tages:
Es gibt Tage, da will man nicht mehr!

Ich bring´ euch alle um!

Unterlassene Hilfeleistung. §323c StGB. Dieser besagt zusammengefasst, dass man zu einer Freiheitsstrafe bis zu einem Jahr oder einer Geldstrafe verurteilt werden kann, wenn man bei Unglücksfällen, Gefahr oder Not nicht Hilfe leistet, obwohl dies erforderlich, zumutbar und ohne erhebliche eigene Gefahr möglich wäre. Dies betrifft den Ersthelfer. Sobald professionelle Retter ins Spiel kommen, sieht die Welt anders aus. Dann greift die Garantenstellung. Ein Garant muss dafür einstehen, dass ein bestimmter tatbestandlicher Erfolg nicht eintritt. Beispiele für Garanten sind:

- *Eltern als Garanten für ihre Kinder*
- *Ehegatten als Garanten füreinander*
- *Garantenstellung aus einer vertraglichen Verantwortung heraus.*

Und genau dabei trifft es professionelle Retter, Ärzte, Krankenschwestern etc. Wenn man in einer vertraglichen Verpflichtung zu einem Menschen steht (z. B. als Arzt oder Rettungsdienst mit Behandlungsauftrag), macht man sich durch »Begehen durch Unterlassen« strafbar, wenn man in einer entsprechenden Situation nicht hilft. Lehnt ein bewusstseinsklarer Patient die Hilfe nachweisbar ab, ist die Sache entspannt. Was aber, wenn der Patient vielleicht nicht bewusstseinsklar ist, wenn er z. B. alkoholisiert ist und die Tragweite einer Entscheidung nicht versteht? Was, wenn er dann eine Behandlung ablehnt und wir dieser Ablehnung folgen? Wie weit müssen wir unsere Patienten zu einer Behandlung zwingen, wenn wir glauben, dass sie sich ansonsten selbst schaden? Nicht einfach zu beantwortende Fragen. Doch das Schöne ist: Sobald man bedroht wird, kann man nach aktueller Rechtsprechung getrost davon ausgehen, dass der Patient, egal ob alkoholisiert oder nicht, keine Hilfe wünscht und ist aus der gesamten Kaskade des »Begehens durch Unterlassen« raus.

Ich kenne kaum einen Kollegen aus dem Rettungsdienst, der nicht schon einmal beleidigt, bedroht oder sogar körperlich angegangen wurde. Das geht von blöden Sprüchen bis hin zu lebensbedrohlichen Attacken. Bislang blieb ich selbst in 20 Jahren Rettungsdienst davon mehr oder weniger verschont. Ich versuche Konflikten sehr aktiv aus dem Weg zu gehen, und wenn ich merke, dass ein Patient sich nicht helfen lassen will und ich keine absolut lebensbedrohliche, unmittelbar behandlungsbedürftige Situation sehe, ziehe ich mich zurück. Sehr ähnlich war es im nun folgenden Fall.

An einem späteren Abend eines bis dahin unspektakulären Wochentags im Mai wurden wir zu einer »bewusstlosen Person« alarmiert. Als wir an dem Mehrfamilienhaus eintrafen, war der RTW bereits vor Ort. Wir gingen ins oberste Stockwerk und betraten eine nur sehr spärlich möblierte Wohnung. Nach einem kurzen Flur, von dem links das kleine Badezimmer und rechts eine ebenso kleine Küche abzweigte, kamen wir in das Wohnzimmer der Familie. Von diesem zweigte, ebenfalls nach links, noch ein weiteres kleines Zimmer ab.

Auffällig war die Anzahl an Personen, die sich im Wohnzimmer befanden, sowie deren ... nennen wir es »Zusammenstellung«. Ungefähr ein Viertel der Fläche des Wohnzimmers war mit Matratzen ausgelegt. Darauf, zum großen Teil zugedeckt, lagen insgesamt vier Mädchen bzw. Frauen. Im Raum selbst standen ein ungefähr Mitte 40-jähriger Mann und eine etwa ebenso alte Frau, die Eltern des eigentlichen Patienten, wie sich herausstellen sollte. Den Raum personell dominierend war Mario, ein ungefähr 20-jähriger, deutlich übergewichtiger, fast pastös wirkender Mann. Er wankte, anscheinend alkoholisiert, durch das Zimmer.

Noch bevor wir einen ersten Kontakt aufnehmen konnten, schimpfte Mario bereits lauthals, dass wir die Wohnung verlassen sollten. Eine der anwesenden jungen Frauen, optisch vielleicht 16 bis 18 Jahre alt, richtete sich von der Bettstatt auf und zog Mario zu sich. Sie kicherte. Ich wandte mich dem Vater zu, der mir berichtete, dass sein Sohn eine größere Menge Alkohol getrunken habe. Er zeigte mir dabei eine zu etwa einem Drittel geleerte 0,5-Liter-Flasche eines Branntweins. Der Begriff »Cognac« will mir in dem Zusammenhang irgendwie nicht über die Lippen. Der Vater äußerte seine Sorge über den Zustand seines Sohns.

Auf die Pause nach dem Wortschwall antwortete ich: »Ihr Sohn ist betrunken!«, woraufhin Mario versuchte, sich von dem Matratzenlager zu erheben und wieder lauthals und undifferenziert herumschrie. Spätestens jetzt war mir klar, dass Mario weder einer gezielten Anamnese noch einer Untersuchung offen gegenüberstand. Aus der Distanz heraus schätzte ich die Situation ab und entschied, dass Mario zwar ordentlich stramm, jedoch nicht lebensbedrohlich betrunken war. Der Vater berichtete darüber hinaus auch ungefragt, dass Mario sich bereits zweimal übergeben habe.

Ich versuchte dem Vater klarzumachen, dass Mario als betrunkener Volljähriger das Recht hatte, eine Behandlung zu verweigern und dass wir uns nicht in Gefahr begeben würden, nur weil er als Vater der Meinung sei, sein Sohn sei nun behandlungsbedürftig erkrankt. Er wünschte daraufhin, dass wir seinen Sohn »zum Ausnüchtern« mit ins Krankenhaus nehmen sollten. Dies verneinte ich zunächst und verwies höflich auf die ablehnende Haltung von Mario.

»Ich komme nicht mit«, lallte uns dieser nämlich gerade entgegen, als ich meine Aufklärung dem Vater gegenüber beendet hatte. Nun überschlugen sich nach anfänglicher Ruhe die Ereignisse. Die Mutter von Mario fing urplötzlich an zu weinen, die junge Frau, die Mario zu sich gezerrt hatte, schrie und schlug auf Mario ein. Das Schlagen war jedoch eher ein nachdrückliches ... sagen wir »patschen«. Mario schob die junge Frau hierauf unsanft von sich. Sie prallte auf die Mischung aus Matratzen und Decken. Ich sagte zu meinem Team, dass wir hier wohl nicht weiterkämen und das Einsatzgeschehen eher verlassen sollten. Der Vater insistierte erneut und bat darum, dass wir doch etwas tun sollten.

Ich wiederholte mich und bot an, Mario zu untersuchen, wenn er mitmachen und uns nicht gefährlich werden würde.

Die Haltung von Mario, der erneut ungelenk von den Matratzen aufzustehen versuchte, deutete jedoch nicht darauf hin, dass er motiviert war mitzumachen. Er sprach erneut laut aus, dass er nicht mitkommen werde.

»Ihr verschwindet jetzt!«, machte er sehr deutlich von seinem Hausrecht Gebrauch.

»Wir wollen nur helfen«, versuchte ich ein letztes Mal vorsichtig einen Kontakt aufzubauen.

Manchmal findet man jedoch nicht die richtigen Worte. In diesem Fall war es so, denn Mario begann mit wüsten Beschimpfungen. Seine Wortwahl war äußerst vulgär, sodass ich seine Worte zum Teil nicht im O-Ton wiedergeben werde. Die von mir geänderten bzw. eingefügten Worte sind zu Beginn mit einem * markiert. Stellen Sie sich neben dem alkoholisiert-lallenden Unterton in Marios Stimme einfach das maximal vulgäre Wort vor. Dann liegen Sie richtig.

Mario wandte sich an seinen Vater und rief laut in den Raum: »Warum hast du die da gerufen? Ich will keine Hilfe. Du *blöder Anus! Ich verfluche dich!«

Ich wandte mich an mein Team und machte deutlich, dass wir uns nun zurückziehen würden. Gleichzeitig begann Mario jedoch in plötzlich überraschend ruhigem Ton, die familiäre Situation etwas näher zu beleuchten.

»Das hier«, er deutete auf die junge Frau, die auf der Matratze lag und ihn zu sich gezogen hatte, »ist meine Frau, und mein Vater hat *mit ihr kopuliert!« Entrüstet sah sein Vater mich an, doch noch bevor er etwas zu seiner Verteidigung sagen konnte, wurde Mario lauter und deutete erneut auf seinen Vater.

»Ich hasse diesen *Sohn einer Prostituierten und ich *kopuliere mit seiner Frau!« Mario lachte daraufhin, während ich das Gesicht verzog, als mir klar wurde, was der letzte Teil seines Satzes bedeutete. Seine Aggression stieg zusehends.

»Verpisst euch. Raus aus meiner Wohnung. Sonst *begatte ich euch alle!« Wir verließen die Wohnung. Noch während wir auf dem Weg nach draußen waren, wurden seine Worte noch deutlicher.

»Ich bringe euch alle um. Ich habe eine Pistole und ich knalle euch alle ab!«

Mario lief unstet durch den Raum und zeigte plötzlich mit seinem Finger auf mich.

»Ich bringe dich um. Ich erschieße dich!« Er machte eine kurze Pause. »Ich hole jetzt meine Pistole und dann seid ihr dran!«

Das war der Moment, in dem ich für mich entschied, die nächste Eskalationsstufe zu betreten und jetzt und direkt die Örtlichkeit zu verlassen. Also ging ich zügigen Schritts aus der Wohnung und schob meine Kollegen vor mir her. Wir gingen ins Treppenhaus und hörten ihn nun völlig ausrasten. Mario brüllte aus Leibeskräften.

»Ich bringe dich um, ich bringe deine Frau um, ich bringe deine Kinder um. Ich töte euch alle. Ich habe eine Pistole und ich knalle euch ab!« Das war der nächste Moment, in dem ich für mich entschied, die Eskalationsstufe abermals zu erhöhen. Ich wies mein Team an, nicht nur den unmittelbaren Bereich im Treppenhaus, sondern sofort das ganze Haus zu verlassen. Zu meinem Teampartner sagte ich auf dem Weg nach unten, dass ich sofort die Polizei hier haben wolle.

»Sag denen, dass wir bedroht werden und möglicherweise eine Schusswaffe in der Wohnung ist.« Mein Kollege tat wie geheißen. Er kommunizierte, dass wir uns aus dem Haus zurückziehen und auf der Straße bei den Autos warten würden. In meinem Kopf turnten die Emotionen. Ich halte mich für einen in den meisten Situationen ruhigen, gelassenen und rationalen Menschen. Je stressiger es ist, desto ruhiger werde ich für gewöhnlich. Es war das erste Mal, dass man meine Familie bedrohte, und dabei kippte ein Schalter.

»Evolutionsbiologisch sehr sinnvoll«, würde meine Frau jetzt sagen, denn ich hatte das Gefühl, meine Familie, meine »Herde«, beschützen zu müssen, wenngleich diese gar nicht vor Ort war. Wir verließen das Haus und gingen zu unseren Fahrzeugen. Mario kam nicht hinterher, doch sahen wir nach wenigen Augenblicken seinen Vater aus dem Haus auf uns zukommen. Er hatte beide Hände erhoben, und es schien, als würde er das tun, damit wir sahen, dass er keine Waffe dabeihatte.

Er flehte uns an, dass wir wieder hochkommen sollten und die Situation doch zu klären sei. Sein Sohn sei nur betrunken und wir müssten das verstehen. Ich hingegen gab ihm deutlich zu verstehen, dass wir der Rettungsdienst sind und Menschen gern helfen, wir uns dafür aber nicht in Gefahr begeben. Marios Vater beteuerte, dass sein Sohn gar keine Pistole habe.

»Das ist mir völlig egal. Ich lasse mein Team und mich nicht bedrohen. Die Polizei ist auf dem Weg hierher. Alles andere können Sie mit denen klären«, sagte ich in aller Deutlichkeit und scharfer Stimme zu ihm.

Es dauerte kaum fünf Minuten, als wir mehrere Sirenen herannahen hörten. In hohem Tempo schossen insgesamt drei Polizeifahrzeuge heran, zwei übliche Polizeifahrzeuge und ein kleiner Mannschaftswagen. Hastig stiegen insgesamt acht Polizistinnen und Polizisten aus. Wir schilderten die Situation. Nachdem ich mich bereits ein wenig abgeregt und etwas von meiner inneren Ruhe zurückgewonnen hatte, sagte ich auch, dass wir zwar verbal mit einer Pistole bedroht worden seien, wir aber keine gesehen hätten und auch der Vater versichert habe, dass es keine in der Wohnung gebe.

Der Polizeiführer vor Ort, der ranghöchste Polizist, ein durchtrainierter Enddreißiger mit harten Gesichtszügen, sprach nur wenige Worte.

»Mir egal. Wenn er damit gedroht hat, dann gehen wir davon aus, dass dem auch so ist.« Er holte seine Kollegen zu sich und besprach sich. Daraufhin gingen alle zu ihren Fahrzeugen und holten aus dem Kofferraum die Schutzausrüstung hervor. Als alle nach wenigen Minuten angezogen waren und sich gegenseitig kontrolliert hatten, stand vor uns eine kleine Truppe martialisch aussehender Spezialkräfte. Die Truppe bewegte sich zum Hauseingang, wobei ein Kollege beim Vater blieb und ihn aufforderte, unten zu warten. Stockwerk für Stockwerk ging es nach oben. Wir folgten in gebührendem Abstand.

Aus einer Etage tiefer sahen wir, wie sich der Trupp formierte, die nicht verschlossene Wohnungstür aufstieß und mit lautem »Polizei! Alles auf den Boden«-Gebrüll die Wohnung betrat. Es wirkte wie im Film. Im Nachhinein erfuhr ich, dass Sinn und Zweck dieser maximalen Einschüchterung ist, den Schreckmoment auszunutzen.

Die Situation löste sich schnell auf, der betrunkene Mario wurde nach eindringlicher Gefahrenansprache und dem Hinweis auf eine Anzeige wegen Bedrohung zu Hause gelassen. Es war nicht das erste Mal, dass die Polizei ihn besucht hatte. Ich konnte einen kurzen Blick auf ihn erhaschen, bevor wir das Haus endgültig verließen. Er saß wie ein Häufchen Elend auf einer der Matratzen und hatte sich abermals erbrochen – über seinen Bauch und die Hose. Er sah erbärmlich aus.

Natürlich erstatteten wir Anzeige gegen Mario. Der zuständige Staatsanwalt erhielt von mir ein detailliertes Gedächtnisprotokoll, in dem ich u. a. darauf hinwies, dass ich nicht wünschte, dass Mario meinen Namen, geschweige denn meine Kontaktdaten erhielt. Einige Wochen später erhielt ich einen Anruf von besagtem Staatsanwalt.

»Ich wollte mit Ihnen besprechen, dass ich gern Ihre Anzeige wegen Bedrohung unter den Tisch fallen lassen würde.« Nach begrüßenden und aufklärenden Worten zu seiner Person sagte er diesen Satz und machte eine demonstrative

Pause, in der ich schon Luft holte, um lauthals zu widersprechen.

»Ich weiß genau, was Sie denken, aber lassen Sie mich erklären. Es läuft bereits ein Verfahren gegen den Burschen. In dieser Sache geht es um wesentlich mehr als um Bedrohung. Ihre Anzeige wird in dem restlichen Verfahren quasi einfach untergehen. Falls Sie Ihre Anzeige aufrechterhalten, müsste ich aber auch gegebenenfalls Ihren Namen offenlegen. Das wollen Sie wohl eher nicht, oder? Deshalb schlage ich vor, ich lasse Ihre Anzeige in dem Verfahren weg. Der Bursche wird dieses Mal wohl nicht an einer Freiheitsstrafe ohne Bewährung vorbeikommen.« Ich lächelte, dankte dem Staatsanwalt für seine vorausschauende Herangehensweise und war mit seinem Vorschlag sehr einverstanden.

Fazit des Tages:
Wer keine Hilfe will, der braucht sie auch nicht!

CO

Sauerstoff wird hauptsächlich gebunden an das Transportprotein »Hämoglobin« durch das Blut transportiert. Jedoch nicht nur Sauerstoff bindet an das Hämoglobin, auch andere Verbindungen tun dies, zum Beispiel Kohlenmonoxid. Kohlenmonoxid entsteht wie Kohlendioxid u. a. bei der Verbrennung. Kohlenmonoxid hat jedoch die unangenehme Eigenart, sich mit einer etwa dreihundertmal höheren Affinität an das Hämoglobin der roten Blutkörperchen zu binden und die Bindungsstelle für Sauerstoff damit sehr nachdrücklich zu blockieren. Das Kohlenmonoxid verdrängt dabei den eventuell dort gebundenen Sauerstoff von seinem Platz und bildet »Methämoglobin« (CO-Hb). Nun kann das rote Blutkörperchen keinen Sauerstoff mehr transportieren. Einfach ausgedrückt, bedeutet dies, dass man durch das Einatmen von Kohlenmonoxid relativ schnell »innerlich erstickt«. Man atmet zwar ein und aus, aber der Sauerstoff, den man über die Lungen aufnimmt, kann nicht ans Blut gebunden werden und die Organe versorgen.
Co-Hb-Werte und deren Folgen:

> 10% Co-Hb: Kopfschmerzen, Sehstörungen
> 20% Co-Hb: Übelkeit, Schwindel, Erbrechen, Benommenheit
> 40% Co-Hb: Kollaps, Bewusstlosigkeit, Krämpfe
> 60% Co-Hb: akute Lebensgefahr

Wie so oft fielen mir gerade die Augen zu, als der Melder das tat, wofür er gebaut wurde: etwas melden. Verdammt. »Bereitstellung Wohnungsbrand«. Oh, Mann! Erst recht verdammt! Meistens ist das ja nichts. Man fährt hin, schaut der Feuerwehr bei ihrer Arbeit zu und fährt irgendwann wieder zurück, wenn entweder nichts zu löschen war oder der kleine Schmorbrand gelöscht ist. Eigentlich bin ich ganz froh darüber, dass die Gesetzgebung den Rauchmelder in Wohnungen verpflichtend gemacht hat. Insbesondere nachts, wenn der Geruchssinn heruntergefahren ist und man den tödlichen Rauch nicht wahrnimmt, retten sie Leben. Wenn sie denn da sind und die Batterie nicht leer ist.

Wir fuhren los. Der Bewohner des gegenüberliegenden Hauses, der es regelmäßig schaffte, mit seinem Auto die Ausfahrt aus der Rettungswache zu erschweren, wurde über unser Ausrücken mit einem fröhlichen Einschalten des Martinshorns sorgsam informiert. Natürlich parkte er die Ausfahrt nie regelwidrig oder vollständig zu, sonst wäre er bereits mehrfach abgeschleppt worden. Doch positionierte er sein Auto trotz mehrfacher netter Hinweise immer so, dass ein einfaches Verlassen der Rettungswache deutlich erschwert war. Blödmann. Auch dieses Mal wieder. Doch wer uns so gern so nah sein möchte, der darf uns auch beim Ausrücken nah sein. Auch nachts um 1 Uhr.

Richie, mein Fahrer und Teampartner, fluchte immer noch, als ich in der Ferne bereits etliche Blaulichter sah. Wir trafen in einer gewöhnlichen Straße in einem Wohngebiet mit kleineren Mehrfamilienhäusern ein. Die Feuerwehr wuselte strukturiert durch die Gegend, es lagen bereits mehrere Schläuche aus. Weitere Schläuche wurden ausgerollt, ein Hydrant angezapft. Wir parkten an geeigneter Stelle, wo wir nicht im Weg standen, und gingen zum Ort des Geschehens. Auf der Straße standen einige Menschen in Schlafkleidung. Aus dem Haus, um das es ging, drang tatsächlich dichter Rauch. Wir trafen auf die Kollegen des RTW, die auf eine Trage die üblichen Materialien und Gerätschaften gelegt hatten: Notfallrucksack, Sauerstofftasche, Monitor. Erste Funksprüche waren zu vernehmen, die von einer tatsächlichen Brandentwicklung in einer Wohnung sprachen. Das hatten wir uns bereits gedacht, nachdem wir den dichten Rauch gesehen hatten. Die Drehleiter wurde vor unseren Augen vorbereitet.

Der Einsatzleiter der Feuerwehr kam auf uns zu und teilte mit, dass man eine Person in der Wohnung vermute, wir sollten uns hinter dem Haus positionieren. Wir machten genau das. »Vermuten« heißt ja nicht »ist sicher drin«. Wir waren entspannt. Als wir auf der Rückseite des Hauses standen, sah man dann auch das ganze Ausmaß. Möglicherweise sah man es auch, weil die Feuerwehr die Wohnung betreten, das Feuer scheinbar gelöscht und ein Dachfenster geöffnet hatte. Dicker, fetter Qualm drang aus der Luke im Dach und verhieß nichts Gutes. Über Funk hörten wir auf einmal »Person in Wohnung gefunden, wird mit Schleifkorbtrage gerettet.« Ich drehte mich zu meinem Team um. Es gab nun doch etwas zu tun.

»Okay, so, wie das da qualmt, können wir davon ausgehen, dass wir eine Rauchgas-Intoxikation haben. Wir bauen unser Material jetzt hier auf. Die Feuerwehr soll uns ausleuchten, wir schaffen uns hier einen schönen Arbeitsraum.« Ich blickte die einzelnen Kollegen an und verteilte Aufgaben. Dem Rettungssanitäterpraktikanten, dessen dritter Dienst dies war, sagte ich, dass er derjenige sei, der die Thoraxkompressionen durchführen solle, falls der Patient einen Kreislaufstillstand habe. Er sagte mir kurz seinen Namen, den ich direkt wieder vergaß. Was mir im Kopf blieb, war »M3«. Die Ausbildung zum Rettungssanitäter gliedert sich in mehrere Teile. Zu diesem Zeitpunkt war er im Teil »M3«, dem Rettungswachenpraktikum. Wir positionierten Sauerstofftasche und konnektierten bereits den Beatmungsbeutel. Ich ging davon aus, dass die Person, die aus dieser Wohnung kam, dringend Sauerstoff benötigte und mit ziemlicher Sicherheit davon profitierte, dass sie intubiert und mit Sauerstoffüberdruck beatmet würde.

Die Lüfter, die von unten ins Treppenhaus gestellt wurden, röhrten bereits einige Minuten, als wir gebeten wurden, ins Haus zu gehen. Ich schüttelte angesichts des Rauchs sowie unseres wundervoll aufgebauten Behandlungsplatzes den Kopf, woraufhin der Einsatzleiter der Feuerwehr uns noch einmal deutlicher mitteilte, wir mögen bitte nach oben gehen. Ich schaute ihn ebenso deutlich kopfschüttelnd an.

»Ohne Pressluft in ein verrauchtes Haus? Sicher nicht!«

»Das Treppenhaus ist rauchfrei, eine Person wurde aus der Wohnung geholt, atmet nicht. Ihr geht bitte hoch.«

Wenige Wimpernschläge lang schaute ich dem Einsatzleiter in die Augen. Ich überblickte erneut unsere geradezu charmante und perfekte Ordnung zur Behandlung und überlegte, ob ich mich auf Diskussionen einlassen sollte. Erstaunlicherweise kam mir der Jüngste im Team, der Rettungssanitäterpraktikant, zuvor.

»Wir haben gesagt, ihr sollt den Menschen runterbringen!«, stellte er mit Vehemenz klar. Der Einsatzleiter sah ihn entgeistert an. Im Nachhinein erfuhr ich, dass der junge Kollege die letzten Jahre bei der Bundeswehr verbracht hatte. Befehlsketten kannte er noch besser als die Kollegen der Feuerwehr.

»Das ist nicht möglich, ihr geht jetzt hoch.«

Ich ließ mich auf keine weiteren Diskussionen ein. Es geht um den Menschen und nicht um Kompetenzgerangel. Wir packten also in Sekundenschnelle unsere Sachen zusammen und gingen in das tatsächlich komplett rauchfreie Treppenhaus.

Zwischen den Wohnungen des 1. OG lag in einer Schleifkorbtrage eine sehr dünne, fast ausgemergelte ältere männliche Person. Der ganze Körper war von Ruß bedeckt, insbesondere die Mund-Nasen-Partie. Der Mann war bewusstlos, hatte Schnappatmung, jedoch noch einen recht kräftig tastbaren Puls. Ich überlegte die Beatmung zu übernehmen, entschied mich dann aber dagegen. Wer Entscheidungen treffen will, muss einen freien Kopf haben. Also verteilte ich die Aufgaben so, wie wir es bereits draußen vor der Tür geplant hatten. Nur der Rettungssanitäterpraktikant ging in dieser Aufteilung zunächst leer aus. Der Patient hatte schließlich einen vorhandenen Kreislauf.

»Also, wir haben kein offenkundiges A-Problem, ein sicheres B-Problem, aktuell kein C-Problem, dafür aber ein D-Problem bei Bewusstlosigkeit. Wir haben keine großflächigen Verbrennungen, jedoch mit ziemlicher Sicherheit ein Inhalationstrauma. Im Vordergrund steht die CO-Vergiftung, auch wenn wir noch keinen SpCO-Wert haben. Beutel-Masken-Beatmung durch dich, Jonas«, sagte ich, wobei ich den Kollegen ansah, der bereits den Beatmungsbeutel in der Hand hatte.

»Markus, du schaust nach einem Zugang und du, Richie, bereitest eine Infusion vor. Wenn die fertig ist, hätte ich gern 75 mg Esketamin und 15 mg Midazolam zur Narkoseeinleitung. Markus, wenn der Zugang fertig ist, bereitest du mir die Intubation vor. 4er Spatel, 7,5er Tubus.«

Ich blickte schnell in die Runde und sah, dass unser Praktikant nichts zu tun hatte. Ich hatte mir seinen Namen nicht gemerkt, deshalb sprach ich ihn unkonventionell an.

»M3? Du, ´tschuldige, ich habe mir deinen Namen nicht gemerkt. Ist nicht böse gemeint. Mach du doch mal die CO-Messung an den Finger.«

»Verstanden«, hörte ich militärisch-zackig. »CO-Messung am Finger!«

Markus versuchte sich am linken Arm, verstach aber den ersten Zugang. Ich wollte mich nicht weiter ins Geschehen einbringen, überlegte aber, ob wir den Knochen anbohren sollten.

»Darf ich mich mal an einem Zugang versuchen?«, fragte auf einmal M3.

»Klar. Wo immer du willst« sagte ich, ohne mir Gedanken zu machen.

M3 überraschte mich mehr, als ich an dieser Stelle ausdrücken kann. Denn nachdem er innerhalb kürzester Zeit am Finger die CO-Messung angebracht hatte, nahm er sich das Desinfektionsspray und einen Zugang. Ich war durch die Absprache mit Richie kurz abgelenkt, sodass ich kaum Zeit hatte, etwas zu sagen. M3 stach auf einmal eine Kanüle in eine dicke Vene am Hals. Die *Vena jugularis externa.*

»Zugang liegt. Bitte fixieren«, sagte M3 laut in die Runde. Nicht nur ich sah ihn an. Es entstand auf einmal dieser kurze Augenblick, den man aus Filmen kennt. Dieser Augenblick, wenn etwas geschieht, was einen ganzen Saal voller Lärm in Totenstille verfallen lässt. So fühlte es sich in dem Moment an.

Ich schüttelte ein wenig den Kopf und sah M3 an.

»Markus, lass das mit dem Zugang und mach die Intubation startklar. Gute Arbeit, M3! Jonas, das mit der Beatmung passt?«

»Passt, Doc. Aber die Sauerstoffflasche ist gleich leer. Wir sind bei nur noch 40 bar.«

Ich wandte mich an einen der Feuerwehrmänner.

»Lasst euch den Schlüssel vom RTW geben und holt bitte eine Flasche. Ich kann hier jetzt keinen Mann entbehren.« Man kümmerte sich. M3 gab mir den Wert der SpCO-Messung durch. Das ist der zum Beispiel an einem Finger gemessene Wert von Kohlenmonoxid, der an die roten Blutkörperchen, besser an deren Farbstoff, das Hämoglobin, gebunden ist.

Herr Grund, dessen Namen wir mittlerweile erfahren hatten, bot einen SpCO-Wert von 52 %. Wenn man nach obiger Tabelle geht, könnte man jetzt sagen: Dann bestand ja noch gar keine Lebensgefahr. Stimmt. Der Tabelle nach nicht. Was man aber nicht vergessen darf, ist die Tatsache, dass das CO nicht das Einzige ist, was ein Atem- oder Sauerstoffproblem erzeugen kann. Herr Grund hatte sich darüber hinaus ein Inhalationstrauma zugezogen, also heiße Rauchgase und Ruß eingeatmet. Bei einem Inhalationstrauma erschweren zwei Dinge zusätzlich die Atmung: Zum einen verstopft der Ruß die feinen Bronchien und Bronchiolen, zum anderen erzeugt die Hitze der Rauchgase in der Lunge eine akute Entzündungsreaktion mit der Folge des Anschwellens der Schleimhäute und einer vermehrten Flüssigkeitsproduktion. Die Folge war, dass die Sauerstoffaufnahme nicht nur durch die CO-Vergiftung, sondern auch durch ein zunehmendes Lungenödem reduziert war. Zusammengefasst konnte man die Gesamtsituation letztlich an einer klinischen Besonderheit festmachen: Herr Grund zeigte eine Schnappatmung! Ein akut lebensbedrohlicher Zustand, der unmittelbar im Tod mündet, wenn man nicht handelt. Tabellen hin oder her.

Die Intubation und die Medikamente waren quasi gleichzeitig fertig, und ich nahm mir das Recht heraus, mit Jonas die Position zu tauschen.

»Richie, gib die Medis mal an M3. Der macht das«, sagte ich zu meinem Teampartner, der ohnehin auf der Treppe zum nächsten Geschoss inmitten von Material kauerte. M3 saß direkt neben mir und wartete geduldig auf weitere Anweisungen.

»Der Mann bekommt 50 mg Esketamin und 15 mg Midazolam. Also beide Spritzen komplett. Mit der kleineren Spritze fängst du an und danach dann die größere.« M3 arbeitete wie ein Uhrwerk.

Der Eingang der Luftröhre war mit dem Laryngoskop gut einstellbar. Die Stimmlippen selbst und das darum liegende Weichgewebe verschmolzen jedoch zu einer schwarz-grauen Masse. Der Ruß war sicherlich bis tief in die Atemwege vorgedrungen. Ich probierte einen Blindflug und hatte das Gefühl, richtig zu liegen. Wir konnektierten den Beatmungsbeutel an den Tubus, den ich sicher mit meinen Händen fixierte und drückten ihn zusammen. Beim Abhören über dem Magen hörte ich nichts, jedenfalls nicht das markante Blubbern, das eine Fehllage des Tubus angezeigt hätte. Aus dem Augenwinkel heraus nahm ich jedoch wahr, wie sich der Brustkorb hob und senkte. Auf dem Patientenmonitor zeigte sich eine sogenannte CO_2-Kurve, ein mehr oder weniger untrüglicher Beweis dafür, dass man korrekt intubiert hatte. Ich hörte beide Lungen ab, vernahm ein symmetrisches Atemgeräusch und bat hiernach um eine Fixierung des Tubus. Ich war zufrieden.

»So, Leute. 10 für 10«, sprach ich in die Runde. »A und B sind beide mittels Tubus und manueller Beatmung adressiert. Wenn wir den Mann unten haben, bauen wir das Beatmungsgerät an. C ist nach wie vor kein Problem und D aktuell aufgrund der Narkose nicht beurteilbar. Die Pupillen sind jedoch mittelweit und reagieren auf Licht. Also nicht die schlechtesten Aussichten. Nächste Schritte: Die Feuerwehr packt mit an und wir tragen den Mann nach unten. Unten dann umlagern auf unsere Trage und ab ins Auto. Dort machen wir noch ein paar Verbände auf die Wunden an den Unterschenkeln und dann geht's ab in die Klinik.« Ich hielt kurz inne. »Ist schon geklärt, wo wir hinfahren?«, fragte ich Richie.

»Noch nicht, aber das mache ich als nächstes«, sprach er und griff sich sein Handy.

Herr Grund wurde sanft von vielen Händen nach unten transportiert, fixiert auf der Schleifkorbtrage. Er wurde umgelagert und kam in den Rettungswagen. Die Zielklinik war angemeldet, eine Druckkammer gab es im Hintergrund. Die Druckkammer ist eigentlich eine Einrichtung, in der man Taucher behandelt. Heute jedoch nur noch selten, denn in Mitteldeutschland gibt es nur wenige Tauchunfälle. Man hat aber festgestellt, dass man mit der Sauerstoffüberdrucktherapie nicht nur Wunden besser heilen lassen, sondern auch Patienten mit einer Kohlenmonoxidvergiftung gut oxygenieren kann.

Das Kohlenmonoxid lässt sich nur schwer vom Hämoglobin des roten Blutkörperchens trennen. Es ist eine innige Beziehung zwischen den beiden. Ein normales Sauerstoffangebot schafft es über Stunden nicht, das CO zu verdrängen. Wenn man dem System aber Druck gibt und ein extrem hohes Überangebot an Sauerstoff schafft, dann verdrängt wiederum der Sauerstoff das CO vom Hämoglobin. Herr Grund wurde intubiert und beatmet auf die Intensivstation aufgenommen, der Platz in der Druckkammer war bereits gebucht. Nach einer ersten Stabilisierung wurde der Patient zeitnah dorthin verlegt.

Wenige Tage später rief ich auf der Intensivstation an und hatte zufälligerweise die Kollegin am Ohr, die in der Nacht den Patienten übernommen hatte.

»Herrn Grund geht es den Umständen nach gut. Er wurde nach zwei Tagen extubiert«, teilte sie mir mit.

»Die Verbrennungen an beiden Unterschenkeln sind moderat, aber nicht dramatisch. Da werden laut den Chirurgen wohl Narben zurückbleiben. Das Einzige, was noch aussteht, ist eine anständige Waschung von Herrn Grund. Er ist immer noch teilweise verrußt und riecht wie mein Sohn nach einer Woche am Feuer im Zeltlager.« Mit einem Lachen bedankte ich mich und beendete das Gespräch.

Fazit des Tages:
»Ich heiße übrigens Thorsten«, sagte M3 nach der Übergabe im Krankenhaus zu mir!

Unfall

Grundsätzlich erfolgt im deutschen Rettungsdienst eine Individualmedizin. Dies bedeutet, dass jeder Patient individuell nach seinen akuten Problemen und unter Berücksichtigung seiner Vorerkrankungen und Medikamente behandelt wird. Dies ändert sich, wenn die Anzahl der Verletzten oder Erkrankten die Möglichkeiten des Rettungsdiensts für eine individuelle Patientenversorgung übersteigt. Bei einem MANV, einem »Massenanfall von Verletzten«, ist das der Fall. Die Aufgabe der ersten professionellen Helfer vor Ort ist es, die Lage zu sichten, eine qualifizierte Rückmeldung an die Leitstelle zu geben, um ausreichend (und gleichzeitig nicht zu viele) Rettungskräfte nachzufordern, die Einsatzstelle zu ordnen und Patientenströme zu lenken (sofern diese sich im Rahmen der Eigendynamik einer solchen Lage noch lenken lassen). Die nächste Aufgabe dieser Helfer ist es dann, eine erste Sichtung und Einteilung der Verletzten oder Erkrankten in Kategorien vorzunehmen, um die Zuteilung an nachrückende Kräfte vorzubereiten. Das nennt sich Triage.

Hierbei wird eine Priorisierung vorgenommen, die die Dringlichkeit der Behandlung festlegt:

ROT - akute, vitale Bedrohung, sofortige Behandlung
GELB - schwer Verletzte / Erkrankte, dringliche Behandlung
GRÜN - leicht Verletzte / Erkrankte, nachrangige Behandlung
BLAU - ohne Überlebenschance, sterbend, begleitende Behandlung
SCHWARZ - verstorben, keine Behandlung
WEISS - beteiligt, jedoch nicht verletzt, keine Behandlung notwendig

Aus der Erfahrung von vielen derartigen Einsatzszenarien (Flugkatastrophe in Ramstein, ICE-Unglück in Eschede, Massenpanik bei der Love Parade in Duisburg etc.) hat sich einer der größten Fehler in dieser Anfangsphase entwickelt: Ersteintreffende Rettungskräfte stürzen sich auf den ersten schreienden Patienten (oftmals Kinder) und behandeln diesen individuell. Diese Reaktion ist nicht ungewöhnlich und mehr als verständlich: maximaler Stress durch die optischen und akustischen Eindrücke und der Wunsch zu helfen, fokussiert den

Blick oft auf ein Detail, an dem man sich festklammert. Hierbei bindet man sich als professioneller Helfer jedoch an einen Menschen und kann nun das große Ganze nicht mehr überblicken und somit die genannten wichtigen ersten Schritte, die den Ausgang derartiger Szenarien maßgeblich beeinflussen, einleiten.

Der Melder zerriss die Stille, die im Aufenthaltsraum der Rettungswache herrschte und in der ich mich über meinen eBook-Reader gebeugt hatte. Als parallel der Wachengong erschallte, wusste ich bereits, dass neben uns als Notarzteinsatzfahrzeug auch der Rettungswagen alarmiert war. In Erwartung eines mäßig spannenden Einsatzes blickte ich auf den Melder und las den Text »VU, eingeklemmte Person«.

Nach wenigen schnellen Schritten saß ich auf der Beifahrerseite des NEF und lauschte den Worten aus dem Funkgerät. Es wurde ein Verkehrsunfall auf der nahe gelegenen Autobahn mitgeteilt. Die eingehenden Anrufe meldeten unterschiedliche Szenarien von mehreren brennenden Fahrzeugen, von Menschen, die auf der Fahrbahn liegen würden, gleichzeitig aber auch von Eingeklemmten. In mir entstand eine Anspannung, die immer entsteht, wenn mein Verstand mir sagt: »Wird schon nichts Schlimmes sein!« und mein Bauch das Gefühl vermittelt: »Das wird ziemlich schrecklich!«

Als wir noch vor dem RTW auf die Autobahn auffuhren, empfing uns bereits der Stau. Wir schlängelten uns schnell zur Rettungsgasse durch, die zwischen der zweiten und dritten Fahrspur entstanden war. Bis auf wenige Ausnahmen nach wie vor nicht belehrbarer Fahrer hatte man einen recht zuverlässigen Durchlass gebildet, sodass wir nach einer Gesamtfahrzeit von weniger als vier Minuten an der eigentlichen Einsatzstelle ankamen.

Als wir die vordersten Fahrzeuge erreichten, sahen wir vor uns auf der Fahrbahn zwar keine Menschen liegen, jedoch ein Trümmerfeld. Auf der linken Spur lag ein Motorblock, ca. 30 Meter weiter stand auf der rechten Spur ein stark zerstörter Mittelklassewagen. Dazwischen lagen unzählige Fahrzeugteile. Auf dem Seitenstreifen, noch vor dem zerstörten Auto, lagen Kleidungsstücke, Tüten, Taschen und, wie ich mit Schrecken feststellte, auch Kinderspielzeug. Wir fuhren durch das Trümmerfeld und stoppten unser NEF.

Als ersteintreffendes Rettungsfahrzeug war unsere Aufgabe klar: Sichtung, Triage und Organisation der Einsatzstelle. Ich griff ins Seitenfach der Tür, nahm die weiße Weste mit der Aufschrift »Leitender Notarzt« heraus, ging zum Heck des Fahrzeugs, zog mir die Weste und einen Helm an, atmete einmal tief durch und begab mich mit Michael, meinem Teampartner, in die Lage hinein. Nach einer ersten Einschätzung (Verkehr stehend, kein offenkundiges Gefahrgut, kein Brandherd, keine sonstigen offenkundigen Gefahren) war die Örtlichkeit für uns erst mal wenig gefährlich. Die Wettersituation bot einen grau-bedeckten Himmel mit leichtem Regen sowie eine Außentemperatur von ca. 8°C und wenig Wind. In der Ferne hörten wir bereits etliche Sirenen. Auf der Gegenspur kamen uns Rettungswagen, Feuerwehr- und Polizeifahrzeuge entgegen.

Auszug auf dem Sichtungsprotokoll:

In Fahrtrichtung vor dem Unfallauto insgesamt drei weitere Fahrzeuge auf dem Standstreifen, offenkundig ohne Schäden. An einem Pkw drei Personen zusammenstehend, eine mit Warnweste bekleidet.

Patient 01:
Mann, ca. 50 Jahre, an seinem unversehrten Pkw stehend. Wach, adäquat reagierend, orientiert, äußert keinerlei Beschwerden, er sei »unverletzt«. Er saß in einem Fahrzeug, das im Rahmen des Unfalls lediglich touchiert wurde.
Primäre Sichtungskategorie: WEISS.

Patient 02:

Frau, ca. 60 Jahre, neben Pkw von Patient 01 stehend, wach, adäquat reagierend, orientiert, äußert keine körperlichen Beschwerden. Ebenfalls Insasse eines lediglich touchierten Fahrzeugs.

Primäre Sichtungskategorie: WEISS.

Patient 03:

Frau, ca. 25 Jahre, neben Pkw von Patient 01 stehend, Warnweste tragend, wach, adäquat reagierend, orientiert, äußert keine körperlichen Beschwerden, sei jedoch in der 18. Woche schwanger.

Primäre Sichtungskategorie: GRÜN.

Erreichen des verunfallten Fahrzeugs mit folgendem Ersteindruck: stark deformierter Mittelklassewagen, Motorblock herausgerissen, Fahrgastzelle weitestgehend intakt, alle Airbags ausgelöst, intakt wirkender Kindersitz auf dem Rücksitz rechts. Auf dem Beifahrersitz eine Frau sitzend.

Patient 04:

Frau, ca. 35 Jahre, wach, auf Ansprache reagierend, jedoch inadäquat und desorientiert (Sprachbarriere?), Atemfrequenz ca. 40/min, an Kopf-, Hals-, Oberkörper- und Bauchbereich keine offenkundigen äußeren Verletzungen, Atemgeräusche seitengleich, Fehlstellung des linken Unterschenkels.

Primäre Sichtungskategorie: ROT.

Auf Nachfrage und unter Zuhilfenahme von Gesten deutet die Patientin an, dass insgesamt vier Insassen im Fahrzeug saßen, davon ein Kind. Aufsuchen der weiteren Insassen, wobei Ersthelfer auf sich aufmerksam machen. Hinter der Leitplanke im Grünstreifen finden sich weitere Personen. Auf deutliche Nachfrage äußern mehrere Personen, dass sie am Unfall nicht beteiligte Ersthelfer seien. Es finden sich hinter der Leitplanke insgesamt drei weitere Patienten, alles Insassen des Hauptunfallfahrzeugs.

Patient 05:

Kind, ca. 3 Jahre, weiblich, auf dem Boden liegend, mit mehreren Jacken zugedeckt. Weint, Atemfrequenz 30/min, Ersthelfer geben an, es bestünden keine Blutungen oder indirekte Zeichen für Wunden. Aufgrund der Witterung wird das Kind nicht von den Jacken befreit. Lungen sind seitengleich belüftet, Kind wehrt sich zielgerichtet.

Bewusste Übertriagierung mit primärer Sichtungskategorie: ROT (realistische Sichtungskategorie: GELB)

Patient 06:

Unmittelbar beim Kind stehend. Mann, ca. 30 Jahre, gehfähig, wach, adäquat reagierend, jedoch desorientiert, Atemfrequenz 20/min, Sprachbarriere, deutet jedoch Schmerzen am Brustkorb an.

Primäre Sichtungskategorie: GRÜN.

Patient 07:

Ca. 6 m hinter der Leitplanke, von Ersthelfern versorgt, unmittelbar im Gebüsch an einem Baum liegende Frau, ca. 30 Jahre. Bewusstlos, Atemfrequenz 15/min. Schwere linksseitige Gesichts- und Kopfverletzung, Ausmaß aufgrund der Lage nicht adäquat einsehbar.

Primäre Sichtungskategorie: ROT.

Patient 06 wird ebenfalls gefragt, wie viele Insassen im Fahrzeug saßen. Auch dieser spricht von vier Personen. In der Zusammenschau erscheinen alle am Unfall unmittelbar beteiligten Personen somit gesichtet.

Ergebnis: 3 x ROT, 2 x GRÜN, 2 x WEISS.

Information an die Rettungsleitstelle, dass insgesamt 5 RTW und 3 NEF benötigt werden, falls abkömmlich, zudem ein Hubschrauber.

Paralleles Eintreffen des ersten RTW. Dieser wird zu Patient 07 geschickt. Erste Rückmeldung nach dem Freimachen der Atemwege: Schnappatmung, noch tastbarer Puls, tief bewusstlos. Anordnung bei noch fehlenden weiteren Notärzten, alle Maßnahmen gemäß den gültigen Empfehlungen der Leitlinie »Polytrauma« zunächst selbstständig durchzuführen. Unmittelbar hiernach Eintreffen des ersten Feuerwehrfahrzeugs, das zufällig eine frisch approbierte Ärztin an Bord hat. Diese wird zunächst zur Versorgung des Kindes entsandt. Erste Rückmeldung hier: ABCD ohne offenkundige Probleme. Die Notwendigkeit des Wärmeerhalts wird der Kollegin noch einmal deutlich gemacht.

Information der RTW-Besatzung bei Patient 07: Apnoe. Beginn einer Beatmung mit Beutel-Maske unter widrigen Bedingungen und aufgrund der Lage (Gebüsch, Bäume, Hanglage) kaum adäquat möglich, daher Entscheidung zur schnellen Lagerung auf das Spineboard und Aufsuchen eines günstigeren Geländes. Vier Feuerwehrleute werden daraufhin zur Tragehilfe hingeschickt. Nach Lagerung auf dem Spineboard erneute Rückmeldung der RTW-Besatzung, dass aus einer großen, nun adäquat einsehbaren Wunde an der linken Kopfhälfte eine nicht unerhebliche Menge Gehirnmasse austritt. Bei fehlenden weiteren Notärzten selbstständige Inaugenscheinnahme und Entscheidung, dass es sich hierbei um eine mit dem Leben nicht vereinbare Verletzung handelt. Sichtungskategoriewechsel.

Sichtungskategorie Patient No. 07: BLAU.

Die RTW-Besatzung wird angewiesen, mit der Patientin auf dem Spineboard das unmittelbare Umfeld der Ersthelfer sowie des (vermeintlichen) Ehemanns (Patient 06) zu verlassen und die Patientin in den RTW zu verbringen. Weiteres Eintreffen von Rettungsmitteln und Verteilung auf die Patienten. Währenddessen Eintreffen des »Organisatorischen Leiters Rettungsdienst« (OLRD), kurzer Informationsaustausch und Festlegung der weiteren Maßnahmen sowie Transportpriorisierung nach Rückmeldung aller Notärzte und erneuter Triagierung aller beteiligten Personen.

Das Kind (05) wird mittels Rettungshubschrauber transportiert, die Beifahrerin (04) mittels RTW und Notarzt in den nächstgelegenen Schockraum, der Vater des Kindes (06) mittels RTW und Notarzt in einen nahegelegenen Schockraum (Zuweisung Kategorie B - »nach Unfallhergang«) sowie die schwangere Patientin (03) mittels RTW in ein nahegelegenes Krankenhaus mit gynäkologischer Fachabteilung. Die junge Frau (07) wurde in einen RTW verbracht und dort für tot erklärt. Die unverletzten Personen (01 und 02) fuhren mit eigenem Pkw nach Datenaufnahme selbstständig weg.

Transportbeginn des letzten Patienten 45 Minuten nach Unfallereignis.

Ende des Protokolls.

Wir hatten einen Platten. Als Michael, mein Teampartner, und ich zu unserem NEF zurückgingen, um mit der Dokumentation zu beginnen, bemerkten wir, dass der linke hintere Reifen auf der Felge aufsaß. Bei dem Trümmerfeld, das wir als Erste durchfahren hatten, kein Wunder.

Es waren genug Kollegen von der Feuerwehr anwesend, die tatkräftig halfen, den Reifen zu wechseln. Ich entschied, das Protokoll in Ruhe auf der Wache zu schreiben und ging erneut durch die Schadenslage. Die Autobahn war weiterhin voll gesperrt. Bis dahin war ich sachlich auf meine Aufgaben konzentriert, doch nun traf mich die Emotion wie ein Schlag in den Bauch. Als ich an den vielen persönlichen Gegenständen, Taschen, Kleidungsstücken und vor allem an den Spielsachen vorbeiging, die aus dem Auto herausgeschleudert worden waren, schoss mir der Gedanke in den Kopf, was wohl gewesen wäre, wenn meine eigene Tochter mit Schmerzen im Kalten, im Nassen des Seitenstreifens gelegen hätte und ein Notarzt an ihr vorbeigegangen wäre, ohne ihr zu helfen. Ich verdrängte den Gedanken so schnell, wie er aufkam.

In der Einsatzsituation fiel es mir erstaunlich leicht, die gesamte Lage zu betrachten und mich nicht auf den ersten Patienten zu stürzen, der vor mir lag und mich flehend anschaute. Auch konnte ich mich innerlich dagegen wehren, primär dem Kind zu helfen und somit meine eigentliche Aufgabe in dieser Lage zu gefährden. Doch als ich erstmals bewusst und emotional darüber nachdachte, was ich hatte tun müssen, war der Gedanke sehr schmerzhaft. Auch kam mir die junge Frau in den Sinn, die Mutter des kleinen Mädchens, wie sich herausstellen sollte. Sie war an der Einsatzstelle verstorben. Doch nicht ich hatte entschieden, dass sie nicht weiterleben durfte. Das Schicksal hatte es entschieden. Das Schicksal oder die Tatsache, dass die Frau nicht angeschnallt war.

In der langen Kurve, die ca. 400 Meter vor der eigentlichen Stelle, an der das Auto zum Liegen kam, begann, war der Minivan von der Spur abgekommen. Er hatte insgesamt drei Fahrzeuge leicht gestreift, bevor er in die Mittelleitplanke eingeschlagen war. Von dort aus prallte das Fahrzeug wie eine Billardkugel auf die am rechten Rand gelegenen Leitplanke und stieß von dort erneut ab. An dieser Stelle war wohl der Motorblock aus dem Fahrzeug gerissen und die nicht angeschnallte Mutter aus dem Fahrzeug herausgeschleudert worden. Sie war mit ihrem Kopf gegen den Baum geprallt, neben dem sie zum Liegen gekommen war.

Der Fahrer hatte sich selbstständig und danach seine angeschnallte Tochter aus dem Kindersitz befreit. Seine Beifahrerin war aufgrund ihrer Verletzungen, die sich im Nachhinein als schweres Thoraxtrauma mit Lungenquetschung, einer Beckenprellung sowie einer komplexen Unterschenkelfraktur herausstellten, nicht in der Lage gewesen, den Sitzplatz zu verlassen. Der Vater hatte sich ein paar Prellungen zugezogen, seine Tochter eine leichte Lungenprellung.

Die, die angeschnallt gewesen waren, hatten überlebt.

Fazit des Tages:
Schnallt euch an!

Die unerwähnte Badewanne

Einen Herz-Kreislauf-Stillstand erleidet man nicht einfach so. Gehirn und Körper sind darauf eingestellt, den Menschen am Leben zu erhalten. Es gibt innere Taktgeber, die, solange sie Sauerstoff und Zucker erhalten, immer weitermachen. Hierzu zählen das Atemzentrum im Gehirn aber auch entsprechende Areale am Herzen. Es gibt jedoch ein paar gute Gründe, warum Atmung und/oder Herz ihren Dienst quittieren und damit den Menschen dem Tod aussetzen. Die Gründe dafür will ich quasi aus der Rückschau beleuchten.
Wenn es zu einer Reanimation kommt, liegt laut Statistik in den allermeisten Fällen ein Herzinfarkt vor, der entweder einen großen oder einen besonders wichtigen Teil des Herzmuskels betroffen hat. Im Rahmen der Reanimation versucht man nun durch das Aufrechterhalten des Kreislaufs, Gehirn, Herz, Lunge und alle anderen wichtigen Organe mit Sauerstoff zu versorgen, sodass im Idealfall der »innere Motor« von selbst wieder anspringt und das Herz wieder zu schlagen beginnt. Ein häufiges Missverständnis ist es, dass das Herz durch die Gabe von Medikamenten wieder anfängt zu pumpen. Adrenalin zum Beispiel dient in erster Linie der Verengung von Blutgefäßen, damit Blut nicht »unnötigerweise« in Armen und Beinen »herumsteht«, sondern den zentralen Organen zur Verfügung gestellt wird.
Wenn eine Reanimation nicht innerhalb von kurzer Zeit zum Erfolg führt, sollte man immer die »4 H´s und HITS« durchgehen, um eine der möglicherweise vor Ort behebbaren Ursachen des Herz-Kreislauf-Stillstands zu therapieren.

4 H´s:
Hypoxie – Bekommt der Patient genug Sauerstoff?
Hypovolämie – Hat der Patient zu wenig (Blut)-Volumen?
Hypothermie – Ist der Patient schwer unterkühlt?
Hypokaliämie – Bestehen Entgleisungen im Salzhaushalt (oder auch ein schwerer Unterzucker, also eine Hypoglykämie)?

HITS:
Herzbeuteltamponade – Befindet sich Blut zwischen Herzbeutel und Herz, das dieses »einengt«?

Intoxikation – Besteht vielleicht eine Vergiftung?
Thrombembolie – Ist eine Lungenembolie möglich?
Spannungspneumothorax – Wird eine Lungenseite durch »zu viel« Luft eingeengt?

»Bewusstlose Person. Das ist doch bestimmt eine Reanimation«, ging es mir bereits auf der Anfahrt durch den Kopf. Natürlich lag ich richtig. Der RTW war bereits vor Ort, und als ich das schicke und weitläufige Haus betrat, welches ein fast fürstliches Entrée vorwies, hörte ich bereits das typisch-rhythmische Piepsen des Patientenmonitors sowie das geschäftige Arbeiten der RTW-Besatzung. Als ich das Wohnzimmer betrat und die Kollegen sah, wie sie den zum Teil entblößten Brustkorb rhythmisch komprimierten, war es mir dann klar: Reanimation.

Der Anfang lief in geordneten Bahnen, und noch bevor ich richtig die Szene betreten hatte, wurde bereits ein Larynxtubus eingelegt und der Patient darüber kontrolliert beatmet. Die sofort angebrachte CO_2-Messung ergab einen guten Wert, sodass wir davon ausgingen, dass der LT richtig lag. Die Kollegen waren zu dritt, denn sie hatten einen Praktikanten dabei, der an der Seite kniete und drückte. Ich ließ mir eine kurze Übergabe machen. Das Hemd war aufgerissen und bedeckte nur noch einen Teil des Oberkörpers. Die Defibrillationselektroden klebten an den richtigen Stellen und ein erster Schock war nach Analyse und Feststellung eines Kammerflimmerns abgegeben worden. Kammerflimmern. Die Zeichen standen gut. Das Herz wollte noch. Nun war es an uns, es zu unterstützen.

Ich wies die Kollegen an, die Reanimation, die so gut begonnen hatte, entsprechend fortzuführen. Ich übergab Freddie, meinem Teampartner und Fahrer, die Leitung und ging zur Ehefrau des Patienten, die sich auf eine sehr große, sehr gemütliche und sehr geblümte Couch gesetzt hatte. Noch bevor ich sie befragen konnte, flog die Haustür auf und die

Tochter kam herein. Sie nahm die Situation wahr, wirkte für einen Augenblick panisch und unschlüssig, setzte sich dann jedoch zu ihrer Mutter und sah mich aus ängstlichen Augen an.

»Haben Sie eine Idee, was passiert sein könnte?«, fragte ich die Frau.

»Er hat am Vormittag über Schmerzen in der Brust und über Atemnot geklagt. Auf einmal sagte er, dass ihm so komisch sei. Da habe ich den Notruf gewählt. Kurz nachdem ich aufgelegt hatte, sackte er einfach so zusammen und hat nichts mehr gesagt. Da habe ich schon die Sirene vom Krankenwagen gehört. Die Rot-Kreuz-Station ist ja nicht weit weg.« Ich sah zu den Kollegen, die die Uniform des ASB trugen.

»Hat Ihr Mann Vorerkrankungen? Hatte er schon mal einen Herzinfarkt oder sowas?«

»Er war nicht der Gesündeste, aber für seine 78 Jahre doch ganz gut dabei«, äußerte die Dame.

»Hat er in den letzten Tagen schon über Druck in der Brust oder Unwohlsein geklagt?«, wollte ich zusätzlich wissen. Die Ehefrau verneinte. Ich ließ mir die Liste der Vormedikation zeigen. Erstaunlich wenig Medikamente für einen älteren, nicht ganz schlanken Herrn. Ich bedankte mich für die Informationen und ging wieder zu meinem Team.

»Wie sieht´s aus?«, fragte ich.

»Na ja, geht so«, antwortete Freddie. »Flimmert immer noch, drei Mal haben wir geschockt und 300 mg Amiodaron sind drin. Hast du Ideen?«

»Keine wegweisenden. Also dann strukturiert. 4 H´s und HITS.« Wir gingen die Parameter durch. Die Thrombembolie mit einem erlittenen Herzinfarkt hielten wir noch für das Wahrscheinlichste. Anzeichen für eine Lungenembolie hatte er nicht. Er hatte keine entsprechende Vorgeschichte mit einer längeren Reise oder einer Zwangshaltung der Beine.

Auch zeigten sich keine klinischen Zeichen wie eine Stauung der Halsvenen.

»Bluten tut er nicht, Sauerstoff bekommt er genug, er ist nicht unterkühlt und der Zucker ist normal. Die Entgleisung der Salze sehen wir ja hier draußen sowieso nicht, aber einen wirklichen Anhaltspunkt dafür gibt's ja auch nicht«, sagte ich in den Raum.

»Spannungspneu?«, fragte überraschenderweise der Praktikant. Ich sah ihn etwas belustigt an.

»Jo, klar … wo soll er den denn herhaben?« Ich war trotz meiner Belustigung einigermaßen wohlwollend erstaunt über das Wissen des Rettungssanitäterpraktikanten.

»Frau von Helmstedt?«, rief ich in Richtung der Couch. »Ist Ihr Mann gestürzt oder hatte er heute früh einen Unfall?« Ich hatte nicht die Hoffnung, dass die alte Dame mir die Frage adäquat beantworten konnte.

»Mein Mann ist heute Morgen im Bad gestürzt«, kam prompt die Antwort. »Er kam zu mir und hat mir die Stelle an seinem Brustkorb gezeigt. Da war er gegen die Kante der Badewanne geprallt.« Sie machte eine kurze Pause, in der ich meine Gedanken sortierte.

»Ich hatte doch gesagt, dass mein Mann Schmerzen in der Brust hatte. Die hatte er seit dem Sturz.«

Meine Gedanken fokussierten sich auf ein Wort: Spannungspneumothorax.

Der Spannungspneumothorax ist eine Sonderform, eine quasi »verschärfte« Art des Pneumothorax. Der im Kapitel »Rippenfrakturen« beschriebene Pneumothorax, also das Eindringen von Luft in den Spalt zwischen den beiden Pleurablättern, kann ein lebensbedrohliches Ausmaß annehmen, wenn die Luft dort konstant zunimmt. Dies geschieht bei einem Ventilmechanismus. Die betroffene Seite füllt sich mit Luft, kann jedoch durch das »Ventil« nicht wieder hinaus. Nun fällt nicht nur die verletzte Lungenhälfte in sich zusammen, sondern der Druck auf dieser Seite erhöht sich und komprimiert irgendwann auch die Gegenseite.

Dies mindert das an der Atmung teilnehmende Volumen der bis dahin »gesunden« Lungenseite.

Die größte Lebensbedrohung entsteht jedoch dadurch, dass durch den zunehmenden Druck im Brustkorb immer weniger Blut zum Herzen zurückströmt. Letztlich kann man noch so gut reanimieren und hochqualitative Thoraxkompressionen durchführen – wenn das Herz nicht wieder mit Blut gefüllt wird, gibt es nichts, was weitertransportiert wird. Während ein Pneumothorax entlastet werden *kann*, ist bei einem Spannungspneumothorax eine Entlastung zwingend und umgehend *erforderlich*. Mit einem Pneumothorax kann man einige Tage relativ uneingeschränkt leben, da eine Lungenhälfte ausreicht, um den Menschen »im Ruhemodus« mit Sauerstoff zu versorgen. Ein Spannungspneumothorax dagegen kann innerhalb weniger Atemzüge tödlich sein.

Ich ging die wenigen Schritte zum Patienten und zog das Hemd auf der rechten Brustkorbhälfte zur Seite. Die Kollegen hatten es so zerrissen, dass der verbliebene Stoff das große Hämatom verdeckte. Nun sah ich es. Der seitliche obere Teil des rechten Brustkorbs war deutlich blau verfärbt und als ich die Haut berührte, spürte ich das typische Knistern eines Hautemphysems. Ein Hautemphysem ist eine Ansammlung von Luft in der Haut. Diese entsteht, weil sich die Luft in dem Teil der Lunge, in den sie nicht hineingehört, ihren Weg durch die Gewebeschichten bahnt und unter der Haut eine Art »Luftpolsterfolie« bildet. Sie knistert tatsächlich, wenn man draufdrückt. Um letzte Zweifel aus dem Weg zu räumen, nahm ich mir mein Stethoskop und hörte über beiden Lungen ab. Rechts war kein Atemgeräusch zu hören. Dabei fiel mir auf, dass ich es sträflich vernachlässigt hatte, die Lungen abzuhören, nachdem der Larynxtubus gelegt worden war. Ich hatte mich lediglich auf die Kapnographie verlassen.

»Wir machen eine Thoraxdrainage«, rief ich in den Raum. »Freddie, gib mir ein Skalpell und hol´ mir einen 7,5-er Tubus raus.« Freddie war überrascht und sah mich mit großen Augen an.

»Soll ich nicht das Set aus dem Auto …« Weiter kam er nicht.

»Nein, dauert zu lange. Ich will einfach nur ein Messer.« Parallel zu meiner Rede griff ich in meine Hosentasche und zog Handschuhe hervor. Über die rechte Hand streifte ich zwei Stück. Freddie hatte im hinteren Teil des Notfallrucksacks ein Skalpell gegriffen und hielt es mir hin. Noch während er den Tubus auspacken wollte, hatte ich das Messer von der Schutzkappe befreit und suchte mir die vierte Rippe.

»Oli, halt!«, rief Freddie mir zu. »Was ist mit Desinfektion oder Lochtuch? Brauchen wir nicht …?«

»Kostet zu viel Zeit! Wenn wir ihn retten wollen, dann muss es jetzt schnell gehen«, sagte ich, während ich das Messer auf der 4. Rippe ansetzte und einen schnellen Schnitt über eine Länge von etwa 5 cm zog. Das darunterliegende Fettgewebe durchtrennte ich ebenso wie ein wenig Muskel. Ich spürte, wie die Klinge auf der knöchernen Rippe aufsetzte. Ich legte das Skalpell zur Seite und während mein Team weiter reanimierte und gleichzeitig erstaunt auf das blickte, was ich da tat, stieß ich meinen rechten Zeigefinger mit Nachdruck in den Brustkorb von Herrn von Helmstedt. Dabei »verschob« ich das Loch, das ich gemacht hatte etwas in Richtung kopfwärts und tastete mich über den Oberrand der 4. Rippe voran. Mit einem zarten »Plopp« spürte ich, wie ich die Pleura durchstieß und tastete auf einmal im luftgefüllten Pleuraraum umher.

Wäre meine Verdachtsdiagnose falsch gewesen, hätte Herr von Helmstedt also keinen Spannungspneumothorax oder überhaupt einen Pneumothorax gehabt, so hätte ich in diesem Moment Lungengewebe getastet. Mein Zeigefinger fühlte nichts.

»Tubus fertig?«, fragte ich Freddie, der mir den Schlauch bereits hinhielt. Mit einem sehr deutlich vernehmbaren Zischen und einigen Tropfen Blut, die auf meiner Hose landeten, entlud sich der Überdruck in der rechten Lungenhälfte.

»Alter, das war krass.« Die Kollegin, die am Kopf kniete und den Mann beatmete, sah mich an. »Aber irgendwie lässt er sich jetzt viel leichter beatmen.«

Auf dem Monitor sahen wir auch, dass sich das EKG-Bild, das unter den Thoraxkompressionen ohnehin kaum zu beurteilen ist, veränderte.

»Mal kurz nicht beatmen«, sagte ich zur Kollegin, dann schob ich den Tubus durch das offene Loch.

»Jetzt, mein Bester«, sprach ich Freddie mit einem Lächeln an, »ist es Zeit für das Thoraxdrainage-Set.«

Freddie nickte und verließ das Haus. Ich hielt meine Finger so gut es ging auf die Wunde und umschloss somit den Tubus, aus dem Luft strömte. Als Freddie wieder da war, setzte ich eine mehr praktische als schöne Naht rund um den Tubus und fixierte ihn so gut es ging mit Pflastern. Das im Thoraxdrainageset liegende Einwegventil steckte ich auf den Tubus. Dies sorgte dafür, dass die Luft aus Herrn von Helmstedts Brustkorb nunmehr nur heraus- und nicht wieder hineinfließen konnte. Als Ursache der ganzen Problematik sollte sich eine kleine Verletzung in der Lunge herausstellen, die durch die sturzbedingte Rippenfraktur entstanden war. Hierdurch war über einige Stunden langsam, aber stetig ein Spannungspneumothorax entstanden, den wir durch unsere Beatmung innerhalb weniger Minuten deutlich verschlechtert hatten.

»Nächste Analyse in zehn Sekunden«, hörte ich die Stimme des Praktikanten. Wir blickten auf das immer noch bestehende Kammerflimmern und defibrillierten abermals. Doch diesmal zeigte sich anders als bisher kein erneutes Kammerflimmern mehr, sondern ein im EKG stabiler Rhythmus.

»Wir drücken noch einen Zyklus durch und machen dann eine Rhythmus- und Pulskontrolle«, verfügte ich. Zwei Minuten später war es so weit und Herr von Helmstedt bot neben einem brauchbar aussehenden EKG auch einen kräftig tastbaren Puls am Hals und in der Leiste.

»So, das war der Aufstieg. Nun genießen wir zwei Sekunden die Aussicht vom Gipfel. Der Abstieg sind die anderen 50 %«, sagte ich zum Team. »Freddie, wie üblich: Bitte Schockraum anmelden, die Details kennst du. Wir wollen ein Haus mit Thoraxchirurgie. Die Lunge wird operativ versorgt werden müssen.«

»Geht klar«, erhielt ich als Antwort. Ich stand auf und bat einen der Kollegen vom RTW, die Medikamente für eine Narkose vorzubereiten. Wie üblich bei mir Esketamin und Midazolam. Die Spritzen waren keine Sekunde zu früh fertig, denn Herr von Helmstedt zeigte, dass er leben wollte und begann sich zu bewegen. Er war zu diesem Zeitpunkt sicherlich nicht wach, aber die Gegenwehr gegen den Tubus war deutlich zu erkennen. Ein prognostisch gar nicht so schlechtes Zeichen. Nachdem ich den Kollegen gesagt hatte, welche Mengen der Medikamente sie jeweils applizieren sollten, stand ich auf und ging zu Frau von Helmstedt und ihrer Tochter. Von der Anlage der Thoraxdrainage hatten sie glücklicherweise nicht viel mitbekommen. Ich klärte sie über das auf, was passiert war, hielt mich mit Details zu meiner Hauruck-Aktion jedoch zurück.

Wir brachten Herrn von Helmstedt ins Krankenhaus, wo er vom Schockraum aus nach entsprechender Diagnostik zunächst zur Stabilisierung auf die Intensivstation übernommen wurde. Meine »Straßen-Bülau«, wie ein Tubus an dieser Stelle auch genannt wird, wurde durch eine reguläre Drainage mit Wasserschloss ersetzt. Herr von Helmstedt stabilisierte sich zusehends und wurde drei Tage später operativ versorgt. Man schloss ein kleines Loch in der Lunge und konnte somit sein Problem adäquat adressieren.

Als ein wacher und zu Scherzen aufgelegter Patient von der Intensivstation auf die Normalstation verlegt wurde, war ich zufälligerweise anwesend. Er hatte keine Ahnung, was so richtig passiert war, und er wusste auch nicht, dass ich meine Finger im Spiel – vielmehr in seinem Brustkorb – gehabt hatte. Ich freute mich einfach nur, dass er überlebt hatte und abschließend ohne neurologische Ausfälle wieder in die Obhut seiner Ehefrau entlassen wurde.

Fazit des Tages:
Wenn du nicht mehr weiterweißt, gründe einen Arbeitskreis … oder frag´ den Praktikanten!

Der, der bei Mutti wohnt

Der Aufbau des Herzens teilt den Kreislauf in zwei Anteile: den Körperkreislauf und den Lungenkreislauf. Das sauerstoffarme Blut wird über die Venen der rechten Herzhälfte zugeführt, von dort aus in den Lungenkreislauf gepumpt, wo es im Lungengewebe CO_2 abgibt und Sauerstoff aufnimmt. Über die Lungenvenen fließt das Blut dann wieder zum Herzen, diesmal zur linken Hälfte, die wesentlich muskelkräftiger ist und das Blut in den Körper pumpt. Die zwei Anteile des Herzens müssen dynamisch und ständig aufeinander abgestimmt werden, denn fließt einer Seite plötzlich mehr Blut zu, muss die andere Seite das kompensieren. Arbeitet eine funktionelle Seite des Herzens nicht richtig, so entsteht eine sogenannte Vorlast vor der betreffenden Seite. Wenn z. B. die linke Herzhälfte, die das Blut aus dem Lungenkreislauf aufnimmt, geschädigt ist, staut sich das Blut in der Lunge. Durch den erhöhten Druck im Lungenkreislauf wird Flüssigkeit aus dem Blut in die Lunge abgepresst und macht sich in Form von »Wasser in der Lunge«, einem Lungenödem, bemerkbar. Neben der sinkenden Herzleistung kann nun das Blut nicht mehr optimal mit Sauerstoff angereichert werden. Die Probleme potenzieren sich.

Vitali arbeitete in unserem Krankenhaus. Er war Pfleger und ein herzensguter Mensch, der immer ein Lächeln auf den Lippen hatte, jedoch nie viel sprach. Er fand aber immer beruhigende Worte für die Patienten, die aufgeregt und nervös wirkten, wenn er sie zu einer Behandlung oder Untersuchung brachte. Vitali war ansonsten gern für sich. Im Pausenraum saß er immer ein wenig abseits und aß jeden Tag zur gleichen Zeit ein belegtes Brot aus der gleichen Brotdose und trank dazu eine kleine Flasche Apfelschorle. Über sein Privatleben wusste man nichts.

Man sah ihm an, dass er das 50. Lebensjahr bereits überschritten hatte, er rauchte, war übergewichtig und trug eine ältere, wenig modische Brille. Sein Gang war von einem leichten Hinken auf der linken Seite geprägt, was ihn jedoch nicht großartig einzuschränken schien. Vitali bewältigte jeden Tag einige Kilometer Strecke im Krankenhaus. Das würde man zunächst nicht glauben, aber die Strecke vom hintersten Zimmer seiner Station zum Beispiel bis zum Aufwachraum maß gut 350 Meter. Diese Distanz mit nur fünf Patienten hin- und zurückzugehen bedeutete also eine Wegstrecke von 3,5 Kilometern.

Die Alarmierung, die mich von meinem Arztbrief auf der unfallchirurgischen Station wegriss, lautete: »Akute Atemnot«. Ich ging zügigen Schritts nach draußen, setzte mich auf die Beifahrerseite des NEF und begrüßte Helena, die an diesem Tag meine Teampartnerin war. Der Morgen hatte entspannt begonnen. Gegen 10 Uhr war es nun Zeit für den ersten Einsatz. Auf der Anfahrt unterhielten wir uns locker und plauderten über die aktuelle Lage der Intensivstationen in Deutschland. Aufgrund der Grippewelle und anderer Faktoren, namentlich ein hoher Krankenstand unter den Intensivpflegenden und die allgemeine Unterbesetzung, waren in ganz Deutschland die Intensivplätze rar. Es hatte Tage in den letzten zwei Wochen gegeben, da gab es in der ganzen Bundesrepublik kein einziges freies Intensivbett mehr.

Als wir an der gemeldeten Adresse, einem größeren Wohnkomplex, ankamen, sahen wir, wie die Kollegen des RTW bereits mit allen Gerätschaften zum Haus gingen. Wir schlossen uns zügig an. Die Wohnungstür öffnete uns eine ältere Dame in einer geblümten Kittelschürze, optisch jenseits der 80, und schaute uns sorgenvoll an.

»Guten Tag, Matt ist mein Name. Notarzt. Haben Sie angerufen?«

»Ja, aber mir geht es gut, es geht um meinen Sohn!« Sie deutete auf eine Tür, die vom Flur abzweigte. »Gehen Sie nur, er ist da drin.«

Wir öffneten die Tür und blickten in ein kleines Zimmerchen, das mit Gegenständen völlig zugestellt schien. In einer

Ecke stand ein, man möchte fast sagen, Jugendbett. Auf diesem lag halb aufgerichtet Vitali und rang nach Luft. Für einen Moment hatte ich Schwierigkeiten ihn zu erkennen, erinnerte er mich doch an jemanden. Aber wenn man einen Menschen immer nur in weißer Arbeitskleidung sieht, fällt es schwer, die Verknüpfung zu der Person zu erstellen, die in Jeans und blauem Hemd vor einem liegt.

Bei jedem der vielen in schneller Folge ablaufenden Atemzüge von Vitali hörte man ein leichtes Brodeln. Wer ein bisschen Erfahrung im Rettungsdienst gesammelt und dieses Geräusch schon einmal gehört hat, der weiß, was Vitalis Problem war: Er hatte ein Lungenödem. Wasser staute sich in der Lunge, zumeist »abgepresst« aus dem Blut bei zu hohem Blutdruck im Lungenkreislauf oder einer inhalativen Vergiftung mit zum Beispiel Rauchgasen. Letztere kam für uns eher nicht in Frage. Die Wohnung stand nicht im Vollbrand, und der betagten Mutter von Vitali ging es gut. Die Kollegen fackelten nicht lange und stülpten Vitali eine Maske über, aus der Sauerstoff mit einem Fluss von 15 Litern pro Minute lief. Vitali japste weiterhin nach Luft, und die initiale Sauerstoffsättigung, die bei gesunden Menschen bei 98 bis 100 % liegt, stieg leicht von 78 auf 84 % . Es war offenkundig, dass Vitali ein gewaltiges Problem hatte.

Der Rettungsdienst hat je nach Region ganz unterschiedliche Codewörter, um die Schwere der Krankheit, die Dringlichkeit von Behandlungen oder die Einschätzungen von Patientenzuständen teamintern zu kommunizieren. Man kann mit den Farben Grün, Gelb und Rot arbeiten oder andere Begrifflichkeiten nutzen. Wichtig ist, dass einer dem Team kommuniziert, um welche Kategorie Patient es sich handelt. Von dieser Kategorie wird im gleichberechtigten Team nur abgewichen, wenn sichere Gründe dagegensprechen.

In unserem damaligen Rettungsdienstbereich hatte sich eine Begrifflichkeit breit gemacht: »OMG«. Wenn einer

»OMG« sagte, wussten alle, das ist ein »Oh-mein-Gott-Patient«. Das waren die Patienten, die kritisch krank waren und sich in der Situation befanden, jederzeit aus einem maximal instabilen Zustand in einen Atem- oder Kreislaufstillstand zu kippen. Vitali war ein OMGP. Das kommunizierte ich kurz dem Team. Noch bevor ich etwas sagen konnte, zog Thorsten die NIV-Maske aus der Tasche.

NIV heißt »Non-invasive ventilation«. Sinnhaft übersetzt: »nicht-eingreifende Beatmung«. Die Patienten erhalten dabei eine dichtschließende Maske über Mund und Nase, in der über einen hohen Sauerstofffluss ein Überdruck erzeugt wird. Der Patient braucht nur leicht einzuatmen, wonach seine Lungen dann quasi aufgeblasen werden. Die Ausatmung fällt dabei etwas schwerer, denn durch den Überdruck wird auch in der Lunge ein Restdruck belassen. PEEP nennt sich das: »Positive end-expiratory pressure«. Bei einem hohen Sauerstoffanteil (von nahezu 100 % bei ansonsten 21 % Anteil in der Luft) sorgt das zum einen für eine erhöhte Konzentration von O_2 in der Lunge und somit auch im Blut. Zum anderen sorgt der Überdruck (in Grenzen) auch dafür, dass das Wasser aus den Lungenbläschen wieder zurück in die Blutgefäße gedrückt wird.

Die NIV setzt eine absolut dicht schließende Maske sowie einen mitmachenden Patienten voraus. Mitmachend heißt zum einen, dass der Patient sich gegen die Maßnahme nicht wehrt (bei Atemnot eine Maske aufs Gesicht gepresst zu bekommen, kann unangenehm sein) und er zum anderen noch genug Atem-Muskelkraft besitzt, um selbstständig zu atmen. Vitali machte gut mit. Wir erklärten ihm, worum es ging, und er nickte. Die Maske schloss einigermaßen dicht, aber wir merkten, dass er sich respiratorisch erschöpfte, also die Kraft der Atemmuskulatur nachließ. Vitali hatte zu diesem Zeitpunkt bereits gute zweieinhalb Stunden um Luft gerungen. Seine Mutter durfte bis zum Schluss keinen Rettungsdienst rufen. Er hatte sich geschämt.

Keiner wusste, warum. Seine Mutter hatte das nur lapidar in den Raum gesagt und ergänzt, dass sie dann irgendwann einfach angerufen habe. Vielleicht hatte Vitali Sorge, dass er in »sein« Krankenhaus gebracht werden könnte. Vielleicht hatte er sich auch geschämt, dass er bei seiner Mutter lebte, in seinem Kinderzimmer, an dessen Wänden eine Micky-Maus-Tapete hing und dessen Regale gefüllt waren mit DVDs. Eine Antwort blieb er uns schuldig. Selbst wenn er gewillt gewesen wäre zu reden, so hätte er nicht genügend Luft dafür gehabt.

Ich bat das Team darum, Vitali schnell in den Rettungswagen zu bringen. Als wir ihn mit dem Tragestuhl aus dem ersten Stock vor die Tür gebracht und auf die Trage gelegt hatten, sagte ich leise, dass ich plante, Vitali im Auto zu intubieren.

»Er erschöpft sich immer mehr. Lieber jetzt dringlich als in fünf Minuten im Notfall, wenn er nicht mehr kann und gänzlich aufhört zu atmen.«

Im Auto wurden alle Medikamente für die Narkose vorbereitet und die Gerätschaften für die Intubation parat gelegt. Vitali teilte ich kurz mit, was ich vorhatte. Ob er mich verstanden hat, weiß ich bis heute nicht, denn er zeigte keine Reaktion mehr auf meinen Hinweis, dass ich ihn jetzt in Narkose legen würde. Parallel spritzte Helena bereits das erste Medikament. Während Vitali einschlief, wechselten wir schnell von der NIV-Maske, und ich griff nach dem Laryngoskop, dem Gerät, um sich eine Sicht auf den Eingang der Luftröhre zu verschaffen.

Da ich Unfallchirurg bin und Narkoseeinleitungen sowie Intubationen nicht mein täglich Brot sind, fühle ich mich hierbei immer ein wenig unwohl. Ehrlicherweise versuche ich solche Situationen zu umgehen. Die Anästhesisten unter den Lesern werden jetzt vielleicht sagen: »Ach was, ´ne Intubation ist doch kein Ding.« Richtig. Wenn man das täglich macht und Erfahrung hat, ist das kein Ding. Wenn ich die

Anästhesisten unter Ihnen allerdings frage, wie oft und gern sie ein luxiertes Sprunggelenk vor Ort reponieren und wie viele ohne größeres Zögern ein Loch in einen Brustkorb schneiden, um eine Thoraxdrainage zu legen, dann werden die Stimmen vielleicht etwas verhaltener. Schuster, bleib bei deinen Leisten!

Im Kapitel »Asystolien und andere Späße« haben Sie einen Satz gelesen: Wenn große Medizin nötig ist, um einen Patienten überhaupt ins Krankenhaus zu bringen, dann mache ich sie – sonst nicht. In diesem Fall war es unumgänglich. Vitali benötigte eine Narkose und eine kontrollierte Beatmung, um ihm den Stress zu nehmen und seine Atemmuskulatur vorübergehend zu schonen. Ich führte das Laryngoskop vorsichtig in seinen Mund ein, ständig in der stillen Angst, dass ich die *Glottis*, den Eingang zu seiner Luftröhre, nicht sehen würde. Doch da war sie. Sie war so leicht einzustellen und zu sehen, als würde ich von einem Hügel den einzigen Baum auf einem freien Feld erblicken. Ich war selbst überrascht. So einfach war es tatsächlich noch nie.

Ich sah den Tubus in der Luftröhre verschwinden, das Abhören des Magens war unauffällig, dafür hörte ich über beiden Lungen ein synchrones Atemgeräusch, wenn man den an den Tubus angeschlossenen Beatmungsbeutel rhythmisch zusammendrückte. Wir schlossen die Kapnographie an, ein System, um CO_2 in der Ausatemluft zu messen – ein weiterer Marker, um sicher zu sein, dass man den Tubus wirklich in der Luft- und nicht etwa in der Speiseröhre platziert hatte. Die Kapnographie-Kurve sah gut aus, der Tubus lag definitiv richtig. Ich entspannte mich, denn der für mich kritischste Moment war geglückt. Wir fixierten den Tubus und ich ordnete voller Freude über meinen Erfolg die Abfahrt an. Helena hatte bereits einen Schockraum in einem nahe gelegenen Krankenhaus geordert. Wir mussten nur losfahren.

»EKG?«, fragte Thorsten. Ich sah ihn entgeistert mit einem großen Fragezeichen über meinem Kopf an.

»Sollten wir wohl noch machen, oder?«, fügte er hinzu. Natürlich klebten auf Vitalis Brust ein paar Elektroden, sodass wir ein »kleines« EKG zur Überwachung hatten. Aber um ehrlich zu sein, hatte ich mir bis dahin gar keine Gedanken darüber gemacht, warum Vitali eigentlich ein Lungenödem entwickelt hatte. Das kommt ja nicht aus heiterem Himmel. Wenn es nicht durch Gase oder einen viel zu hohen Blutdruck hervorgerufen wird, entsteht ein Lungenödem meist aufgrund eines akuten Herzinfarkts. Vitalis Blutdruck war erhöht, aber nicht so hoch, dass es ein Lungenödem erklärt hätte.

Das »große« EKG zeigte eindeutige Zeichen für einen Vorderwandinfarkt. Thorsten wies mich auf das hin, was ich ehrlicherweise vergessen hatte. Spätestens bei der Übergabe im Schockraum hätte ich dann heldenhaft von meiner geglückten Intubation berichtet (Anästhesisten: müdes Lächeln) und mich der völligen Lächerlichkeit preisgegeben, die Basismaßnahmen nicht komplettiert zu haben. In diesem Fall wäre ein Kopfschütteln über meine Nachlässigkeit die einzige Konsequenz gewesen, da das Krankenhaus, das wir anfuhren, die Möglichkeit eines Herzkatheters hatte. Wären wir primär einem Haus ohne diese Möglichkeit zugeordnet worden, hätte Vitali wahrscheinlich noch einmal verlegt werden müssen.

Ich war Thorsten sehr dankbar, was ich auch vor dem ganzen Team verbalisierte. Vielleicht ist es meinem Werdegang im Rettungsdienst zuzuschreiben, dass ich weiß, was das Team kann und dass nur ein Zusammenspiel auf Augenhöhe dem Patienten wirklich hilft. Ohne Zweifel braucht es im Einsatz einen Häuptling. Einen, der sagt, wo es langgeht. Basisdemokratisch ausgelotete Entscheidungen mit Zweidrittelmehrheit sind in einer Stresssituation unangebracht. Aber ein Häuptling ist nicht allwissend und seine Entscheidungen sollten auf der Basis der Informationen aller Indianer beruhen. So handhabe ich es seit meinem ersten Tag als Notarzt und bin damit noch nie schlecht gefahren. Insbesondere die Akzeptanz meiner Entscheidungen durch die nicht-ärztlichen Kollegen steigt dadurch maßgeblich.

Vitali ging es unter der Narkose und mit einer entsprechenden Beatmung gar nicht so schlecht. Die Vitalwerte, also Puls, Blutdruck und Sauerstoffsättigung, waren in einem Bereich, den ich als »akzeptabel« wertete. Die Fahrt ins Krankenhaus, die weniger als zehn Minuten dauerte, verlief unspektakulär, ebenso wie die Übergabe im Schockraum. Den EKG-gesicherten Vorderwandinfarkt hatten wir noch schnell nachgemeldet, sodass die Kollegen im Krankenhaus das Herzkatheterlabor vorbereiten konnten.

Es dauerte fast fünf Monate, bis ich Vitali wieder traf. Er kam mir mit einem Stapel Patientenakten an einem Mittwochmorgen entgegen. Er wirkte in Gedanken, doch als er mich sah, hellte sich sein Gesicht auf.

»Sie waren der Notarzt, der mir geholfen hat, oder?«, waren seine ersten Worte.

»Ja, wie geht es Ihnen?«, fragte ich.

»Mir geht es gut. Ich weiß von der ganzen Sache nicht mehr viel.« Vitali atmete tief durch und sprach dann weiter. »Ich weiß nur noch, dass ich kaum noch Luft bekam, und ich habe Sie noch erkannt. Sie haben mich dann in den Krankenwagen gebracht. Das ist meine letzte Erinnerung. Ich bin dann erst wieder auf der Intensivstation wach geworden. Da waren vier Tage vergangen. War eine komische Zeit, sehr neblig und nicht greifbar.« So viel hatte ich Vitali in all den Jahren nie reden gehört.

»Sie sehen gut aus«, sagte ich nach einem kurzen Moment zu ihm. Vitali hatte stark abgenommen.

»Ja, als ich dann nach dem Krankenhaus in die Reha kam, war mir klar, dass ich ein paar Sachen ändern musste. Ich habe nicht wieder angefangen zu rauchen, habe mit Sport begonnen und passe beim Essen jetzt auf.« Er schaute an sich herunter und strich sich über den noch vorhandenen, aber wesentlich kleineren Bauch. »Zwanzig Kilo sind schon runter«, fügte er stolz hinzu.

Ich nickte ihm mit einem anerkennenden Gesichtsausdruck zu.

»Toll«, sagte ich voller Bewunderung und Respekt. »Bleiben Sie dran, es lohnt sich!«

»Ich muss dann mal weiter«, sagte er lächelnd und schob sich an mir vorbei. Ich ging ein paar Schritte, drehte mich aber noch einmal um, als ich seine Stimme hinter mir hörte.

»Nur eins habe ich nicht geändert. Ich wohne immer noch bei meiner Mutter.« Seine Mundwinkel zuckten kurz. Ein angedeutetes Lächeln. Dann drehte er sich wieder um und ging weiter.

Fazit des Tages:
Rettungsdienst ist Teamarbeit!

Nur ein Krampfanfall

Ein generalisierter Krampfanfall ist ein eindrucksvolles Ereignis – sowohl für den Betroffenen als auch für die umstehenden Personen. Plötzlich fällt ein Mensch zu Boden, Muskeln verkrampfen, der Körper zuckt in vielen Fällen unkontrolliert. Grob unterscheidet man Anfälle mit fokalem (an einer definierten Körperregion) oder generalisiertem Beginn. Hinsichtlich der Bewegungsmuster klonische (grobe Zuckungen), tonische (maximale Anspannung der Muskulatur) und tonisch-klonische Anfälle, wobei sich bei letzteren starke Zuckungen mit Episoden einer maximalen »Muskelstarre« abwechseln. Dem generalisierten Anfall voran steht der Verlust des Bewusstseins, sodass sich die Patienten an einen solchen in der Regel nicht erinnern können. Während des Anfalls selbst besteht die größte Gefahr in Verletzungen sowie einer Sauerstoffunterversorgung durch den hohen Sauerstoffverbrauch bei maximaler Arbeit aller quergestreiften Muskulatur sowie die reduzierte Sauerstoffaufnahme durch die eingeschränkte (muskulär bediente) Atmung. In der »postiktalen Nachschlafphase«, also dem Zeitraum unmittelbar nach dem Anfall, besteht die Hauptgefahr dann in der Bewusstlosigkeit, die beim auf dem Rücken liegenden Betroffenen zu einer Verlegung der Atemwege führen kann.

»1-82 von Leitstelle?«

»Kommen Sie!«

»Situation irgendwie unklar. Der Ehemann hat noch mal angerufen, möglicherweise statt Krampfanfall auch ein Herz-Kreislauf-Stillstand. RTW ist soeben eingetroffen.«

»Verstanden.«

Wir befanden uns noch auf der Anfahrt zu einem »Krampfanfall bei bekannter Epilepsie«, als uns die Nachricht per Funk ereilte. Grundsätzlich bin ich vorsichtig bei Einsatzinformationen durch die Leitstelle. Die Leitstellendisponenten unter Ihnen mögen mich nicht falsch verstehen, es ist nicht so, dass ich kein Vertrauen in Ihre Arbeit hätte oder glaube, dass Sie nicht kompetent genug sind, herausfinden, was das Problem ist. Vielmehr besteht die

Grundproblematik darin, dass Anruf und Alarmierung zeitkritisch sind und sich somit eine lange Anamnese aus der Sache heraus quasi verbietet. Je dringlicher es dem Anrufer erscheint, desto weniger Informationen werden durchgegeben.

»Es ist schlimm, kommen Sie schnell!«

Das zweite Problem ist, dass neben der Zeit auch die Inhalte der Aussagen von medizinischen Laien mitunter schwierig zu bewerten sind. Der gemeldete Kampfanfall (»... hat am ganzen Körper gezuckt ...«) kann ebenso eine konvulsive Synkope sein wie auch eine Schnappatmung. Aus diesen Gründen versuche ich mich von den Meldungen der Leitstelle bzw. der Verdachtsdiagnose möglichst wenig polarisieren zu lassen. Das gelingt mir natürlich nicht immer und oft genug denke ich mir: »Hä, wieso beatmet der Kollege vom RTW denn den Patienten, gemeldet war doch nur eine Blutdruckentgleisung?!« Es fällt mir dann oft schwer, die bisher im Kopf zurechtgelegten Gedanken und therapeutischen Wege in eine andere Bahn zu lenken und eben das zu behandeln, was wirklich vorliegt und nicht das, was der Leitstellendisponent meinte, aus den gestammelten Aussagen des Anrufers erkennen zu können.

Nachdem wir die Wohnung betreten hatten, sah man direkt ins Wohnzimmer. Vor einer L-förmigen Couch kauerten die beiden RTW-Kollegen um die Patientin. Ich sah den einen Kollegen die Beatmung mit Beutel und Maske durchführen, der andere hatte seine Hände auf dem entblößten Brustkorb der Frau und vollführte die Thoraxkompressionen. Die Defibrillations-Elektroden klebten bereits auf dem Oberkörper. Ich atmete einmal tief durch und betrat das Zimmer, wobei ich im davor abzweigenden Flur einen jüngeren Mann und einen etwa 10-jährigen Jungen wahrnahm. Ich ließ mir eine Übergabe machen.

»Hi, Oli«, sprach Juri mich an. »Das hier ist Frau Lanzig, Ende 30, wurde von uns mit Herz-Kreislauf-Stillstand hier vor der Couch aufgefunden. Wir sind aktuell im dritten Zyklus, bisher Asystolie in der Analyse. Ivo wollte gleich einen Larynxtubus schieben.« Er machte eine kurze Pause und atmete tief und geräuschvoll ein und wieder aus.

»Ursache erst mal unklar, sie wurde vom Sohn auf der Couch leblos aufgefunden. Sie hat eine bekannte Epilepsie und vermutlich gekrampft. Jedenfalls scheint sie eingenässt zu haben. Ursprünglich hat sie wohl auf der Couch gelegen, mit dem Gesicht in den Kissen.« Juri fasste die Situation schnell und präzise zusammen. Ich sah Ivo kurz an und übernahm dann die Leitung der Maßnahmen.

»Okay, Ivo, schnellstmögliche Einlage des LT, dann drückst du durch, Juri. Nächste Analyse in 40 Sekunden. Bis dahin liegt der LT.« Ich erhöhte den Druck auf das Team. Allerdings wusste ich, dass ich das mit Juri und Ivo machen konnte. Sie waren jeweils einzeln die mit Abstand kompetentesten Notfallsanitäter, die ich bislang kennengelernt habe. Als Team unschlagbar.

»Tobi?«, sprach ich meinen Fahrer an. »Ich möchte, dass du mit Juri nach der nächsten Analyse tauschst. Juri, du ziehst mir dann Adrenalin auf. Ich kümmere mich schnell um einen Zugang.« Eigentlich bringe ich mich nur ungern und eher selten selbst ins Geschehen ein. Wie schon oft gesagt, bin ich nicht multitaskingfähig und verliere schnell den Überblick. Doch wir waren mit vier Leuten nicht übermäßig viele und ich wollte keine Zeit vertrödeln. Die Aufgaben waren verteilt, und in der nächsten halben Minute würde nicht viel passieren, was meine volle Aufmerksamkeit benötigte.

Während Ivo den Larynxtubus erfolgreich einlegte und den Beatmungsbeutel daran anschloss, grub Tobi aus dem Notfallrucksack die kleine Tasche mit allen Bestandteilen zur Anlage eines venösen Zugangs aus. Er warf sie mir zu. Schnell stellte er die 25 ml-Ampulle Adrenalin zusammen mit ein paar Kanülen und Spritzen auf den Tisch.

»Schaffe ich noch eine Infusion?«, fragte er mit Blick auf den Monitor. Die Zeit zeigte uns noch 22 Sekunden bis zur nächsten Analyse an. Er griff sich den Flüssigkeitsbeutel und ein Infusionsset.

»Okay, nächste Analyse in 5-4-3 …« zählte ich an. Tobi legte den Infusionsbeutel auf den Tisch und sagte laut und deutlich, dass der Schlauch noch nicht entlüftet sei.

»Dein Job«, sagte ich zu Juri, der nach der Analyse, die weiterhin eine Asystolie, also eine Nulllinie zeigte, aufstand und den Platz an der Seite von Frau Lanzig für Tobi räumte. Dieser legte seine Handballen auf den Brustkorb und führte die Thoraxkompressionen mit einer Unterbrechung von weniger als vier Sekunden weiter. Er war frisch und seine Drucktiefe bedeutend besser als die von Juri, der nach drei Zyklen à zwei Minuten mit jeweils etwa 100 Thoraxkompressionen, also »600-mal drücken« einfach erschöpft war. Nicht ohne Grund sollen die Helfer, die »drücken«, alle zwei Minuten wechseln. Juri griff sich den Infusionsbeutel und tat, wie ihm geheißen, während ich die Vene mit einem rosafarbenen Zugang punktierte.

Rosa, eine Mädchenfarbe. Ich stamme noch aus Zeiten im Rettungsdienst, als man die Kollegen verspottet hat, die rosafarbene Zugänge legten. Die Farben markieren den Durchmesser der Kanüle. Grob kann man sagen, dass es umso leichter ist, den Zugang zu legen, je dünner die Kanüle ist. Es beginnt bei Gelb, aber eigentlich ist das nur eine Kindergröße. Für Erwachsene beginnen die Farben bei Blau mit einem Durchmesser von 0,9 mm und einer Kanülenlänge von 22 mm. Es steigert sich über Rosa und Grün zu Weiß und über Grau zu Orange. Die orangefarbene Venenverweilkanüle ist mit einem Durchmesser von 2,2 mm und einer Länge von 5 cm ganz beachtlich.

»Rosa legen nur Anfänger. Im Rettungsdienst muss es mindestens eine grüne Kanüle sein«, hört man auch teilweise heute noch. Ich lege lieber sicher eine blaue Kanüle und habe einen Zugang zum Patienten, über den ich im besten

Fall lebensrettende Medikamente geben kann, als mich heroisch irgendwelchem Dummgeschwätz zu unterwerfen und mit einer grünen oder weißen Nadel solange die Vene zu verstechen, bis ich so negativ vorbelastet bin, dass ich gar keinen Zugang mehr etablieren kann. Imponiergehabe ist hier völlig unangebracht.

Ich entschied mich für Rosa, weil die Venenverhältnisse gut genug, jedoch auch unter der Reanimation nicht berauschend waren. Sie saß dankenswerterweise auf Anhieb und die mittlerweile entlüftete Infusion lief gut ein. Das Gewebe rings um die Kanüle wurde nicht dick, daher ging ich davon aus, dass die Nadel gut lag. Die erste Portion Adrenalin wurde injiziert, die Atemwege waren gesichert, der Rhythmus 30:2 wurde nun aufgegeben und es konnte parallel beatmet und gedrückt werden. Als ich merkte, dass die Reanimation die ersten Hürden überwunden hatte, zog ich mich aus der Situation zurück.

»Ich spreche mal mit dem Ehemann und dem Sohn«, sagte ich zu meinem Team, stand vom Boden auf und betrachtete die Situation erstmals mit ein wenig Ruhe und Distanz. Ich wusste, dass Tobi, Juri und Ivo auch gänzlich ohne mich ausgekommen wären.

Ich verließ das Wohnzimmer und suchte die beiden Männer des Haushalts auf. Sie saßen beide in der Küche und starrten auf den Boden. Als Herr Lanzig mich erblickte, hob er den Kopf, stand ruckartig auf und kam zwei Schritte auf mich zu.

»Wie geht's meiner Frau?«, fragte er mich mit panischer und gleichzeitig hoffnungsvoller Stimme.

Diese Momente empfinde ich als die allerschlimmsten.

Nicht die endgültige Nachricht vom Tod eines Menschen finde ich schwierig zu überbringen, wenngleich das nicht einfach ist. Aber dann ist die Situation entschieden und es bleibt keine Alternative. Man teilt keine Möglichkeiten mehr mit, sondern Endzustände. Die Mitteilung jedoch, dass die

Ehefrau und Mutter gerade im Prinzip tot ist, wir gleichzeitig aber noch alles versuchen und eine gewisse Hoffnung bestehen könnte, dass sie wieder einen eigenen Kreislauf entwickelt, schürt Ängste und Hoffnungen. Man erklärt sich in einem Bereich zwischen maximaler Helligkeit und dem tiefsten Schwarz. Aus der eigenen Erfahrung heraus (und vielleicht empfinde ich deshalb diesen vagen Zustand zwischen den Möglichkeiten Leben und Tod als so belastend) ist die Psyche damit überfordert, gleichzeitig das maximal Gute zu hoffen und sich mit dem maximal Schlechten auseinanderzusetzen.

So stand ich nun vor dem Familienvater und Ehemann und rang um Worte, um die ich sonst nicht verlegen bin. Dass seine Frau mit einer Asystolie durch den Rettungsdienst aufgefunden wurde und die Liegezeit im Herz-Kreislauf-Stillstand unbekannt war, aber am ehesten deutlich länger als zehn Minuten betrug, machten die Prognose von Frau Lanzig auf ein selbstständiges, qualitativ hochwertiges, aktiv teilhabendes Leben sehr unwahrscheinlich. Ich hatte Frau Lanzig sicherlich nicht aufgegeben, aber die Zeichen standen auf »denkbar ungünstig«. Ich versuchte dies in Worte zu packen.

»Ihre Frau hat einen Herz-Kreislauf-Stillstand. Das bedeutet, dass ihr Herz aktuell nicht selbst schlägt und wir mit den Maßnahmen, die sie gesehen haben, versuchen ihren Kreislauf aufrechtzuerhalten. Wir beatmen sie, und durch das Drücken auf den Brustkorb halten wir ihren Blutfluss in Gang, damit der Sauerstoff zu den Organen, vor allem zum Gehirn, transportiert wird. Warum das Herz stehengeblieben ist, kann ich Ihnen aktuell nicht sagen. Ich kann Ihnen auch nicht sagen, ob Ihre Frau wieder einen eigenständigen Herzschlag haben wird. Zum jetzigen Zeitpunkt ist alles möglich, von einer Erholung Ihrer Frau bis dahin, dass sie an dem Zustand versterben wird. Glauben Sie mir, dass wir alles, wirklich alles in unserer Macht Stehende tun werden, um Ihrer Frau das Leben wieder möglich zu machen«, kam dabei heraus.

Der 10-jährige Sohn hatte es verstanden. Er brach in Tränen aus, ebenso der Vater. Er flehte mich an, seine Frau wieder gesund zu machen, und ich bestätigte ihm erneut, dass wir alles versuchen würden, wir aber nichts versprechen könnten.

»Bin ich schuld?«, fragte auf einmal der Sohn unter Tränen. Ich sah ihn für einen kurzen Moment fragend an.

»Ich saß doch mit meiner Mama auf der Couch. Sie hat gesagt, dass sie sich nicht gut fühlt. Papa war schon im Bett, und ich habe gesagt, dass ich noch Playstation spielen will. Ich bin dann in mein Zimmer gegangen, und als ich nach meiner Mama schauen wollte, da lag sie so komisch auf der Couch. Da habe ich Papa gerufen.« Er sah mich mit tränennassem Gesicht an. »Wenn ich bei meiner Mama geblieben wäre, dann wäre sie vielleicht noch gesund, oder?«

Eine harte Frage, die man dem 10-jährigen in meinen Augen nicht ehrlich beantworten durfte. Ja, wäre er bei seiner Mama geblieben, hätte er den Krampfanfall, den ich letztlich als Ursache für den Kreislaufstillstand vermutete, früh bemerkt und hätte den Vater gerufen. Man hätte Frau Lanzig dann vielleicht auf den Boden und in die stabile Seitenlage gelegt. Die Epilepsie war bekannt und der Sohn hatte die Mutter schon ein paar Mal im Anfall erlebt. Mit der Seitenlage hätte man vielleicht das Verlegen der Atemwege verhindern können, jedenfalls mit dem Umlagern, nachdem ihr Kopf ja anscheinend in den Kissen lag, weswegen - meiner Ansicht nach - Frau Lanzig keine Luft mehr bekam und irgendwann ihr Herz aussetzte. Hätte, hätte, Fahrradkette. Wenn man die Befürchtungen des Sohnes derart sachlich auflösen würde, würde man ein Trauma schaffen, das vermutlich den Rest des Lebens des Jungen bestimmen würde. Die Tatsache, dass die Mutter möglicherweise versterben würde, war schon Trauma genug. Eine eventuelle Mitschuld zu diskutieren war völlig unangebracht.

»Du hast keine Schuld daran«, sagte ich also zu ihm. »Deine Mutter hatte wahrscheinlich einen Krampfanfall und das Herz hat dann einfach aufgehört zu schlagen. Egal, ob du bei ihr gewesen bist oder nicht, es hätte keinen Unterschied gemacht!« Ich war unsicher, ob meine Worte überhaupt zu dem Jungen durchdrangen. Vorwürfe würde er sich wahrscheinlich sowieso den Rest seines Lebens machen. Der Ehemann sah mich weiterhin ängstlich an, und ich gebe zu, dass ich seinem Blick kaum standhalten konnte.

»Ich schaue mal, wie es aktuell aussieht«, sagte ich zu ihm, als die Wohnungstür aufgeschlossen wurde und eine jüngere Frau in den Raum stürmte.

»Meine Schwester, wo ist meine Schwester? Was ist hier los?«, fragte sie. Ich nahm mir wenige Augenblicke und erklärte ihr die Situation. Sie nahm ihren Schwager in den Arm und brach in heftiges Weinen aus.

»Wie sieht´s aus, Jungs«, fragte ich mein Team, das konsequent und konstant die Reanimation fortgeführt hatte, nachdem ich die Tür zum Wohnzimmer hinter mir geschlossen hatte.

»Dritte Portion Adrenalin ist drin, in allen Analysen weiterhin Asystolie«, sagte Juri in sachlichem Tonfall zu mir.

»Okay, dann lasst uns überlegen, was es sein könnte.« Wir gingen die »4 H´s und HITS« durch. Es ergab sich kein wegweisender Punkt, so dass wir weiterhin davon ausgingen, dass Frau Lanzig durch den wahrscheinlichen Krampfanfall bereits eine Sauerstoffunterversorgung gehabt hatte und dann in einer ungünstigen Haltung mit dem Kopf in den Kissen und verlegten Atemwegen einfach in die Hypoxie geraten war. Schicksalhaft.

Wir reevaluierten den Zustand von Frau Lanzig weiter. Gute 30 Minuten Reanimation standen bereits auf ihrer Uhr und es gab keinerlei Hinweis auf eine Kreislauftätigkeit zu verzeichnen. Ihre Pupillen waren weit und verengten sich nicht. Ein weiteres Zeichen dafür, dass unsere Bemühungen vermutlich vergeblich waren und Frau Lanzig sich auf ihrem letzten Weg bereits so weit von uns entfernt hatte, dass wir sie nicht wieder erreichten. Es war aller Wahrscheinlichkeit nach zu viel ihres Gehirns zu lange sauerstoffunterversorgt gewesen. Man versucht so objektiv, so sachlich wie möglich zu sein und doch kann man es manchmal nicht. Man lässt sich auch in einer solchen Situation von Gefühlen leiten, deshalb bat ich mein Team weiterzumachen. Ich wollte nicht aufgeben, wenngleich ich im Grunde meines Herzens wusste, dass wir Frau Lanzig nicht wiederbekommen würden.

Ich verließ erneut das Wohnzimmer und traf in der Küche auf weitere Personen. Neben dem Ehemann und der Schwester, die ich ja kurz zuvor bereits kennengelernt hatte, standen nun zwei weitere junge Männer vor mir, der Ehemann der Schwester, der sie im Arm hielt, und der Bruder der Patientin. Letzterer war völlig aufgelöst, fast noch mehr als seine Schwester. Ich nahm mir ein paar Augenblicke und erklärte die Situation. Dabei versuchte ich die Hoffnungen mehr und mehr zu binden und die Familie auf den Tod von Frau Lanzig vorzubereiten. Als Tobi wie vereinbart zwischendurch kurz seinen Kopf aus dem Wohnzimmer streckte und mir mit einem Blick zu verstehen gab, dass es weiterhin schlecht aussah, bat ich ihn leise, über die Leitstelle ein Kriseninterventionsteam mit mindestens zwei Personen zu alarmieren.

Ein Kriseninterventionsteam ist eine in vielen Landkreisen alarmierbare Gruppe von Menschen, die sich mit einer gewissen Vorerfahrung und Ausbildung bereit erklärt haben, in akuten Krisen wie dem Verlust eines nahen Angehörigen für die Betroffenen da zu sein. Oft betreuen sie auch die Beteiligten eines schweren Unglücks. Zuhören und Hilfestellung bieten sind dabei die wichtigsten Aufgaben. Es geht nicht um eine weitreichende Therapie, sondern um einen ersten Rettungsschirm, um ein »da sein«. Ich wollte, dass die Familie, vor allem der Junge, in der ersten Zeit nach dem recht wahrscheinlichen Tod der Mutter einen Ansprechpartner hat. Kriseninterventionsteams sind Tag und Nacht in Bereitschaft, kommen jedoch nicht mit Sondersignal, sondern benötigen eine gewisse Zeit, sodass es sich anbietet, die Kollegen möglichst frühzeitig zu informieren.

Nachdem ich die gesamte Familie über die aktuelle Entwicklung informiert hatte, ging ich erneut ins Wohnzimmer. 42 Minuten waren nun seit dem Einschalten des Monitors vergangen, und Frau Lanzig hatte nicht einen einzigen Hinweis gegeben, dass sie wieder ins Leben zurückkehren würde. Mittlerweile zirkulierten 10 mg Adrenalin in ihrem Körper, eine Substanz, der man nachsagt, dass sie das Herz wieder antreibt. Die aktuellen Studien bieten ein heterogenes Bild. So richtig weiß man nicht, ob Adrenalin etwas bringt. Es scheint im Großen und Ganzen jedoch nicht zu schaden, also traut man sich nicht, es aus den Leitlinien herauszunehmen.

Wir besprachen uns kurz. Die Entscheidung, eine Reanimation nicht fortzuführen, ist »offiziell« Arztsache. Ich finde, dass es eine Teamentscheidung ist. So verteilt man die Last der Verantwortung auch auf mehrere Schultern. Das Team entschied in der Zusammenschau der letzten Dreiviertelstunde, dass die Situation aussichtslos war. Somit hatte ich eine gute Grundlage zu entscheiden, die Reanimation erfolglos zu beenden .

Aus meiner eigenen privaten Erfahrung, der vom Studium, vielen Jahren Rettungsdienst, Fachgesprächen mit Psychologen und dem Grundkurs zum Thema »Krisenintervention« weiß ich, dass es für die Psychohygiene oft wichtig ist zu begreifen, was da gerade passiert. Ich besprach diesen Umstand kurz mit meinem Team und bat dann die Familie zur noch laufenden Reanimation hinzu. Ich erklärte in der Küche allen kurz, was sie gleich sehen würden, dann führte ich die Familie in den Raum. Ja, auch den 10-jährigen Sohn.

Alle standen um Frau Lanzig herum und beobachteten die Maßnahmen. Es herrschte eine bedrückende Stille. Ich erklärte, dass wir dies nun seit 45 Minuten durchgehend machen würden und sich der Körper von Frau Lanzig entschieden habe, nicht wieder selbstständig zu atmen und das Herz schlagen zu lassen. Ich erklärte dem Ehemann, dem Sohn, den Geschwistern und dem Schwager, dass es aussichtslos sei, dass egal wie lange wir noch reanimieren würden, Frau Lanzig nicht mehr, nie wieder, selbstständig atmen würde. Ich sagte, dass wir die Maßnahmen einstellen würden. Ich ließ meine Worte wenige Augenblicke stehen, dann nahm Juri automatisch und ohne Absprache seine Hände vom Brustkorb von Frau Lanzig und Ivo hörte auf sie zu beatmen.

Die Reaktionen, wenn die Gewissheit in die Großhirnrinde der Angehörigen dringt und sich dort breit macht wie ein unliebsamer Sitznachbar in einem eng bestuhlten Theater sind unterschiedlich. Schweigen, Weinen, Schreien, Umherlaufen. Es war alles vertreten. Der Bruder wollte es nicht wahrhaben und nahm Juris Platz ein. Er begann wieder mit Thoraxkompressionen und nahm alle paar Sekunden den noch konnektierten Beutel in die Hand und beatmete Frau Lanzig. Juri wollte ihn abhalten, doch hielt ich meinerseits Juri ab.

»Lass ihn«, flüsterte ich ihm leise zu. »Dann hat er Anteil und versteht. Er wird nichts kaputtmachen.« Wir zogen uns ein Stück zurück und ließen die Familie trauern.

Einige von Ihnen, liebe Leser, werden nun denken: Wie kann er denn den 10-jährigen Jungen in diese Situation führen? Wie kann er denn dem Sohn den Tod der Mutter so hart vor Augen führen? Wie kann er es denn mit seinem Gewissen ausmachen, ein Kind so tief zu traumatisieren?

Nicht ich traumatisiere das Kind. Der Tod der Mutter tut es. Das Schicksal. Es gibt verschiedene Ansichten dazu, aber in den letzten Jahren durchgesetzt hat sich die Theorie, dass sich ein Miterleben, ein Begreifen der Situation besser verarbeiten lässt als die Ungewissheit, was passiert ist. Die Mutter ist tot, daran ändert nichts und niemand etwas. Es war schicksalhaft und keiner hatte Schuld. Aber das Kind ohne »Vorbereitung« vor vollendete Tatsachen zu stellen ist für mein Gefühl schlimmer. Der Anblick der Mutter war nicht schlimm. Sie war nicht entstellt oder schwer verletzt. Sie lag auf dem Boden, und lediglich ein Kunststoffschlauch ragte aus ihrem Mund. Darauf hatte ich alle vorbereitet.

Letztlich weiß ich nicht, ob meine Entscheidungen richtig waren. Das weiß man nie, da man die mögliche Konsequenz der Alternative ja nicht kennt und nie erlebt. Ich frage mich, was besser ist: Mitzuerleben, wie ein Team um die eigene Mutter kämpft, zu sehen, wie alle versuchen, mit allen Mitteln das Leben zu retten und letztlich dabei zu sein, wie man sich am Ende gemeinsam entschließt, die Maßnahmen einzustellen? In einem anderen Raum festgehalten zu werden, in der Ungewissheit, was mit der Mutter passiert, nicht zu wissen, was geschieht, um dann die Nachricht zu erhalten, dass sie tot ist und nie wiederkommt? Ich weiß nicht, was richtig ist, aber meine Entscheidungen, die ich an diesem Abend getroffen habe, fühlten sich irgendwie richtig an. Richtig und gleichzeitig unfassbar schwierig.

Wir baten die Familie nach einiger Zeit aus dem Wohnzimmer, nachdem wir gefragt hatten, ob wir Frau Lanzig ins Bett legen dürften. Mir waren die Umstände ihres Tods so plausibel, dass ich keinerlei Verdacht auf eine nichtnatürliche Todesart äußerte und daher die Polizei nicht alarmierte. Wir nahmen den Beatmungstubus heraus und zogen Frau Lanzig eine frische Unterhose und eine Jogginghose an. Das zerschnittene Oberteil tauschten wir gegen ein frisches T-Shirt. So legten wir sie in ihr Bett, deckten sie zu und überließen sie der Familie. Das Kriseninterventionsteam war mittlerweile eingetroffen. Eine ältere Frau kümmerte sich um den Sohn, ein Mann setzte sich mit dem Rest der Familie ins mittlerweile leere und aufgeräumte Wohnzimmer.

Im Team hatten wir uns im Wohnzimmer kurz besprochen. Wir diskutierten kritisch, was gut und was schlecht gelaufen war. Wir fanden nur wenig negative Kritik. Es gab kein großes Lob, aber wir hatten gut, konzentriert und leitliniengerecht gearbeitet. Das Team vom RTW verließ die Wohnung, und nachdem ich die Formulare zur vorläufigen Todesbescheinigung ausgefüllt hatte, verabschiedete ich mich von der Familie mit leisen Worten und den Wünschen für viel Kraft in den kommenden Wochen und Monaten. Frau Lanzig wurde 37 Jahre alt.

Fazit des Tages:
Das Schicksal kann oft ein Arschloch sein!

Die hüftkranke Hubschraubernotärztin

Die Arthrose ist eine degenerative Gelenkerkrankung mit Verschleiß lasttragender Gelenkanteile. Als ursächlich hierfür werden einige Faktoren diskutiert, so ein Übermaß an Belastung (Übergewicht), angeborene oder traumatisch veränderte Gelenkfehlstellungen, genetische Faktoren oder auch Folgen von Gelenkentzündungen. Letztlich ist jeder Mensch von einer Arthrose betroffen, denn die knorpeligen Anteile der Gelenke verschleißen ab dem Zeitpunkt, ab dem sie benutzt werden. Alle Gelenke des Körpers können von einer Arthrose betroffen sein. Das Leitsymptom der Arthrose ist ein belastungsabhängiger- sowie ein Anlauf-Schmerz. Das Ausmaß der Schmerzen korreliert nicht zwangsläufig mit dem Ausmaß der Gelenkdestruktion, eine Arthrose kann auch im fortgeschrittenen Zustand symptomlos verlaufen. Die zunehmenden Zahlen von arthrosebedingten Beschwerden und die steigende Anzahl an gelenkprothetischen Versorgungen ist sicherlich (jedoch nicht ausschließlich) mit dem steigenden Alter der Bevölkerung (»demografischer Wandel«) erklärbar.

Wenige Tage im Jahr finde ich Zeit, als Notarzt in der schönen Eifel tätig zu sein. In der Nähe des Nürburgrings, im beschaulichen Städtchen Adenau, befindet sich eine Rettungswache mit angegliedertem Notarzt. Dort in der Nähe gehen auch meine Familie und ich zur Jagd.

Die Situation in der ländlichen Region ist jedoch teils prekär. Nur wenige Ärzte wollen »so weit ab vom Schuss« arbeiten, und somit hatten die Kollegen vor Ort auch immer wieder Probleme, das NEF ärztlich zu besetzen. Als ein junger, motivierter Anästhesist und Notarzt die Situation als Ärztlicher Leiter Rettungsdienst 2014 übernahm, hatte das NEF aufgrund des Ärztemangels eine Abmeldehäufigkeit von bis zu 55 %. In mehr als der Hälfte der Tage im Monat kam kein Notarzt, wenn man einen rief. Jedenfalls kam keiner aus dem Kreis selbst, sondern aus einem der Nachbarkreise. Bei Anfahrten von teils mehr als 30 Minuten im ländlichen Bereich waren die nicht-ärztlichen Kollegen des Rettungsdiensts dort nicht selten lange auf sich allein gestellt. An dieser Stelle sei ganz klar gesagt, dass dies oft kein Mangel war oder gar eine schlechte Versorgung bedeutete!

Das Projekt »unser*notarzt« wurde ins Leben gerufen und sensibilisierte Land und Menschen für die Situation. Man versucht seither über viel Öffentlichkeitsarbeit und Teilnahme an Wettbewerben und staatlichen Projekten die Lage zu verbessern. Ich lernte eine der treibenden Kräfte hinter dem Projekt auf einem kleinen Kongress kennen. Martin Schiffarth stellte »unser*notarzt« und die rettungsdienstliche Lage rund um den Nürburgring vor. Nach dem Kongress erzählte ich ihm, dass ich aufgrund der Jagd immer mal wieder in dieser Gegend sei und dann auch Zeit hätte, vielleicht den einen oder anderen Dienst zu übernehmen. Wir wurden uns schnell einig.

Ein sonniger Samstag im Frühsommer zieht Motorradfahrer an. Überall. Jedoch lockt insbesondere die Eifel mit entsprechendem Panorama und kurvigen Strecken. In der Nähe des für ambitionierte Privatfahrer offenen Nürburgrings ist ein solcher Tag für den Rettungsdienst die Hölle. Wo ansonsten internistische Erkrankungen wie Herzinfarkt, Atemnot, Schlaganfall und Ähnliches dominieren, fährt man an solchen Tagen zu einem Verkehrsunfall nach dem anderen.

»VU mit Krad« war also eine für diesen Tag nicht unübliche Alarmierung. Ehrlicherweise war es bereits die vierte dieser Art. Allein die Anfahrt lag bei rekordverdächtigen 26 Minuten. Wohlgemerkt, der Verkehrsunfall war im eigenen Rettungsdienstbereich. In dieser Zeit der Anfahrt hat so mancher Stadtrettungsdienst den Patienten rundherum versorgt, ins Auto geladen und will losfahren. Als wir uns der Unfallstelle näherten, war die Polizei bereits vor Ort, ebenso der Rettungswagen. Die Kollegen standen am abgesperrten Straßenrand und versorgten eine augenscheinlich kniende junge Frau. Ich sah, dass die Dame mit den Kollegen sprach, damit war vordergründig klar, dass kein lebensbedrohlicher Zustand vorlag.

Als ich mich näherte und mich der jungen Frau vorstellte, blickte sie mir mit etwas schmerzverzerrtem Gesicht in die Augen.

»Tach, Matt mein Name. Was´n passiert?«

»Sieht nach ´nem Motorradunfall aus, was?«, gab die junge Frau zurück.

»Die Leitstelle hat uns schon gewarnt, dass eine besonders scharfsinnige und kluge Patientin auf uns warten würde«, spielte ich den Ball zurück. »Okay, mal ehrlich, was ist passiert?«

»Also genau weiß ich es nicht.« Die junge Frau wurde wieder ernst. »Ich bin irgendwie ins Schlingern gekommen, die Maschine ist unter mir weggerutscht und ich bin auf die Straße geknallt. An dem Bordstein hier bin ich hängen geblieben.«

»Sie können sich an alles erinnern?« Die junge Frau nickte. »Haben Sie irgendwo Schmerzen?«

»Am Rücken. Sonst nirgendwo.« Sie deutete mit einer umständlichen Bewegung auf die Mitte ihres Rückens. Sie hatte die schwere Lederjacke bereits ebenso selbstständig ausgezogen wie den deutlich verkratzen Helm und beides neben sich gelegt.

»Spüren Sie ihre Füße und können Sie die Zehen bewegen?«, fragte ich.

»Ja, geht alles. Nur kann ich mich im Ganzen kaum bewegen, so weh tut es. Ich lag erst auf der Seite und habe mich dann hingekniet.«

»Na ja, hier liegenlassen können wir Sie ja nicht.« Ich beriet mich kurz mit meinem Team. Wir entschieden uns, ein Spineboard hinter sie zu stellen, sie mit dem Rücken gegen das Brett gepresst hinzulegen und dann auf dem Brett achsengerecht nach oben zu ziehen. Dann hätten wir die Beine strecken und die Frau auf dem Spineboard fixieren können.

Die Idee wurde schnell von allen angenommen. Bevor es losging, befühlte ich den Rücken. Einen Rückenprotektor hatte sie zwar nicht getragen, jedoch bot die Lederjacke einen gewissen Schutz. Dieser war jedoch unzureichend, denn als ich über den mittleren Bereich der Brustwirbelsäule strich, verzog sie das Gesicht. Offenkundige Fehlstellungen tastete ich nicht. Aber aus der Erfahrung heraus war ich mir einigermaßen sicher um die Diagnose.

Ich drehte mich zu meinem NEF-Fahrer und Teampartner Jörg um und bat ihn, ein Krankenhaus mit Wirbelsäulenchirurgie anzufragen. Verdacht auf Brustwirbelkörperfraktur, aktuell ohne neurologische Ausfälle. Es dauerte keine drei Minuten und Jörg kam wieder zu mir.

»Uniklinik Bonn nimmt die junge Frau. Ich habb´en Hubschrauber bestellt. War okay, oder?«, singsangte er in dem typischen Eifler Slang. Hektisch blickte ich ihn an und wollte widersprechen, doch dann fiel mir ein, dass ich nicht zu Hause war.

Zu Hause, das heißt im Rhein-Main-Gebiet. Die Krankenhausdichte ist so hoch, dass man von Notfalleinfahrt zu Notfalleinfahrt spucken kann. Zu Zeiten, als das Marienkrankenhaus in Frankfurt noch dem Bürgerhospital an einer Straße gegenüberstand, war das sogar nicht übertrieben. Im städtischen Bereich braucht man keinen Hubschrauber. Jedenfalls nicht für einen schnelleren Transport. In der Zeit, in der der Hubschrauber alarmiert wird, abhebt, fliegt, landet, die Rotorblätter ausdrehen lässt, man den Patienten übernimmt, weitere Maßnahmen durchführt, den Patienten einlädt, Motor startet, abhebt, fliegt und wieder am Zielkrankenhaus landet, hat man den Patienten in der Stadt bereits im OP. Allenfalls für offenkundig weitere Strecken ist der Hubschrauber das Mittel der Wahl. Bei Fahrtzeiten unter 30 Minuten bietet der Hubschrauber eigentlich keine Vorteile.

»War nich´ okay?«, fragte Jörg. »Die Stunde bis na´ Bonn wolle´ mer evver nit mit dem Dinge do fahre?!« Er deutete auf den RTW.

»Äh, nein. Passt schon. Lass uns die Frau mal ins Auto bringen und anständig untersuchen. Kannst mir schon mal Esketamin aufziehen. Ein bisschen was gegen die Schmerzen wollen wir ihr ja geben.« Jörg nickte und ging in Richtung RTW, der direkt an einem großen, frisch abgemähten Feld stand. Ein idealer Landeplatz.

Als die Frau im Rettungswagen lag, zogen wir ihr die Lederhose aus und deckten sie trotz der warmen Temperaturen zu. Der Bodycheck ergab außer der Verletzung am Rücken tatsächlich keine weiteren Folgen des Unfalls. Der Kopf war gut geschützt gewesen, die Halswirbelsäule war unauffällig. Die Lungen waren seitengleich belüftet, der Bauch weich und ohne Prellmarke. Becken und die Beine sowie beide Arme waren auch unauffällig. Wir legten ihr einen venösen Zugan,g und ich gab ihr nach vorheriger Erklärung und dem Hinweis, dass sie mit einem Hubschrauber in die Uniklinik Bonn geflogen würde, einen guten Schuss Esketamin.

Der aufmerksame Leser meint nun vielleicht, dass dies – außer meinem Adenosin-Versuch einige Kapitel zuvor – das einzige Notfallmedikament ist, das ich kenne. An dieser Stelle sei gesagt, dass ich ein Fan von Esketamin bin, weil es eine gute Schmerzreduktion hervorruft und gleichzeitig in nahezu allen Fällen auch als Narkosemittel eingesetzt werden kann. Die vielen Situationen, in denen ich Acetylsalicylsäure, Heparin, Metoprolol und vor allem Urapidil eingesetzt habe, sind jedoch zumeist so wenig interessant, dass ich sie in dieses Buch gar nicht erst aufgenommen habe.

Die junge Frau, Chiara, driftete uns unter der Gabe des Medikaments ganz leicht weg. Esketamin kann man wunderbar langsam dosieren, und man kann auf die Reaktion warten. Chiara erzählte in der Folge viel dummes Zeug und wirkte glücklich. Sie reagierte jederzeit adäquat, hatte eine gute und sichere Atmung, und der Kreislauf blieb stabil. Ich liebe Esketamin! Während wir auf den in der Ferne bereits sehr leise hörbaren Hubschrauber warteten, ging ich nach draußen zum Rest der Truppe um Chiara. Sie war nicht allein unterwegs und die Sorge ihrer Begleiter war berechtigt. Noch bevor ich ihr die Schmerzen und die klaren Sinne geraubt hatte, fragte ich sie, ob ich ihren Freunden ein paar Einzelheiten erzählen dürfe, so zum Beispiel, dass es ihr grundsätzlich nicht so schlecht ginge und dass sie nun ins Krankenhaus nach Bonn geflogen würde. Mein kurzer Rapport zu Chiaras Gesundheitszustand ging im Anflug des Hubschraubers unter.

Der Rettungshubschrauber übt auf mich auch heute noch eine große Faszination aus. Es ist weniger der Teil »Rettungs-« als mehr der Teil »-hubschrauber«, den ich so faszinierend finde. Es ist spannend zu sehen, wie sich dieses Gerät in der Luft bewegen kann, auf engstem Raum wendet, startet, landet. Allein der Klang der Turbinen, die hochfahren, und das Andrehen des Rotors erzeugen ein Lächeln in meinem Gesicht. Außerdem liebe ich den sehr eigenen Geruch von verbranntem Kerosin. Den Umstehenden ging es nicht viel anders, und die meisten zückten ihr Handy, um das Schauspiel aufzunehmen. Der Hubschrauber landete, die Turbinen fuhren herunter, der Rotor drehte langsam aus. Die seitliche Schiebetür öffnete sich und es erschien ein Bein.

Throwback Rettungsdienst. Immer mal wieder gehe ich gedanklich einige Jahre zurück und überlege, wie ich damals gedacht und agiert habe. Als frisch gebackener Rettungssanitäter waren die Rettungsassistenten fast unerreichbare Könige. Die Götter waren die Notärzte, damals traute ich mich kaum, ohne Grund einen anzusprechen. Die Krone all dessen waren die Notärzte, die mit dem Hubschrauber kamen, ja einschwebten wie Gottvater Zeus persönlich. Der jeweilige Nimbus des höheren Ausbildungsstands verlor jedoch an Glanz, als ich ihn selbst erreichte. Ich wurde Rettungsassistent, und auf einmal waren auch das normale Menschen. Ich wurde Notarzt und stellte fest, dass Notärzte ebenfalls normale Menschen sind. Umso schlimmer traf mich die Erkenntnis, dass ein Großteil der weit über 100 ärztlichen Kollegen, mit denen ich seinerzeit im Notarzt-Kurs saß, nur wenig Interesse an der Notfallmedizin hatte, sondern von ihrem jeweiligen Dienstgeber geschickt worden waren. Der Nimbus verblasste.

Doch ein Zauber blieb immer. Ein Zauber blieb über all die Jahre bestehen. Der Zauber des Hubschrauber-Notarztes. Dieser Zauber wurde genährt von Bildern, wie junge, durchtrainierte Personen aus dem Luftgefährt ausstiegen, zum Patienten kamen und die Sache voll und ganz im Griff hatten. Es blieb ein Baywatch-gleiches Bild in meinem Kopf, wie die Kollegen aus der Seitentür steigen, leicht den Kopf einziehen, der noch drehende Rotor das Haar etwas verwirbelt und eine charismatische Person eine Ray-Ban-Sonnenbrille vom Gesicht nimmt, zwinkert und damit ausdrückt: »Jetzt bin ich da. Jetzt wird alles gut!«

Aus dem Hubschrauber schälte sich eine Endfünfzigerin mit deutlichem Übergewicht. Sie wirkte in den orangenen Overall geradezu hineingeschossen. Nachdem sie beide Füße auf den Boden gesetzt hatte, strauchelte sie zunächst und musste sich an der Schiebetür festhalten, um nicht zu stürzen. Sie ging gemächlichen Schritts vom Hubschrauber aus auf uns zu. Ich beobachtete das Schauspiel aus dem Seitenfenster des RTW. Ihr Gangbild war sehr deutlich hinkend. Sie musste aufgrund ihrer Körpergröße weder den Kopf einziehen noch wirbelte ihr Haar durcheinander. Eine Sonnenbrille hatte sie auch nicht auf. Sie wankte bis zum RTW und klopfte nachdrücklich an die Türe. Ich öffnete und fragte, nachdem ich mich kurz vorgestellt hatte, ob sie sich beim Aussteigen aus dem Hubschrauber verletzt habe.

»Näää, junger Mann«, begann sie in einem tiefen Eifler Dialekt. »Dat is´ minge Hüfte. Ich han´ Arthrose. Lange maache ich dat nit mie mit dem Dinge.« Sie deutete auf den Hubschrauber. »Wat hamma denn he?« wollte sie wissen.

In Bruchteilen einer Sekunde zerplatzte die kleine Seifenblase, die den eben geschilderten Zauber in sich trug. Sie zerplatzte und vor mir stand die Kollegin in Orange. Ich entwickelte ein nervöses Augenzucken.

»Jeded Ihnen jut, junger Mann?«, fragte sie. Ich schüttelte mich kurz.

»Ja, ja, alles gut«, begann ich. »Also, die junge Frau hier ist mit dem Motorrad gestürzt, initial und im Verlauf nicht bewusstlos …« Ich machte ihr eine Übergabe mit allem Drum und Dran. Ich endete mit der Erläuterung, dass wir die Gurte auf dem Spineboard noch nicht fixiert hätten, damit sie die Patientin nochmal untersuchen könne.

»Isch glaube ihnen dat, junger Mann«, sagte sie mütterlich lächelnd und wandte sich an die Patientin. »Un´? Wie jeded Ihnen?«

Chiara murmelte halb verständlich, dass es ihr so weit gut gehe, dass sie sich jedoch über die vielen bunten Farben so wundern würde. Die Hubschrauber-Notärztin lachte.

»Da hät´ ihnen der junge Mann he janz jut einer injeschenk, wat? Mir maache jetz´ mol, dat mer fott kumme. Wurzele schlache wollt´ ich he nit.«

Wir luden die Trage mit Chiara aus dem RTW wieder aus, und mit versammelten Kräften trugen wir sie zum Hubschrauber. Als sie im Bauch der Maschine verschwand und uns die Notärztin mit einem fröhlichen »Tschüüüühüüüüs« verabschiedete, blieb mir nicht viel mehr übrig, als den Kopf zu schütteln. Ich genoss das Geräusch der anlaufenden Turbinen und des Rotors, der sich zu drehen begann, und sah dem abhebenden gelben Fluggerät nach, bis es aus meinem Blickfeld verschwunden war.

Fazit des Tages:
Manchmal verlieren die Dinge ihren Zauber!

P hängt

Man spricht heute nicht mehr von »Selbstmord«, sondern von »Suizid«. Mord ist juristisch eine besondere Qualifikation der Tötung und setzt voraus, dass man einen Menschen »aus Mordlust, zur Befriedigung des Geschlechtstriebs, aus Habgier oder sonst einem niedrigen Beweggrund, heimtückisch oder grausam oder mit gemeingefährlichen Mitteln oder um eine Straftat zu ermöglichen oder zu verdecken« tötet. In den meisten Fällen erfüllt ein Mensch, der sich das Leben nimmt, diese Mordmerkmale nicht. Dem statistischen Bundesamt zufolge starben im Jahr 2017 in Deutschland offiziell 9.235 Personen durch Suizid, also im Schnitt etwa 25 Personen pro Tag. Die Suizidrate in Deutschland selbst ist seit Jahren ungefähr konstant.

Nicht erfolgreiche Affekttaten aus einer akuten Belastungssituation heraus können mittel- und langfristig gut therapiert werden. Schwieriger sind jedoch die Suizidhandlungen, die auf einer mehr oder weniger rationalen Abwägung der Lebensumstände, basieren, umschrieben mit dem umstrittenen Begriff »Bilanzsuizid« Hierbei betrachtet der Suizident seine Lebenssituation und zieht einen Schluss daraus, ob sich ein Weiterleben lohnt. Mitunter sind diese Gründe nur schwierig zu entkräften, z. B. bei hochbetagten, schwer kranken oder völlig vereinsamten Menschen.

Sandra genoss das Leben in vollen Zügen. Sie war frisch verliebt. Richard. Sie hatten sich vor wenigen Wochen kennengelernt und die Liebe der beiden wuchs von Tag zu Tag. Nicht gesucht und doch gefunden. Der gemeinsame Urlaub nach zwei Monaten an der Ostsee war die erste Hürde. Sie nahmen sie mit Bravour. Sandra und Richard konnten nicht genug voneinander bekommen, weder geistig noch körperlich. Die endlosen Gespräche bei den langen Spaziergängen am Meer erzeugten in Sandra zum ersten Mal in ihren 32 Lebensjahren das Gefühl, den richtigen Menschen an ihrer Seite zu haben. Richard war zwei Jahre älter, und ihm ging es nicht anders.

Sie liebten sich in den ersten Tagen ihres Urlaubs so oft, dass sie beide über die »wunden Stellen« lachen mussten und notgedrungen einen Gang zurückschalteten. Sandra war bis dahin ein Mensch mit viel Freiheitsdrang gewesen. Sie hatte in ihren bisherigen Beziehungen immer eine gewisse Distanz gewünscht. Diesmal war es anders. Der Urlaub endete und Sandra wollte Richard nicht loslassen. Wenn sie früher nach einem Urlaub mit Partnern oder Freunden froh war, ein paar Tage für sich zu sein, so sehnte sie sich derart nach Richard, dass sie wenige Stunden nach der Heimkehr bereits wieder auf seiner Couch saß.

Richard fühlte genauso. Er hatte noch nie eine Person wie Sandra kennengelernt, die ihm so vertraut und so nah war, mit der er alles besprechen konnte. Mit der er lachen und weinen und wieder lachen konnte. Die körperliche Seite ihrer frischen Liebe erfüllte ihn, wie er noch nie erfüllt gewesen war. Er hatte rundherum das Gefühl, dass Sandra die Richtige, die Frau fürs Leben war. Daraus machte er keinen Hehl, und als er Sandra, kaum sechs Monate nachdem sie sich kennengelernt hatten, fragte, ob sie seine Frau werden wolle, war sie über alle Maßen erfreut und gleichzeitig nicht überrascht. Für Sandra war es klar, dass sie beide zusammengehörten.

Die Hochzeit war ein rauschendes Fest mit legendären Tanzeinlagen. Sogar die jeweiligen Schwiegereltern verstanden sich gut und hatten sich viel zu erzählen. Sandra arbeitete in einem Immobilienbüro und verdiente überdurchschnittlich. Ebenso gut verdiente Richard als Schreinermeister. Finanziell hatten sie keinerlei Sorgen, und die dreiwöchige Hochzeitsreise mit einem Besuch der Seychellen, der Malediven und Bali war ein krönender Abschluss der Hochzeit und ein wundervoller Start ins Eheleben.

Bei vielen Ehepaaren setzt mit den Jahren eine gewisse Routine ein, die erste Verliebtheit verblasst, und es beginnt eine Zeit der Normalität. Bei Sandra und Richard wollte sich diese Normalität jedoch nicht einstellen. Die anfängliche Verliebtheit blieb. Die beiden konnten wie bei den ersten Dates herumalbern, und gleichzeitig entstand eine so tiefgreifende Liebe, die von Akzeptanz, Vertrauen und Empathie geprägt war, dass sich beide mitunter fragten, wo der Haken sei. Die Jahre vergingen und das Leben hätte nicht schöner sein können.

Es gab jedoch zwei Umstände, die das Zusammenleben trübten. Die Tatsache, dass sich trotz intensiver und regelmäßiger Versuche auch nach sechs Jahren einfach keine Kinder einstellen wollten und Richards zunehmendes diffuses Unwohlsein, das kurz vor seinem 40. Geburtstag begann. Sandra hatte eine gigantische Party für ihn organisiert.

»Wenn schon keine Kinder, dann eben feiern, dass die Schwarte kracht«, hatte sie gesagt. Und die Schwarte hatte gekracht. Fast 100 Menschen fanden sich an diesem warmen Samstagabend im Juni in dem gemieteten Sportlerheim ein und ließen die Puppen tanzen. Es begann gegen 16 Uhr, als die ersten Gäste eintrafen, und als der Hausmeister des Gebäudes gegen 8 Uhr am darauffolgenden Sonntagmorgen nach dem Rechten schauen wollte, wurde er von dem immer noch feierwilligen verbliebenen Dutzend auf ein Bier eingeladen.

»Wir schaffen das«, sagte Sandra vier Tage später mit Tränen in den Augen zu Richard, als er von einem Arzttermin nach Hause kam. Bauchspeicheldrüsenkrebs. Das war seine Diagnose. Das war der Grund für das Unwohlsein. Ansonsten ging es ihm gut. Er wäre nicht zum Arzt gegangen, wenn er sich nicht nach der Party länger unwohl gefühlt hätte als zu erwarten gewesen wäre.

»Wir schaffen das, hörst du!«, sagte Sandra erneut zu ihm, während sie seinen Kopf zwischen ihren Händen hielt. »Wir haben alles zusammen geschafft, und wir werden auch das schaffen.« Richard nickte. Er war unsicher. Zum ersten Mal zweifelte er an den Worten von Sandra.

Weitere vier Tage später verabschiedete sie ihn auf der Station des großen Krankenhauses, als er in Richtung OP geschoben wurde. Die Operation dauerte nicht lange. Als Sandra hörte, dass er bereits nach einer knappen Stunde wieder im Aufwachraum sei, brach sie in Tränen aus. Sie hatte sich informiert und wusste, dass eine kurze OP bedeutete, dass man operativ nicht mehr viel machen konnte. Eine hilfreiche Operation, so hatte sie gelesen, dauerte oftmals viele Stunden.

Es folgten Wochen der Chemotherapie, in denen Richard sich nicht aufgeben wollte. Sie kämpften beide. Er um sein Leben und sie um ihre große Liebe. Es kam jedoch der Tag, an dem Richard entschied, den Dingen ihren natürlichen Lauf zu lassen. Sandra und er hatten viele Gespräche geführt, stundenlang über alle Optionen diskutiert und letztlich beide ihre Entscheidung getroffen. Richard blieb zu Hause, versorgt von einem Palliativteam, das ihn regelmäßig besuchte und ihm die Schmerzen nahm. Er fühlte sich gut versorgt. Sandra nahm sich unbezahlten Urlaub und war seither mit ihm zu Hause. Sie unternahmen kleine Spaziergänge und fuhren manchmal mit dem Auto raus ins Grüne. Sie aßen regelmäßig in guten Restaurants und tranken jeden Tag zusammen eine Flasche Wein. Sie genossen ihr Leben in vollen Zügen – so gut sie es genießen konnten. Sandra war ununterbrochen bei Richard. Nur in den Zeiten, in der sie auf die Toilette musste oder sich wenige Minuten nahm, um sich zu duschen, waren sie räumlich getrennt.

Richard starb an einem späten Nachmittag Ende September. Zwei Tage nach Sandras 38. Geburtstag, den sie nur klein gefeiert hatten. Witwe. Einfach so. Mit 38. Stoisch organisierte sie gemeinsam mit Freunden die Trauerfeier. Ihre beste Freundin Hannah zog vorübergehend bei ihr ein und war für sie da. Tag für Tag, Nacht für Nacht. Sandra war der Boden unter den Füßen weggerissen worden. Sie suchte sich schnell psychotherapeutische Hilfe und sprach über ihren Verlust und ihre Trauer. Sie sprach mit ihrer Therapeutin auch darüber, wie das Leben weitergehen sollte. Dabei sprach sie Worte, die sie nicht fühlte und ertappte sich immer wieder dabei, dass sie genau diesen Umstand in der Therapie nicht ansprechen konnte. Dass sich ihre Gedanken und ihre – aus ihrer Sicht therapeutisch erwünschten – Worte diametral voneinander unterschieden.

Auch ihr Körper veränderte sich. Hatte Sandra bis zu Richards Tod eine weibliche Figur gehabt, mit deutlichen, wenngleich nicht üppigen Rundungen, nahm sie nun kontinuierlich ab. Das war nicht ihr Plan, denn Richard hatte sie »erotisch-griffig«, wie er es immer genannt hatte, geliebt. Das Essen schmeckte ihr nicht mehr. Weder auf der Arbeit noch zu Hause, noch wenn sie mit Freunden ausging. Die Kleidung hing immer lockerer an ihrem Körper herab, bis eine Freundin sie einlud, mit ihr einkaufen zu gehen. An diesem schönen Tag gab sie viele Hundert Euro für neue Kleidung aus, und für einen kurzen Moment hatte sie das Gefühl, dass das Leben doch weitergehen könnte.

Zwei Tage vor dem ersten Todestag von Richard, ein Jahr, nachdem sie durch den Tod auseinandergerissen worden waren, stand ihr Entschluss fest. Es gab nicht viel zu regeln. Unauffällig informierte sie sich, wie ihr Kater »Jupp«, den sie gemeinsam mit Richard vor wenigen Jahren aus dem Tierheim geholt und der eben einfach wie ein »Jupp« ausgesehen hatte, weiter versorgt werden könnte. Sie überwies hierzu mehrere Tausend Euro ihres Ersparten auf ein eigenes Konto.

Den Todestag von Richard verbrachte sie mit Hannah. Hannah wich ihrer trauernden Freundin kaum mehr von der Seite. Bis zum frühen Abend waren sie füreinander da, dann verabschiedete Hannah sich. Sie hatte angeboten zu bleiben, doch Sandra hatte dankend abgelehnt. Sie hatten sich für den kommenden Nachmittag in einem Café verabredet. Sandra schloss die Tür, atmete tief durch und begann ihre Vorbereitungen. Sie setzte sich an den kleinen Tisch, der hinter dem Sofa stand, und schrieb einen kurzen Brief. Sie ging ins Bad. Als sie es wieder verließ, war sie frisch geduscht und rasiert, so wie es Richard immer geliebt hatte. Ein sanfter Schleier ihres Parfums umwehte sie. Sie zog sich die vor wenigen Wochen gekaufte Jeans und eine helle, geblümte Bluse an. Dann verabschiedete sie sich von Jupp und brachte ihn in die Küche, wo sie die Katzentoilette, Wasser und Trockenfutter für mindestens drei Tage vorbereitet hatte.

Sie betrat das Wohnzimmer und ging zu dem kleinen Altar, den sie für Richard gebaut hatte. Dort stand ein Bild von ihnen. Ein Bild aus ihrem ersten Urlaub. Die kleine LED-Kerze flackerte unermüdlich vor sich hin. Sie nahm das Bild in beide Hände, blickte einen Moment darauf und lächelte.

»Bis gleich«, hauchte sie und gab dem Bild einen Kuss.

Dann öffnete sie die Balkontür und trat hinaus.

»P hängt«, war die Information auf dem Melder. Dazu die Adresse. Nicht mehr und nicht weniger. Der Buchstabe P ist die gängige Abkürzung für »Person«. Weitere Informationen über Funk gab es nicht. Als wir von der Straße aus in den Innenhof des Gebäudekomplexes einfuhren, standen bereits einige Fahrzeuge von Feuerwehr und Polizei dort. Im hinteren Teil des Grundstücks nahm mein Verstand ein seltsames Bild wahr. Vor einem Balkon hing eine schmale Person. Ein Seil war am Balkongeländer darüber befestigt und verlief in einer exakt vertikalen Linie bis zum Hinterkopf der Person. Ich stieg zügig aus und trat näher heran. Ich realisierte schnell, dass es keinen Grund zur Eile gab.

Die Feuerwehr öffnete in Anwesenheit der Polizei die Wohnungstür. Spätestens als man den Brief auf dem kleinen Tisch hinter dem Sofa fand, war allen Beteiligten klar, dass es sich hier aller Wahrscheinlichkeit nach nicht um ein Verbrechen handelte. Die Kollegen der Feuerwehr legten Sandra auf ihren Balkon. Ich führte eine kurze Untersuchung durch, die keinerlei Anhaltspunkte für ein Fremdverschulden ergab. Der Ablauf des Suizids von Sandra war plausibel. Von innen verschlossene Wohnungstür, der Abschiedsbrief, der nicht abgeschlossene Balkon und fehlende Abwehrspuren am Körper von Sandra.

Ich setzte mich an den kleinen Tisch hinter dem Sofa, an dem Sandra wenige Stunden zuvor noch gesessen haben musste, um ihren letzten Brief zu schreiben und füllte die vorläufige Todesbescheinigung aus. Als ich fertig war, warf ich einen Blick auf ihren Brief. Dann ging ich durch die Wohnung und nahm ein paar Eindrücke auf. Lange blickte ich auf das Bild von ihr und Richard am Strand der Ostsee.

»Mein lieber Richard«, lauteten die letzten Zeilen ihres Briefes. »Mein lieber Richard, als wir uns kennengelernt haben, haben sich unsere Herzen berührt und sich nie wieder losgelassen. Als Du gegangen bist, ist mein Herz zerrissen, und ich weiß, dass ein Leben ohne Dich nicht mehr lebenswert ist. Ich bin ohne Angst und lächle, wenn ich diese Zeilen schreibe, denn ich weiß, dass ich Dich gleich wiedertreffe. In ewiger Liebe, Deine Sandra.«

Fazit des Tages:
P hängt. Die Tragik eines Lebens in sechs Buchstaben!

Hinweis: Falls Ihre Gedanken um das Thema Suizid kreisen und Sie daran denken, sich das Leben zu nehmen, versuchen Sie mit anderen Menschen darüber zu sprechen. Es gibt eine Vielzahl von Hilfsangeboten, in deren Rahmen man anonym über seine Gedanken sprechen kann. Auch in vermeintlich ausweglosen Situationen findet sich bei näherer Betrachtung ein Lichtblick.
Neben Familie, Freunden, Geistlichen, Ärzten und ausgebildeten Therapeuten ist die Telefonseelsorge eine schnelle, unkomplizierte, kostenlose und anonyme Möglichkeit dafür.
Unter der Nummer 0800 - 111 0 111 und 0800 - 111 0 222 sind Ansprechpartner rund um die Uhr erreichbar.

Die fabelhafte Amelie und ihr Zeh

Gern besuche ich einen speziellen Kongress für Notfallmedizin. Ich besuche ihn deshalb gern, weil er nicht nur hochtrabende Medizin für Akademiker präsentiert, sondern alle Beteiligten des Rettungsdiensts mit ins Boot holt: Vom Rettungssanitäter über Auszubildende bis hin zum Notarzt sind alle Berufsgruppen vertreten. Dort hörte ich vor einigen Jahren einen Vortrag über heroische Taten bei Herz-Kreislauf-Stillständen, bei denen Patienten der Brustkorb eröffnet wird, um eine direkte Herzmassage zu ermöglichen.
Der Redner wenige Stunden später sprach über das Thema »Notfall-Schmerztherapie bei Kindern«, und ich war wegen der Zahlen erschüttert. Kinder sind hinsichtlich Schmerzen präklinisch, also im Rettungsdienst, aber teilweise auch im Krankenhaus nach Operationen, systematisch unterversorgt. Die Ursachen scheinen im Rettungsdienst an der Seltenheit von kindlichen Schmerzen (grundsätzlich machen Kindernotfälle weniger als 5 % der Einsätze aus) zu liegen, an der Unsicherheit der Schmerzbeurteilung, an der Angst vor falscher Dosierung und nach wie vor dem Dogma »Schmerztherapie erschwert die weitere Diagnostik«. Die schwerwiegenden Traumata für Körper und Seele, die man durch eine mangelnde Schmerztherapie bei Kindern auslöst, sind in der Literatur jedoch eindrucksvoll beschrieben.
Den letzten Satz des Redners habe ich heute noch im Ohr: »Meine Damen und Herren, ich danke Ihnen für Ihre Aufmerksamkeit und möchte abschließend noch einen Appell an Sie richten. Sie haben vor wenigen Stunden einen Vortrag zum Thema »Clamshell-Thorakotomie« gehört. Ein toller Vortrag über eine Maßnahme, die in Deutschland vielleicht fünfmal im Jahr durchgeführt wird.« Er machte eine kurze Pause. »Doch solange täglich Kinder in deutsche Notaufnahmen gebracht werden, die vor Schmerzen wimmern, weil sich der Notarzt nicht traut, eine adäquate Schmerztherapie durchzuführen, erwarte ich von Ihnen, dass sie sich primär mit diesem Thema beschäftigen und nicht damit, einem Menschen den Brustkorb aufzureißen. Vielen Dank.« Seine Worte wurden mit tosendem Applaus quittiert.

»Eingeklemmtes Kind«, stand auf dem Melder. Ich verzog die Mundwinkel zu einer für Außenstehende undefinierbaren Grimasse. Die Meldung konnte alles und nichts bedeuten. Wenige Monate zuvor hatte sich im Freundeskreis ein Kind mit der Hand in einer Parkbank eingeklemmt und konnte nur unter Zuhilfenahme der Feuerwehr befreit werden, die die hölzernen Teile der Parkbank zerschnitt. Keine große Sache. Aber »Eingeklemmtes Kind« kann natürlich auch einen schweren Notfall bedeuten.

Die Leitstelle, die uns über Funk ansprach, als wir uns mit dem Status 3 meldeten, löste den gedanklichen Nebel auf.

» …straße vor Hausnummer 22. Dort Zehe in einem Gitter eingeklemmt. Kind nicht vital bedroht.«

Erleichtert ließ ich mich zu einem ersten, despektierlichen Kommentar herab:

»Was macht das Balg denn mit seinem Zeh im Gitter?«

Die Anfahrt war unspektakulär, doch wähnte ich Großes, als wir in das kleine Dorf im Taunus hinein- und bei der ortsansässigen freiwilligen Feuerwehr vorbeifuhren. In der dortigen Fahrzeughalle fehlten zwei Fahrzeuge und weitere 15 Menschen in Feuerwehrkleidung standen vor dem Gerätehaus und winkten uns zu. Ich winkte zurück. Nachdem wir die Zielstraße erreicht hatten, sahen wir das große Aufgebot. Die zwei Feuerwehrfahrzeuge standen am Anfang der Straße und eine kaum zählbare Menge von Feuerwehrleuten umschwirrte die Örtlichkeit. Mit tief gerunzelter Stirn blickte ich kurz zu meinem Kollegen und Fahrer, der nur die Schultern zuckte. Wir hatten keine Chance bis zu Haus 22 vorzudringen, da die Einsatzfahrzeuge (zu den zwei Feuerwehrfahrzeugen kam ein RTW und ein Polizeifahrzeug) die Zufahrt blockierten. Wir stiegen also aus und näherten uns dem Ort des Geschehens *per pedes*.

In einer Hofeinfahrt war eine Traube von Menschen versammelt, augenscheinlich um ein kleines Kind. Ich hörte das laute Geräusch eines Kompressors und sah Feuerwehrleute sich mit schwerem Gerät heranpirschen. Durch den Lärm drang das Weinen eines Kindes. Ich näherte mich und stellte mich der versammelten Mannschaft vor. Ich drang kaum durch. Dafür gab es Gründe:

Es war früher Nachmittag an einem sonnigen Samstag im Frühling. Der Boden war warm und die Luft erfüllt von Vogelgezwitscher. Einige Kinder der Straße hatten ihr Spielen pausiert, um dem Treiben beizuwohnen. Die Tatsache, dass so viele Feuerwehrleute des Dorfs vor Ort waren, war ebenfalls dem Samstag geschuldet. Unter der Woche wäre ein Großteil der Frauen und Männer nicht zu Hause gewesen. Doch heute waren sie da und alle kamen zum Feuerwehrgerätehaus. Es passierte selten etwas im Dorf, sodass die vielleicht etwas unglückliche Kombination aus vielen, hochmotivierten Feuerwehrleuten, seltenen Einsätzen und der akuten Aussicht, einem Kind zu helfen, die Herzen höherschlagen ließ.

Ich bitte zum Ende dieses Buchs mich nicht falsch zu verstehen. Die Feuerwehr und insbesondere die freiwillig tätigen Frauen und Männer der Dörfer sind ein essenzieller Bestandteil der ländlichen Versorgung und des Brauchtums. Es würden ganze Dörfer abbrennen, wenn es keine Freiwilligen vor Ort gäbe, die sich engagieren würden. Es gäbe im Sommer keine grandiosen Dorffeste, wenn die Feuerwehr nicht einen Großteil davon organisieren würde. Bei mir selbst jedoch merke ich, wie manchmal der Übermut in mir durchkommt, wenn ich nach langer Pause wieder etwas Geliebtes mache. Ich gehe mit einer überbordenden Freude das erste Mal im Frühjahr durch den Wald pirschen. Die erste Fahrt auf dem Snowboard im Winter ist umwerfend, und beim ersten Tauchgang nach langer Karenz atme ich die Flasche vor Aufregung und Freude doppelt so schnell leer.

Diesen Übermut muss man manchmal bremsen, vor allem, wenn der Tunnelblick des Aktionismus im krassen Gegensatz zu den etwaigen Folgen steht. In diesem Fall der

Traumatisierung von Amelie, einem 5-jährigen Mädchen, das es geschafft hatte, seinen rechten großen Zeh in das Lochblech des Tors der Hofeinfahrt der Eltern zu stecken und steckenzubleiben. Ich wollte den Zeh in Augenschein nehmen, um zu schauen, ob sie Schnittverletzungen erlitten hatte, doch kam ich erst gar nicht so weit, denn meine sanfte Vorstellung dem versammelten Pulk Menschen gegenüber verhallte im Geräusch einer hydraulischen Blechschere, die man soeben ansetzen wollte. Amelie schrie panisch, weil sie dachte, man würde ihr nun den Fuß abschneiden. Da geschah etwas, was bei mir nur sehr selten geschieht. Ich brüllte laut in die Runde der Anwesenden.

»Stopp! Alle sofort aufhören!« Man sah mich mit großen Augen an und wunderte sich ob meiner lauten Worte. Auch Amelie sah mich ängstlich an. Ich bat, den Kompressor kurz abzuschalten und sorgte für Ruhe. Dann stellte ich mich zuerst Amelie und ihren Eltern vor. Dann den anwesenden Feuerwehrleuten.

»Guten Tag allerseits. Ich freue mich sehr, dass ihr alle da seid und entschuldige mich für meine barschen Worte. Ich bin jetzt da, und bevor hier irgendwas passiert, geschnitten oder geflext wird, will ich wissen, was passiert ist. Vielen Dank an alle.« Meine Worte erzielten ihre Wirkung. Ein Teil der Feuerwehrleute ging tuschelnd etwas zurück und Amelie wurde ruhiger.

»Hey, du bist also Amelie?« sprach ich meine kleine Patientin an.

»Ja«, antwortete sie lakonisch mit ängstlicher Stimme.

»Also pass auf. Ich bin der Oli und ich bin Arzt. Ich bin jetzt da, und wir werden versuchen, deinen Zeh aus dem Blech rauszubekommen.« Meine Worte waren kaum verhallt, da begann sie wieder zu weinen.

»Amelie«, sprach ich sie mit ihrem Namen an, wie ich es auch bei meiner Tochter tue. »Amelie, schau mich mal an. Ich bin jetzt da und ich werde dir helfen. Wir werden deinen Zeh da rauskriegen, und ich sage dir, dass es kaum wehtun wird. Okay? Dafür brauche ich aber deine Hilfe. Erste Regel: Nicht panisch werden. Wenn du panisch wirst, dann wackelst du und der Zeh verletzt sich mehr. Geht klar?«

»Ja, okay«, sagte sie mit ruhigerer Stimme.

»Ich glaube, dass das am Zeh ganz schön weh tut, stimmt´s?« behauptete ich und sprach weiter, als Amelie sehr deutlich und mit tränennassem Gesicht nickte. »Ich habe eine Idee. Du bekommst von mir ein Schmerzmittel, was die Schmerzen wegmacht und dich ein bisschen müde werden lässt.« Amelie verzog erneut das Gesicht und schluchzte.

»Ich will aber keine Spritze und nicht das, was Mama bei Fieber immer in den Po macht«, sagte sie.

»Also, da brauchst du keine Angst zu haben. Ich verspreche dir, dass ich dir keine Spritze gebe«, versuchte ich sie zu beruhigen. »Ich habe was viel Cooleres. Kennst du Nasenspray?«

»Nasenspray? Ja, das nimmt Papa immer wegen seines Heuschnupfens.« Ich sah den Vater an, der zustimmend nickte. Er und die Mutter hatten während meiner bisherigen Kommunikation mit ihrer Tochter nur still daneben gehockt.

»Also ich sage dir, dass wir das alles mit einem speziellen Nasenspray hinkriegen. Du darfst dich nur nicht wundern, denn wir machen das Mittel in eine normale Spritze.« Amelie holte tief Luft, ihren Ausbruch konnte ich jedoch im Keim ersticken.

»Aber auf die Spritze kommt keine Nadel, sondern nur ein dicker Stöpsel. Den halten wir dir an die Nase und dann gibt's einen Schuss Nasenspray. Wir warten ein paar Minuten und dann befreien wir deinen Zeh. Und ich sage dir, dass es dir gar nicht wehtut!« Amelie, aber auch ihre Eltern blickten mich skeptisch an. Ich drehte mich ein wenig zu den Eltern und erklärte ihnen die Situation und mein Vorhaben.

»Also, wir werden wohl einen Teil des Tors absägen müssen, allein schon, damit man das Blech vielleicht in einer anderen Position vom Zeh abziehen kann. So wie sie da aktuell drinhängt, ist zu viel Spannung auf dem Gewebe. Das Absägen wird ihr nicht wehtun, aber ich will ihr den Stress ersparen. Deshalb bekommt sie von mir zwei Medikamente. Beide kann man als Spray in die Nase geben. Das wirkt fast genauso schnell, als würde man es spritzen. Das eine Medikament ist eine Mischung aus Beruhigungs- und Schmerzmittel, die andere Substanz ist eine Art »Radierer für Erinnerungen«. Wenn wir mit der ganzen Sache fertig sind, wird sie sich vielleicht erinnern können, dass irgendwas Besonderes passiert ist. Vielleicht kann sie sich auch erinnern, dass es mit ihrem Zeh zu tun hatte, jedoch werden die traumatisierenden Eindrücke von vielen Menschen, von Sägen und Lärm quasi gelöscht. Risiken gibt es wenige, und ich sage ihnen ganz ehrlich, ich habe auch eine kleine Tochter, und es wäre meine erste Maßnahme, dass sie abgeschirmt wird und von dem ganzen Budenzauber nichts mitbekommt wenn ihr so was geschehen würde.«

Die Eltern schauten sich kurz an und nickten mir dann beide zu. Ich gab Marc, meinem Fahrer an diesem Tag, einen Wink, woraufhin wir zwei uns ein wenig an die Seite bewegten. Ich nahm mein Handy zur Hand und gab die bei den Eltern erfragten Daten zu Alter und Gewicht ein. Die Dosierung für Esketamin und Midazolam wurde mir berechnet und ich bat Marc, genau diese Mengen in Spritzen aufzuziehen.

Seitdem ich vor einigen Jahren die Gabe dieser Medikamente über einen MAD, eine »mucosal atomization device«, also einen Schleimhaut-Vernebler gesehen und deren Brauchbarkeit gerade bei Kindern wahrgenommen hatte, war ich bei Amelie bereits zum vierten Mal in der Situation, dass mir dieses Konzept extrem gute Dienste leistete. Die Gabe ist sicher, schnell und ohne jegliches Trauma für das Kind. Ein kleiner Wermutstropfen hierbei ist lediglich die Tatsache, dass man je nach Flüssigkeitsmenge einen gewissen »Rückfluss« zu verzeichnen hat. In Amelies Fall mussten 0,8 ml Esketamin und 1 ml Midazolam in die Nase gesprüht werden. Im ersten Moment klingt das nicht viel, aber Sie, liebe Leser, sind herzlich eingeladen, dies bei Gelegenheit (wenn Sie die Gelegenheit haben) mal zu testen. 1 ml pro Nasenloch ist ein Wort. Schon für einen Erwachsenen. Amelie war tapfer, denn ich hatte ihr noch mal gesagt, dass wir mit dem Nasenspray eine Spritze vermeiden konnten. Nichtsdestotrotz war es nicht zu vermeiden, dass ein Teil wieder aus der Nase herauslief.

Nur am Rande möchte ich für die Kollegen, die sich dieses Konzept merken wollen, erwähnen, dass man – anders als bei Erwachsenen und i. v. – erst das Esketamin und deutlich verzögert das Midazolam applizieren sollte. Wenn man eine ruhige Umgebung schafft, ist die Wahrscheinlichkeit für die induzierten Angstzustände, die Ketamine machen können, sehr gering. Das banale Problem ist: Midazolam brennt in der Nase. Wenn man damit anfängt, ist es recht sicher, dass das Kind die Gabe des zweiten Medikaments nicht mehr so leicht zulässt. Deshalb: erst Esketamin, dann Midazolam!

Die Feuerwehr rings um mich herum wurde unruhig. Nach der Gabe der beiden Substanzen zog ich mich ein paar Schritte zurück und entschuldigte mich nochmal für meinen vielleicht etwas rüden Start. Ich wollte den Kollegen klar zu verstehen geben, dass ich ihre Hilfe unbedingt brauchte, dass wir jedoch erst dann starten würden, wenn Amelie im Rahmen der Dissoziation des Esketamin-Trips ganz weit weg war. Den Eltern erklärte ich danach, was nun passieren würde und dass Amelie nun ihren ersten, LSD-ähnlichen Rausch erleben würde.

»Wundern Sie sich nicht, wenn Amelie gleich ganz viel komisches Zeugs redet und total betrunken wirkt. Das ist so gewollt. Sie wird von der ganzen Nummer hier nicht viel mitbekommen.« Ich ließ meine Worte wirken. Ergänzend fügte ich hinzu: »Sie wird zwischendurch bei Schmerzen diese auch kundtun. Aber seien Sie beruhigt, auch wenn sie Schmerzen äußert, wird sie die weder richtig mitbekommen noch abspeichern. Wenn wir sie nachher im Rettungswagen fragen, ob sie weiß, was passiert ist, verspreche ich Ihnen, wird sie fragend schauen und sagen: Nö!«

Damit waren die Eltern beruhigt, und als Amelies Kopf auf einmal hin- und herschwankte, waren sie nicht in Sorge. Ich sprach Amelie leise an und versuchte ihre Aufmerksamkeit auf mich zu lenken. Sie war irgendwo, aber nicht vor Ort. Das Schöne dieser Kombination aus Esketamin und Midazolam ist, dass die damit behandelten Patienten keine Probleme hinsichtlich der Atmung und auch nicht des Blutdrucks entwickeln. Die Vitalwerte von Amelie blieben konstant stabil, sie atmete und lächelte mich plötzlich breit an, während ihr reichlich Rotz aus der Nase lief. Ich gab der Feuerwehr das Zeichen anzufangen. Kurz bevor der Kompressor gestartet wurde, bat ich Amelies Mutter, ihr die Ohren zuzuhalten und ihren Kopf dabei wegzudrehen, sodass sie von der hydraulischen Schere nichts mitbekam. Ich instruierte die Feuerwehr noch einmal genau, wie sie schneiden sollten und erhielt nach wenigen Minuten genau das Ergebnis. Amelie war befreit, und ihren dicken Zeh krönte eine Scheibe gebürsteter Edelstahl.

Ich bat den Vater ein wenig Speiseöl zu holen, denn die Zehe wirkte nicht verletzt, jedenfalls fand sich kein Blut. Auch war die Zehe nicht sonderlich geschwollen, sodass ich davon ausging, dass man den »dicken Onkel« vielleicht doch einfach herausziehen konnte. Genau dies schafften wir im ersten Versuch. Amelie tat einmal ihren Missmut kund, als ich das Blech mit glitschigen Fingern vom satt geölten Zeh zog. Die Mutter brach in Tränen aus, als die Zehe befreit war. Wir legten Amelie richtig auf die Trage, und ich erklärte mich bereit, den Transport ins Krankenhaus zu begleiten, wo man zum einen den Rausch bis zum Ende überwachen und sich zum anderen noch mal die Zehe anschauen sollte. Als wir im Auto waren, wandte ich mich Amelie zu und fragte sie, wie es ihr ginge. Sie lächelte.

»Amelie, du machst das fabelhaft«, sagte ich zu ihr und lächelte zurück.

»Ich bin fabelhaft«, sagte sie mit sehr deutlich angezählter Stimme. »Ich bin fabelhaft!«

Wir fuhren in Richtung Krankenhaus, und ich merkte, was ich angerichtet hatte. Amelie wiederholte den Satz »Ich bin fabelhaft« im 20-Sekunden-Takt. Ihre Mutter versuchte dies zu unterbinden. Amelie ließ sich nicht beirren.

»Mama, der Mann hat gesagt, ich bin fabelhaft!«

»Ja, aber pst, jetzt bleib mal ruhig liegen«, bat ihre Mutter.

»Lassen Sie sie ruhig«, sagte ich zur Mutter. »Sie soll ihren ersten Rausch genießen. Vielleicht gut, dass sie sich auch daran nachher nicht mehr wird erinnern können. Nicht, dass es zur Gewohnheit wird und sie wegen der schönen Bilder und Gedanken ihren Zeh wieder irgendwo reinsteckt.« Ich grinste. Die Mutter wirkte erschrocken.

»Nein, das war Quatsch, da brauchen Sie keine Sorge zu haben«, beeilte ich mich zu sagen, als ich die Sorgenfalten auf der Stirn der Mutter sah.

»Meinen Sie, dass sie sich wirklich nicht erinnern wird?«, fragte diese. Ich zuckte die Schultern.

»Amelie«, wandte ich mich ihr zu, »weißt du, was heute passiert ist?«

»Nö!«

»Schau dich mal um, du bist in einem Krankenwagen. Weißt du, warum du hier bist?«

»Nö.« Sie zog die Augenbrauen zusammen. »Mama, warum bin ich in einem Krankenwagen?« Die Mutter hatte keine Chance zu antworten, denn Amelie begann auf einmal laut zu lachen.

Wir erreichten das Krankenhaus, und als ich Amelie in der Notaufnahme an die Kollegen übergab, hellte unsere kleine Patientin die Stimmung der Anwesenden spürbar auf. Amelie freute sich über so viel Aufmerksamkeit, die Unfallchirurgin kicherte, und die Schwester trieb Schabernack mit dem fröhlichen Kind. Auch die Mutter hatte sich deutlich entspannt. Abschließend wandte ich mich meiner kleinen Patientin zu und lächelte sie an.

»Amelie, ich wünsche dir alles Gute!«, sagte ich zum Abschied. Sie lächelte zurück.

»Ich bin fabelhaft!«

Fazit des Tages und meiner bisherigen Tätigkeit aus 20 Jahren Rettungsdienst als Sanitäter, Assistent und Notarzt:

Ich liebe meinen Beruf!

ENDE

Nachwort und Danksagung

Die von mir in diesem Buch geschilderten Ereignisse, Situationen und Notfälle entsprechen inhaltlich wahren Begebenheiten. Es sind keine frei erfundenen, sondern erlebte Geschehnisse. Bis auf die Anekdote rund um Gernot und »Raburz« habe ich alle selbst erlebt oder war unmittelbar dabei. Einige Details der Geschichten wurden für einen verstärkten Spannungsbogen etwas gedehnt, manche Ereignisse unterschiedlicher Orte und Zeiten auch zusammengefügt, und einige Kleinigkeiten wurden hinzugedichtet. Dies soll ausschließlich die situativen Begebenheiten für Sie als Leser illustrieren. Meine Frau sagt hierzu gern: »Übertreibungen dienen der Verdeutlichung.«

Die Namen aller Patienten und die meisten Namen der beteiligten Dritten wurden verändert, ebenso Adressen oder sonstige Hinweise, die Rückschlüsse auf die Identitäten der beteiligten Personen zulassen würden. Sollten sich hierbei Konstellationen ergeben haben, die dennoch auf bestimmte Personen schließen lassen, so ist dies reiner Zufall und war nicht beabsichtigt. Die Namen der rettungsdienstlichen Kollegen wurden von mir ebenfalls geändert, jedoch nicht deren Eigenheiten oder Verhalten. Sollten sich Leser in diesen Personen wiederfinden, so ist dies ebenfalls Zufall. Ich glaube jedoch, dass es im Rettungsdienst viele Stereotypen gibt, sodass gewisse Parallelen möglich sind. Nur einige wenige Personen existieren mit ihrem Namen so wirklich, u. a. Martin Schiffarth, einer der Köpfe des Projekts »unser*notarzt.«

Je länger und mehr man schreibt, desto mehr merkt man, dass man die Hilfe anderer Menschen benötigt. Teilweise sind es nur Antworten auf kleine Fragen, die man sich erhofft, manchmal benötigt man jedoch auch die Klarstellung großer Zusammenhänge. An dieser Stelle gilt einigen Personen mein tiefer Dank:

Meinem Praxisanleiter, Arbeitskollegen und Freund Alexander Pohl danke ich für die Auffrischung der Infos rund um die Malteser in Mainz. Erstaunlich, wie viel Du von Jan hast.

Christopher Boom, der mir bei allen Fragen rund um das Thema »Feuerwehr« tatkräftig zur Seite stand, bin ich ebenso zu Dank verpflichtet.

Für die Hilfen bei der korrekten Schreibweise des wohlklingenden Namens von Frau María Sofía Concepción de los Ángeles López Fernández nebst allen Apostrophen sowie viel Input hinsichtlich der deutschen Grammatik bedanke ich mich bei Ana Belén Piñera Álvarez.

Patrick Zindel, Polizeioberkommissar, wurde von mir immer wieder zu polizeilichen Themen belästigt und hat mir bei der Klarstellung meiner Fragen sehr geholfen. Ohne Dich wäre es ein Erzählen dem bloßen Hörensagen nach gewesen.

Meiner ehemaligen Kommilitonin und Examens-Lern-Mitstreiterin Steffi danke ich für die Korrekturen im Bereich der Pädiatrie.

Die »Übersetzungen« der Textpassagen ins Berlinerische hat Patrik Lange aus Berlin übernommen. Meine rudimentären Kenntnisse des Mainzer Dialekts hat Simone Ohler ins rechte Licht gerückt.

Dr. med. Grégory Alexandre Gérard Lossjew, Freund und liebster Manuelle-Medizin-Partner, Facharzt für Innere Medizin und Allgemeinmedizin, danke ich für die vielen Hilfen im Bereich des nebulösen Fachgebiets »Innere Medizin«.

Meiner Mutter, Ingeborg Matt, für ihre ersten Korrekturarbeiten und die lobenden, vielleicht nicht gänzlich objektiven Worte zu diesem Buch.

Ich danke Daniela Handschel für ihre Mühen bei der Erstellung des Covers. Ich danke ihr umso mehr, da ich weiß, wie genau meine Vorstellungen und Ansprüche sind und wie sehr sie genau diese in den Wahnsinn getrieben haben müssen. Ich finde es perfekt!

Ganz besonderer Dank gilt Katja Julius, die sich dem bereits seit einigen Monaten erhältlichen Buch professionell angenommen und ein hervorragendes Lektorat und Korrektorat durchgeführt hat. Als Autor habe ich mir das Recht einbehalten, einige Formulierungen trotz der regen Diskussion so stehen zu lassen.

Sollten sich trotz meiner guten Berater und aller Prüfungen Ungenauigkeiten oder Fehler eingeschlichen haben, so sind diese mir und allenfalls meiner schriftstellerischen Fantasie anzulasten und nicht etwa dem mangelnden Sachverstand meiner jeweiligen Helferinnen und Helfer.

Der größte Dank gilt in jeglicher Hinsicht meiner Frau Janine. Die mir immer wieder den Rücken freihält. Die auch in schweren Zeiten zu mir steht. Die mich immer wieder fordert. Die mir zwei wundervolle Töchter geschenkt hat und ihr eigenes Leben so oft zurückstellen muss. Die mich in allen Lebenslagen unterstützt. DANKE, dass es Dich gibt!

Abschließend danke ich Ihnen als Leser sehr herzlich, dass Sie mein Buch erworben haben und hoffe, dass ich Ihnen ein paar Stunden Freude bereitet und Sie an einigen Stellen zum Nachdenken angeregt habe. Sollte ich dies geschafft haben, habe ich mein persönliches Ziel erreicht.

Über eine ehrliche (positive, aber auch negative) Kritik, eine Rezension oder eine Rückmeldung freue ich mich sehr. Schreiben Sie mir einfach an wackeltmalkurz@gmx.de.

Dr. Oliver Matt

Mainz im Februar 2021

Frau Kremers Apfelkuchenrezept

Zutatenliste (gesamt):

Mehl	450g
Zucker	200g
Butter	250g
Äpfel	800g
Vanillezucker	2 Päckchen
Salz	2 Prisen
Ei	1 Stück
Zimt	1 Prise
Backpulver	½ Päckchen

Zusätzlich ein wenig Mehl und Butter für die Form.

Mürbeteig-Boden:

Butter	125g
Zucker	100g
Vanillezucker	1 Päckchen
Ei	1 Stück
Mehl	250g
Backpulver	½ Päckchen
Salz	1 Prise

Butter und Mehl für die Form.

Butter, Zucker, Vanillezucker, Ei, Mehl, Backpulver und Salz miteinander verkneten. Teig in Frischhaltefolie wickeln und mindestens 60 Minuten kaltstellen.

Ofen auf 180°C (Umluft 160°C) vorheizen, eine Springform (26 cm) gut einfetten. Teig aus dem Kühlschrank nehmen und auf einer bemehlten Arbeitsfläche ausrollen, bis er etwas größer als die Springform ist. Teig in die Form legen und die Seiten hochschlagen.

Belag:

Äpfel	800g
Zimt	1 Prise

Äpfel schälen, entkernen und in Würfel oder feine Streifen schneiden. Mit Zimt vermischen und in der mit Teig ausgelegten Form verteilen.

Streusel:

Butter	125g (zimmerwarm)
Zucker	100g
Vanillezucker	1 Päckchen
Mehl	200g
Salz	1 Prise

Butter, Zucker, Vanillezucker, Mehl und Salz vermischen und mit den Händen zu groben Streuseln verkneten. Diese auf dem Kuchen verteilen.

Den Kuchen im vorgeheizten Backofen für 55-60 Minuten backen und erst nach vollständigem Auskühlen in der Form aus dieser herauslösen.

Printed in Poland
by Amazon Fulfillment
Poland Sp. z o.o., Wrocław

78310771R00279